Foot and Ankle Surgery
Tricks of the Trade

足踝外科手术技术

主编　（美）史蒂文·美·雷文（Steven M.Raikin）

Director
Foot and Ankle Services
Rothman Institute
Professor of Orthopaedic Surgery
Thomas Jefferson Medical College
Philadelphia, Pennsylvania

主审　张建中　谢　鸣
主译　黄若昆　朱　江　陈传煌

辽宁科学技术出版社
·沈阳·

Copyright © 2018 of the original English language edition by Thieme Medical Publishers, Inc., New York, USA.
Original title:
Foot and Ankle Surgery Tricks of the Trade by Steven M. Raikin
Illustrations by Andrea Hines
All rights reserved.

©2020辽宁科学技术出版社
著作权合同登记号：第06-2018-362号。

版权所有·翻印必究

图书在版编目（CIP）数据

足踝外科手术技术/（美）史蒂文·美·雷文（Steven M. Raikin）主编；黄若昆，朱江，陈传煌主译. —沈阳：辽宁科学技术出版社，2020.6
ISBN 978-7-5591-1402-0

Ⅰ.①足… Ⅱ.①史… ②黄… ③朱… ④陈… Ⅲ.①足–外科手术②踝关节–外科手术 Ⅳ.①R658.3

中国版本图书馆CIP数据核字（2019）第241924号

出版发行：辽宁科学技术出版社
　　　　　（地址：沈阳市和平区十一纬路25号　邮编：110003）
印　刷　者：辽宁新华印务有限公司
经　销　者：各地新华书店
幅面尺寸：210mm×285mm
印　　张：25.25
插　　页：4
字　　数：700千字
出版时间：2020年6月第1版
印刷时间：2020年6月第1次印刷
责任编辑：寿亚荷
封面设计：刘冰宇
版式设计：袁　舒
责任校对：李　霞

书　　号：ISBN 978-7-5591-1402-0
定　　价：298.00元

编辑电话：024-23284370
邮购热线：024-23284502
邮箱：1114102913@qq.com

译者名单

主　审　　张建中（首都医科大学附属北京同仁医院）
　　　　　谢　鸣（武汉市第四医院，华中科技大学附属普爱医院）
主　译　　黄若昆（武汉市第四医院，华中科技大学附属普爱医院）
　　　　　朱　江（哈尔滨医科大学附属第一医院）
　　　　　陈传煌（华中科技大学协和深圳医院）
副主译　　王俊文（武汉市第四医院，华中科技大学附属普爱医院）
　　　　　方真华（武汉市第四医院，华中科技大学附属普爱医院）
　　　　　肖　凯（武汉市第四医院，华中科技大学附属普爱医院）
　　　　　吴明正（武汉市第四医院，华中科技大学附属普爱医院）
译　者　（按姓氏笔画排序）
　　　　　王　智（首都医科大学附属北京同仁医院）
　　　　　刘　华（中南大学湘雅医院）
　　　　　孙　超（首都医科大学附属北京同仁医院）
　　　　　李正勋（山东大学附属第二医院）
　　　　　朱　渊（上海交通大学附属瑞金医院）
　　　　　张山锋（武汉市第四医院，华中科技大学附属普爱医院）
　　　　　吴龙欣（襄阳市中心医院）
　　　　　杨铭华（湖北省监利人民医院）
　　　　　余　嘉（苏州大学骨科研究所）
　　　　　余　黎（武汉大学中南医院）
　　　　　骆华松（荆州市第一人民医院）
　　　　　赵志明（武汉市第四医院，华中科技大学附属普爱医院）
　　　　　赵宏谋（西安交通大学附属红会医院）
　　　　　赵晶晶（武汉市第四医院，华中科技大学附属普爱医院）
　　　　　祝林森（湖北省监利人民医院）
　　　　　段德宇（华中科技大学附属协和医院）
　　　　　徐　剑（武汉市第四医院，华中科技大学附属普爱医院）
　　　　　黄雯洁（武汉市第四医院，华中科技大学附属普爱医院）
　　　　　董全宇（青岛大学附属医院）
　　　　　潘　奇（国家康复辅具中心附属康复医院）
　　　　　魏世隽（中部战区总医院）
　　　　　魏芳远（首都医科大学附属北京同仁医院）
　　　　　魏宝富（山东大学附属山东省立医院）

序

本书对多项足踝外科手术技术进行了逐步讲解，这对初学者和高年资外科医生都有非常实用的指导价值。我很欣赏每个章节的标准化编排，便于读者阅读和寻找感兴趣的某项手术技术。这种循序渐进的形式也易于读者轻松浏览主题，并精准找到自己想要查看的具体某个步骤。此外，全书还配有形象的插图说明。

每个章节的作者或为擅长该手术的专家，或为开发特定技术及通过创新和自身的研究推广该手术的专业人士。这样不仅增加了可信度，而且能保证始终为读者提供该主题的当前权威观点。这尤其体现在踝关节置换这一主题，其各章节均由该假体的设计者之一参与编写，由参与假体设计的资深医生编写使用该假体过程时必要的技术和技巧，从而使得读者从中获益良多。

按照此风格编写的书籍使读者能够了解某种特定的技术，但有可能没有深入地阐明为何该作者/术者更倾向于使用该技术。在某种程度上，这个问题可以将同一主题扩展为多个章节进行讨论来解决。例如慢性踝关节不稳定的治疗，就涵盖了关节镜和开放手术，以及简单修复和加强的手术方法等几个章节。这种风格对于那些非常清楚自己要选择何种手术方式但需要进一步深入了解该术式细节和特点的医生特别有帮助。有时候，除了术中作者介绍的具体某种手术技术，读者可能想更多了解关于该手术的其他不同方法，但这丝毫不会影响本书成功的方面，读者终究会发现全面详尽地阐述某一特定技术才是最实用的。在此衷心祝贺这本由 Raikin 医生领衔，由各足踝外科亚领域领军人物一起编写的风格一致、思维缜密，着重于介绍技术与技巧的好书面世。

马克·梅尔森（Mark Myerson, MD）
医学主任
马里兰州巴尔的摩市足踝联盟

前言

足踝矫形外科领域对于疾病的理解和处理持续快速发展。通过对足踝部生物力学的进一步深入理解及研究成果的改进，手术技术得到飞快的提高，从而为我们的患者带来显著的临床效果和预后改善。随之而来的是专家们通过积累经验和不断学习而在手术方式和精细技术方面的创新。

市面上有许多足踝外科的书籍，大部分是对病理学、临床查体、鉴别诊断和各种治疗方法选择的详细综述。然而，这些基于文献研究成果的书籍通常不会直接引导读者理解哪类是专家认为的最佳手术选择。即使某些手术技术指南扩展到"如何做"，但可能仍缺乏作者用来优化手术效果的特定技巧。

本书与众不同之处和优势在于，邀请各主题所在领域的专家，以简明、易读和图解的形式，逐步分享其开展常见足踝外科手术的方法、经验和技巧，旨在帮助初学者或缺乏丰富经验的足踝外科医生易于学习，并轻松应对常见足踝手术。此外，每位作者除了提供术中避免出现的问题及如何解决问题的方法，还分享了优化手术的技巧和经验。每个章节都以简明的方式向读者介绍了整个诊疗过程，包括诊断评估、患者选择、手术方案及体位选择、手术过程及术后管理。

本书分为前足、中足、后足和踝部病变，包括常见的重建手术和创伤修复。专家们分享了治疗类似疾病的不同技术，例如分多个章节介绍开放和关节镜下行踝关节外侧韧带重建，以及使用同种异体肌腱移植或 Internal Brace 的加强技术。另一个例子是，本书详细地介绍了6种不同的全踝关节置换假体的使用及优点，其中许多章节由假体的设计者亲自编写，使读者在更清晰地了解每项技术具体区别的同时，更轻松地选择想要使用的假体。

本书的另一个特点是每章按照相同的结构书写编排，这样便于读者在某章节内轻松找到自己希望参考的相关部分。

每一章都从概要开始，然后是正文，首先介绍以下要点：适应证、病理、临床评估、影像学评估、非手术疗法、禁忌证。然后介绍要点：手术目的、手术优势、主要原则。接着是每章节的核心部分，即手术技术，作者会介绍以下内容：术前准备和患者体位、手术技术、技巧和要点、误区及危害、并发症及相应处理、术后治疗。章末附有参考文献，每章节均配有艺术绘制的插图和术中照片的组合，以展示手术过程中的细节。

本书联合了来自世界各地12个国家的足踝外科各领域专家，介绍其专业的观点和经验。有93名作者对本书的编写做出贡献，他们在足踝手术方面的专业知识和丰富经验被浓缩为每位外科医生成功完成术中所介绍的手术技术所必需的基本要素。我们希望这本高质量、知识信息量大的书籍将有助于足踝外科医生优化其治疗，并自信成功地完成这些手术。

史蒂文·美·雷文（Steven M. Raikin, MD）

致谢

所有书稿的质量都取决于参与作者的努力。我专门邀请资深和经验丰富的外科医生参与本书的章节撰写,他们都在繁忙的临床工作实践中并肩负着学术责任。正是由于他们的热情参与和承诺,这本书才能够如此高质量地完成。我感谢每一位作者的付出和奉献,并愿意分享他们花了这么多年完善的专业知识。大多数作者都是在夜间和周末编写他们的章节。这需要他们付出个人牺牲,尤其离不开他们家人的支持。我感谢他们每一个人,让这本书得以完成。

如果没有 Thieme 出版社专职团队:执行主编 Bill Lamsback,编辑主任 Sarah Landis 和医学插画师 Andrea Hines 的支持,这个项目是不可能完成的。

就我个人而言,我要感谢我的妻子 Belinda——我生命中的磐石和航灯,以及我的 3 个可爱的孩子 Daniel、Jared 和 Talia;虽然在大部分时间里都缺少对他们的陪伴,但他们对我创作这本书的支持从未动摇过。我还要感谢我最伟大的粉丝和支持者,我的父母 Harold 和 Irma Raikin,以及我的岳父母 Julian 和 Eileen Tankin;感谢他们多年来的支持和鼓励,没有他们,我就不会有今天的成就。最后,感谢我在足踝外科领域的老师们,是他们激励我成为最好的医生。

史蒂文·美·雷文(Steven M. Raikin, MD)

原著作者名单

Jorge I. Acevedo, MD
Director
Foot and Ankle Center of Excellence
Southeast Orthopedic Specialists
Jacksonville, Florida

Samuel B. Adams, MD
Department of Orthopaedic Surgery
Duke University Medical Center
Durham, North Carolina

Meshal Alhadhoud, MBBCh, SB-Orth
Orthopaedic Surgeon
Dalhousie University
Queen Elizabeth II Health Sciences Center, Halifax Infirmary
Halifax, Nova Scotia, Canada

Robert B. Anderson, MD
Founder, Foot and Ankle
OrthoCarolina
Charlotte, North Carolina
Director, Foot and Ankle
Titletown Sport Medicine and Orthopaedics
Green Bay, Wisconsin

Mauricio P. Barbosa, MD
Northwestern University-Feinberg School of Medicine
Department of Orthopedic Surgery
Northwestern Memorial Hospital
Evanston, Illinois

Andrew D. Beischer, MD, MBBS, FRACS, FAOrthA, Dip Anat, Dip Bus (Gov)
Consultant Orthopaedic Foot & Ankle Surgeon
Victorian Orthopaedic Foot & Ankle Clinic
Melbourne, Victoria, Australia

Gregory C. Berlet, MD, FRCS(C), FAOA
Orthopedic Foot and Ankle Center
Columbus, Ohio

Michael Brage, MD
Associate Professor
Department of Orthopaedics
University of Washington
Seattle, Washington

James W. Brodsky, MD
Clinical Professor of Orthopaedic Surgery
University of Texas Southwestern Medical School
Professor of Surgery, Orthopaedics
Texas A & M HSC College of Medicine
Director, Foot and Ankle Surgery Fellowship Program
Baylor University Medical Center
Dallas, Texas

James D.F. Calder, MD, PhD, FRCS(Tr & Orth), FFSEM(UK)
Consultant Orthopaedic Surgeon and Visiting Professor
Fortius Clinic and Imperial College
London, United Kingdom

John Campbell, MD
Foot and Ankle Orthopaedic Surgeon
Mercy Medical Center
Baltimore, Maryland

Christopher P. Chiodo, MD
Foot and Ankle Division Chief
Department of Orthopaedic Surgery
Brigham and Women's Hospital
Harvard Medical School
Boston, Massachusetts

Elizabeth A. Cody, MD
Fellow
Orthopaedic Foot and Ankle Surgery
Duke University
Durham, North Carolina

J. Chris Coetzee, MD
Twin Cities Orthopedics
Minneapolis, Minnesota

Elizabeth H. Coughlin, NP-C
Orthopaedic Nurse Practitioner
Saint Alphonsus Regional
Medical Center Coughlin Clinic
Boise, Idaho

Michael J. Coughlin, MD
Director
Coughlin Foot and Ankle Clinic
Saint Alphonsus Hospital
Boise, Idaho
Clinical Professor of Orthopaedic Surgery
University of California San Francisco
San Francisco, California

Joseph N. Daniel, DO
Orthopedic Surgeon
Rothman Institute
Sewell, New Jersey

Timothy R. Daniels, MD, FRCS(C)
Head
Division of Orthopaedic Surgery
St. Michael's Hospital
Professor
University of Toronto
Head, Foot, & Ankle Program
Toronto, Ontario, Canada

W. Hodges Davis, MD
Medical Director
OrthoCarolina Foot and Ankle Institute
Charlotte, North Carolina

Jonathan Deland, MD
Attending Orthopaedic Surgeon
Hospital for Special Surgery
Professor of Clinical Orthopaedic Surgery
Weill Cornell Medical College
New York, New York

Vincenzo Denaro, MD
Department of Orthopedic and Trauma Surgery
Campus Biomedico University of Rome
Rome, Italy

Sheryl de Waard, MD
PhD Candidate
Slotervaart Centre of Orthopedic Research and Education (SCORE)
Amsterdam, The Netherlands

Christopher Diefenbach, MD
Foot & Ankle Surgery Service
Department of Orthopaedics
University of California, Davis
Sacramento, California

Mark E. Easley, MD
Associate Professor
Department of Orthopaedic Surgery
Duke University Medical Center
Durham, North Carolina

Scott J. Ellis, MD
Associate Professor
Orthopaedic Foot and Ankle Surgery
The Hospital for Special Surgery
New York, New York

Cesare Faldini, MD
Professor
Bologna University
Clinical Orthopaedic and Traumatology
Rizzoli Orthopaedic Institute
Bologna, Italy

Eric I. Ferkel, MD
Orthopaedic Surgeon
Southern California Orthopedic Institute
Los Angeles, California

Richard D. Ferkel, MD
Director of the Sports Medicine Fellowship Program
Southern California Orthopedic Institute
Los Angeles, California

Wesley W. Flint, MD
Orthopaedic Surgeon
Coughlin Clinic, Saint Alphonsus Medical Group
Boise, Idaho

Joyce Fu, MD, MSc
Orthopaedic Surgery
University of Toronto
Toronto, Ontario, Canada

David N. Garras, MD
Orthopaedic Foot and Ankle Surgeon
Midwest Orthopaedic Consultants
Orland Park, Illinois
Assistant Professor
Department of Orthopaedic Surgery
University of Illinois at Chicago
Chicago, Illinois

Taggart T. Gauvain, MD
Assistant Professor of Orthopaedic Surgery
UT Physicians Department of Orthopaedics
University of Texas McGovern Medical School
Houston, Texas

Sandro Giannini, MD
Professor
Bologna University
Clinical Orthopaedic and Traumatology
Rizzoli Orthopaedic Institute
Bologna, Italy

Eric Giza, MD
Foot & Ankle Surgery Service
Department of Orthopaedics
University of California, Davis
Sacramento, California

Mark Glazebrook, MSc, PhD, MD, FRCS (C)
Professor of Surgery
Dalhousie University & Queen Elizabeth II Health Sciences Center
Halifax, Nova Scotia, Canada

Gregory P. Guyton, MD
Department of Orthopaedic Surgery
MedStar Union Memorial Hospital
Baltimore, Maryland

Steven L. Haddad, MD
Senior Attending Physician
Illinois Bone and Joint Institute, LLC
Glenview, Illinois

Andrew Harston, MD
Orthopedic Surgeon
Norton Orthopedic Specialists
Louisville, Kentucky

Daniel Haverkamp, MD, PhD
Orthopedic Surgeon
Slotervaart Centre of Orthopedic Research and Education (SCORE)
Amsterdam, The Netherlands

Ben Hickey, BM, MRCS, MSc, FRCS, MD
Trauma and Orthopaedic Registrar
Morriston Hospital
Swansea, Wales, United Kingdom

Beat Hintermann, MD
Clinic for Orthopedic and Trauma Surgery
Kantonsspital Baselland
Switzerland

Clifford L. Jeng, MD
Medical Director
Institute for Foot and Ankle Reconstruction
Mercy Medical Center
Baltimore, Maryland

Carroll P. Jones, MD
Director, Foot and Ankle Fellowship
OrthoCarolina
Charlotte, North Carolina

Mackenzie Jones, BA
Medical Student
University of Miami Miller School of Medicine
Miami, Florida

Anish R. Kadakia, MD
Northwestern University-Feinberg School of Medicine
Department of Orthopedic Surgery
Northwestern Memorial Hospital
Evanston, Illinois

John G. Kennedy, MD, MCh, FRCS
Hospital for Special Surgery
New York, New York

Christopher Kreulen, MD
Foot & Ankle Surgery Service
Department of Orthopaedics
University of California, Davis
Sacramento, California

James C. Krieg, MD
Professor and Chief of Orthopaedic Surgery
Rothman Institute at Thomas Jefferson University
Philadelphia, Pennsylvania

Trapper A.J. Lalli, MD
Assistant Professor
Department of Orthopaedic Surgery
University of Texas Southwestern Medical Center
Dallas, Texas

Johnny T.C. Lau, MD, MSc, FRCSC
Assistant Professor
Department of Orthopaedic Surgery
University of Toronto
Toronto, Ontario, Canada

David J. Love, MD
Resident Physician
Department of Orthopaedic Surgery
MedStar Georgetown University Hospital
Washington, DC

Gordon M. Mackay, BSc, FRCS(Orth), FFSEM(UK), MD
Professor
University of Stirling
Stirling, Scotland

Nicola Maffulli, MD, MS, PhD, FRCP, FRCS (Orth)
Department of Musculoskeletal Disorders
Faculty of Medicine and Surgery
University of Salerno
Centre for Sports and Exercise Medicine
Barts and the London School of Medicine and Dentistry
Mile End Hospital
London, England
Salerno, Italy

Peter G. Mangone, MD
Co-Director
Fook and Ankle Center of Excellence
Blue Ridge Bone & Joint
Division of Emergeortho
Arden, North Carolina

Richard M. Marks, MD, FACS
Professor
Department of Orthopaedic Surgery
Director
Division of Foot and Ankle Surgery
Medical College of Wisconsin
Milwaukee, Wisconsin

Lyndon Mason, MB BCh, MRCS, FRCS (Tr&Orth)
Consultant Orthopaedic Surgeon
University Hospital Aintree
Honorary Clinical Senior Lecturer
Liverpool, United Kingdom

Graham McCollum, MBChB (UCT), FC Orth (SA), MMED (UCT)
Orthopaedic Surgeon
Department of Orthopaedics
University of Cape Town
Cape Town, Western Cape, South Africa

William C. McGarvey, MD
Associate Professor
Residency Program Director
Fellowship Program Director
McGovern Medical School at the University of Texas Health Science Center- Houston
Houston, Texas

Adam G. Miller, MD
Orthopaedic Surgeon
Foot and Ankle Specialist
Beacon Orthopaedics and Sports Medicine
Cincinnati, Ohio

Andy Molloy, MBChB, MRCS, FRCS Tr & Orth
Consultant Orthopaedic Surgeon
University Hospital Aintree
Honorary Clinical Senior Lecturer
Liverpool, United Kingdom

Alireza Mousavian, MD
Assistant Professor
Department of Orthopedics
Mashhad University of Medical Sciences
Iran

Steven K. Neufeld, MD
Foot & Ankle Orthopedic Surgeon
Orthopaedic Foot & Ankle Center of Washington
Falls Church, Virginia

Martin J. O'Malley, MD
Attending Orthopaedic Surgeon
Hospital for Special Surgery
Associate Professor of Orthopaedics
Weill Medical College of Cornell University Team
Physician, Brooklyn Nets
New York, New York

Rocco Papalia, MD, PhD
Department of Orthopedic and Trauma Surgery
Campus Biomedico University of Rome
Rome, Italy

Selene G. Parekh, MD, MBA, FAOA
Co-Chief Foot and Ankle Division
Professor, Department of Orthopaedic Surgery
Partner, North Carolina Orthopaedic Clinic
Adjunct Faculty, Fuqua Business School
Duke University
Durham, North Carolina

Milap S. Patel, DO
Northwestern University-Feinberg School of Medicine
Department of Orthopedic Surgery
Northwestern Memorial Hospital
Evanston, Illinois

David I. Pedowitz, MS, MD
Associate Professor
Department of Orthopaedic Surgery
Thomas Jefferson University
Foot and Ankle Division
The Rothman Institute
Philadelphia, Pennsylvania

Walter J. Pedowitz, MD
Clinical Professor
Department of Orthopaedic Surgery
Columbia University
College of Physicians & Surgeons
Union County Orthopedic Group
New York, New York

Anthony M.N.S. Perera, MBChB, FRCS(Orth)
Consultant Orthopaedic Foot and Ankle Surgeon
University Hospital of Wales, Cardiff
Cardiff, United Kingdom

Rupesh Puna, MBChB, FRACS (Orth)
Clinical Orthopaedic Fellow
Dalhousie University
Queen Elizabeth II Health Sciences Centre, Halifax Infirmary Site
Halifax, Nova Scotia, Canada

Omar F. Rahman, MD, MBA
Resident Physician
Department of Orthopaedic Surgery
Lenox Hill Hospital - Northwell Health
New York, New York

Steven M. Raikin, MD
Director
Foot and Ankle Services
Rothman Institute
Professor of Orthopaedic Surgery
Thomas Jefferson Medical College
Philadelphia, Pennsylvania

Christopher W. Reb, DO
Orthopaedic Surgeon
University of Florida Orthopaedic and Sports Medicine Institute
Gainesville, Florida

William J. Ribbans, PhD, FRCS(Orth), FFSEM(UK)
Professor
University of Northampton
Northampton, England, United Kingdom

David R. Richardson, MD
Associate Professor
Department of Orthopaedic Surgery
University of Tennessee-Campbell Clinic
Memphis, Tennessee

Andrew W. Ross, BA
Hospital for Special Surgery
New York, New York

Roxa Ruiz, MD
Clinic for Orthopedic and Trauma Surgery
Kantonsspital Baselland
Switzerland

Jefferson Sabatini, MD
Foot and Ankle Attending Surgeon
OrthoCarolina Foot and Ankle Institute
Charlotte, North Carolina

Lew C. Schon, MD, FACS
Director of Foot and Ankle Fellowship and Orthobiologic Laboratory
Chief of Foot and Ankle Division
Department of Orthopaedic Surgery
MedStar Union Memorial Hospital
Baltimore Maryland
Associate Professor
Department of Orthopaedics
Georgetown School of Medicine
Washington DC
Associate Professor
Departments of Orthopaedics and Biomedical Engineering
Johns Hopkins University
Baltimore Maryland
Fischell Literati Faculty
University of Maryland Fischell Department of Bioengineering
College Park, Maryland

R. Schuh, MD, PD
Department of Pediatric Orthopaedics and Adult Foot and Ankle
Orthopaedic Hospital Speising
Vienna, Austria

Yoshiharu Shimozono, MD
Hospital for Special Surgery
New York, New York

Mary Kate Thayer, MD
Resident Physician
Department of Orthopaedics
University of Washington
Seattle, Washington

Matthew Stewart, MD
Orthopedic Surgeon
Hughston Clinic
Columbus, Georgia

Guglielmo Torre, MD
Department of Orthopedic and Trauma Surgery
Campus Biomedico University of Rome
Rome, Italy

H.J. Trnka, MD
Foot and Ankle Center, Vienna
Vienna, Austria

Francesca Vannini, MD, PhD
Bologna University
Clinical Orthopaedic and Traumatology
Rizzoli Orthopaedic Institute
Bologna, Italy

Chuanshun Wang, MD
Attending Physician, Orthopedic Surgeon
Shanghai General Hospital
Shanghai Jiao Tong University School of Medicine
Shanghai, China

Steven B. Weinfeld, MD
Associate Professor
Department of Orthopaedic Surgery
Chief; Foot and Ankle Surgery
Icahn School of Medicine at Mount Sinai
New York, New York

Brian S. Winters, MD
Orthopaedic Surgeon
Rothman Institute
Egg Harbor Township, New Jersey

Dane K. Wukich, MD
Chair
Department of Orthopaedic Surgery
University of Texas Southwestern Medical Center
Dallas, Texas

Youichi Yasui, MD
Department of Orthopaedic Surgery
Teikyo University School of Medicine
Tokyo, Japan

Nicholas E.M. Yeo, MD
Fellow
Foot and Ankle Program
University of British Columbia
Vancouver, British Columbia, Canada

Alastair Younger, MB ChB, MSc, ChM, FRCSC
Orthopaedic Foot and Ankle Surgeon
Professor
Head Division of Distal Extremities
Department of Orthopaedics
University of British Columbia.
Director of Foot and Ankle Research
St. Paul's Hospital
Vancouver, British Columbia, Canada

Jacob R. Zide, MD
Assistant Professor
Department of Orthopaedic Surgery
University of Texas Southwestern Medical School
Assistant Professor
Department of Orthopaedic Surgery
Texas A&M Health Science Center College of Medicine
Dallas, Texas

目录

第 1 部分　前足和 2~5 趾

1　锤状趾矫形（近节趾间关节切除术） ··············· 1
　　Richard M. Marks

2　跖骨远端斜向截骨术（Weil 截骨术） ··············· 6
　　H.J. Trnka, R. Schuh

3　2~5 跖趾关节跖板撕裂的治疗 ······················· 13
　　Michael J. Coughlin, Wesley W. Flint, Elizabeth H. Coughlin

4　趾短伸肌腱转位治疗交叉趾畸形 ··················· 20
　　Elizabeth A. Cody, Scott J. Ellis

5　第 5 跖骨截骨术治疗缝匠趾畸形 ··················· 25
　　Sandro Giannini, Cesare Faldini, Francesca Vannini

6　Hoffman、Clayton 跖骨头切除术治疗类风湿足畸形 ··· 33
　　Graham McCollum

第 2 部分　第 1 跖趾关节

7　改良的 McBride 跗囊切除术 ························ 42
　　John Campbell

8　Chevron 截骨术治疗跚外翻畸形 ···················· 48
　　David I. Pedowitz, Walter J. Pedowitz

9　Ludloff 截骨术治疗第 1 跖骨近端跚外翻畸形 ········ 53
　　Steven B. Weinfeld

10　Scarf 截骨 ···································· 58
　　Andy Molloy, Lyndon Mason

11　第 1 跖骨近端开放楔形截骨术矫正跚外翻畸形 ······ 65
　　Joseph N. Daniel, Steven M. Raikin

12　Akin 截骨术及 Moberg 截骨术治疗趾外翻畸形 ······ 70
　　Adam G. Miller

13　第 1 跖趾关节唇切除术 ·························· 76
　　Andrew D. Beischer

14　第 1 跖趾关节融合术 ··· 80
Brian S. Winters

第 3 部分　神经

15　Morton 神经瘤切除术 ··· 88
Christopher P. Chiodo

16　复发性跖间神经瘤 ··· 93
David R. Richardson

17　跗管松解术 ··· 101
Sheryl de Waard, Daniel Haverkamp

18　足底筋膜松解术及足底外侧神经第 1 分支松解术 ······················· 106
Omar F. Rahman, David J. Love, Steven K. Neufeld

19　足下垂胫后肌腱转位术（包括 Bridle 手术） ································ 111
Carroll P. Jones

第 4 部分　中足和后足

20　跖跗关节融合术 ·· 116
J. Chris Coetzee

21　舟楔关节融合术治疗中足关节炎和畸形 ······································· 123
Alastair Younger, Nicholas E.M. Yeo

22　距下关节融合术 ·· 134
Ben Hickey, Anthony M.N.S. Perera

23　三关节融合术 ··· 140
W. Hodges Davis

24　胫后肌腱功能不全趾长屈肌腱转位 ··· 147
Martin J. O'Malley

25　跟骨内移截骨 ··· 153
Brian S. Winters, Joseph N. Daniel

26　Evans 外侧柱延长和 Cotton 截骨 ··· 158
Jonathan Deland, Mackenzie Jones

27　弹簧韧带 ··· 168
Johnny T.C. Lau, Rupesh Puna, Joyce Fu

28　腓骨肌腱修复 ··· 174
Christopher W. Reb, Gregory C. Berlet

29 沟加深术治疗腓骨肌腱半脱位 ········· 179
Gregory P. Guyton

30 高弓内翻足畸形的重建 ········· 186
Chuanshun Wang, Selene G. Parekh

31 局部骨移植术 ········· 195
David N. Garras

32 跟腱断裂的开放性修复 ········· 199
Steven M. Raikin

33 后正中入路治疗止点性跟腱炎 ········· 207
Taggart T. Gauvain, William C. McGarvey

34 非止点性跟腱炎 ········· 214
Christopher Diefenbach, Christopher Kreulen, Eric Giza

35 跨长屈肌腱转位的跟腱重建 ········· 221
Milap S. Patel, Mauricio P. Barbosa, Anish R. Kadakia

第 5 部分　踝

36 距骨骨软骨损伤的关节镜下微骨折和钻孔治疗 ········· 229
Eric I. Ferkel, Richard D. Ferkel

37 距骨骨软骨损伤的关节镜下微骨折处理 ········· 235
Rocco Papalia, Guglielmo Torre, Vincenzo Denaro, Nicola Maffulli

38 后踝关节镜 ········· 241
James D.F. Calder

39 自体骨软骨移植 ········· 248
Yoshiharu Shimozono, Youichi Yasui, Andrew W. Ross, John G. Kennedy

40 同种异体移植物处理距骨骨软骨损伤：青少年软骨 ········· 256
Samuel B. Adams

41 新鲜异体骨移植治疗距骨骨软骨损伤 ········· 262
Mary Kate Thayer, Michael Brage

42 踝外侧韧带开放重建：改良 Broström 术 ········· 271
Jefferson Sabatini, Robert B. Anderson

43 关节镜下 Broström 术 ········· 276
Jorge I. Acevedo, Peter G. Mangone

44	"Internal Brace" 韧带加强术	281
	Gordon M. Mackay, William J. Ribbans	
45	异体半腱肌踝外侧韧带重建加强术	288
	Steven M. Raikin	
46	踝关节开放融合术	295
	Meshal Alhadhoud, Mark Glazebrook	
47	Salto Talaris 假体全踝关节置换	300
	Mark E.Easley, Matthew Stewart, Andrew Harston	
48	STAR 假体全踝关节置换	309
	David I. Pedowitz	
49	Cadence 假体全踝关节置换	314
	David I. Pedowitz, Selene G. Parekh, Timothy R.Daniels	
50	预制截骨模板的 INFINITY 全踝置换	318
	Steven L. Haddad	
51	Hintegra 全踝置换系统	330
	Beat Hintermann, Roxa Ruiz	
52	Zimmer 金属骨小梁全踝关节系统	337
	Alireza Mousavian, Lew C. Schon	
53	胫距跟融合：髓内钉技术	350
	Jacob R. Zide, James W. Brodsky	
54	胫距跟接骨板融合术	356
	Clifford L. Jeng	
55	踝关节骨折	363
	Trapper A.J. Lalli, Dane K. Wukich	
56	距骨颈骨折切开复位内固定	374
	James C. Krieg	
57	扩大外侧入路治疗跟骨关节内骨折	381
	Brian S. Winters, Joseph N. Daniel	

第1部分 前足和2~5趾

1 锤状趾矫形（近节趾间关节切除术）

Richard M. Marks

摘要：不能通过鞋的调整和稳定或其他保护性器具来改善症状的锤状趾畸形需要外科手术切除近节趾间（PIP）关节来达到矫正，并用克氏针稳定。伴随软组织的挛缩通过关节囊和（或）肌腱松解以达到平衡PIP与跖趾（MTP）关节。对于严重锤状趾畸形或翻修的手术需要采用PIP融合并用克氏针或其他髓内固定。

关键词：锤状趾，爪形趾，近节趾间关节，2~5趾，2~5趾畸形。

1.1 适应证和病理

- 足趾内在肌和外在肌的不平衡导致近节趾间关节的跖屈畸形。
- 这种畸形可以是僵硬性的，也可以是可复性的。
- 时常伴有跖趾（MTP）关节的背伸，从而继发伸肌腱的挛缩。
- 由于侧副韧带的松弛，MTP关节会出现向内或向外的偏移。
- 在更为严重的畸形中可以看到MTP关节的不稳定并合并有跖板的损伤。
- 畸形导致PIP关节出现痛性的骨性突起，并经常伴有皮肤硬结。跖侧的保护性软组织转变为负重面引起MTP关节的跖痛。

1.1.1 非手术疗法

- 穿着皮质柔软的鞋子。
- 针对可复性锤状趾的弹性固定足趾夹板。
- PIP关节凝胶保护套。
- 若有跖痛，可在跖骨头下方放置合适的矫形垫。

1.1.2 病理及临床评估

- 站立位（功能位）观察。
- 明确PIP关节的可复性。
- 明确伸肌腱的挛缩程度：
  - 若畸形可通过足的跖屈矫正，则为屈肌腱紧张。
  - 若畸形可通过足的背伸矫正，则为伸肌腱紧张。
- 是否有跖痛？
- MTP关节是否稳定？

1.1.3 影像学评估

- 负重位的X线片（正位，斜位，侧位）。
- 无特殊指征无须进一步影像学检查。

1.1.4 禁忌证

- 足趾血液循环差。
- PIP关节处开放或感染性溃疡。

1.2 手术目的

- 矫正PIP关节的骨性畸形和软组织感染。
- 矫正MTP关节的背伸和内、外翻畸形。
- 减轻伴随的跖痛。

1.3 手术优势

- 矫正痛性畸形。
- 不再需要保护性或支持性的支具。
- 外科手术后，复发率低，并发症少。

1.4 主要原则

- 充分的骨切除以矫正畸形和必要的短缩。
- 避免过度的骨切除造成足趾短缩。
- 软组织的矫形需松解和平衡挛缩的软组织。
- 适当情况下行肌腱的转位。
- 难治性的跖骨痛和跖骨过长，通过跖骨的短缩截骨治疗。
- 骨切除时，保护好软组织。
- 组织分离和骨切除时保护好血管。

1.5 术前准备和患者体位

- 确认足趾周围灌注充足。
- 如果足踝部脉搏差，需测量踝肱指数。

- 确认软组织情况良好。
- 告知患者 PIP 关节术后僵硬情况以及固定畸形伴 MTP 不稳定的矫形有循环受损的风险。
- 手术通常在区域麻醉（踝关节阻滞）下进行并应用镇静药物。
- 患者取仰卧位。
- 铺单通常覆盖踝以上的肢体。
- 应用驱血带或踝部止血带保证手术野的无血。

1.6 手术技术

- 可采用以下两种手术切口（图 1.1）：
  - 以 PIP 关节为中心的纵向切口：可向近端（远端）延伸。
  - 以 PIP 关节为中心的椭圆形切口：美观但不能延伸。
- 切开皮肤时屈曲 PIP 关节（图 1.2）。
- 切口直接穿过伸肌腱帽（图 1.3）。
- 用镊子夹住伸肌腱帽并切除（图 1.4）。
- 松解侧副韧带，完全显露近节趾骨头颈部（图 1.5）。
- Hohmann 拉钩保护软组织，小巾钳固定近节趾骨。
- 微型摆锯在趾骨头颈交界处切除（图 1.6）。
- 评估骨切除是否充分（图 1.7）。
- 按如下方式行附加的软组织平衡手术（单独的背侧切口）：
  - MTP 关节背伸：
    * MTP 关节囊切开；若矫形不完全，则延长趾长、短伸肌调整足趾在冠状面的内外偏移（交叉畸形）。
    * 关节囊的松解侧重于偏移侧；若矫形不完全，对挛缩侧的侧副韧带进行松解，对肌腱进行延长 / 松解。
  - 跖屈远节趾间关节：
    * 继发的趾长伸肌腱紧张（爪形趾或神经肌肉病变）。
    * 经背侧 PIP 关节的切口分离趾长屈肌腱，并予以切断或从足底跖侧经皮松解。
  - 矢状面不稳定：
    * 背侧关节囊切开，伸肌腱松解。
    * 根据术者的判断跖板修复。
    * 根据术者的判断行屈肌腱至伸肌腱的转位。
  - 跖痛：
    * 跖骨的短缩截骨。
  - 伴爪形的屈曲畸形：
    * 伸肌腱的松解。

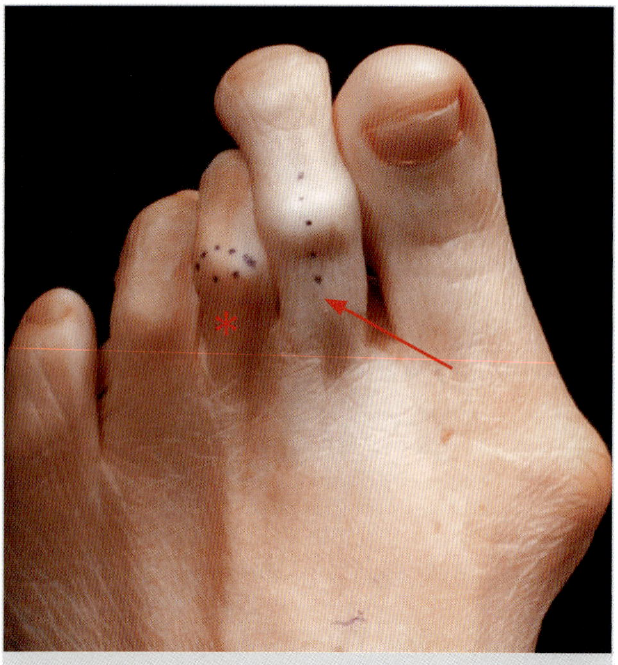

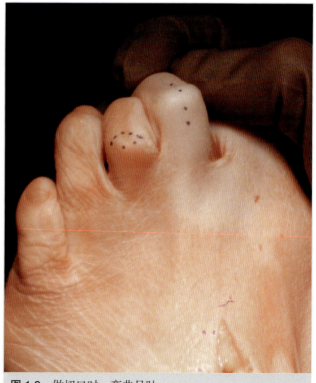

图 1.1　可以使用纵向（箭头）或椭圆形（星号）切口

图 1.2　做切口时，弯曲足趾

1 锤状趾矫形（近节趾间关节切除术）

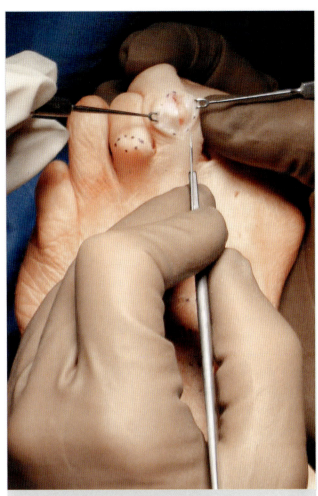

图 1.3 切口需通过伸肌腱帽完成

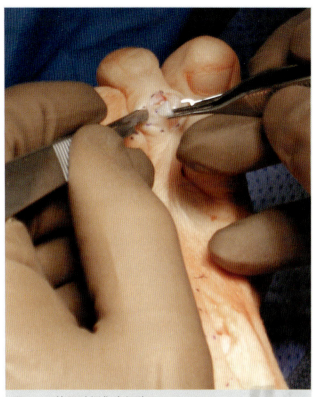

图 1.4 伸肌腱帽集中切除

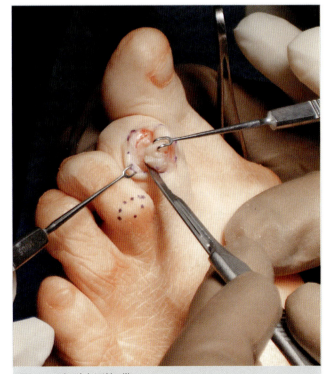

图 1.5 切除侧副韧带

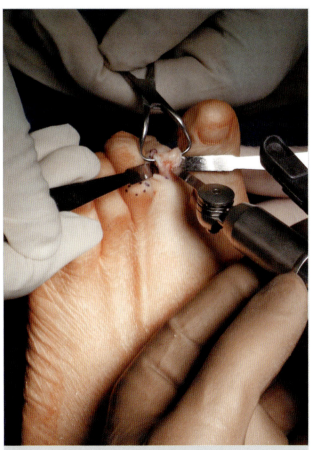

图 1.6 用微型摆锯切除近节趾骨的头颈部

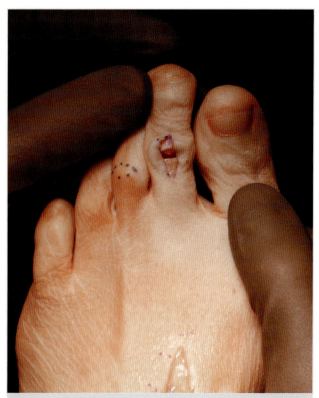

图 1.7 评估切除的充分性

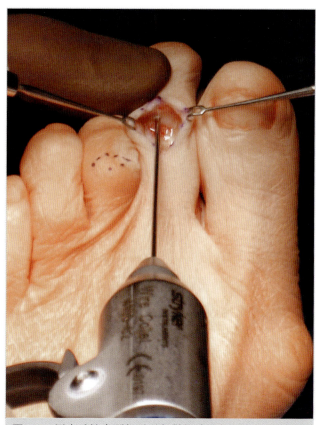

图 1.8 用克氏针先顺行后逆行做切除后的固定

- PIP 关节的切除固定：
  - 用克氏针固定（1.0mm，1.2mm，1.5mm）；其型号由髓腔的宽度决定。
  - 克氏针从中节趾骨基底顺行植入，足趾远端穿出（图 1.8）。
  - 再沿着近节趾骨的髓腔逆行固定。
  - 如需增加稳定性，克氏针可继续跨 MTP 关节固定。
  - PIP 关节的融合可以用于 PIP 关节的不稳定或锤状趾的翻修术，或者需要额外缩短足趾的手术。融合可以用克氏针或其他髓内固定。
- 切口的关闭用单股 4-0 号尼龙缝线：
  - 如有软组织平衡的单独切口，分两层关闭切口：3-0 号或 4-0 号可吸收线缝合皮下组织；4-0 号尼龙缝线缝合皮肤。
- 柔软的敷料包扎前足。

1.7 技巧和要点

- 术前对足趾的血运和软组织情况进行评估。
- 告知患者可能出现术后足趾僵硬，但不会影响功能。
- 评估软组织平衡的必要性（如需运用止血带）。
- 骨切除后评估其是否充分；足趾伸直时无撞击。
- 适当的骨切除后，如仍需进一步短缩足趾，建议在中节趾骨基底部截骨（PIP 融合）。
- 行软组织平衡手术取单独的近端切口；这个手术提高了近节趾骨基底处的稳定性。
- 当需行跖骨的短缩截骨时，PIP 关节的切除应在其后进行。
- 软组织平衡和逆行克氏针跨 MTP 关节固定足以解决矢状面不稳定。
- MTP 关节稳定的轻微跖屈有助于跖底软组织增厚角质层的形成。
- 在克氏针固定前，松止血带评价软组织平衡情况。
- 关闭切口和包扎前松止血带以确认足趾血供良好：
  - 若血供不佳，取出固定 MTP 关节的克氏针，重新固定。
  - 也可以对 PIP 关节间隙进行牵开或加压。
  - 如果持续血供不佳，手术台上反向 Trendelenburg 体位（作者注：头高脚低位），温盐水灌洗，考虑用硝酸甘油贴剂。

1.8 误区及危害

- 足趾灌注不良，避免手术。
- 避免由微型摆锯造成的软组织损伤。
- 避免近节趾骨的切除不足或切除过度。
- 尽可能完全纠正软组织的挛缩或不平衡。
- 尽可能避免将切口延长至近端 MTP 关节；需应用一个单独的近端切口。

1.9 并发症及相应处理

- 术中足趾的低灌注：
  - 紧急处理：重新复位矫正，重新植入克氏针，避免跨 MTP 关节，调整矫形足趾的长度，彻底拔出克氏针。
- 术后折弯克氏针：
  - 紧急处理：确认克氏针是否损伤软组织。如果没有，则予以保留；如果损伤，拔出克氏针并绑扎足趾于矫正的位置。
- 钉道感染：
  - 紧急处理：口服抗生素，切口护理。
  - 补救措施：拔出克氏针，并绑扎足趾于矫正的位置。
- 矫正不足：
  - 紧急处理：矫正性地包扎，佩戴支具。
  - 补救措施：翻修手术矫正，可行 PIP 的融合。

1.10 术后治疗

- 使用柔软敷料，穿术后鞋或靴。
- 必要时足跟负重行走。
- 不走动时抬高患肢。
- 10~14 天拆线。
- 根据肿胀情况决定术后的包扎和是否需额外处理。
- 通常 6 周拔出克氏针（根据手术者判断）。
- 克氏针拔出后，穿术后鞋或术后靴完全负重。
- 再过 10~14 天，去除固定支具。
- 根据术者的判断决定是否行物理治疗：步态训练、力量训练、水肿控制和治疗形式。
- 术后随访：
  - 术后 10 周，关注软组织平衡和肿胀。
  - 3 个月。
  - 6 个月（术者判断）。

1.11 结果

手术旨在矫正足趾畸形，缓解疼痛并改善功能。术前应告知患者 PIP 关节的术后僵硬。肿胀可能持续 3~4 个月。最近对 2698 例手术中使用克氏针固定、矫正锤状趾畸形进行了评价，结果显示矫正率为 94.4%，其中 3.5% 的患者需要翻修复发性畸形。手术并发症相当低，其中克氏针移位 3.5%、针道感染 0.3%、克氏针断裂 0.1%、复发 5.6% 和截趾 0.4%。

参考文献

[1] Kramer WC, Parman M. Marks RM. Hammertoe correction with k-wire fixation[J]. Foot Ankle lnt, 2015, 36(5):494–502.

2 跖骨远端斜向截骨术（Weil 截骨术）

H.J. Trnka, R. Schuh

摘要：由于第 2 跖骨相对过长引起前足跖骨远端排列异常而出现的第 2 跖骨痛，能够引起包括爪形趾在内的足趾畸形。尤其在起步阶段疼痛明显。跖骨远端斜向截骨术是一种实用性技术。它能够通过短缩跖骨进而抬高跖骨头，并使半脱位的跖趾关节重新复位、矫正畸形。通过经典的关节内截骨螺钉固定或者关节外跖骨颈部微创截骨均能实现该操作。本章节将对每种方案进行详细阐述。

关键词：跖骨远端，截骨，斜向，跖骨痛，Weil。

2.1 概述

跖痛症是对于前足压痛和负重疼痛的一种广泛使用的命名。引起跖痛症的病因很多，包括原发性、继发性以及医源性。原发性跖痛症是由于患者足部解剖的先天性畸形导致跖骨过度负重而引起的症状。这些异常表现包括第 1 跖列不稳、跖骨长度比例差异过大或者相对前足其他序列跖骨过度跖屈等。继发性跖痛症包括代谢性障碍、痛风、系统性疾病、类风湿关节炎、跖趾关节关节炎、创伤、神经性障碍、Morton 神经瘤、跗管综合征以及 Freiberg 病（第 2 跖骨骨软骨炎）等。医源性跖痛症病因包括姆外翻矫正手术失败、第 1 跖趾关节融合失败或者跖骨截骨矫正治疗失败等。

2.2 异常生物力学

了解步态周期的基本知识对于理解引起跖痛症的异常生物力学机制是十分必要的。站立相（正常步态周期的 60%）和摆动相（正常步态周期的 40%）构成一个正常的步态周期相。前足与地面保持持久接触约占步态周期的一半时间。在正常步态相，全部跖骨头应均衡地排列在地面上。第 1、第 4 和第 5 跖骨在矢状面上是可以活动的。第 2 和第 3 跖骨由于跖楔关节的微动状态导致第 2、第 3 跖骨处于相对固定的位置。在行走过程中，足部功能类似于 3 个摇杆机械装置，在机体前移过程中提供肢体的平衡以及在站立阶段提供足和下肢的稳定。

步态开始的 10% 周期中，后足跟开始着地，此时后足表现为第 1 个传动摇杆装置。在这个步态周期中出现的跖痛症通常是由先天性畸形引起的，包括高弓足或者腓肠肌紧张等原因。高弓足表现为内侧纵弓的不正常增高，这会导致负重的全部力量集中在后足跟和跖骨头，而外侧中足的跖侧很少或者根本没有承担负重。足趾通常在跖趾关节处停留在过伸状态，而相应的跖骨的跖屈角度增大。足部的异常体位导致负重压力集中在跖骨头。前足内翻增加了足外侧面的负重量，进而导致第 5 跖骨头下压力增大。类似情况下，前足外翻增加了第 1 跖骨头的下压力。

踝关节在接下来的 20% 步态周期中扮演第 2 个传动摇杆装置。在这一阶段（足放平），全足均接触地面，表现为全足着地期。在这一阶段，假如踝关节活动受限或者跖骨跖屈活动度增加均会产生前足过度负重。后足着地后压力会迅速转移到前足。在前足推进阶段，压力迅速向足趾转移，首先向姆趾转移。在这一阶段，第 1 序列（第 1 跖骨或者姆趾）分担了 50% 的负重，其余序列分担了另外 50% 的负重。

在第 3 个摇杆传动（足趾推进）中，只有前足是接触地面而跖趾关节处于背伸位。因此，跖趾关节的畸形会引起跖痛症发生。另外，其中 1 个跖骨的病理改变会引起邻近跖骨负重增加。姆外翻改变了第 1 序列力学机制，导致第 1 序列绞盘机制中断，致使姆趾屈曲活动减弱，引发跖痛症。姆僵硬、第 1 序列过度活动或者医源性第 1 跖趾关节损伤是引起跖痛症的常见原因。

2.3 适应证

- 交叉趾畸形。
- 爪形趾畸形。
- 脱位或跖趾关节半脱位。

2.3.1 临床评估

- 临床检查、详细的病史询问以及细致的体格检查是明确诊断的必要条件。患者既往病史包括疼痛部位、起始时间、缓解或者加重因素等。重要的是记录皮肤条件和包括爪形趾、锤状趾、跗外翻畸形等情况，因为这些情况会导致跖骨头下压力增加。
- 应该在患者负重位和非负重位评估足部。确定后足的病理改变和评估踝关节的活动度。
- 第2处皮肤角质增生（胼胝）会直接出现在跖骨头跖侧。同时还要评估足部其他跖骨的异常跖屈。第1跖骨抬高将会把其负重全部转移到第2跖骨。腓肠肌挛缩和高弓足也会导致跖骨头下中心性角化增生。
- 第3处皮肤角质增生（胼胝）多在受累跖骨头更远端处出现。
- 视诊之后，需要进行足部触诊和功能评估。触诊需从前向后系统性检查。触诊的目的是评估局部解剖并辨别其差异。对所有的骨性突起、解剖区、跖骨都应进行触诊。沿着每一个足趾的跖侧面进行触诊、评估胼胝的发展以及跖趾关节的力线。对每一个趾蹼间隙均应进行触诊，评估跖间神经的压痛情况。
- 跖趾关节的稳定性需要在矢状面和冠状面进行评估。检查者一手固定跖骨颈，另一手握住近节趾骨基底部，保持跖趾关节处于中立位，矢状面上用力尝试远端近节趾骨基底相对跖趾关节、跖骨关节面脱位趋势（Lachman试验）。
- 第1序列过度活动，跚趾-第1跖趾关节背伸受限以及跚僵硬均应被记录。后足的内、外翻活动度及内侧柱的稳定性也应该进行评估。
- 所有的肌肉组织均应被检查，进而评估其强度和功能。Silfverskiöd方法可以用来评估腓肠肌-比目鱼肌复合体的挛缩。
- 膝关节处于完全伸直位和90°屈曲位时检查踝关节背伸活动度；足维持在内翻位以避免中跗关节过度背伸。膝关节屈曲位时踝关节背伸增加，提示腓肠肌挛缩。

2.3.2 影像学评估

- 标准的跖背侧（正位）和外侧负重位影像学评估全足。正位片能够帮助判断跖趾关节匹配性、关节炎、跖骨长度以及伴有前足畸形的后足畸形角度。如果存在第1跖骨内收，跚外翻角和跖骨间角也能够通过正位片进行评估。
- 在一项影像学研究中，Maestro等介绍了通过正位片来评估前足几何结构的各种方法的细节。
- 侧位片能够显示内侧纵弓的塌陷，以及描述跖趾关节脱位的程度。
- 轴位影像能够对跖骨跖屈、皮肤以及骨性突起以及籽骨进行评估。骨扫描和磁共振扫描能够显示复杂的创伤改变。最后，影像学应该支持临床检查和进行手术干预的决定。

2.3.3 非手术疗法

- 对于各种病因引起的跖痛症，第一梯队的治疗选择是非手术治疗。这种治疗包括鞋子的改变（硬底鞋、反向跖骨条）、带有跖骨垫的定制矫形鞋、腓肠肌-比目鱼肌牵拉训练。
- 可以实施皮质类固醇注射以及局部硬茧修剪。
- 假如保守治疗无效，可以进行手术干预。

2.3.4 禁忌证

- 血供障碍。
- 不涉及跖趾关节的慢性跖痛症。
- 急性感染。

2.4 手术目的

- 抬高跖骨头。
- 关节减压。
- 跖骨短缩。
- 跖趾关节再匹配。

2.5 手术优势

- 微创显露。
- 有能力进行跖骨序列精准再排列。
- 能够进行多个跖骨的手术操作。

2.6 主要原则

- 跖趾关节背侧中心切口。
- 必要时行Z形伸肌腱延长。
- 背侧关节囊切开。
- McGlamry剥离子显露跖骨头。
- 截骨位置在跖骨头关节软骨背侧面，截骨方向直接与足部跖侧平行，以便在远端跖骨干跖侧形成出口。
- 跖骨头向近端移位（不是向跖侧移位）以便重新平

衡跖骨序列。
- 埋头可折断螺钉固定。

2.7 术前准备和患者体位

所有手术操作均在踝关节局部阻滞后实施，通常可以不使用驱血带。

2.8 手术技术

2.8.1 跖骨远端斜向截骨术（Weil 截骨术）

1985 年 L.S. Weil 首次描述采用 Weil 截骨术治疗跖痛症。1992 年法国医生 Barouk 介绍了这种截骨方法。Weil 截骨术的目的是实现引起胼胝的跖骨头向近端适当移位，当处于第三摇摆期时，实现跖骨与地面接触时前足底压力的均匀分布。这种截骨是一种关节内截骨，通过跖骨短缩实现纵向减压。

单一跖骨 Weil 截骨术采用跖骨背侧纵向切口，而相邻双跖骨 Weil 截骨术采用跖骨间背侧纵向切口（图 2.1）。通常进行伸肌腱延长，然后确认跖骨头和跖骨颈（图 2.2）。切开关节囊后足趾跖屈显露跖骨头（图 2.3）。必要时可行跖趾关节侧副韧带切断。

假如足处于负重位，截骨方向应平行于地面，

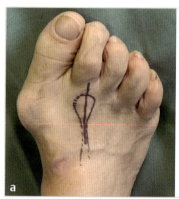
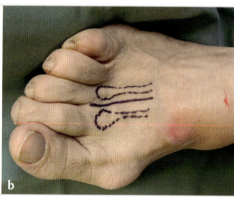

图 2.1　a. 单一 Weil 截骨术采用跖骨干正中背侧纵向切口。b. 跖骨间隙背侧切口应用于邻近双跖骨 Weil 截骨术

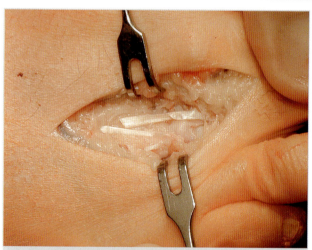

图 2.2　伸肌腱 Z 形延长

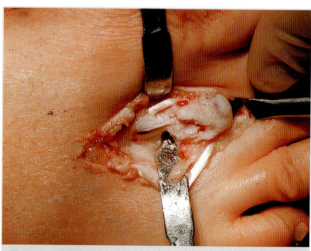

图 2.3　显露跖骨头

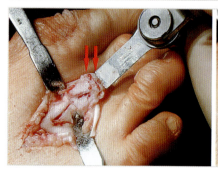
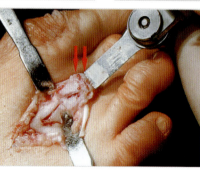

图 2.4　二次截骨，截骨间隙 2mm，截骨方向与地面平行（箭头）

并实施二次截骨（图2.4），一薄层截骨片被移除（图2.5）以便获得更加有效的跖骨头抬高。一把点式复位钳抓持住移动的跖侧截骨块并向近端推移直到达到理想的短缩。一旦透视后确认了最终骨块位置，1枚螺钉就可用来固定骨块（图2.6），跖骨头背侧残余的骨突被去除。笔者推荐应用可折断螺钉固定而不是克氏针进行固定。大多数可用的骨片钉需要预先钻孔，而可折断螺钉不需预先钻孔，切除跖骨头背侧残余的骨突。

术后在佩戴前足免负重鞋后可以立即负重，4周后再次进行站立位、正位及侧位放射学检查，评估其位置（图2.7）。

术后并发症包括跖趾关节僵硬、飘浮趾畸形（图2.8），由于跖骨头向跖侧位移引起的局部全足着地跖骨痛，由于过度短缩引起的转移性跖痛，浅表切口愈合问题以及复杂性区域疼痛综合征。

2.8.2 微创 Weil 截骨术

因为跖痛症的出现，Weil 截骨已经成为治疗跖骨病理改变的主要手术技术。然而，从以往报道中得知术后僵硬以及飘浮趾仍然是一个严重的问题。正如前面已经提到的，切除一薄层骨片已经被作为一种手段来降低飘浮趾的风险。但是，瘢痕增生以及肌腱短缩仍然会导致延迟僵硬，进而产生不良的结果。

跖骨远端微创 Weil 截骨术在透视下进行。在确定好跖骨头位置后，用11号手术刀戳一切口。这一切口深度仅在皮肤全层，并不需要加深切口或者剥离骨膜，而且有可能增加破坏跖骨头血供的风险。

在跖骨颈截骨处需用一把骨锉分离软组织，建立操作空间。

使用一把直径12mm Shannon笔式磨钻，钻头放入通道内。钻头在跖骨干骺端与跖骨干成45°沿跖骨颈开始稳定地进行磨削，需要确保钻头作用在骨质上（图2.9），然后钻头运行在低速和高扭矩模式。一旦钻头进入骨质，手术医生要用平滑稳定的动作转动腕关节使手掌朝上，直至前后位片钻头与跖骨轴线成90°（图2.10）。

一旦动作完成，截骨应该在矢状面上移动，并且实现近端-远端套叠。如果这两个平面的移动没有出现，说明截骨没有完成，此时手术医生必须再次在截骨位置放入钻头并找到残留的完整骨质进行彻底磨削割断，无须进行内固定，切口使用不可吸收线缝合。

因为没有内固定，术后的绷带包扎十分重要。足趾被包扎在跖屈位以确保截骨端处于加压状态。术后佩戴前足免负重鞋4周后再次进行站立位、正位及侧位放射学评估，以确定其位置的维持。

几个月后患者被允许穿自己的鞋子，由于肿胀，鞋的选择可能会受到一定的限制。

2.9 技巧和要点

2.9.1 经典 Weil 截骨术

- 大多数病例中，伸肌腱延长是必要的。
- 我们常规进行楔形骨片切除。

2.9.2 微创 Weil 截骨术

- 足趾包扎保持在轻度跖屈位。

2.10 并发症及相应处理

趾僵硬和飘浮趾是开放 Weil 截骨术的主要并发症。伸肌腱延长和关节囊松解显示能够改善足趾的地面接触。在合并槌状趾畸形的情况下，近节趾间关节融合较近节趾间关节成形能够获得更好的功能结果。如果术中出现足趾过度背伸，1枚克氏针临时固定足趾，使跖骨能够减少过伸。

微创 Weil 截骨后，可能存在局部肿胀时间过长，甚至出现骨延迟愈合。通常情况下，骨愈合过程不需要进一步干预。

2.11 术后治疗

- 敷料加压包扎以保护切口缝合及预防肿胀。
- 患者足趾需包扎在轻度跖屈位。
- 术后佩戴前足免负重鞋可以即刻负重。
- 自手术结束开始患者佩戴前足免负重鞋4周后进行正位及侧位放射学评估。
- 术后第5周开始跖趾关节主动活动，以预防术后伸肌腱挛缩。
- 一旦发生肿胀，则抬高患足、冷疗及穿弹力袜，能够有效地控制肿胀。

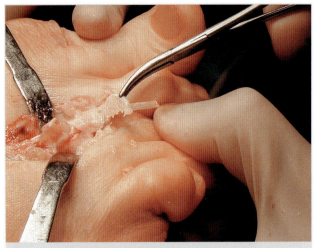

图 2.5　一薄层截骨片被移除

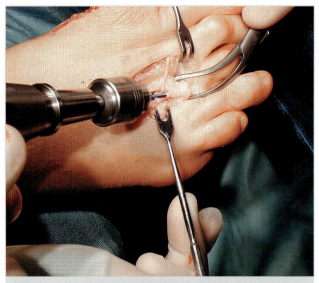

图 2.6　1 枚可折断螺钉固定截骨端

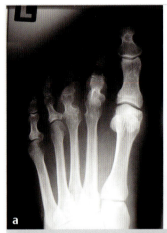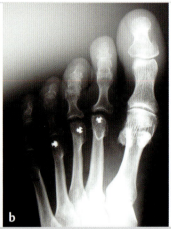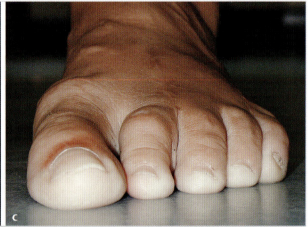

图 2.7　a. 术前 X 线片显示第 2 和第 3 跖趾关节脱位。b. Weil 截骨术后随访 2 年 X 线片。c. 前足足趾地面全接触，临床预后良好

图 2.8　飘浮趾

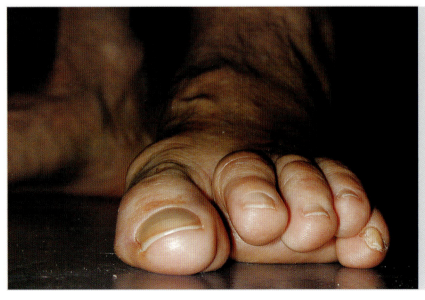

2.12 结果

经典 Weil 截骨术在矫正跖趾关节脱位或者半脱位中显示了极佳的效果。

Hofstaetter 等报道了采用 Weil 截骨术后随访 7 年，患者获得了良好的临床预后并且疼痛显著减少。患者在术后 1 年患足的评估中，60% 患者认为非常好，而在术后 7 年，76% 患者认为效果非常好。Hart 等报道了 Weil 截骨术后 31 个月患者获得了 83% 极佳的满意度。O'Kane 和 Kilmartin 报道了 20 例足 Weil 截骨术后 18 个月患者获得了 85% 极佳的满意度。Vandeputte 等报道了平均随访 30 个月，32 例患者 37 足 Weil 截骨术后的优良率。Henry 等进行了一项回顾性研究，39 例患者采用微创 Weil 截骨术，33 例患者采用标准 Weil 截骨术。67 例患者获得了平均 14.8 个月（12~24 个月）的有效随访。术后对美国骨科足踝外科协会（AOFAS）评分以及关节活动度在 2 组病例中进行比较。术后 3 个月，在微创

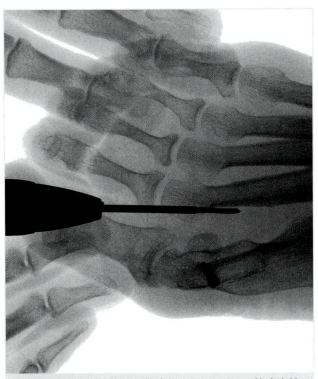

图 2.9　在透视下，使用一把直径 12mm Shannon 笔式磨钻，钻头被放置于与跖骨干骺端连接处的跖骨干成 45° 处

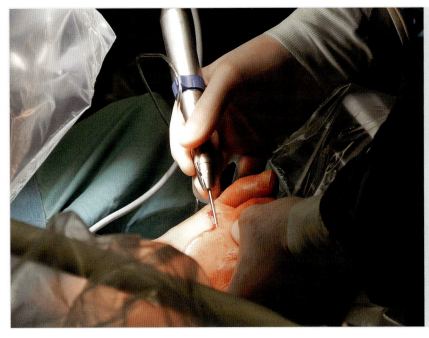

图 2.10　一旦钻头进入骨质，手术医生要用平滑稳定的动作转动腕关节使手掌朝上，直至前后位片钻头与跖骨轴线成 90°

Weil 截骨病例组中肿胀和跖骨痛概率显著高于标准手术组病例。所有截骨端在最终随访中均达到愈合。

在我们的 30 例患者采用微创 Weil 截骨术的初步研究中揭示：采用微创截骨术学习曲线是陡的，但是患者的满意度是高的，而且飘浮趾的发生率降低。

参考文献

[1] Espinosa N, Maceira E, Myerson MS. Current concept review: metatarsalgia[J]. Foot Ankle Int, 2008, 29 (8):871–879.

[2] Espinosa N, Brodsky JW, Maceira E. Metatarsalgia[J]. J Am Acad Orthop Surg, 2010, 18（8）:474-485.

[3] Maestro M, Besse JL, Ragusa,M, et al. Forefoot morphotype study and planning method for forefoot osteotomy[J]. Foot Ankle Clin, 2003, 8（4）:695-710.

[4] Hart R, Janecek M, Bucek P. The Weil osteotomy in metatarsalgia [in German] [J]. Z Orthop Ihre Grenzgeb, 2003, 141（5）:590-594.

[5] Barouk LS. Weil's metatarsal osteotomy in the treatment of metatarsalgia [in German] [J]. Orthopade, 1996, 25（4）:338-344.

[6] Redfern DJ, Vernois J. Percutaneous surgery for metatarsalgia and the lesser toes[J]. Foot Ankle Clin, 2016, 21（3）:527-550.

[7] Hofstaetter SG, Trnka HJ. Weil lesser metatarsal shortening osteotomyIn: Easley M, ed.Operative Techniques in Foot and Ankle Surgery[M]. Philadelphia, PA: Lippincott Williams &Wilkins, 2011:227-233.

[8] Highlander P, VonHerbulis E, Gonzalez A, Britt J, Buchman J. Complications of the Weil osteotomy[J]. Foot Ankle Spec, 2011, 4（3）:165-170.

[9] Hofstaetter SG, Hofstaetter JG, Petroutsas JA, Gruber F, Ritschl P, Trnka HJ. The Weil osteotomy: a seven-year follow-up[J]. J Bone Joint Surg Br, 2005, 87（11）:1507-1511.

[10] O'Kane C, Kilmartin TE. The surgical management of central metatarsalgia[J]. Foot Ankle Int, 2002, 23（5）:415-419.

[11] Vandeputte G, Dereymaeker G, Steenwerckx A, Peeraer L. The Weil osteotomy of the lesser metatarsals: a clinical and pedobarographic follow-up study[J]. Foot Ankle Int, 2000, 21（5）:370-374.

[12] Henry J, Besse JL, Fessy MH; AFCP. Distal osteotomy of the lateral metatarsals: a series of 72 cases comparing the Weil osteotomy and the DMMO percutaneous osteotomy[J]. Orthop Traumatol Surg Res, 2011, 97（6 Suppl）:S57-374.

3 2~5 跖趾关节跖板撕裂的治疗

Michael J. Coughlin, Wesley W. Flint, Elizabeth H. Coughlin

摘要：自 20 世纪 80 年代提出交叉趾畸形的定义，2~5 跖趾关节的不稳定性得到了认可。其病理改变最近才被具体描述，包括跖板的破裂或不连续性，伴有或不伴有侧副韧带撕裂。根据病理改变的定义，应用相关器械和手术技术直接修复撕裂的跖板已成为可能。本章介绍了 2~5 跖趾关节不稳定性的病理和手术修复技术，以及术后辅助康复过程的方案。

关键词：第 2 趾交叉趾，跖板撕裂，2~5 跖趾关节不稳定性，锤状趾畸形。

3.1 适应证

- 韧带薄弱或侧副韧带连同跖板破裂可导致跖趾（MTP）关节不稳。手术指征是由不稳定的 2~5 MTP 关节引起的顽固性疼痛和畸形。

3.1.1 临床评估

- 用抽屉试验临床诊断跖板撕裂。抽屉试验根据 MTP 关节近节趾骨基部向背侧移位达到半脱位的程度分为 1~4 级（图 3.1）。
- 1 级为小于 50% 半脱位，2 级为 50%~100% 半脱位，3 级可以达到全脱位，4 级是已经全脱位。
- 根据术中探查，跖板撕裂分为 4 级（图 3.2）。
- 1 级是部分撕裂，小于 50% 的远端跖板撕裂。2 级撕裂是 50%~100% 的远端跖板撕裂。3 级撕裂可能伴有远端跖板的横向撕裂，但其特征在于跖板的纵向撕裂。4 级撕裂是无法修复的撕裂，几乎没有可用于重建的跖板（通常需进行屈肌腱转位）。

3.1.2 影像学评估

- 负重位平片用于评价 2~5 MTP 关节成角畸形的程度，并排除其他骨性原因所致的 MTP 关节疼痛。
- 磁共振成像（MRI）MTP 关节不稳定的诊断不是必需的，但是对于疑似病例的确诊有所帮助。
- 通过重建的 3.0T MRI 良好矢状位片的图像最有助于跖板的显示。

3.1.3 非手术疗法

- 胶带贴扎。
- 支具。
- 鞋类的矫形支具，包括跖骨垫。
- 鞋的调整。

3.1.4 禁忌证

- 活动性感染。
- 血管功能不全。
- 软组织修复无效的严重畸形。
- 伴有 MTP 关节的病变。
- Freiberg 病（第 2 跖骨骨软骨炎）。
- 跖骨头缺血性坏死。

3.2 手术目的

保守治疗的目标是稳定畸形，减轻疼痛和肿胀，并防止足趾畸形加重。当疼痛和足趾错位更严重时，手术治疗的目标是稳定所累及的 MTP 关节，矫正畸形，减轻疼痛并使患者恢复更好的功能。

3.3 手术优势

以前的手术治疗（1987—2011）是间接修复错位的足趾，包括跖骨趾骨截骨、软组织松解和紧缩，各种肌腱转位，甚至将脚趾从关节处切除。只有明确了跖板的病理改变和侧副韧带功能障碍后，直接修复病变才能成为可能。

3.4 主要原则

- 通过背侧入路行关节囊切开和侧副韧带松解。
- Weil 截骨平面与跖底平面平行。
- 完全显露远端跖板。
- 水平褥式缝合修复跖板。
- 必要时调整侧副韧带张力。

3.5 术前准备和患者体位

患者取仰卧位，同侧臀部下方垫高。用驱血带

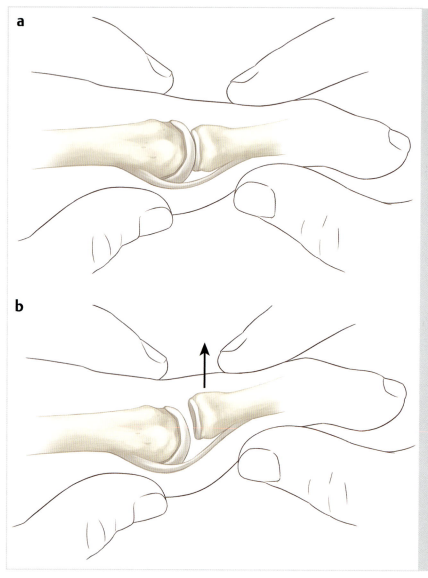

图 3.1 a、b.抽屉测试。检查者将足趾夹持在拇指和食指之间,给足趾施加向背侧的力量。在不稳定的情况下,近节趾骨会半脱位并引起疼痛

驱血,如果使用得当,它也可以用作止血带。

3.6 手术技术

3.6.1 解剖结构

2~5 MTP 关节的内外侧面均有侧副韧带支撑。内外侧副韧带均有固有侧副韧带和复合体韧带:复合体韧带附着于跖板并以吊索的方式支撑关节;固有侧副韧带从跖骨头内外侧旋转中心处的结节到近节指骨基部跨越 MTP 关节,控制关节的内翻/外翻运动(图 3.3a,b)。足底筋膜的延伸部和横向跖间韧带进一步稳定该结构。背侧的伸肌扩张部(图 3.3c)(包括长伸肌腱和短伸肌腱),以及足底的跖板构成 2~5 MTP 关节的软组织包裹。

3.6.2 手术过程

背侧纵向切口是以所累及的关节居中的切口还是相邻的跖间隙切口,取决于要实施的其他手术。手术入路通过背侧皮下组织到 2~5 MTP 关节的背侧关节囊。切开关节囊和切除滑膜以暴露关节,从近节趾骨基部松解侧副韧带,用骨膜剥离子分离跖骨头部、跖侧近端与关节囊附着处,然后,通常行 Weil 截骨术以增加显露(图 3.4)。

将跖骨头暂时向近端推移,然后用直径 1.5mm 的克氏针从背侧向跖侧放置固定。跖骨远端多余的 2mm 骨质用咬骨钳去除。再用第 2 枚克氏针垂直固定近节趾骨,应用克氏针撑开器撑开,显露关节间隙(图 3.5),即可见跖板,并用剥离子探查。对于

3 2~5跖趾关节跖板撕裂的治疗

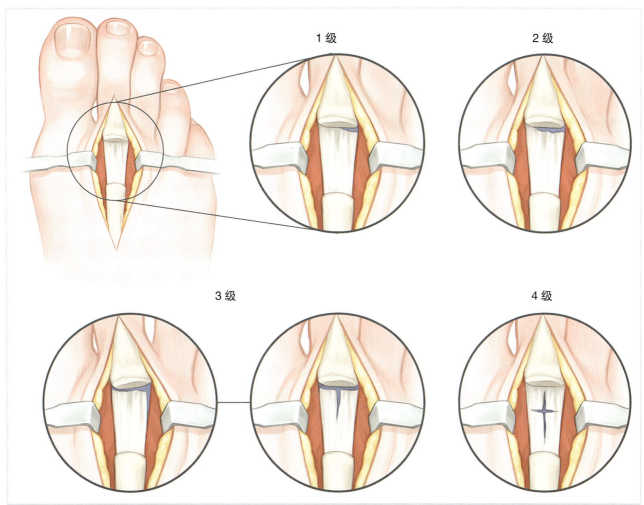

图3.2 跖板撕裂的分级（跖骨头已被移除，从背侧俯视跖板）。1级撕裂是小于50%近节趾骨基底部的跖板撕裂；2级撕裂的程度大于50%；3级撕裂是既有横向的远端撕裂，也有纵向撕裂；4级撕裂是无法修复的撕裂

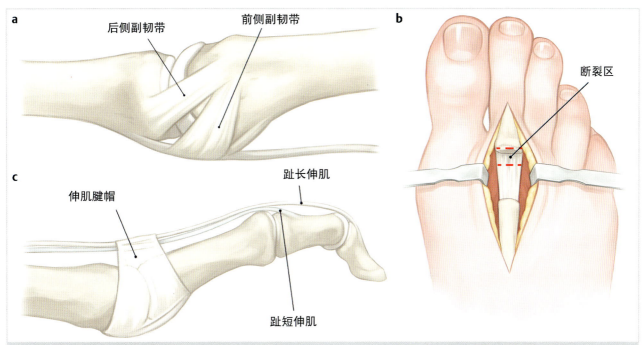

图3.3 2~5 MTP关节的解剖图。a.固有侧副韧带（后十字韧带）和复合体韧带（前十字韧带）的侧面观。b.跖板的背侧视图。c.背侧结构的侧面观

15

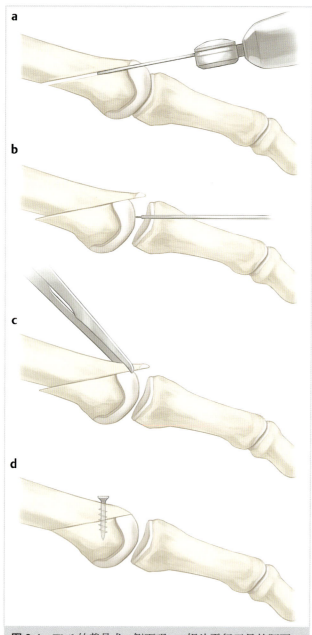

图 3.4 Weil 的截骨术：侧面观。a. 锯片平行于足的跖面。b. 跖骨头向近端推移。c. 去除背侧骨头。d. 用背侧可折断螺钉进行内固定

1~3 级撕裂，将跖板从近节趾骨基部的附着处锐性分离，仅切到跖板深度，注意不要损伤趾长屈肌腱。

将跖板从屈肌腱鞘中分离后，再将两根 0 号聚乙烯编织缝合线放置在 Mini Scorpion DX（Arthrex，Naples，FL）（图 3.6）或 Micro SutureLasso（Arthrex，Naples，FL）过线器上，用以做水平褥式缝合。用直径 1.5mm 的克氏针在近节趾骨软骨基底部，从背侧到足底钻出的两个斜向隧道，使用过线器将缝合线从跖板经过隧道拉到背侧（图 3.7）。然后，用 2 枚可折断钛螺钉固定 Weil 截骨术的跖骨头在稍微缩短的位置（2mm）。随后收紧缝合线并在近节趾骨骨皮质上打结，关节随之复位并保持约 20°的跖屈。

对侧副韧带进行评估，如果仍遗留有跖趾关节水平面的横向移位，则使用装载在 UR-6 针上的 2-0 号聚乙烯编织缝合线对侧副韧带进行收紧缝合。

3.7 技巧和要点

- 行 Weil 截骨术时，锯片应与足的跖面平行，可避免跖骨头在近端推移时向跖底移位。
- 当将跖板从近节趾骨的基部分离时，用手术刀的刀刃从远端到近端解剖，将有助于跖板从足底结构如趾长屈肌的肌腱中剥离。
- 有时，Weil 截骨术不是必需的，轻微地牵拉就可以暴露跖板。在这种情况下，使用 Viper（Arthrex，Naples，FL）（图 3.8）缝线穿引器将固定缝合线放置在准备好的跖板中。其余的重建技术是相同的。

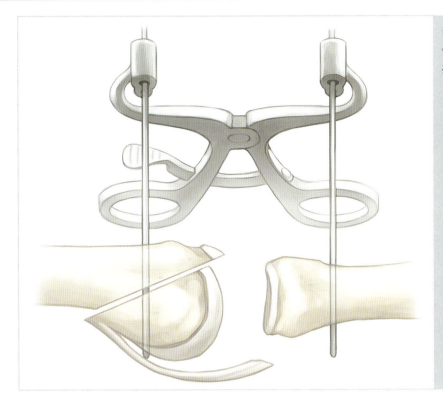

图 3.5 关节的牵开，2 枚平行的克氏针放置在趾骨和跖骨上，以便牵开器的撑开

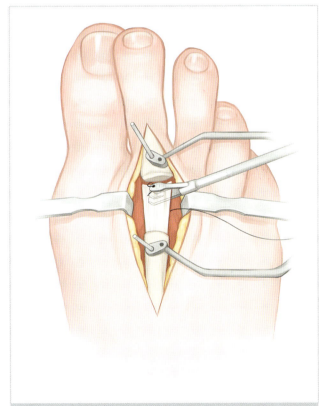

图 3.6 跖板做水平褥式缝合，用 Scorpion 过线器植入缝合线

3.8 误区及危害

长期存在 2~5 MTP 关节半脱位，退行性关节炎会发生进展。MTP 关节骨关节炎患者是手术禁忌，术后可致关节活动的受限和疼痛。关节脱位通常伴有严重的跖板退化，关节成形术或屈肌腱转位可能是更好的手术选择。跖板的病变可能与长期关节炎有关；然而，在许多病例中，关节囊和侧副韧带的退化可能妨碍跖板的修复。

3.9 并发症及相应处理

3.9.1 并发症

目前的病例中，常见的并发症为关节僵硬、持续疼痛以及关节内翻或外翻的复发。这些是关节纤维化、组织过度退变或修复不足所导致的。在严重退变的情况下，可考虑屈肌腱转移（4 级撕裂）。有时会出现 Weil 截骨术的固定失效或跖骨头坏死。骨质疏松症患者应避免 Weil 截骨术，因为这种骨质的可靠固定难以解决。跖骨头和近节趾骨应避免过度的骨膜剥离。早期在一定范围内的运动练习应在术后 7~10 天内开始，以防止术后僵硬。

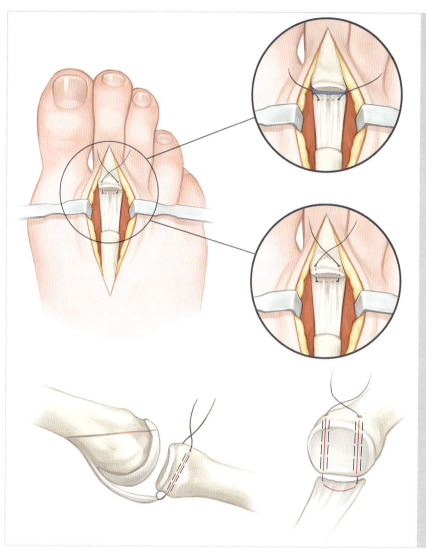

图 3.7 手术技巧:放入缝线将其穿过近节趾骨基部的钻孔通道

3.9.2 相应处理

手术失败并不常见。然而,无论是严重的关节纤维化或运动受限,都可能需要再次手术。最初,可考虑软组织关节成形术和挛缩组织的松解。如果发生更严重的病变,可以采用切除病变关节和(或)邻近关节的 DuVries 髁突切除术或跖骨头切除关节成形术,来作为补救措施。

3.10 术后治疗

足部用纱布和胶带包扎,每周更换 1 次。足趾用胶带固定于微跖屈位。在术后 7~10 天,使用可移除敷料并开始主动和被动跖屈运动。足趾用胶带固定在跖屈位或放置于动态夹板中(Darco TAS-Toe Alignment Splint, Darco International Inc., Huntington,WV),直到术后 3 周。然后开始主动和被动背屈练习。最初只允许足跟负重,但术后 3~6 周,可用前足跖行负重。

3.11 结果

Nery 等随访了 40 趾跖板修复后的 22 例患者。他们的最终随访评分为 92 分。平均 VAS 评分从术前 8 分降至最终评分 1 分。在 40 趾中的 32 趾能和地板接触,40 趾中的 25 趾在纸张拉拔测试中有极好的足趾把持力。

笔者对 138 趾的跖板修复随访 12 个月。15 趾仅行跖板修复手术,未行其他辅助手术。主观上,80% 的患者对手术结果满意,100% 的单一的跖板修复患者对手术满意。所有患者术后 1 年平均 AOFAS 评分为 81 分,单一足趾跖板修复者平均评分为 85 分。术前足趾活动范围为 43°,术后最终随访时为 31°。

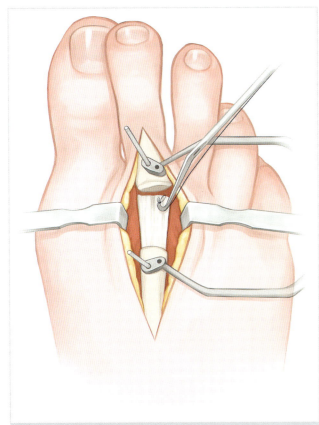

图 3.8 使用 Viper 缝线穿引器。未行 Weil 截骨术时，可以使用较小的过线器将缝合线放入跖板

参考文献

[1] Coughlin MJ,Schutt SA,Hirose CB,et al.Metatarsophalangeal joint pathology in crossover second toe deformity:a cadaveric study[J].Foot Ankle Int，2012，33（2）:133-140.

[2] Klein EE,Weil L Jr,Weil LS et al.Clinical examination of plantar plate abnormality:a diagnostic perspective[J].Foot Ankle Int，2013，34（6）:800-804.

[3] Coughlin M.J.Lesser Toe Deformities.Vol 1.9 th ed[M].philadelphia,PA: Elsevier，2014.

[4] Coughlin MJ.Lesser-toe abnormalities[J].J Bone Joint surg Am，2002，84（8）:1446-1469.

[5] Cooper MT,Coughlin MJ.Sequential dissection for exposure of the second metatarsophalangeal joint[J].Foot Ankle Int，2011，32（3）:294-299.

[6] Grimes J,Coughlin M.Geometric analysis of the Weil osteotomy[J].Foot Ankle Int，2006，27（11）:985-992.

[7] Jastifer JR,Coughlin MJ.Exposure via sequential release of the metatarsophalangeal joint for plantar plate repair through a dorsal approach without an intraarticular osteotomy[J].Foot Ankle Int，2015，36（3）:335-338.

[8] Coughlin MJ.Subluxation and dislocation of the second metatarsophalangeal joint[J].Orthop Clin North Am，1989，20（4）:535-551.

[9] Kaz AJ,Mann RAKeratotic Disorders of the plantar Skin.Vol 1.9 th ed[M].Philadelphia,PA:Elsevier，2014.

[10] Nery C,Coughlin MJ,Baumfeld D,et al.Lesser metatarsophalangeal joint instability:prospective evaluation and repair of plantar plate and capsular insufficiency[J].Foot Ankle Int，2012，33（4）:301-311.

4 趾短伸肌腱转位治疗交叉趾畸形

Elizabeth A. Cody, Scott J. Ellis

摘要：本章描述应用肌腱转位矫正 2~5 趾的内翻或外翻、仰趾畸形及通常被视为与跨外翻相关的第 2 趾的"交叉趾"畸形。该畸形是由于至少一侧的关节侧副韧带和跖板的慢性功能丧失，使得足趾在相反的方向发生偏移。这种肌腱转位有效地重建了功能丧失侧的关节侧副韧带。跖趾（MTP）关节软组织松解后，从趾短伸肌腱近端分离切断，保留肌腱远端的骨连接部分用于重建。肌腱末端穿过近节趾骨和跖骨颈部的预制骨隧道，收紧后锚定在跖骨干的螺钉上。与以前的肌腱转位相比，该手术是外侧副韧带的解剖性重建。外科医生和患者可以得到预期的良好畸形矫正，并保留 MTP 关节活动范围。

关键词：肌腱转位，趾短伸肌，交叉趾，2~5 趾畸形，2~5 趾内翻。

4.1 适应证

- 2~5 趾跖趾（MTP）关节严重的内翻或外翻畸形，伴有或不伴有 MTP 关节严重背伸。
  - 畸形最常见于第 2 趾，往往伴有跨外翻，为第 2 趾在跨趾上方发生背外侧偏移（"交叉趾"）。
  - 手术方式的调整可用于治疗其他足趾的多平面畸形。

4.1.1 病理

- 侧副韧带的功能丧失，导致足趾向相反的方向偏移；跖板的功能丧失，导致足趾背侧成角畸形。
- 与锤状趾一样，这种畸形通常见于跨外翻，可能是由于足趾拮抗肌肉/肌腱的失衡。
- 也可能是由 MTP 关节超负荷、鞋子不合适、创伤或结缔组织疾病导致畸形。

4.1.2 非手术疗法

- 手术前应尝试非手术治疗。
- 包括鞋的修改，胶布的贴扎，Budin 夹板（跖骨垫），锤状趾垫或矫形器。

4.1.3 临床评估

- 应该进行彻底检查以明确伴随病变。
  - 跨外翻应与 2~5 趾畸形同时矫正。
  - 矫正交叉趾不会改善跖骨痛，可能需要行跖骨短缩截骨术。当存在跖骨过长或足趾在背伸位置出现严重的半脱位或全脱位时，尤其需行短缩截骨术。

4.1.4 影像学评估

- 行足的负重正侧位片以评估两个平面的畸形。
- 应评估 MTP 关节的匹配性、脱位与否及其退行性改变。
- 负重 CT 可能有帮助，但不是必需的。

4.1.5 禁忌证

- 单纯的 MTP 关节垂直性不稳定：无内翻或外翻畸形，则选择其他手术方式包括跖板修复和（或）跖骨短缩截骨术更佳。
- 严重的 MTP 关节炎：将足趾重新复位于解剖位置可能会加重关节炎。
- 涉及趾短伸肌（EDB）肌腱的既往手术史。
- 目前有感染。

4.2 手术目的

- 维持多平面严重内翻/外翻或交叉趾畸形的矫正效果，同时保持 MTP 关节活动度和功能。

4.3 手术优势

- 个性化地矫正畸形。
- 在最终固定之前，可以在术中评估和调整肌腱张力。
- 保留 MTP 关节的活动度。
- 相对于趾长屈肌腱转移，疼痛和僵硬的可能性更小。

4.4 主要原则

- 首先应该行跖趾关节的松解，只有在跖板松解达到1/3仍然不能有效地纠正畸形时，才采用肌腱移位手术。
- 伴随畸形，如踇外翻，应同时解决。

4.5 术前准备和患者体位

本章中尸体标本图片展示的是经典的第2趾交叉趾畸形并伴有内翻和背侧成角畸形的矫正，该手术方式可用于矫正任何2~5趾的内翻或外翻畸形。

患者取仰卧位，对肢体进行常规消毒。消毒前，应用大腿止血带。笔者不仅认为大腿止血带优于踝上止血带，因为踝上止血带改变了足踝外部肌腱的张力。出于这个原因，笔者不仅应用长效腘窝阻滞麻醉，还使用了脊髓麻醉。在受累的MTP关节上标记背侧纵向切口，从关节近端5cm延伸至近端趾间（PIP）关节。在踇外翻合并第2趾MTP畸形的情况下，该切口可以用于踇外翻的外侧松解和第2跖列的肌腱转位。患肢用驱血带驱血后，用止血带充气。

4.6 手术技术

确定EDB和趾长伸肌（EDL）肌腱。EDB肌腱较小，位于EDL肌腱外侧，可通过其近端肌腹进一步确定。然后分离EDB肌腱，并尽可能在近端切断，以确保肌腱转位的最大长度。切断的肌腱远端末端用2-0号缝合线标记，将用于肌腱转位后的固定（图4.1）。行Z形延长松解EDL肌腱，并在手术结束时使用可吸收线在正确的张力下修复。

伸肌腱分离切断后，用15号刀松解背侧关节囊和挛缩的侧副韧带（图4.2）。应注意保留伸肌腱与伸肌腱帽的附着点。如果行PIP关节的切除，应尽量减少伸肌腱帽的松解。随后复位MTP关节。如果关节不能复位到中立位5°以内，那就要将跖板的挛缩侧进行轻微松解直到复位，而且必须小心避免损伤跖板下的屈肌腱。跖板的松解不应超过1/3，避免矫枉过正。在一些患者中，上述步骤可能足以矫正畸形。如果是这种情况，无须行EDB肌腱转位，因为它可能会导致过度矫正，将无用的EDB切除即可。可以用术中透视来验证复位是否充分。

如果松解挛缩的跖板不能完全矫正畸形，则表明需行EDB转位。简而言之，肌腱从近节趾骨远端开始插入，如为内翻畸形，肌腱则通过近节趾骨的钻孔从背内侧转位至跖外侧（在外翻的情况下从背外侧转位至跖内侧）。如足趾有明显的背侧成角，隧道应该更加垂直（即隧道出口更向跖侧），使转位后的肌腱把近节趾骨拉向足底，同时也在一定程度上加强了跖板。肌腱从近节趾骨的跖侧穿出后，如果是足趾内翻，则从跖外侧到背内侧的跖骨颈部骨隧道中穿出拉紧并固定在跖骨上（如果是外翻足趾，跖骨隧道从跖内侧至背外侧）。如下文所述，总是从背侧用克氏针钻出骨隧道。这种重建有效地重塑了跖趾关节薄弱的侧副韧带。在外翻畸形的情况下，钻孔的方向与之前所述的相反。

先钻近端趾骨的骨隧道，将1.2mm克氏针钻入预定的针道（图4.3）。观察克氏针的方向，必要时进行调整。以克氏针为导针，使用2.7mm空心钻钻出骨隧道，注意避免将其折断。然后以相同的方

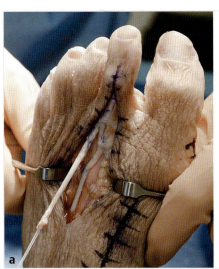
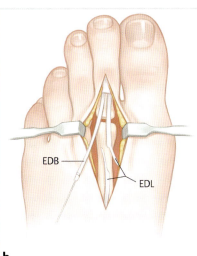

图4.1 a、b. 趾短伸肌（EDB）肌腱从近端松解并缝线标记，EDL为趾长伸肌

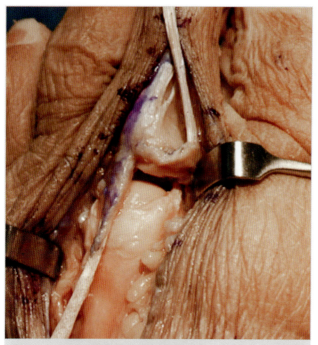

图 4.2 背侧关节囊和挛缩的侧副韧带(本例为内侧副韧带)松解后,MTP(跖趾)关节可有良好的显露

式制作跖骨颈的骨隧道(图 4.4)。使用 Keith 针和薇乔(Vicryl)缝线环来辅助肌腱通过上述的钻孔(图 4.5)。

然后适当收紧肌腱,直到 MTP 复位,使其恢复与跖骨轴和其他足趾的对线。肌腱端的缝线可以固定在螺钉杆上(2.0mm 或 2.4mm 螺钉)或通过跖骨干上的带线小锚钉固定(图 4.6)。放置螺钉或带线锚钉前需确认正确的张力。如 MTP 关节通过上述方法仍有背伸,此时可以进行足底皮肤的切除进行调整。EDL 修复完成后的重建结果如图 4.7 所示。最终的对位关系通过透视图确定(图 4.8)。在某些情况下,可用克氏针贯穿 MTP 关节,将足趾保持此位持续几周,以消除重建的张力。通常同时行 PIP 关节切除时用这种固定方式,因其远端需行克氏针固定。但是,只能在转位肌腱确定最终张力和定位之后再植入克氏针。

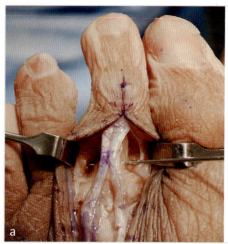 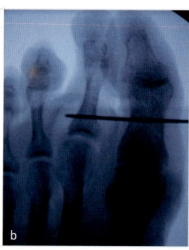

图 4.3 将克氏针插入近端趾骨预制的骨隧道(a)中,通过术中透视确认其位置(b)

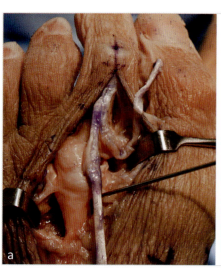 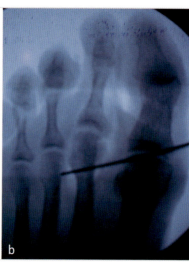

图 4.4 a、b. 跖骨颈部的骨隧道也用克氏针予以确认

4.7 技巧和要点

- 如果 MTP 和跖板松解可充分矫正畸形，则不需行 EDB 转位；在这种情况下行肌腱转位是不必要的，并且会导致矫枉过正。
- 如果同时矫正𢌞外翻，建议先行𢌞外翻手术，这样大𢌞趾的外翻不会影响第 2 趾的复位。
  - 在第 2 趾矫正于最终位置之后，再决定对大𢌞趾行近端趾骨的截骨术（即 Akin 截骨术）。

4.8 误区及危害

- 跖板的松解不要超过 1/3，否则会导致不稳定或过度矫正。
- 向近端解剖 EDB 肌腱时要注意确保足够的长度，以进行重建。

4.9 并发症及相应处理

- 如前所述，不需要行 EDB 转位时实施该手术会过度校正。
- 如果转位肌腱没有放置在正确的位置和方向，可能会导致复发。
- 患者 MTP 关节可能会有疼痛，特别是手术前有 MTP 关节炎的患者。

4.10 术后治疗

- 术后护理取决于其他的手术处理方式，如𢌞外翻的手术。
- 若其他手术术后不需要非负重状态，术后早期即可负重（术后 2 周）。
- 术后至少 6 周应穿着保护靴。

4.11 结果

- 只有两篇文献的病例系列报道描述了手术结果。
- 第一篇病例系列报道了 11 例第 2 趾交叉趾合并𢌞外翻的 1 年随访结果：
  - 在 MTP 内翻和背侧成角方面，影像学参数明显改善；一些病例则过度矫正。

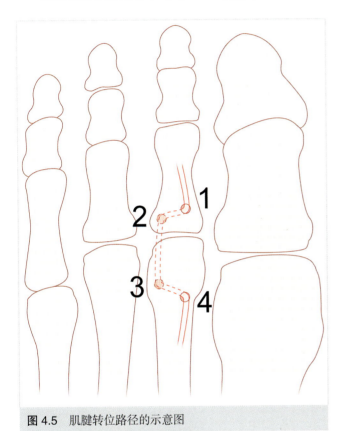

图 4.5 肌腱转位路径的示意图

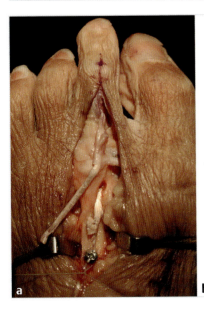
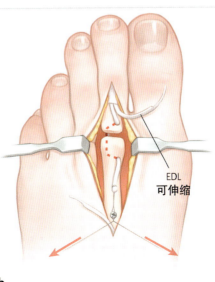

图 4.6 a、b. 穿过骨隧道后，转位的肌腱被收紧固定于跖骨干上的螺钉，注意交叉趾畸形的矫正。EDL 为趾长伸肌

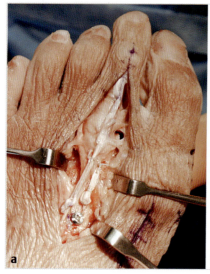 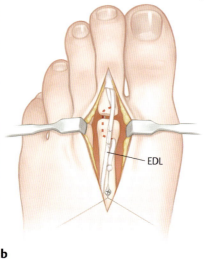

图 4.7 a、b. 显示伤口关闭前，完整的重建效果。EDL 肌腱以端端缝合修复，EDB 转位穿出骨隧道后固定在跖骨干上

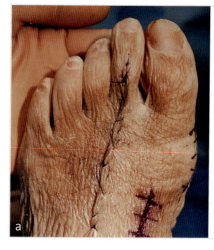 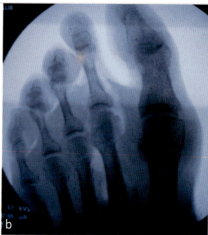

图 4.8 术后外观（a）和最终透视图（b），显示畸形矫正良好，第 2 趾与其他趾的轴线匹配良好

- MTP 关节活动范围保持良好，平均 MTP 背屈 61°，跖屈 11°。
- 3 例患者从跖底面看，仍遗留有足趾的抬高。
- 主观上，11 例患者中有 9 例高度或中度满意；没有不满意。
- 11 例患者中有 10 例术后足趾感觉好转，但 11 例患者中有 3 例轻度疼痛，1 例中度疼痛。
- 另一篇最近的病例系列报道了 6 例患者的结果，所有患者畸形矫正充分并对其结果满意；但平均随访仅 4 个月。
- 总之，这一手术方式提供了矫正畸形的强有力手段，并具有良好的手术效果。
- 患者不一定能完全改善疼痛或畸形（特别是背侧成角）。

参考文献

[1] M ani SB,Ellis SJ,Deland JT.Correction of multiplanar lesser metatarsophalangeal joint deformity using an extensor digitorum brevis reconstruction[J].Tech Foot Ankjle Surg,2014,13（1）:59-63.

[2] Coughlin MJ,Schutt SA,Hirose CB,et al.Metatarsophalangeal joint pathology in crossover second toe deformity:a cadaveric study[J].Foot Ankle Int，2012，33（2）:133-140.

[3] Haddad SL,Sabbagh RCResch S,Myerson B,et al.Results of flexor-to-extensor and extensor brevis tendon transfer for correction of the crossover second toe deformity[J].Foot Ankle Int，1999，20（12）:781-788.

[4] Ellis SJ,Young E,Endo Y,et al.Correction of multiplanar deformity of the second toe with metatarsophalangeal release and extensor brevis reconstruction[J].Foot Ankle Int，2013，34（6）:792-799.

[5] Hobizal KB,Wukich DK,Manway J.Extensor digitorum brevis transfer technique to correct multiplanar deformity of the lesser digits[J].Foot Ankle Spec，2016，9（3）:252-257.

5 第5跖骨截骨术治疗缝匠趾畸形

Sandro Giannini, Cesare Faldini, Francesca Vannini

摘要：小趾囊炎或缝匠趾畸形是位于第5跖骨头外侧的骨和软组织滑囊的联合病变，其病因是由第5跖骨向外突出引起的。可用许多不同的手术方式矫正缝匠趾畸形，但对理想的治疗方法仍有争议。

针对𬒈外翻矫正设计的各种手术具有缝匠趾畸形矫正手术（SERI）特点的微创手术，即简单、有效、快速、费用低，可用来治疗缝匠趾畸形。

通过小切口和使用单枚克氏针（用于截骨术的稳定）即可轻松获得良好的矫正，4周后可将其取出。该手术通过向内侧移动跖骨头来矫正主要的畸形，跖骨头部和跖骨干的接触即使小于1mm也可获得安全愈合。

经过一段学习实践后，手术期间不会出现技术问题，手术后的并发症也会非常有限。

关键词：缝匠趾，小趾囊炎，第5跖骨截骨术，微创，远端线性截骨。

5.1 概述

小趾囊炎或缝匠趾畸形是位于第5跖骨头外侧的骨和软组织滑囊炎的联合病变，其病因是由第5跖骨向外突出引起的。这种畸形通常伴有𬒈外翻，并具有可复性的扇形足。

几项前瞻性研究表明，女性的这种畸形比男性多3~10倍，但其发病率的原因仍然不明。

目前有多种对于缝匠趾畸形的矫正手术，如Weil截骨术、瘢痕挛缩术和外侧盂唇的切除等，然而最佳的治疗方法仍无定论。

缝匠趾畸形的矫正手术（SERI）应该简单、有效、快速且便宜。对于𬒈外翻矫正而言，SERI技术并不是一项新技术，因为所应用的截骨方法和固定方式已有描述。截骨实际上是在跖骨头前采用的线性远端截骨术，如Hohmann、Wilson和Magerl所描述的，通过小切口，并由单枚克氏针固定（Kramer和Bösch提出）。虽然简单，但它结合了以前手术的优点，具有很高的通用性和功效，是一项具有微创、简单、通用和截骨后稳定性良好的独特技术。该手术易于实施，并发症少，并具有持久的矫形效果。

5.2 适应证

- 缝匠趾畸形矫正的主要适应证是缓解疼痛以及无法通过鞋子的修改缓解痛性胼胝和反复发生的小趾囊炎。
- 尽管严重程度不同，任何缝匠趾畸形均可由SERI矫正。该手术尤其适用于治疗2型和3型缝匠趾畸形，在这种情况下，单纯切除外侧的骨性隆起的大部分头部会导致跖趾（MTP）关节不稳定。
- 即使轻度关节炎，也可以进行SERI，注意可由远端向近端方向的倾斜截骨来缩短跖骨，使跖趾关节减压。

5.2.1 病理

- 小趾囊炎或缝匠趾畸形是位于第5跖骨头部外侧的骨质和软组织滑囊炎的联合病变。
- 由于第5序列相对于骰骨构成的跖跗关节的旋转，使第5 MTP关节的角度和第4、第5跖骨间夹角增加。第5序列的过度旋转，导致第5足趾逐渐发展为内收内翻畸形。

5.2.2 临床评估

- 疼痛通常位于前足的外侧上方，是由第5跖骨头外侧髁突向外侧突出引起的。这也通常导致滑囊炎通过摩擦鞋子的侧面而感到疼痛。前足通常是张开的。应评估第5趾跖屈及背伸的活动范围，以及在此操作过程中出现的疼痛。
- Coughlin将缝匠趾畸形分为3种类型：
  - 1型：增大的第5跖骨头和突出的外侧髁（16%~33%）。
  - 2型：第5跖骨的弯曲导致其突出的外侧髁有症状（10%）。
  - 3型：其特征在于第4、第5跖骨间夹角（IMA）（正常角度<12°）增加，但没有第5跖骨远端畸形（57%~74%）。可能伴有第5趾内翻的重叠趾，在第4趾的上方或下方，通常是先天性的。
- 由于𬒈外翻畸形常伴有此情况，因此也应考虑𬒈外翻的存在。

5.2.3 影像学评估

- 对缝匠趾畸形，患者负重位的正位（AP）片和侧位片通常足以满足手术计划。
- 计算机断层扫描（CT）或磁共振成像（MRI）仅适用于诊断不明确的情况。

5.2.4 非手术疗法

- 鞋的调整。

5.2.5 禁忌证

- 第 5 MTP 关节高度僵硬和（或）关节炎。
- 皮肤溃烂或感染。
- 周边血管疾病。

5.3 手术目的

- 远端截骨术的目标是矫正所有典型的缝匠趾畸形病理特征，例如第 5 趾趾关节角和 IMA。此外，可通过短缩跖骨头解决足趾的旋后或足趾的僵硬。

5.4 手术优势

- 通过小切口很容易达到良好的矫正。该手术通过跖骨头内移来矫正主要畸形，并且跖骨头部和跖骨之间不到 1mm 的接触即可得到安全的连接。
- 微创：不需要软组织手术，不打开关节囊或去除部分关节囊。在直视控制下，整个手术通过不到 1cm 的通道进行（仅在手术的学习期间需要术中透视）。
- 直截了当：整个手术的手术时间非常短。
- 价格便宜：截骨后用 1 枚克氏针固定，1 个月后也易于取出。

5.5 主要原则

- 跖骨头近端 1cm 切口。
- 无须打开关节或关节囊。
- 在跖骨头的近端进行截骨。
- 背侧至跖骨方向约 15° 的斜行截骨，以控制跖骨头承重时的背侧移位。
- 如果要保持第 5 跖骨的长度，请注意在垂直于第 4 序列的方向由外至内进行截骨（图 5.1）。
- 如果需要缩短第 5 跖骨（通常不需要延长），则截骨从远端到近端方向，并向上倾斜 25°。
- 用从近端到远端插入 1.6mm 克氏针固定。

5.6 术前准备和患者体位

患者取仰卧位，手术台可透过射线。患侧臀部垫高有助于第 5 跖骨的显露。需要两个方向的术中透视影像，特别是在学习曲线期间；如果是有经验

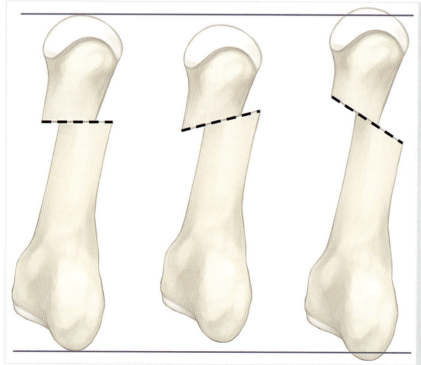

图 5.1 如果要保持第 5 跖骨的长度，截骨线从外向内垂直于第 4 序列；否则，通过改变截骨线的倾斜方向，如关节炎的情况可短缩跖骨，延长跖骨则很少见

的外科医生，C 臂透视机则不是必需的。

5.7 手术技术

- 手术通常在 7.5mg/mL 盐酸罗哌卡因的局部麻醉或阻滞麻醉下进行。
- 可在脚踝处选择使用驱血带或止血带。
- 在外侧隆起部分的近端，做 1cm 的外侧切口通过皮肤、皮下组织，到达骨组织（图 5.2）。
- 将软组织分别向背侧和跖侧分开，并用两个宽度为 5mm 的小型牵开器牵开（图 5.3）。
- 跖骨颈的外侧壁显露清楚，使用带有 9.5mm×25mm×0.4mm 锯片的标准气动锯完成截骨（图 5.4）。
- 用小型骨刀撬动跖骨头。
- 通过切口，使用普通电钻将 1.6mm 克氏针插入紧贴骨头的软组织中，沿着足趾长轴的方向由近端-远端钻入（图 5.5）。
- 将克氏针在脚趾末端的侧面穿出，位于趾甲外侧边缘 3~4mm（图 5.6），再用电钻将克氏针近端退至截骨线的近端（图 5.7）。
- 根据畸形的病理改变，用带凹槽的骨剥控制截骨，在直视下推动跖骨头，从而矫正畸形（图 5.7、图 5.8）。
- 如果存在第 5 跖骨的旋后，则可将脚趾反转至中立位获得矫正。

- 将克氏针按远端-近端方向钻入第 5 跖骨的髓腔中，直至到达第 5 跖骨基底部，使其矫正稳定，直到其近端到达 MT 基部（图 5.9）。
- 跖骨头背侧脱位少见，为了矫正跖骨头向跖侧的脱位，沿着跖骨头长轴向上方钻入克氏针，很少朝下方钻入（图 5.10）。
- 如果截骨面近端骨突出，则切除一小片骨（图 5.11）。
- 皮肤缝合只需一根 3-0 号可吸收线。克氏针远端折弯后并于足趾尖端切断。
- 在同一手术环节中，该手术可双侧进行，也可与矫正前足或后足其他相关畸形联合进行。

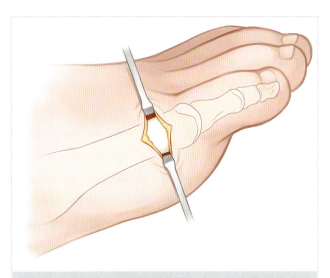

图 5.3 将软组织向背侧和跖侧分离，并用两个宽度为 5mm 的小型牵开器牵开

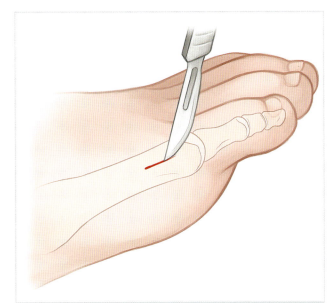

图 5.2 在外侧隆起部分的近端做 1cm 的外侧切口，通过皮肤、皮下组织到达骨组织

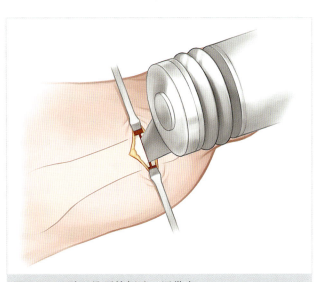

图 5.4 显露跖骨颈外侧壁，用带有 9.5mm×25mm×0.4mm 锯片的标准气动锯完成截骨

5.8 技巧和要点

- 选择正确的截骨位置非常简单，1cm 切口直接位于跖骨头突出近端，截骨的位置则应在关节囊的近端（图 5.2）。
- SERI 技术稳定性的一个关键点是截骨从远端到近端，在背侧至跖侧的方向上给予 15° 倾斜，这有助于避免在负重的情况下跖骨头向背侧移位。
- 矫正跖骨头的侧向移位是通过调节克氏针贴合内侧隆起部分的多少来实现的（如果克氏针插入隆起，头部的横向移位将减小）。
- 如果需要额外缩短跖骨，通常需要根据缩短程度将跖骨头向跖侧推移几毫米。
- 太靠近近端截骨会增加跖骨不愈合的风险。
- 太靠近远端截骨则易导致跖骨头的坏死。
- 头部过度内侧移位，与跖骨无接触的情况，通常仍能愈合，但仍能遗留跖骨的短缩（无论如何，第 5 跖骨有相当好的耐受性）。
- 跖骨头的移位不足可能会导致复发率增加。
- 使用不正确尺寸的克氏针会导致截骨部位承载的负荷大幅下降。

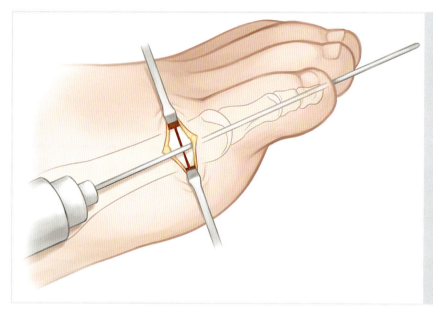

图 5.5　通过切口，使用普通电钻将 1.6mm 克氏针插入紧贴骨头的软组织中，沿着足趾长轴的方向由近端–远端钻入

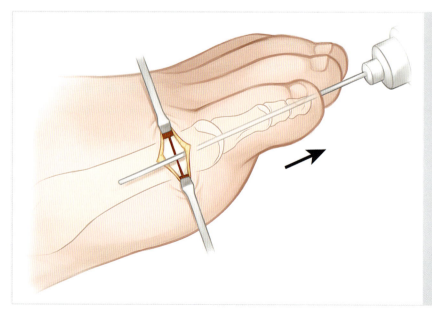

图 5.6　将克氏针在脚趾末端的侧面穿出，位于趾甲外侧边缘 3~4mm，再用电钻将其退出

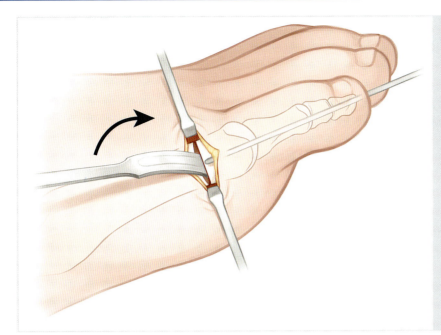

图5.7 克氏针退回至截骨线的近端

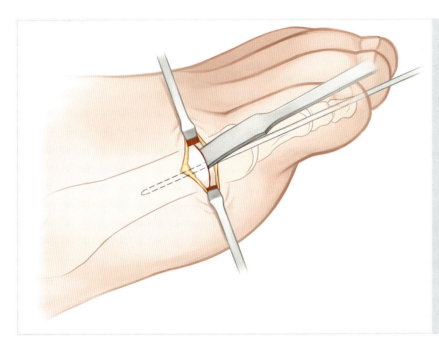

图5.8 根据畸形的病理改变,用带凹槽的骨剥控制截骨,在直视下推动跖骨头,从而矫正畸形

5.9 误区及危害

- 不要打开关节囊,小心地通过微创切口进行整个手术,否则会损害关节的稳定性。
- 除非出现异常疼痛或任何并发症,否则无须换药处理,并且维持相同包扎方式至1个月,以确保固定的稳定性。

5.10 并发症及相应处理

- 如果注意矫形的位置、截骨线和克氏针植入的部位,手术过程中可能出现并发症的概率就非常有限。
- 停药以后足趾末端克氏针针眼周围可能会发生轻微炎症反应,通常几天内消失。应在皮肤和克氏针自身的弧形隆起之间放置纱布。
- 骨不连是一种非常罕见的并发症,其发生率极低,在出现技术性错误、截骨术过于近端或使用的克氏针尺寸不正确的情况下发生。
- 如果术中没有充分切除跖骨的突出部分,可能导致残留疼痛。

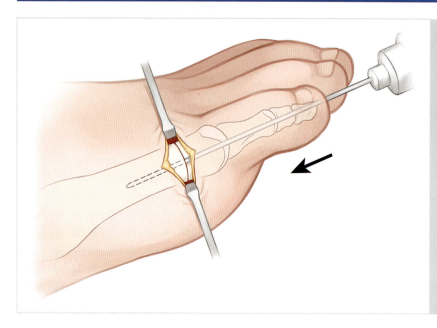

图5.9 将克氏针按远端-近端方向钻入第5跖骨的髓腔中,直至到达第5跖骨基底部,使其矫正稳定,直到其近端到达MT基部。如果存在第5跖骨的旋后,则可将脚趾反转至中立位获得矫正

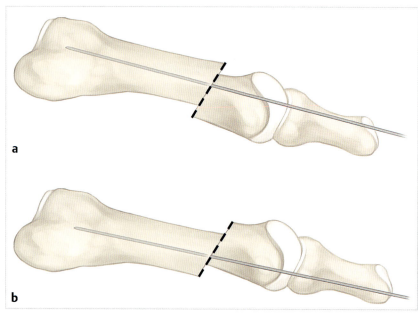

图5.10 a、b.为了矫正跖骨头向跖侧的脱位,沿着跖骨头长轴向上方钻入克氏针,很少朝下方钻入

5.11 术后治疗

手术后,用纱布加压包扎,行正位和斜位X线检查,以确定截骨的位置和矫正畸形的情况。

术后即刻即可行走,但需用术后靴保护并限制行走距离,患者休息时患足抬高。克氏针折弯放置以提供可靠的稳定性,可维持术中所获得的矫正位置,并在早期负重的情况下有利于早期的截骨愈合。包扎的敷料1个月内不要去除。叠瓦状纱布的包扎可以保护截骨创面,也可为矫形提供机械性的维持。

1个月后,去除敷料、克氏针和拆线。建议被动和主动活动脚趾,骑自行车和游泳,穿着舒适的普通鞋子,并逐渐回归畸形前的鞋类。

5.12 结果

在Giannini等发表的论文中,应用SERI微创远端截骨术对缝匠趾畸形进行矫正,该技术是一种可靠且能充分矫正缝匠趾畸形的方法(图5.12)。该手术不需切开关节囊或植入永久性内固定装置,并发症最少且取得了良好的临床结果。文中50例畸形,除2例患者外均对该方法满意,临床改善反映在AOFAS评分增加(31.2 ± 13.2)分($P<0.0005$)。

该文未出现技术问题。所有病例,根据畸形的参数移位了第5跖骨头,并达到了最佳的骨愈合率。

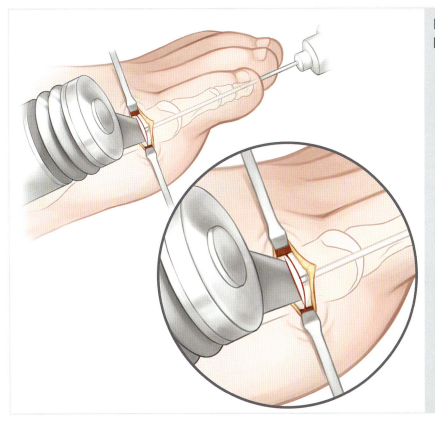

图 5.11　如果截骨面近端骨突出,则切除一小片骨

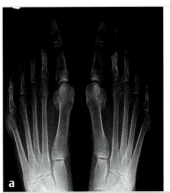
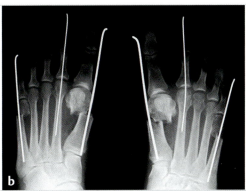
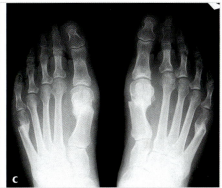

图 5.12　a. 38 岁女性踇外翻,第 2 趾畸形和缝匠趾畸形的术前 X 线片。b. SERI 手术矫正踇外翻,第 2 趾畸形和缝匠趾畸形的术后 X 线片。c.12 个月随访 X 线片

获得了所有的放射学畸形矫正数据,诸如第 4、第 5 跖骨间角度的校正为 $5.3° ± 1.9°$（$P <0.0005$）,第 5 MTP 关节角校正为 $8.9° ± 3.9°$（$P <0.0005$）。没有发生严重的并发症,如跖骨头缺血性坏死或截骨不愈合。2 例不满意患者由于矫正不足而造成顽固性胼胝。

参考文献

[1] Deveci A,Yilmax S,Firat A,et al.An overlooked deformity in patients with hallux valgus tailor's bunion[J].J Am Podiatr Med Assoc,2015,105（3）:233-237.

[2] Roukis TS.The tailor's bunionette deformity:a field guide to surgical correction[J].Clin Podiatr Med Surg,2005,22（2）:223-245,vi.

[3] Weil L Jr,Consul D.Fifth metatarsal osteotomies[J].Clin Podiatr Med Surg,2015,32（3）:333-353.

[4] Giannini S,Faldini C,Vannini F,et al.The minimally invasive osteotomy "S.E.R.I."（simple,effective,rapid,inexpensive）for correction of bunionette deformity[J].Foot Ankle Int,2008,29（3）:282-286.

[5] Giannini S,Faldini C,Nanni M,et al.A minimally invasive technique for surgical treatment of hallux valgus:simple,effe

ctive,rapid,inexpensive(SER)[J].Int Orthop, 2013, 37(9):1805-1813.

[6] Laffenêtre O,Millet-barbé B,Darcel V,et al.Percutaneous bunionette correction:results of a 49-case retrospective study at a mean 34 months' follow-up[J].Orthop Traumatol Surg Res, 2015, 101(2):179-184.

[7] Coughlin MJ.Treatment of bunionette deformity with longitudinal diaphyseal osteotomy with distal soft tissue repair[J].Foot Ankle, 1991, 11(4):195-203.

6 Hoffman、Clayton 跖骨头切除术治疗类风湿足畸形

Graham McCollum

摘要：未经治疗的或顽固性的类风湿关节炎能导致严重的前足畸形和功能障碍，尤其是伴有不同程度关节破坏、骨质侵蚀的踇外翻畸形和第 2~5 跖趾关节背侧脱位。若累及的关节在病程中受损后不可修复，则应当采用第 1 跖趾关节融合术来稳定踇趾，以及切除第 2~5 跖骨头来矫正跖趾关节背侧脱位。第 1 跖趾关节融合通常使用锁定加压接骨板固定，其余各趾均采用克氏针固定。若没有并发症发生，这些手术的远期疗效都是非常满意的。最常见的并发症包括：切口愈合不良、跖骨切除不足、切除骨过度生长和第 1 跖趾关节融合不愈合或畸形愈合。

关键词：类风湿足，第 1 跖趾关节融合，Hoffman 术，Clayton 术，前足重建。

6.1 概述

类风湿关节炎（RA）是一种全身性炎性疾病，其中因前足受累而需要手术干预者占 15%。85%~92% 的类风湿关节炎患者都有不同形式的足部受累情况，约 20% 的类风湿关节炎患者以足部病变为首发症状。

随着改善病情的抗风湿药和生物制剂的引入，前足畸形和关节破坏的总体发生率已经降低。病情稳定且类风湿控制良好的患者术后出现恶化的情况也不多见。

手术时机的选择很重要。类风湿关节炎患者的其他关节往往也同样受累，也可能需要手术干预。这就有可能会限制术后活动，不利于足部术后的康复。颈椎，特别是下颈椎，在类风湿未得到控制的情况下可能是不稳定的，术者应当在择期手术之前确认其稳定性。

治疗类风湿足最常用的术式是 Hoffman 术或 Clayton 术。这种术式是将第 1 跖趾关节融合以稳定踇趾，切除第 2~5 跖骨头，通过第 2~5 趾近侧趾间关节截骨或是近节趾骨头截骨来矫正足趾畸形。对于那些长期忍受着处于无软组织覆盖跖骨头上行走的患者来说，通常他们的畸形比较重，这种手术改变了他们的生活，对外科医生来说也是一种好的回报。对于那些症状轻微的畸形也可以考虑使用抗风湿药改善病情及保关节手术，如：第 2~5 跖骨短缩和抬高，使用常用的软组织手术和骨性手术来矫正踇外翻畸形。本章节主要讲述的就是第 1 跖趾关节融合、第 2~5 跖骨头切除成形术以及 Clayton 术或 Hoffman 术。

6.1.1 适应证

- 晚期伴有症状的类风湿足畸形，保守治疗无效。
- 第 2~5 跖趾关节半脱位或脱位较小，伴关节破坏和侵蚀，足底胼胝体形成，脂肪垫增厚。若第 2~5 跖趾关节部分可复、影像学检查见关节完整，也可以考虑行跖骨短缩、抬高等截骨术。
- 伴有关节破坏、不稳以及半脱位的踇外翻或踇内翻畸形，若类风湿控制良好，影像学检查见畸形轻微，也可考虑行保关节手术。若趾间关节受累并伴有症状，应先考虑行关节切除成形术而非融合术。
- 骨性隆起对皮肤有影响，或有皮肤侵蚀危险。

6.1.2 临床评估

- 治疗不佳或不受控制的类风湿关节炎可导致细胞和体液免疫系统的紊乱，导致滑膜增生、血管翳形成、囊壁破坏和软骨损伤。
- 早期类风湿关节炎可表现为疼痛肿胀的跖趾关节。如果治疗不佳或疾病顽固，则会导致关节半脱位和关节脱位，足底痛性胼胝体形成、跖骨痛、脂肪垫移位和足趾背侧胼胝体形成，从而形成固定性屈曲畸形。
- 伴随着关节软骨的侵蚀和破坏，第 1 跖趾关节逐渐形成外翻畸形，有时伴有关节半脱位，踇内翻畸形则相对少见（图 6.1）。患者遭受来自跖骨头过低、踇外翻内侧隆起和第 2~5 跖趾关节背侧摩擦导致的疼痛。系统性疾病的患者皮肤往往很菲薄，容易出现皮肤溃疡和缺损。

6.1.3 影像学评估

- 对患侧足和踝进行全面评估，这对于手术计划的制订是必要的。站立位 X 线摄片，3 组位置：前后位

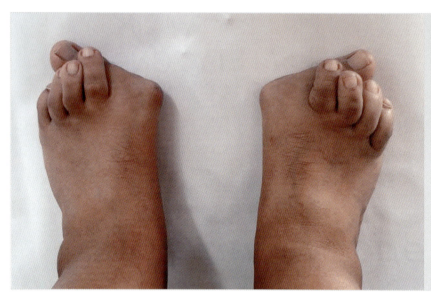

图 6.1 典型的前足畸形：踇外翻畸形伴第 2~5 跖趾关节脱位

（AP）、侧位和斜位都是必要的。如果有后足力线位异常、获得性平足或类风湿踝关节炎，站立位踝关节 X 线摄片也是必要的。

- 特别的是，类风湿足的踇趾常处于外翻位，但有时伴随着骨质侵蚀和破坏，它也能呈现内翻畸形。如果患有长期的侵蚀性疾病，踇趾的近侧趾骨可以变得很短，这增加了在融合时的内固定困难。
- 评估踇趾趾间关节是很重要的，这可能会决定着如何来融合第 1 跖趾关节。第 2~5 跖趾关节通常表现为脱位或半脱位，近侧趾间关节固定性屈曲畸形。
- 在类风湿关节炎患者中合并骨质疏松很常见。他们往往是接受长期的糖皮质激素治疗，并且运动量很少，这可能会影响内植物的选择和固定，因此应该进行评估。如果之前存在溃疡和骨髓炎，可进行磁共振成像（MRI）扫描，MRI 对于检测病损范围和骨质侵蚀是有用的，否则，进一步影像学检查的意义则不大（图 6.2）。

6.1.4 非手术疗法

- 非手术治疗应当包含：
  - 穿宽松鞋。
  - 跖骨减压鞋垫。
  - 前足免负重鞋。
  - 跖骨垫。
  - 中等强度矫形器。
  - 其目的是去除骨性隆起部位的压力，为组织愈合创造条件。这些患者经常由于多关节疾病而遭受剧烈疼痛，并长期应对严重畸形。

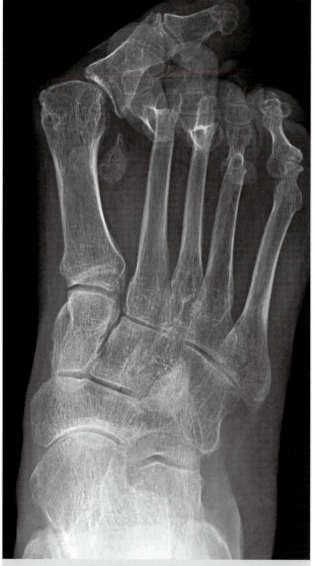

图 6.2 站立位足 X 线摄片。X 线片显示典型的类风湿足畸形、踇外翻和第 2~5 跖趾关节脱位

6.1.5 禁忌证

- 深部感染。
- 皮肤条件差/软组织感染。
- 血管功能不全。
- 其他的医学原因，患者身体虚弱、颈椎不稳和脊髓病变、潜在的活动能力差等。

6.2 手术目的

成功的类风湿足重建手术应做到：拇趾在良好的位置上获得稳定，足底胼胝体消除，各个足趾畸形得到良好矫正。类风湿足患者常感受到疾病带来的严重疼痛，成功的类风湿足手术应该能缓解他们疼痛，同时促进功能恢复。

6.3 手术优势

第1跖趾关节融合以后能稳定内侧柱，从而使内侧柱与其余各趾达到受力平衡。以往采用的第1跖趾关节切除成形术（Keller术）无法提供内侧稳定性，从而容易导致各足趾外翻畸形频繁复发。

采用第2~5跖骨头切除术替代原来的跖骨截骨术，解决了由跖骨截骨术带来的在骨质较差的跖骨上截骨后骨不愈合的问题。进一步而言，消除足底的胼胝体不再是问题，原因就在于在该区域切除跖骨头后就不再有骨性隆起。虽然切除后的跖趾关节是不稳定的，但在活动需求低的类风湿患者中几乎不引起任何困难。

6.4 主要原则

- 行第1跖趾关节融合时要将拇趾置于良好的位置上，以便于患者术后功能恢复。
- 要选取适当的位置切除跖骨头，形成从足内侧到外侧长度依次递减。
- 不管是近侧趾间关节截骨还是远侧趾间关节截骨后，都要将近侧趾间关节和远侧趾间关节维持在一个复位的位置，并用伸肌腱作为间置物将近侧趾骨的基部复位到已切除部分骨质的跖骨残端。

6.5 术前准备和患者体位

必须进行完整的病史询问和严格的体格检查，寻找脊髓疾病的特征，包括颈椎不稳、皮肤完整性和行走能力。还必须检查和记录踝关节、后足和中足受累情况，包括相应部位的肌腱也应检查记录。在前足，必须评估第1跖趾关节的活动度、疼痛情况，以及其余各跖趾关节脱位/半脱位情况，判断它们还能否复位。大多数有系统性疾病和长期使用类固醇的患者皮肤均菲薄，极端情况下可能是手术禁忌。血管情况包括静脉和动脉，必须记录，并确认胼胝和危险皮肤的区域。

在手术前务必要与风湿病专家会诊讨论治疗方案。大多数人通过药物调节免疫系统，理论上可能导致感染率上升。但在大样本量的回顾性研究中没有被证实。生物制剂、肿瘤坏死因子，也许应该在围手术期1个月左右停止服用，但几乎没有高级别的证据来指导我们这样做。

术前"提前康复指导"是保护手术的关键。这些患者往往有上肢受累、总体比较虚弱的情况。术后安全行走需有辅助器械和鞋靴。如果患者在手术前被介绍接触物理治疗师和康复治疗师的团队，那么该患者向自主功能恢复过渡会来得更快。

对于双足均受累的患者，分期手术是最安全的选择。首次手术应选择最有症状的一侧（不一定是影像学上看起来最差的）。对侧手术治疗后，一旦第1跖趾关节被证明已经融合，那就可以用之前的术侧足无辅助地下地走动，并有时间感受手术带来的好处。一般来说，这个时间大约需要6个月，但如果恢复得快，则可以更短。在某些情况下，无论是出于社会经济原因，或是双侧具有同样危险度的皮肤，手术也可以同时进行，但这会使患者的术后依赖性增加，并增加并发症的发生率。

站立位双足的正位、侧位和斜位X线片都是必要的。可以评估各跖趾关节和足趾的畸形，以及骨密度、关节破坏和骨量情况。笔者更愿意给所有患者拍摄术前站立位照片，因为畸形矫正会非常戏剧化，当患者看畸形得到显著矫正时，他们似乎更愿意选择手术治疗。

必须告知患者潜在的风险和并发症。其中最常见的并发症是伤口愈合问题、感染、拇趾融合部位骨不连、趾间关节退变、趾畸形和跖骨残端过度生长。不常见的是，在严重的畸形病例中，有可能出现拇趾或小趾的缺血坏死乃至截肢。

患者仰卧，用沙袋或垫子将同侧臀部垫高使得患足足背朝上。术中笔者更喜欢使用止血带,并在切开前用驱血带驱血。该过程可能是耗时的,并且必须监测术中止血带的连续使用时间。要细致地处理皮肤和软组织,避免过度牵拉,有需要则适当延长切口而不是被迫牵拉,这些将减少软组织的并发症发生率。

6.6 手术技术

6.6.1 显露

推荐使用三切口入路:一个切口用于第 1 跖趾关节融合,一个切口用于第 2~3 跖骨头切除,最后一个切口用于第 4~5 跖骨头切除。如果足趾屈曲畸形严重,那么背侧椭圆形横切口可充分暴露近端趾间关节。复位关节后,这种横向切口可以去除在趾背部过多的皮肤,且愈合良好。

踇趾最常见的畸形是踇外翻畸形。通过内侧切口显露第 1 跖趾关节,皮肤桥可以保持尽可能宽,依据笔者的经验,这样的切口皮肤愈合得更好。如果有伤口裂开,则在接骨板上覆盖皮瓣,内固定一般不露出来,同时内侧皮肤也不那么脆弱。为了矫正踇趾畸形,必须彻底松解关节周围软组织,特别是内收肌腱、内侧关节囊和籽骨悬韧带,以充分暴露关节。

其余第 2~5 跖骨头通过第 2~3 跖骨间以及第 4~5 跖骨间背侧入路分别显露。笔者发现,如果切口轻轻弯曲,将形成更好的皮瓣,并减少了皮肤张力。用十字线标记切口有助于良好的皮肤对位缝合。其他切口包括横向足底和跖背切口,但笔者更倾向于采用相对较小的三切口入路。如果注意保护软组织,伤口则不会出现问题。

6.6.2 踇趾融合

一旦第 1 跖趾关节得以显露,就有很多方法来准备关节面以保证第 1 跖趾关节成功融合。这些方式包括由 McKeever 描述的阴阳锉打磨技术,即将剩余的软骨和软骨下骨进行切割。如果有明显的内侧隆起,可以采用截骨术或摆锯进行切除,以便确定跖骨头中心。运用阴阳锉打磨技术,可以调整第 1 跖趾关节融合的角度,且不破坏关节的稳定性和接触面积。这是首选的方法,但在骨质疏松性骨质中

运用此种方法可能会有危险,因为铰刀在穿透软骨下骨后可能陷入干骺端,或可能导致趾骨或跖骨骨折。要确保铰刀是锋利的,这样术者不必施加太多的压力来操作。须注意不要猛冲,破坏融合所必需的骨质。如果对该项技术的运用还存有疑问的话,最好用咬骨钳和磨钻来处理关节面。

- 用铰刀处理第 1 跖趾关节面时应将第 1 跖骨置于跖屈位,以便铰刀能清除远端关节面。将导针置于跖骨头中心,并确保它进入跖骨髓腔。调试铰刀的大小,此时,要将关节面的处理程度类比为"重新铺面",而不是过多去除跖侧或背侧的骨质。若跖侧或背侧骨质去除过多,则须将导针重新定位植入。

- 预先确定必要的骨切除量是很重要的。在踇趾外翻的极端情况下,跖骨需要很好地缩短以减少缺血性骨坏死的发生。在跖骨关节面处理完成后,要取出细小骨碎片,并使用咬骨钳来进一步清理跖骨头以便使其形成光滑的圆锥体。

 然后将同一导针(如果不弯曲)去除并放置到近节趾骨关节面的中央。注意要将导针尽可能深地植入近节趾骨以便牢固固定,否则容易使导针向后侧偏移,导致铰刀从骨头上滑落,并产生一个偏心的骨质缺损区。用铰刀处理趾骨关节面时操作需轻柔。软骨下骨通常是足以抵抗铰刀的压力的,但是若铰刀操作时压力过大,也可能出现软骨下骨的"爆裂"。铰刀处理关节面的程度一般只通过软骨下骨直至出现骨质渗血。

- 如果在关节面处理后或骨质切除后尝试复位关节时,关节仍然很紧,不能轻易地固定在适当的位置,则需要更仔细地切除骨质或进一步处理关节面,直到可以使第 1 跖趾关节复位。关节两侧处理后的表面应该用 2mm 钻头轻轻地钻孔以促进骨质出血。如果跖骨骨质疏松,则不用该方式处理,因为可能危及固定。

- 第 1 跖趾关节应该放置成 8°~15° 的外翻位置进行融合,远侧趾骨刚好离开地面,相对于地面成 10° 的背伸角。把木板放在整个脚下,然后测试:踇趾应该刚好离开木板 5mm,这样踇趾远端在趾间关节屈曲时可以接触到木板。这就允许在步态周期中足趾离地时,踇趾远端仍然可以触地。

- 该位置可以改变,然后用克氏针固定后保持在最

佳位置。术中透视有助于评估冠状面的复位情况，但是由于脚趾重叠，很难评估矢状面的复位情况。
- 在该位置上从足底内侧向背外侧，经关节穿过 2.5~3mm 空心螺钉，这样固定可以充分加压，保持稳定。此时应重新检查姆趾的位置，特别要检查是否有旋转，因为这常被忽视。有时近侧趾骨上有一个骨嵴，若未处理融合后可导致"跷跷板"样畸形。这时使用咬骨钳或磨钻将姆趾背侧修整为平坦的表面是一个良好的选择。接骨板应该贴合到骨质，而不是用骨质去贴合接骨板。换句话说，姆趾的位置应该在手术中优先考虑。低切迹的接骨板应该完美地贴合骨质，而不是像跷跷板一样或在一侧抬起。因为在这种情况下，当螺钉被放置时，骨头将被拉到接骨板上，并且可能导致复位丢失。在大多数情况下，接骨板必须稍微弯曲以期良好地贴合骨质。
- 在骨质疏松症患者中，建议采用非锁定螺钉与锁定螺钉混合固定的方式。非锁定螺钉能帮助维持接骨板的位置并实现良好的加压；而锁定螺钉则具有抗拔出和实现牢固固定的作用。螺钉植入的顺序应是将 2 枚（最好是 3 枚）锁定螺钉植入趾骨侧，然后将加压螺钉植入跖骨侧的接骨板压缩槽上，其余的螺钉孔应该用锁定螺钉来填充。在大多数情况下，这样的固定方式提供了良好的固定，既允许其余部位的前足重建继续进行，又不妨碍姆趾的复位和固定。

6.6.3 第 2~5 跖骨头切除术

这是手术中更具破坏性的部分，但也需要好好掌握。由于长期的严重畸形，想要切除跖骨头并非易事。这是因为近节趾骨向跖骨头的背侧脱位，同时肌腱显著缩短，跖骨头与足底跖板和病变的韧带结构相互粘连。足背部皮肤非常脆弱，必须避免过度牵拉，而使用较长的切口或尝试使用稍弧形的切口则能保护皮肤，因为这样的切口条件下皮瓣产生的皮肤张力较低。
- 在患足背侧做两个尽量相隔较远的切口，一个在第 2~3 跖骨间，一个在第 4~5 跖骨间。从第 2 跖骨开始向外侧转移。当患足各个足趾都存在脱位时，要准确定位是困难的，但这时趾长伸肌腱通常很紧张，可借助趾长伸肌走行来定位近节趾骨，从而进一步定位跖骨头。沿着趾长伸肌腱继续分离显露至跖骨颈部和干部，显露跖趾关节并尽可能地松解关节囊和关节周围的粘连。此时，将伸肌腱在尽可能靠近近端的位置切断，以便用做跖趾关节间的间置物。
- 如果可能的话，要通过复位已经松解过的跖趾关节和趾屈曲畸形来将跖骨头纳回切口内。但这并不总是可行的，如果皮肤处于极度紧张的状态，那么可以放弃，而行原位截骨。需再次检查第 1 跖趾关节融合的水平。其余跖骨切除的水平应在第 1 跖骨处或稍长于第 1 跖骨。
- 跖骨头切除术应使用大小适当的锯片，并通过一定角度的倾斜来截骨，从而产生平坦的表面以便承重。将两个牵开器放在跖骨颈周围以保护周围组织，一旦截骨完成，则取出跖骨头部和颈部。这是很难做到的一件事，因为跖头非常牢固地附着于跖板和周围关节囊。在截跖骨头时要反复剥离周围软组织，并采用"鳄鱼"式的咬拽来游离出来。如果在此过程中跖骨头破裂，则将其截成骨碎片，把手指放在缺损处感觉残存的跖骨头，再用咬骨钳逐一将碎片取出。
- 通过相同的切口，找到第 2 趾的伸肌肌腱并随之定位第 2 跖趾关节。一旦剥离至第 2 跖骨头和颈部，检查第 2 跖骨的长度，并切除第 3 跖骨头，使得切除后第 3 跖骨的长度较第 2 跖骨缩短 3~5mm，以实现切除后第 2~5 跖骨间长度的依次递减级联。如果在跖骨头切除后，跖骨和趾骨之间仍然有一个非常紧的空间，则再截除一部分跖骨直到跖趾间有一个合适的间隙。
- 在第 4~5 跖骨间切口内以同样方式行第 4 跖骨头切除术，并注意第 3 跖骨长度。在行第 5 跖骨头切除时，我们采用的是斜行截骨，这样是为了给前足留下光滑的外侧缘。第 5 跖骨头切除时同样也要注意切除的长度问题（图 6.3）。
- 另一种方法是足底"鱼嘴"样切口。若患足底脂肪垫有明显的增生、严重的足底结节或是顽固性胼胝体，则必须切除，同时伴有跖趾关节严重脱位、各足趾向背侧半脱位的情况，这也是一个很好的选择。
- 在患侧足底做两个切口，分别在前足跖侧的近端和远端，并形成一个椭圆形，切口内应包括任何足

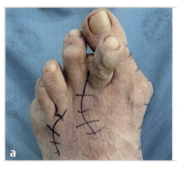
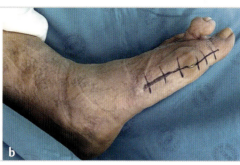

图 6.3 a、b. 内侧切口以及背侧弧形切口，如图所示为本手术所设计的特殊切口位置

底的胼胝体。取下皮瓣并解剖至跖趾关节。注意避免进入跖间间隙，因为神经血管管束容易受损。

- 纵向打开跖趾关节囊，暴露跖骨头。用摆锯斜行截骨，产生从第 2~5 跖骨长度依次递减的短缩。关闭皮瓣将有助于复位第 2~5 趾，矫正爪形趾畸形，但同时伸肌腱延长术往往是必要的，以改善这一手术效果。然而用这种方法进行伸肌腱的转位是不可能的。

- 仔细关闭足底皮肤切口，确保皮缘对合良好，没有重叠。运用这种入路的伤口并发症比较常见。使用尼龙缝合线，因为它们必须保持缝合强度 3 周以上，以避免伤口在愈合前裂开（图 6.4）。

6.6.4 第 2~5 趾的固定

- 手术的下一个部分取决于第 2~5 趾近侧趾间关节固定屈曲畸形的严重程度。如果它们固定在 70°~90°，我们多采用通过横向椭圆形切口截骨，同时去除多余皮肤。

- 中间趾骨的底部也用锯片或者用咬骨钳去除软骨。在这些非常坚固的关节，截骨有时会导致足底皮肤裂开，并有增加血管损伤的风险。通过去除髁突，开放近侧趾间关节。第一次进行克氏针固定，然后逆行穿针，这比闭合截骨更容易，直接穿针可能会错过一节趾骨。然而，如果近节趾间关节很容易复位并且畸形不严重，笔者会将关节进行闭合复位，并通过近节趾骨的基部钻入 1.2~1.4mm 的骨针，在趾甲下方退出足趾，尽量使骨针穿过 3 节趾骨。通过用两个手指握住脚趾并推进骨针，经过骨头时可以感觉到。

- 一旦出了足趾，骨针即可进入跖骨，所以可以通过跖趾关节间隙看见骨针。此时，将已经切断的趾长伸肌腱穿过骨针 1 次或 2 次，并将骨针穿入跖骨，如此，可以在近节趾骨基底固定趾长伸肌腱，

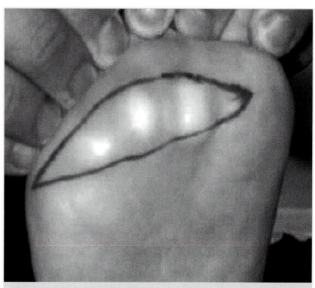

图 6.4 跖侧入路的切口

类似于肌腱止点重建。然后将骨针放置在跖骨残端的髓腔中，并向跖骨底部逆行至跖趾关节处。

- 肌腱的插入点应选在跖骨远端与近节趾骨基底之间形成的空间。术中透视是确定骨针放置位置和跖骨长度的好方法。

- 露出足趾的骨针应该被剪断、折弯，这样就不会挂住东西，也不会给相邻的足趾施加压力。用尾帽或珠子保护骨针外漏端也是一个好主意，将减少骨针被拉出的机会。

此时应该松止血带，确认足趾的血流灌注情况。如果足趾是白色的，试着把腿悬挂在床上，或者在脚上倒些温水。如果足趾血流灌注仍然较差，试着把骨针弯曲弧度增加，如果仍然没有好转，则应去掉骨针，通过跖骨颈部或近端趾间关节进一步缩短足趾。这些操作将使绝大多数血运差的足趾得以恢复。

跖趾关节囊应当被缝合关闭，3 个皮肤切口应被无张力缝合。在手术结束后用有充足吸水功能的敷料包扎，术后穿前足免负重鞋以保护患肢（图

6.5、图 6.6）。

6.7 技巧和要点

- 术中操作需轻柔谨慎，因为患足的骨质和皮肤都很脆弱。
- 当行第 1 跖趾关节融合时，要尽量减少截骨量；但是若存在非常严重的畸形（内翻或外翻），或存在神经血管等软组织挛缩紧张，要使跖骨缩短到容易复位的位置。这将避免缺血性并发症。要小心使用阴阳锉，它们可能伤及周围组织。
- 准确地将𝐦趾固定在外翻 8°~15°，使站立时足趾位于离地面 5mm 的背伸位上。
- 对于第 2~5 跖骨头切除术，形成跖骨长度依次递减的级联甚为重要。若跖骨头并非完整取出，要确保将残留碎骨清理干净。第 5 跖骨应截成一定角度的斜面。将趾伸肌腱作为移植填充物，固定在跖趾关节间隙，这就缓解了足趾在行走时，因为跖骨残端刺激而导致的疼痛。

6.8 误区及危害

手术中，最常见的危险是跖骨头切除过多或趾骨截骨时"炸裂"或骨折。一个办法是可能需要使用移植物，无论是同种异体移植物还是髂骨嵴，如

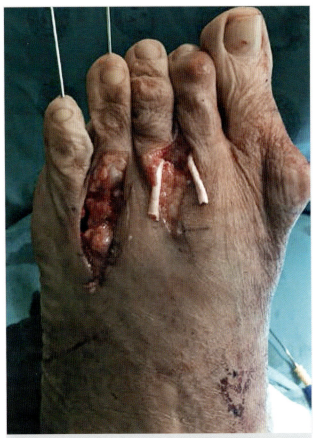

图 6.5 伸肌腱被分离用于植入物。照片所示通过背侧切口分离伸肌腱

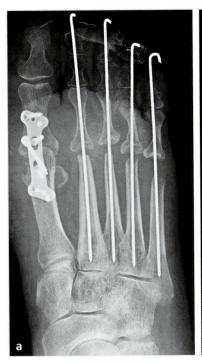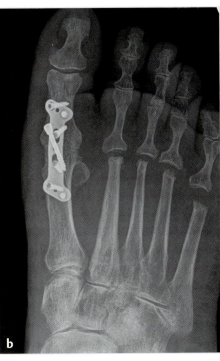

图 6.6 a. 术后 X 线片。b. 术后 2 年 X 线片所示：已切除跖骨头的跖骨与趾骨之间的间隙维持良好

果是严重的事件，则要用接骨板进行固定。在某些情况下，骨头很软，不能用接骨板和螺钉固定。另一个很好的紧急解决办法是用多枚克氏针或斯氏针穿过趾间关节和跖趾关节固定，并在术后使用石膏支具。这些骨针需要在术后原位保持 8 周。足趾缺血及其处理参见前文。

6.9 并发症及相应处理

- **感染**：背部切口轻微裂开，需要换药 2 周或小植皮。患足皮肤很脆弱，愈合可能是个问题。深部感染是比较罕见的，必须积极治疗，如适当的抗生素治疗，也可能多次行清创术。
- **第 1 跖趾关节融合不愈合**：此种风险难以管理，因为它通常是多因素的，可能包括糖皮质激素治疗、维生素 D 缺乏、营养不良等。精细手术和获得良好的加压与固定可以降低融合不愈合的发生风险。如果不愈合是稳定的，它可以是无症状的，在这种情况下可以临床观察，但是如果它变得不稳定或有症状，则需要进行骨移植和更好的固定翻修手术。在翻修手术前，要排除不愈合的感染可能。
- **过度生长**：跖骨头切除不足引起的疼痛，可能是最常见的翻修手术的原因。如果疼痛，必须手术治疗，进一步切除跖骨，确保趾骨与跖骨残端之间有一个良好的空间。自从笔者开始使用肌腱植入技术以来，似乎并没有出现这类问题。

6.10 术后治疗

患者术后被要求穿戴前足免负重支具，并要求严格保持 2 周。允许患者在足跟上施加一些重量，挂双拐在房子周围走动。术后 12~14 天复查伤口。如果没有感染等并发症，克氏针留置 6 周。术后 6 周后进行 X 线检查，如果融合良好，则可以转换成开放的鞋子，并要求具备良好的支持。患肢肿胀通常长达 6 个月或更长时间（图 6.7）。

6.11 结果

当存在严重的畸形并通过手术矫正时，结果可能是相当令人惊讶的。一般来说，如果没有并发症，术后的功能结果通常是好的。Coughlin 报道了他在 43 例患者（58 足）的平均随访 6 年的长期结果。AOFAS 前足评分平均为 69 分，对 47 只患足的疗效主观满意度调查中发现优良者有 45 例，2 足手术失败，显示出高满意度（>95%）。30% 的患者需要二次手术去除内固定物或重新切除仍然疼痛的跖骨。相反 Huls 和 Thomas 指出，如果采用关节成形术而不是跛趾关节融合术，结果明显较差。

获得稳定的第 1 跖趾关节是关键。这允许负重沿着内侧柱进行应力分布，避免使切除跖骨头的其余各趾从背侧半脱位或侧向偏离。有文献已经报道了 Keller 关节成形术治疗跛趾畸形的不良结果。低切迹接骨板和混合固定，减少了取出内固定的需要，并且笔者发现，在适当位置切除跖骨头之后，很少有过度生长需要再次手术的病例。大多数双足同时

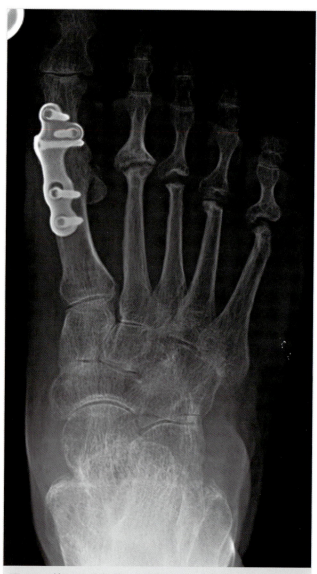

图 6.7　第 2 跖骨与第 3 跖骨的过度生长和不充分切除，需要翻修手术。X 线片显示第 2 跖骨过度生长撞击第 2 近节趾骨

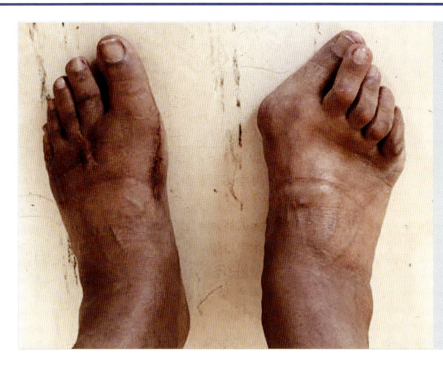

图6.8 左足术后6个月，右足为术前。左足进行了良好的前足重建

累及的患者都会在术后选择将另一侧手术尽快完成。有些患者仍然有一些症状和偶发的疼痛，但与手术前相比已经明显好转，这对患者和治疗的外科医生来说是非常有益的（图6.8）。

参考文献

[1] Jaakkola JI, Mann RA. A review of rheumatoid arthritis affecting the foot and ankle[J]. Foot Ankle Int, 2004, 25（12）:866-874.

[2] Niki H, Hirano T, Okada H, et al. Combination joint-preserving surgery for forefoot deformity in patients with rheumatoid arthritis[J]. J Bone Joint Surg Br, 2010, 92（3）:380-386.

[3] Clayton ML. Surgery of the forefoot in rheumatoid arthritis[J]. Clin Orthop, 1960, 16（1）:136-140.

[4] Hoffman P. An operation for severe grades of contracted or claw toes[J]. Am J Orthop Surg（Phila Pa）, 1912, 9:441-449.

[5] den Broeder AA, Creemers MC, Fransen J, et al. Risk factors for surgical site infections and other complications in elective surgery in patients with rheumatoid arthritis with special attention for anti-tumor necrosis factor: a large retrospective study[J]. J Rheumatol, 2007, 34（4）:689-695.

[6] Bibbo C, Goldberg JW. Infectious and healing complications after elective rothopaedic foot and ankle surgery during tumor necrosis factor-alpha inhibition therapy[J]. Foot Ankle Int, 2004, 25（4）:331-335.

[7] McKeever DC. Arthrodesis of the first metatarsophalangeal joint for hallux valgus, hallux rigidus, and metatarsus primus varus[J]. J Bone Joint Surg Am, 1952, 34-A（1）:129-134.

[8] Coughlin MJ. Rheumatoid forefoot reconstruction. A longterm follow-up study[J]. J Bone Joint Surg Am, 2000, 82（3）:322-341.

[9] Hulse N, Thomas AM. Metatarsal head resection in the rheumatoid foot; 5-year follow-up with and without resection of the first metatarsal head[J]. J Foot Ankle Surg, 2006, 45（2）:107-112.

[10] McGarvey SR, Johnson KA. Keller arthrophasty in combination with resection arthroplasty of the lesser metatarsophalangeal joints in rheumatoid arthritis[J]. Foot Ankle, 1988, 9（2）:75-80.

第 2 部分 第 1 跖趾关节

7 改良的 McBride 跚囊切除术

John Campbell

摘要：改良的 McBride 跚囊切除术矫正跚外翻畸形是一种很有效的手术方式。尽管最初这种术式被描述为一种孤立的术式，但在当时更多的是与跖骨的近端截骨及跖跗关节融合术同时进行的。这个术式的主要目的是当我们行保留跖趾关节活动的手术时，可以矫正残留的解剖畸形。这个术式的原则包括远端软组织的调节，沿着跖趾关节内侧切除突出的跚囊，平衡跖趾关节周围的软组织。这就需要松解外侧挛缩的组织，包括跚收肌、跖骨间韧带及外侧关节囊。内侧跚囊及多余的关节囊切除后，将关节囊重叠缝合有助于调整关节力线。细致的手术操作能保证良好的疗效。这包括仔细的软组织平衡，避免过度切除内侧跚囊引发的医源性跚内翻，尽量少地进行关节囊的剥离，避免发生跖骨头坏死。这种术式对柔软性轻度、中度跚外翻能达到较好的临床疗效。

关键词：跚囊，跚外翻，跚囊切除术，McBride 术式，远端软组织纠正。

7.1 适应证

- 从 1923 年起将传统的 Silver 内侧跚囊切除术进行了细化，后来又被 McBride 进行了改良。
- 当时的技术可以追溯到 Mann 和 Coghlin，这两个人将 McBride 和 DuVries 的双切口法进行了推广，使其流行。
- 主要依靠解剖畸形及异常损伤机制的矫正，而且不破坏或切除关节。
- 可以用于单纯治疗轻度、中度柔软性跚外翻。
- 可以用于在中度、重度柔软性跚外翻进行第 1 跖骨近端截骨或第 1 跖跗关节融合术时的联合治疗（第 9 章、11 章、20 章）。

7.1.1 临床评估

- 判断压痛点。
- 评估跖趾关节的活动度。
- 判断跚趾跖趾关节的弹性/可复性。
- 明确第 1 跖跗关节的过度活动。
- 评估第 2~4 趾畸形。
- 确认足部的血运（动脉搏动）和感觉。

7.1.2 影像学评估

- 受累侧足部的负重位片，包括前后位、斜位及侧位。

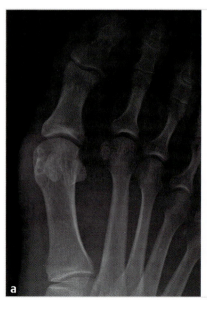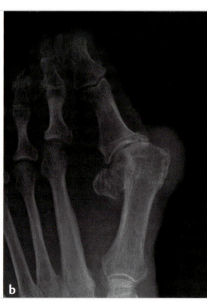

图 7.1 a. 匹配的跚外翻。b. 不匹配的跚外翻伴有关节半脱位

- 确认蹬外翻的畸形程度，包括：
  - 匹配及不匹配（半脱位）畸形（图 7.1）。
  - 测量蹬外翻角（HVA），第 1、第 2 跖骨间夹角（IMA）和跖骨远端关节面角（DMAA）。
  - 是否存在第 1 跖趾关节炎。
  - 评估第 2~4 趾畸形。

7.1.3 非手术治疗

- 低跟，前足宽大的鞋。
- 海绵或硅胶的跖骨间夹垫或足垫。
- 定制的足跟垫。
- 非甾体类抗炎药。
- 避免加重症状的活动或鞋。

7.1.4 禁忌证

- 足部的活动性感染。
- 严重的周围血管病变。
- 有精神疾病，无症状的患者。
- 匹配的蹬外翻畸形（将引起半脱位或不匹配的关节）。
- 严重的蹬外翻畸形：IMA>15°；HVA>40°。
- 僵硬性畸形或终末期跖趾关节炎（融合更好）。
- 潜在的炎性关节炎皮疹或神经性疾病且伴有高复发率的畸形，如类风湿关节炎、痛风、脑瘫、强直（最好行融合术）。

7.2 手术目的

- 松解挛缩的外侧结构——蹬收肌、跖骨间横韧带及外侧关节囊（图 7.2）。
- 切除内侧蹬囊。
- 内侧软组织的重叠缝合。
- HVA 和 IMA 的恢复。
- 增加第 1 跖趾关节的匹配度。

7.3 手术优势

- 是足踝医生的重要技术。
- 技巧易操作且容易学习。
- 该技术可以单独实施或在严重畸形时与近端截骨术联合进行。

7.4 主要原则

7.4.1 第 1 跖间背侧切口

- 松解蹬收（联合）肌腱。
- 松解跖骨间韧带。
- 切开悬韧带（跖骨–籽骨韧带）。
- 刺开外侧关节囊。
- 在跖骨头部位缝合蹬收肌腱残端至外侧关节囊/骨膜，也可以缝合在第 1、第 2 跖趾关节的关节囊之间来减小 IMA。
- 为了避免发生医源性蹬内翻，传统的 McBride 术式中的腓侧籽骨切除术及过度松解蹬短屈肌腱的外侧束不再使用。

7.4.2 内侧中线切口

- 内侧滑囊和关节囊切开。
- 内侧蹬囊切除。
- 复位及关节囊修补。

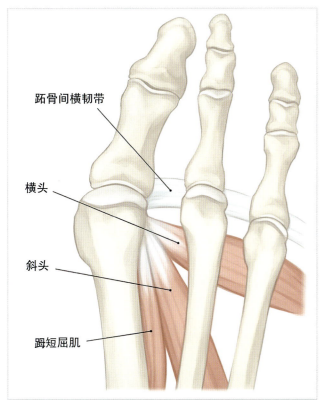

图 7.2　挛缩的外侧组织加重了蹬外翻畸形；蹬短屈肌腱的外侧束止于腓侧（外侧）籽骨；第 1、第 2 跖趾关节的关节囊之间的跖骨间横韧带；蹬收肌的横头与斜头止于腓侧籽骨和外侧关节囊

7.5 术前准备和患者体位

- 全身麻醉或局部麻醉加静脉镇静。使用预防性抗炎药。
- 患者在手术台上仰卧位，在大腿、小腿或踝关节上应用止血带。手术侧患肢应该可以自由活动，可以随意做足部内侧及背侧切口。

7.6 手术技术（笔者推荐方法）

- 首先选择背侧第1、第2跖骨间入路，跖骨间为中心切开，用组织剪分离皮下组织。小心分离避免损伤到进入踇趾和第2趾的腓深神经终末支，向下在第1、第2跖骨头之间将可能会遇见增厚的囊性结构行钝性切开。使用一个薄片撑开器能更清晰地看见跖骨间的深层结构。
- 可以看见踇收肌止于第1跖趾关节外侧关节囊和腓侧籽骨上，肌腱的斜头汇入横头中，使用11号刀片仔细切开肌腱在关节囊上的止点部位，不要过度损伤深层结构（图7.3）。一旦肌腱止点被松解开，可以使用组织剪在近端切开，彻底松解管形肌腱，完成这个步骤后，被松解的踇收肌残端用1~2个0号可吸收线缝合到外侧关节囊和跖骨头的骨膜上，这样有助于矫正第1跖骨的内收。
- 接下来用组织剪游离第1、第2跖骨头间的浅层和深层跖骨间横韧带，小心操作，避免损伤到深层的神经血管结构。韧带沿着长轴切开，确认彻底松解（图7.3）。可以用11号刀片紧挨着关节囊及腓侧籽骨间在悬韧带上纵向切开，小心操作，避免损伤到籽骨关节面。轻柔地刺破籽骨关节，使用剥离器轻柔地提起显露关节面，有利于更好地进行彻底松解，近端、远端都要进行松解。
- 然后用刀松解外侧挛缩的关节囊，在多数的病例中，可以做多次纵向刺开，如以"馅饼皮"样的方式松解关节囊。轻柔地内翻踇趾使外侧关节囊纤维得到牵拉，将踇趾内翻至10°~15°为宜。在严重的外侧挛缩病例中，需要做更多外侧关节囊的垂直切口，将踇外翻的复发率降至最低。
- 经第1跖趾关节在内侧做纵向的正中切口，仔细游离背侧和跖侧的皮瓣可以充分显露关节囊，避免损伤到背侧皮神经，用组织剪切除内侧滑囊。曾经介绍过多种不同的切开关节囊的方法（图7.4）。笔者建议行L形关节囊切开术，其中纵切口在关节水平，横切口沿着跖骨头背侧边界切开（图7.4a）。在第1跖骨颈部和体部关节囊附着点处开关节囊，将游离的关节囊全层小心地从内侧踇囊处游离开。向下延长纵向切口至胫侧籽骨是非常重要的，它能保证充分的松解和随后的矫形，同时要避免损伤到跖侧的神经。
  - 另一种可供选择的关节囊切口是沿着内侧纵轴中线切开的（图7.4b），将背侧和跖侧的关节囊从内侧踇囊上进行游离；完成后，在跖侧关节囊上做一个小的V形切口，然后边对边地缝合。还可选择Y形切开（图7.4c），对于这样的切口在缝合时可以通过拉伸或重叠缝合来调整足趾的位置。
- 内侧骨性突出的切除可以根据术者的习惯使用摆锯或骨凿来进行。通常是在跖骨近端截骨或第1跖趾

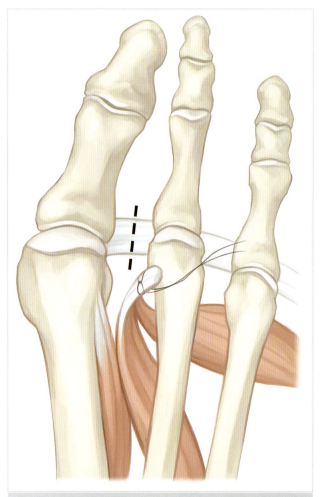

图7.3 通过背侧跖骨间切口，将踇收肌腱在腓侧籽骨及外侧关节囊上进行松解，（沿着虚线）切开肌腱上的跖骨间横韧带

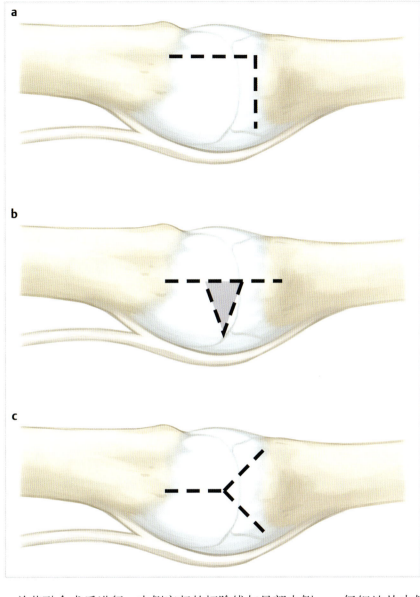

图 7.4 第 1 跖趾关节的内侧观，显示多种内侧关节囊的切开术。a. 反向的 L 形关节囊切开术（术者推荐）。b. 内侧中线关节囊切开术伴有跖侧楔形切口，切除楔形部分来矫正踇外翻（交叉的阴影部分）。c.Y 形关节囊切开术

关节融合术后进行，内侧突起的切除线与足部内侧边平行。为了避免过多切除及潜在的医源性踇内翻，笔者建议在跖骨头的矢状沟内 1mm 处用摆锯或骨凿指向跖骨颈干结合部切除内侧骨赘（图 7.5），然后用咬骨钳或小的骨锉切除尖锐的边缘部分。

- 第 1 跖骨可以复位到匹配关节的位置，然后在透视下查看，多余的内侧关节囊可以用刀切去部分，切除关节囊后用 2-0 号可吸收线做多个"8"字的边对边缝合，通过缝合来平衡软组织及保持复位的关节（图 7.6）。

7.7 技巧和要点

- 使用撑开器撑开第 1、第 2 跖骨间隙，能更清晰地查看到跖骨间挛缩的结构。
- 在重度畸形时需要更彻底的外侧松解。

- 仔细地从内侧踇囊上剥离关节囊有助于之后的缝合。
- 多余关节囊的修剪能更好地把握缝合的张力。

7.8 误区及危害

- 避免过度切除内侧突起，引发医源性踇内翻，建议使用摆锯在矢状沟内侧 1mm 处切除骨突起。
- 避免过多地从跖骨头处剥离关节囊，要保证进入跖骨头的血运。

7.9 并发症及相应处理

7.9.1 并发症

- 复发。
- 挛缩，僵硬。

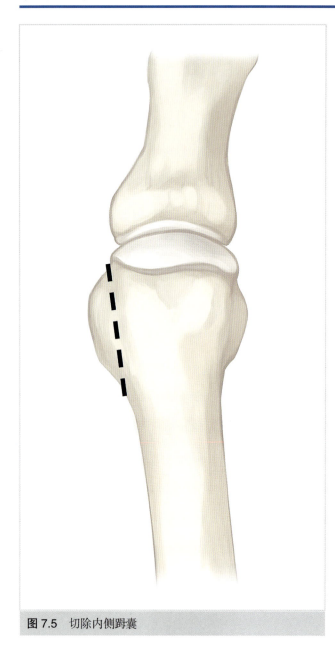

图 7.5 切除内侧𧿹囊

- 切口并发症。
- 感染。
- 神经麻痹,神经瘤。
- 𧿹内翻。

7.9.2 相应处理

在一些病例中,如果内侧关节囊不够坚硬,无法行充分的修补及软组织平衡时,可以将关节囊穿过骨缝合,这样能增加其可靠性。这个操作可以用坚硬的、弯曲的针穿过骨性结构或者用克氏针在跖骨头或趾骨基底边缘钻孔来建立骨隧道进行缝合。

7.10 术后治疗

- 足部包扎时用宽松的纱布条夹在足趾间,然后用纱布条环形缠绕𧿹趾以保证力线及保护修补的结构。环绕跖骨的缠绕纱布条可以有助于降低 IMA,可垫纱垫后行加压包扎。
- 术后穿着可拆卸的硬底术后鞋或短腿骨折靴。在单独行 McBride 𧿹囊切除术的患者可以先行足跟部负重行走 4 周,后逐步改为全足负重行走;如果行跖骨近端截骨术或第 1 跖趾关节融合术同时伴有远端软组织调整时,负重时间需要根据近端截骨术来定(在第 9、第 11、第 20 章介绍过)。
- 笔者在最初 4~6 周内,每 10~14 天包扎或用胶带粘贴来将𧿹趾调整到复位的位置上,直至软组织愈合。之后,不再进行胶带粘贴,鼓励患者行活动度练习。

7.11 结果

- 在轻度、中度𧿹外翻中很多回顾性的研究证实效果优良。
- 所有研究都表明 HVA 及 IMA 基本回到正常范围(HVA 为 14°~18°;IMA 为 9°~10°)。
- 所有笔者都注意到在轻度、中度𧿹外翻中(HVA < 30° 及 IMA < 15°)疗效佳,但在重度𧿹外翻畸形中,推荐行跖骨近端截骨结合远端软组织平衡手术。
- 总体满意度在 90%~92%。在一项研究中,100% 的患者可以继续进行慢跑。
- 医源性的𧿹内翻发生率在 11%~12%。
- 据报道,术后𧿹趾关节的僵硬率在 18%~38%。
- 一项研究表明神经损伤率为 14%。

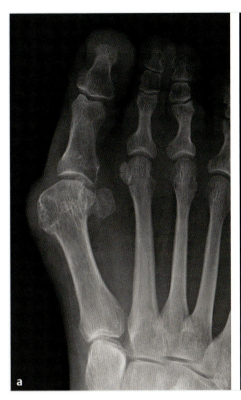
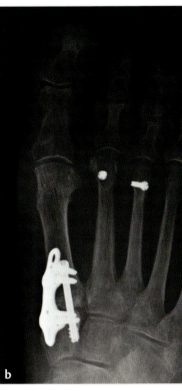

图 7.6　改良的 McBride 术后跖趾关节 X 线片。a. 术前。b. 术后

参考文献

[1] Silver D. The operative treatment of hallux valgus[J]. J Bone Joint Surg, 1923, 5:225–232.

[2] McBride ED. A conservative operation for bunions. 1928. J Bone Joint Surg Am, 2002, 84-A（11）:2101.

[3] McBride ED. The conservative operation for "bunions" [J]. JAMA, 1935, 105:1164–1168.

[4] McBride ED. The McBride bunion hallux valgus operation[J]. J Bone Joint Surg Am, 1967, 49（8）:1675–1683.

[5] Mann RA, Coughlin MJ. Hallux valgus—etiology, anatomy, treatment and surgical considerations[J]. Clin Orthop Relat Res, 1981（157）:31–41.

[6] Meyer JM, Hoffmeyer P, Borst F. The treatment of hallux valgus in runners using a modified McBride procedure[J]. Int Orthop, 1987, 11（3）:197–200.

[7] Mann RA, Pfeffinger L. Hallux valgus repair. DuVries modified McBride procedure[J]. Clin Orthop Relat Res, 1991（272）:213–218.

[8] Johnson JE, Clanton TO, Baxter DE, Gottlieb MS. Comparison of Chevron osteotomy and modified McBride bunionectomy for correction of mild to moderate hallux valgus deformity[J]. Foot Ankle, 1991, 12（2）:61–68.

8 Chevron 截骨术治疗踇外翻畸形

David I. Pedowitz, Walter J. Pedowitz

摘要：Chevron 截骨术在治疗轻度、中度踇外翻中是一项可靠的术式，对于所有踇外翻的术式中，Chevron 截骨术同时伴有或不伴有远端软组织调整仍然是存在挑战性的，甚至对于非常有经验的足踝医生也是如此。通过临床和影像学评估，Chevron 截骨术在纠正踇外翻畸形中是一种可靠的术式。

关键词：踇外翻，踇囊，跖内收。

8.1 适应证

- 轻度、中度、重度踇外翻的保守治疗常常是失败的。注意：完整的踇外翻角度的测量对于避免复发及选择合适的术式是非常重要的，将这些数据结合临床表现可以做出最终的决定。
- 跖骨间夹角（IMA）< 14°。

8.1.1 临床评估

- 第 1 跖趾关节的内侧踇囊压痛。
- 畸形可以被动复位。
- 患者在负重活动及穿鞋时有疼痛。
- 可伴有或不伴有中足、后足及踝关节的明显畸形。
- 在跖趾关节活动时可能会伴有纵弓的降低。

8.1.2 影像学评估

- 足部负重位的平片：
  - 跖趾关节的匹配度。
  - 测量第 1、第 2 跖骨干之间的 IMA；Mann 分型：
    轻度：IMA < 13°，HVA < 30°。
    中度：IMA > 13°，HVA < 40°。
    重度：IMA > 20°，HVA > 40°。
  - 趾骨间外翻角的存在。
  - 增加的跖骨远端关节面角。
  - 外侧籽骨的半脱位。
  - 跖趾关节的关节炎改变。
  - 之前做过骨性手术或骨折会影响术前计划。
- 磁共振成像（MRI）：
  - 通常不需常规进行。
  - 当怀疑有跖骨头的关节炎性改变或软骨损伤而平片上无特殊发现时是有帮助的。
  - 当活动关节时有疼痛，或轴向研磨加重时应行磁共振检查。
- CT 扫描：
  - 极少使用。
  - 当平片上显示有囊性变或软骨损伤时可以用来评估骨的质量。

8.1.3 非手术治疗

- 前足宽松及内侧踇囊处限制最小的鞋。
- 跖骨间夹垫或硅胶垫。
- 在鞋的内侧踇囊部位挖个孔。

8.2 禁忌证

- 无法修复的血管性疾病。
- 当第 2 跖骨较长时，较短的第 1 跖骨可能会引发术后的转移性跖骨痛。
- 骨骼发育不良。
- 在跖趾关节有关节病。
- 在 IMA>14° 的不匹配关节中是相对禁忌证。

8.3 手术目的

- 将第 1 跖骨头向外平移使 IMA 调整到 9° 以下。
- 稳定的截骨术后使跖骨头和籽骨达到复位。
- 在穿鞋的时候，踇趾活动无障碍、稳定、无痛。

8.4 手术优势

- 适度的手术时间。
- 稳定的截骨术只需要有限的内固定。
- 与其他术式相比剥离范围小。
- 在通过单一切口时，可行关节内病变的骨性和软组织的同时调整。

8.5 主要原则

- 充分地外移跖骨头可以矫正畸形（图 8.1、图 8.2）。
- 仔细的软组织平衡可以协助调整骨性矫正且保证一个稳定的关节。

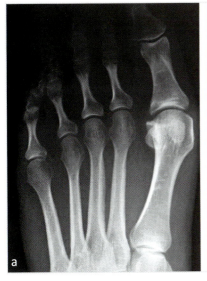
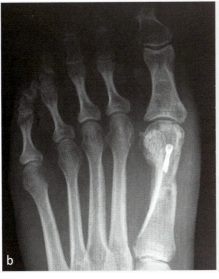

图 8.1 a、b. 姆外翻术前畸形和术后矫正病例的 X 线片

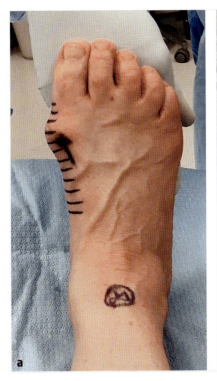
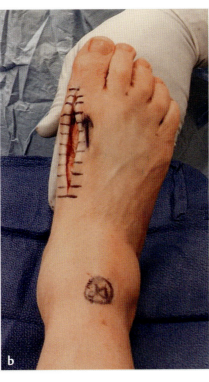

图 8.2 a、b. 临床上姆外翻术前畸形和术后矫正的病例

8.6 术前准备和患者体位

- 仰卧。
- 全身麻醉，为了术后镇痛行踝关节阻滞。
- 可以使用小腿止血带或踝上驱血带捆绑的止血带。
- 预防性使用抗生素。

8.7 手术技术

- 通过第 1 跖趾关节的内侧切口为 7~8cm。
- 牵开姆趾的跖侧及背侧皮神经。
- 在关节水平行垂直的关节囊切开术，可以避免切除关节囊后无法进行修复。
- 然后从内侧姆囊上仔细分离关节囊，直到跖骨跖侧的籽骨复合体。
- 轴向牵拉跖趾关节，用 15 号刀片经关节间隙垂直松解外侧关节囊，注意刀片不能切到过于跖侧，以免伤到姆长屈肌腱。
- 用撑开器牵拉开胫侧与胫侧籽骨相连的关节囊，然后用刀片在腓侧籽骨和跖骨头之间松解籽骨跖骨韧带，这样远端软组织松解就已完成。
- 然后切除内侧骨突起，在矢状沟处，沿着第 1 跖骨干部或足部内侧边切除。注意：一般来说，内侧

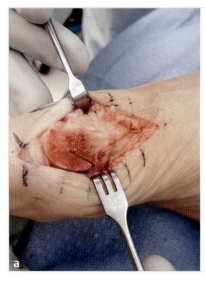
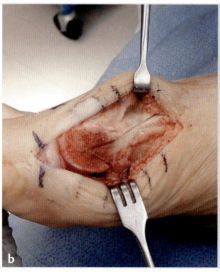

图 8.3 a、b. 跖侧及背侧截骨线，背侧长的截骨线为螺钉固定提供了充足的空间，确保跖侧的截骨线不累及籽骨关节面

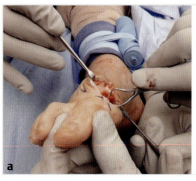
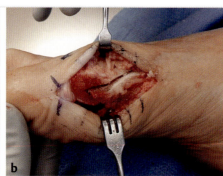

图 8.4 a、b. 完成截骨后，牵拉𧿹趾来游离跖骨头，用小巾钳夹着跖骨近端向内侧牵拉，同时向外侧推移约跖骨头宽度的 50%

𧿹囊切除后与第 1 跖骨干在一条线上时跖骨头的宽度会变窄，可供固定及移位的骨质会变少。

- 标准的截骨术是顶点在跖骨头远端的 V 形截骨，成角为 55°~60°。
- 笔者推荐背侧的臂长一点，这样能提供更大的骨性接触面，同样用足够的空间来进行固定（图 8.3）。
- 背侧的臂一直延伸到干部中段。
- 跖侧的臂延伸到超过跖侧关节面，避免损伤到跖骨 – 籽骨关节面。
- 完成截骨后，用小的骨刀或剥离子将截骨端分离开。
- 用小巾钳夹着跖骨体向内牵拉，同时将跖骨头骨块向外推移（图 8.4）。
- 应充分地移位跖骨头使 IMA< 9°，使跖骨头在籽骨上达到复位。术中应该使用 C 臂在模拟足部负重的情况下透视。
- 在男性中，跖骨头通常移位 6mm，在女性中通常只能移位 5mm，同时要保证足够的骨性接触和截骨的稳定性。

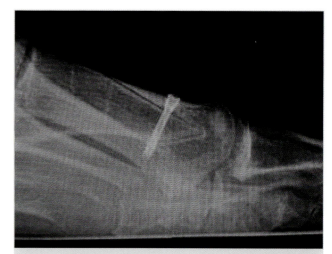

图 8.5 截骨的固定可以有多种方式，这里介绍的是使用无头加压螺钉从背侧向跖侧的固定，跖侧固定点应位于跖侧截骨线和跖骨 – 籽骨关节面的近端

- 可以使用 3.0mm 的无头加压螺钉从背侧到跖侧固定截骨（图 8.5）。
- 跖骨体骨块前段突出的前缘用矢状位摆锯切除，切除线指向跖骨体内侧缘。
- 此时，𧿹趾应该接近于中立位。如果达不到应考虑行近端趾骨的内侧闭合楔形截骨术。

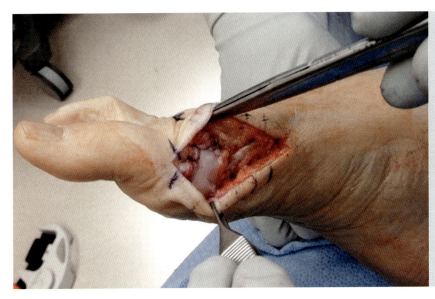

图 8.6 关节囊应该在𝐏趾中立位或轻度内翻位使用可吸收线间断缝合

- 如果矫正满意,在𝐏趾中立位或轻度内翻位用 2-0 号可吸收线修补关节囊(图 8.6、图 8.7)。
- 皮肤用尼龙线连续缝合。
- 将足趾包扎,1 周换药。

8.8 技巧和要点

- 避免过度的骨膜剥离,尽量减小对跖骨头血运的破坏。
- 内侧的关节囊切开是不可避免的,但是应尽量保护跖侧及背侧相连的软组织。
- 如果需要做软组织手术,应该通过𝐏趾关节及跖骨-籽骨关节来操作,而不是再做一个切口来松解,这可能会增加缺血的风险。
- 截骨应该在垂直足的轴线进行(通常截骨线指向第 2 跖骨),这样可以避免在外移跖骨头时引起第 1 跖骨的短缩。
- 一个背侧的截骨长臂可以增加骨性接触,而且为内固定物提供空间。
- 下臂向近端应该超过跖骨头的关节面。
- 如果当跖骨头的移位超过其宽度的 50% 时,这个截骨术可能会变得不稳定并需要增加固定方式,而且需要调整术后康复计划。
- 当跖骨远端关节面角(DMAA)非常大时,需要行内侧双平面截骨后的闭合楔形 Chevron 截骨术。
- 在这个截骨术中将内侧基座的楔形骨块从跖骨头去除,这样可以使截骨完成时跖骨头骨块相对于跖骨形成内翻成角。

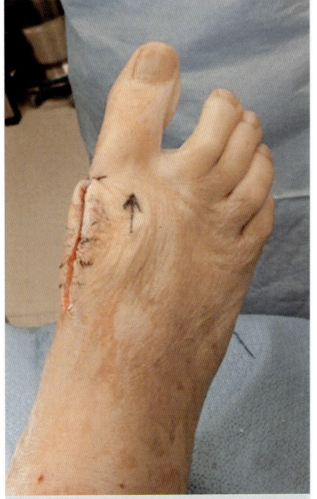

图 8.7 在行骨性矫正和关节囊缝合后,𝐏趾应该恢复到自己原位

8.9 误区及危害

- 术前跖内收的患者可能需要加做关节外截骨。
- 跖跗关节的高活动度或者全身韧带松弛症患者可能会增加复发率。
- 过度的软组织松解可能降低跖骨头的血运而导致骨坏死。
- 当跖趾关节（包括籽骨-跖骨关节面）存在关节炎改变时，即使矫正了畸形，但仍会残留永久性疼痛。
- 如果截骨向近端成角，在移位时会使第1跖骨头短缩，可能会导致转移性的第2跖骨头疼痛。

8.10 并发症及相应处理

- 过度地外移跖骨头可能会导致骨性接触减少，从而形成不稳定的截骨，最终在截骨部位出现不愈合或畸形愈合。内侧骨突起的过度切除，当切除线超过第1跖骨干部内侧缘时，可能会导致技术性的并发症。
- 转移性跖骨（通常是第2跖骨头）痛可以通过矫形足垫降低第2跖骨头的负重或手术行第2跖骨头的短缩术来平衡跖骨头之间的压力分布。这个术式可以在初始蹈囊切除术时进行评估，当必要时可以作为初始手术的一部分来进行。
- 截骨术的不愈合极为少见，但可以通过植骨及增加内固定来处理。
- 骨坏死极为少见，可能与过度的软组织剥离有关，在行修补手术时需要行跖趾关节融合术。

8.11 术后治疗

- 患者术后2周非负重以保护伤口及最大化的消肿。
- 2周后拆线。
- 术后2周开始在能承受的情况下，可以穿硬底的术后鞋负重行走，在第1、第2趾之间夹软垫。
- 右侧做手术的患者术后6周可以开车。
- 术后8周可去除术后鞋。
- 术后12周开始可进行跑步及更剧烈的运动。
- 僵硬经常出现，可行物理治疗。

8.12 结果

- Chevron截骨术已经被几代的医生证实是一种稳定、易复制的截骨术，且在治疗轻度、中度蹈外翻中患者满意度高。
- 过去曾报道过，当合并外侧软组织松解时跖骨头的缺血性坏死率可高达40%，但新进的研究并没证实这一观点。

参考文献

[1] Badwey TM, Dutkowsky JP, Graves SC, et al. An anatomical basis for the degree of displacement of the distal Chevron osteotomy in the treatment of hallux valgus[J]. Foot Ankle Int, 1997, 18 (4): 213-215.

[2] Hattrup SJ, Johnson KA. Chevron osteotomy: analysis of factors in patients' dissatisfaction[J]. Foot Ankle, 1985, 5 (6): 327-332.

[3] Lewis RJ, Feffer HL. Modified chevron osteotomy of the first metatarsal[J]. Clin Orthop Relat Res, 1981, (157): 105-109.

[4] Mann RA, Donatto KC. The chevron osteotomy: a clinical and radiographic analysis[J]. Foot Ankle Int, 1997, 18 (5): 255-261.

[5] Mann RA. Complications associated with the Chevron osteotomy[J]. Foot Ankle, 1982, 3 (3): 125-129.

[6] Trnka HJ, Zembsch A, Easley ME, et.al. The chevron osteotomy for correction of hallux valgus. Comparison of findings after two and five years of follow-up[J]. J Bone Joint Surg Am, 2000, 82-A (10): 1373-1378.

9 Ludloff 截骨术治疗第 1 跖骨近端踇外翻畸形

Steven B. Weinfeld

摘要： 第 1 跖骨的 Ludloff 截骨术治疗踇外翻畸形最早在 1918 年曾经被报道过。Ludloff 做这个截骨术时没有使用内固定，随着坚强内固定的使用，采用这个术式治疗踇外翻开始得到广泛的推广，因为截骨稳定且疗效佳。这个术式在治疗中度、重度踇外翻时常结合软组织的平衡手术。

关键词： Ludloff，近端截骨，踇外翻，旋转截骨。

9.1 适应证

- 病理性的踇外翻，包括踇趾的向外偏移、第 1 和第 2 跖骨间夹角的变大、外侧软组织的挛缩，及籽骨复合体的脱位。踇趾的旋前也可伴随内侧的踇囊出现。
- 近端截骨结合软组织平衡手术治疗中度、重度踇外翻畸形，包括 HVA>35° 及 IMA>14°。

9.1.1 临床表现

- 评估患者在站立状态下的畸形程度。
- 评估关节的活动度及跖趾关节在活动时是否存在疼痛，这对评估是否存在关节炎改变非常重要。
- 在多数病例中，踇趾关节在活动时没有疼痛，如果有疼痛可能提示存在关节炎改变或者跖骨头的软骨损伤。
- 仔细评估合并的第 2~5 趾畸形及跖趾关节的不稳定。
- 评估第 1 跖跗关节的稳定性，是否存在高活动度或关节炎。

9.1.2 影像学评估

- 负重的前后位和侧位片评估 HVA 及 IMA，且查看是否伴有其他病理性改变。
- 仔细评估第 1 跖跗关节的高活动度或关节炎表现的影像学依据。
- 如果怀疑存在跖骨 – 籽骨炎时，籽骨轴位片是有帮助的。
- 应评估临床表现及影像学上是否伴有平足。
- CT 及 MRI 无须常规进行，只有在平片上无异常但可疑有关节内病变时才进行。

9.1.3 非手术疗法

- 前足宽松的鞋。
- 足垫。
- 矫正器。
- 跖间垫。

9.1.4 禁忌证

- 在第 1 跖趾关节有明显的退变性改变时不应使用此术式，应考虑跖趾关节的融合术。
- 当第 1 跖列存在不稳时 Ludloff 截骨术是相对禁忌证，可能 Lapidus 融合术对这样的人群是更好的选择。
- 在严重的骨质疏松症的患者中 Ludloff 截骨术可能得不到充分的固定。
- 当第 1 跖骨干非常窄时可能也是这个术式的禁忌证。
- 当患者的跖骨远端关节面角（DMAA）大时，可能闭合的楔形 Chevron 截骨术更合适。
- 当患者的 IMA 较小、HVA 较大时，可能用跖骨远端截骨结合近端趾骨的 Akin 截骨术更好。
- 轻度踇外翻（IMA < 14° 或 HVA < 35°）时可能使用第 1 跖骨远端截骨更好。

9.2 手术目的

- Ludloff 截骨术的目的在于矫正踇外翻畸形的 IMA，这个术式结合改良的 McBride 软组织平衡手术效果良好。
- 当固定牢固时 Ludloff 截骨术可以完美地矫正 IMA，且允许患者早期负重。
- Ludloff 截骨术可以根据需求背伸或跖屈第 1 跖列，稳定的固定和可靠的愈合可以避免截骨端的畸形愈合和不愈合。

9.3 手术优势

- 干骺端截骨能得到优良的愈合率。

- 旋转截骨对角度调整无限制。
- 第 1 枚旋转螺钉能保证第 1 跖列的长度，因此能避免第 2 趾转移性跖骨痛。
- 第 2 枚螺钉能避免角度的丢失，且能得到坚强的内固定。
- 因为自身术式的稳定性，患者几乎可以在能承受的情况下马上负重。

9.4 主要原则

- 第 1 跖骨内侧从跖趾关节到跖跗关节水平的切口。
- 总是结合远端软组织松解。
- 截骨线从近端背侧向跖侧 20° 倾斜止于跖侧跖骨颈处，正好在关节囊止点的近端。
- 先不要完全截断跖骨，在拧入第 1 枚近端螺钉后再完全截断。
- 一旦初始螺钉固定后（不要拧紧），再完成跖侧的截骨。
- 以第 1 枚螺钉为轴旋转跖骨，直到 IMA（<9°）达到需求的角度为止。
- 然后第 2 枚螺钉与第 1 枚螺钉平行，垂直于骨折线拧入来稳定截骨，拧紧两枚螺钉来得到稳定的截骨。
- 然后缝合内侧关节囊，在关节囊缝合前跖趾关节就应达到匹配，关节囊的修复只是维持关节的位置，而不是矫正力线。

手术技术

- 患者在手术台上仰卧。
- 区域性麻醉（腘窝或踝关节阻滞），给予镇静。
- 笔者不建议使用止血带。
- 无菌准备及铺单至小腿中段。
- 内侧切口，从第 1 跖趾关节远端 2cm 至第 1 跖跗关节近端。
- 查找及保护内侧皮神经。
- 反向 L 形行切开关节囊，显露内侧踇囊。
- 在矢状位与第 1 跖骨内侧缘平行地用摆锯切去内侧骨突起。
- 在第 1 跖间做一个 4~5cm 的切口用于外侧松解。
- 松解跖骨间韧带、踇收肌、外侧关节囊及籽骨复合体。
- 内侧部分显露第 1 跖骨至跖跗关节水平。
- 做跖骨截骨时，从近端背侧至远端跖侧。
- 在第 1 跖跗关节远端 2~3mm 处开始截骨直至籽骨近端 2cm 左右（图 9.1）。
- 截骨从近端向远端进行，大概成角为 20°。
- 远端截骨完成前在截骨线近端拧入 1 枚 3.5mm 或 2.7mm 的皮质骨螺钉，使用拉力螺钉技术对合骨折块。将这枚螺钉先拧紧，然后轻轻地松开，使其能在完成截骨时可以实现远端骨块的旋转（图 9.2）。
- 用摆锯完成远端的截骨，然后将远端骨块以近端螺钉为中心向外旋转来减小 IMA（图 9.3）。
- 一旦达到想要的角度位置后，拧紧近端螺钉，小心操作，不要劈裂背侧的骨皮质。避免钉尾拧入骨质，从而可以避免骨折的发生。
- 点状复位钳可以用于远端骨块的复位。

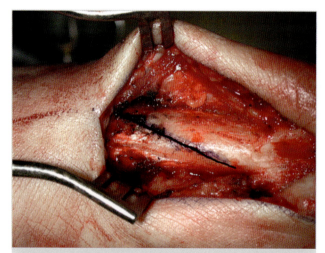

图 9.1 长的近端背侧到远端跖侧的截骨线，先不要完全截断，保留跖侧部分，等第 1 枚螺钉拧入来维持长度后再截断

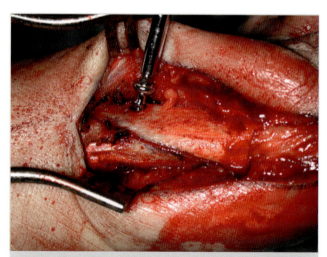

图 9.2 第 1 枚螺钉垂直于截骨线植入，将以这枚螺钉为轴矫正跖骨间夹角

9 Ludloff截骨术治疗第1跖骨近端姆外翻畸形

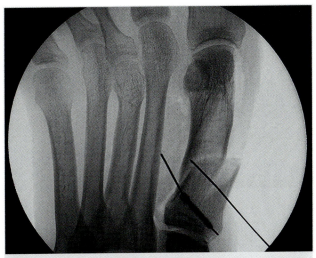

图9.3 透视下显示在植入第2枚螺钉前跖骨间夹角已调整到合适的角度

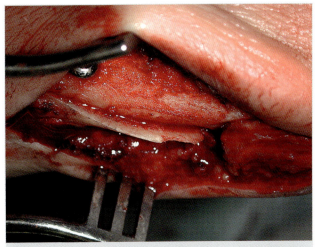

图9.4 在行截骨旋转后第2枚螺钉固定,可以看到内侧多余出来的骨质,需要切除

- 然后在截骨线远端拧入第2枚3.5mm或2.7mm的皮质骨螺钉,这枚螺钉既可以从背侧向跖侧拧,也可以从跖侧向背侧拧。
- 仔细地植入第2枚螺钉,这个过程非常重要,因为旋转跖骨后内侧会出现多余的骨质且将被切除掉,因此要保证拧入的位置不受影响能起到稳定的固定作用。
- 用摆锯、磨钻或咬骨钳小心切除内侧多余的骨质(图9.4)。
- 在透视下评估矫正的角度和螺钉的位置,侧位是查看第1跖列是否有跖屈或背伸的最好体位,而且可以查看近端螺钉是否影响到跖趾关节。
- 内侧关节囊用2-0号可吸收线缝合,先缝合近端软组织再修补L形切开的关节囊。因为姆趾的旋前畸形常和姆外翻伴随出现,这时可以将L形的关节囊顶点通过轻度向近端或远端调整来矫正姆趾的旋前畸形。
- 修补内侧关节囊时不能过紧,以免造成姆内翻。

9.5 技巧和要点

- 不要切除过多内侧骨突起,这样可能会导致姆内翻。笔者喜欢在矢状沟内侧2mm处与跖骨干内侧缘平行切除。
- 截骨时,摆锯片应与第1跖骨体垂直,以避免在外旋时跖骨发生背伸或跖屈。
- 为了避免截骨后旋转时第1跖骨头的抬高,截骨线可以轻度从背内侧向跖外侧成角。

- 第1枚螺钉应该按拉力螺钉的形式拧入,避免螺钉头的下陷造成跖骨的劈裂。
- 在较为疏松的骨质中拧入松质骨螺钉比皮质骨螺钉能提供更好的稳定性,这种情况下可以考虑接骨板固定。
- 较长的截骨线可以提供良好的角度矫正及更稳定的固定。

9.6 误区及危害

- 避免第1跖骨跖屈或背伸是非常重要的,这可以使第1跖骨头的压力增高或引起转移性的第2跖痛。这个问题可以通过将摆锯垂直于跖骨干截骨来避免。
- Ludloff截骨术有非常好的矫正IMA的能力,但应小心不要造成负的IMA,从而引发姆内翻畸形。
- 第1跖骨的截骨线根据患者的解剖情况设计尽可能地长是非常重要的。如果截骨线太短,将有可能没有充足的空间来行两枚螺钉固定,这种情况下,可以使用塑形的柔性接骨板固定截骨。

9.7 并发症及相应处理

- 对于Ludloff截骨术术中最常见的一个并发症是骨折,如果发生骨折了,单纯的螺钉固定是不可能的,可以使用形状匹配的柔性接骨板固定。如果没有合适的接骨板,可以进行多枚克氏针的髓内固定。
- 在完成截骨术及内侧关节囊的缝合后,姆趾存在内翻倾向时,首先拆去关节囊的缝线,再次评估姆趾力线。当仍存在持续的跗趾内翻时，去除并松开第1跖骨截骨面的螺钉固定，重新旋转截骨远端跖骨，减少 IMA 纠正量，固定时可以使用接骨板或多枚克氏针。
- 如果在完成 Ludloff 截骨术后，仍然存在跗外翻时，可以在近端趾骨加做 Akin 截骨术来进一步矫正。
- 如果术者感觉螺钉固定不够稳定，可以使用多枚克氏针加固。

9.8 术后治疗

- 患者穿术后鞋，在术后 3~5 天允许平足负重。
- 术后换药，10 天后拆线。

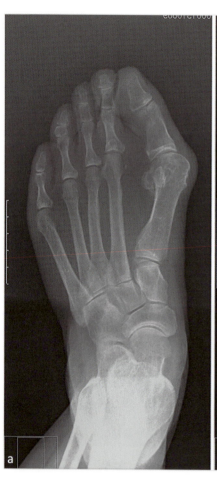
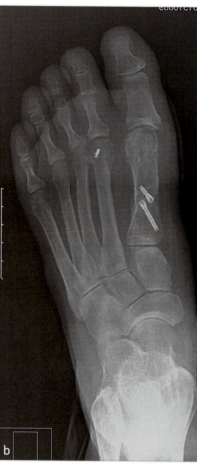

图 9.5 术前（a）和术后（b）的正位 X 线片显示行 Ludloff 截骨术后跗外翻畸形得到了矫正

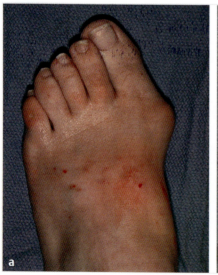
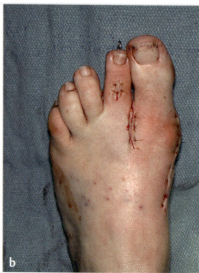

图 9.6 术前（a）和术后（b）的图片显示行 Ludloff 截骨术后跗外翻畸形得到了矫正

- 在术后第 1 次随访时将患者跚趾在需要的位置上进行胶带粘贴，每 2 周 1 次，直至术后 6 周。
- 术后鞋使用 6 周。
- 术后 6 周拍摄 X 线片来评估截骨的愈合情况（图 9.5）。
- 术后 6 周患者开始穿网球鞋，且进行低强度的活动。
- 像跑步、跳跃等高强度的运动在术后 3 个月开始进行。
- 应告知患者在术后的 9~12 个月都会有肿胀，可能会影响穿鞋。

9.9 结果

- Ludloff 截骨术在矫正跚外翻时可以非常好地矫正第 1、第 2 跖骨间夹角（图 9.6）。这种截骨术相对于近端新月形截骨或其他第 1 跖骨近端截骨术有着更好的稳定性。当该术式结合软组织平衡手术矫正中度、重度跚外翻时，术者可以预估到这种术式的矫正能力强，且可复制性强。Chiodo 等报道该术式可以矫正 HVA 从术前的 31° 到术后的 11°，IMA 从术前的 16° 到术后的 7°。笔者报道了 31 例中度、重度跚外翻的患者行 Ludloff 截骨术结合软组织的平衡手术，HVA 从术前的 36.7° 改善到术后的 10.8°，同时 IMA 从术前的 14.8° 到术后的 3.9°。并发症包括内固定失效，术中 3 个患者第 1 跖骨发生骨折，都是发生在有骨质疏松症的老年女性患者中。这组病例中没有发现跚内翻或转移性跖骨痛的患者，在骨质疏松症的患者中，术者可以考虑使用形态匹配的加压接骨板固定，以避免第 1 跖骨的骨折。Neufeld 及其同事报道了 Ludloff 截骨术中使用多枚髓内克氏针固定可以获得与螺钉固定同样的疗效。Trnka 等报道了 111 例使用 Ludloff 截骨术结合软组织平衡手术治疗跚外翻的疗效，HVA 从 35° 改善到了 9°，同时 IMA 从 17° 改善到了 8°。这组病例中所有患者都达到了骨性愈合，无背伸位畸形愈合，但跖骨有 2.2mm 的短缩。

参考文献

[1] Ludloff K. Die beseitgung des hallux valgus durch dieschrage planta-dorsale osteotomie des metatarsus I[J]. Arch Klin Chir, 1918, 110:364-387.

[2] Trnka H-J, Parks BG, Ivanic G, et al. Six first metatarsal shaft osteotomies: mechanical and immobilization comparisons[J]. Clin Orthop Relat Res, 2000, (381):256-265.

[3] Beischer AD, Ammon P, Corniou A, et al. Three-dimensional computer analysis of the modified Ludloff osteotomy[J]. Foot Ankle Int, 2005, 26(8):627-632.

[4] Castaneda DA, Myerson MS, Neufeld SK. The Ludloff osteotomy: a review of current concepts[J]. IntOrthop, 2013, 37(9):1661-1668.

[5] Schon LC, Dom KJ, Jung HG. Clinical tip: stabilization of the proximal Ludloff osteotomy[J]. Foot Ankle Int, 2005, 26(7):579-581.

[6] Acevedo JI, Sammarco VJ, Boucher HR, et al. Mechanical comparison of cyclic loading infive different first metatarsal shaft osteotomies[J]. Foot Ankle Int, 2002, 23(8):711-716.

[7] Chiodo CP, Schon LC, Myerson MS. Clinical results with the Ludloff osteotomy for correction of adult hallux valgus[J]. Foot Ankle Int, 2004, 25(8):532-536.

[8] Weinfeld SB. The Ludloff osteotomy for correction of hallux valgus: results of 31 cases by one surgeon[M]. Paper presented at: the 31st Annual Meeting of the American Orthopaedic Foot and Ankle Society, 2001.

[9] Trnka HJ, Hofstaetter SG, Hofstaetter JG, et al. Intermediate-term results of the Ludloff osteotomy in one hundred and eleven feet[J]. J Bone Joint Surg Am, 2008, 90(3):531-539.

10　Scarf 截骨

Andy Molloy, Lyndon Mason

　　摘要：Burutaran 于 1976 年最早描述第 1 跖骨干 Z 形截骨矫正 4 例跗外翻畸形合并的跖内收。经法国学者 Barouk 和美国学者 Weil 对手术操作进一步规范后，在国际上得到了广泛应用。矢状面 Z 形截骨是基于木工技术，用于纵向连接两块木材，称为嵌插连接。在跗外翻矫正中，该技术可利用 Z 形截骨的固有稳定特性，实现第 1 跖骨向外侧平移，矫正畸形。骨干的长度允许 2 枚螺钉坚强固定，利于早期负重行走。本章叙述了实施该手术的技巧，如何取得最好的手术效果和避免并发症的发生。

　　关键词：Scarf 截骨，跖骨截骨，矢状面 Z 形，跗外翻。

10.1　适应证

- 跗外翻不合并第 1 跖楔关节不稳定。
- 跗外翻畸形合并或不合并大的跖骨远端关节角。
- 跗外翻不合并关节退变。

10.1.1　临床评估

- 虽然 Scarf 截骨是矫正跗外翻的一种广泛适用的手术方法，但是跗外翻畸形多样，掌握其他多种手术方式也是很重要的。
- 评估跗跗关节（TMTJ）的稳定性很重要，因为在不稳定的 TMTJ 中，矫正远端或骨干截骨术可能难以纠正畸形或畸形易于复发。
- 对第 1 跗趾关节关节炎应予评估。在研磨试验中度活动范围阳性时，应该考虑融合术，而不是截骨术。
- 考虑整个下肢的力线。扁平足畸形和前足旋后会加重畸形。
- 评估其他足趾的畸形。首先，这些可能需要同时矫正；其次，在矫正跗外翻畸形时，跖骨内收畸形合并足趾侧方偏移的处理是极具挑战性的。

10.1.2　影像学评估

- 负重正位、斜位、侧位片。

10.1.3　非手术疗法

- 跗外翻非手术治疗的目标是减轻症状而不是畸形本身。修改鞋以扩展过紧的部分或解除受压的部分可以缓解症状。借助市面上鞋支撑成型器或者放入额外的材料可以实现。具有宽敞的鞋头的大号鞋可显著缓解固定前足畸形的疼痛。然而，这前足、后足差异的鞋可能难以买到，需要定制。
- 使用衬垫、足弓支撑和各种鞋垫可以帮助和减少合并前足旋后的跗外翻畸形。
- 没有证据支持任何类型的夹板或支具的使用有效，佩戴矫形器的长期疗效甚微。物理疗法松解外侧组织不能矫正外翻畸形，但可能有助于减轻疼痛和僵硬。

10.1.4　禁忌证

- 关节骨性关节炎。
- 第 1 跖楔关节不稳定。
- 第 1 跖骨细小，最大限度的外侧移位不足以矫正畸形。
- 严重跗外翻。

10.2　手术目的

- 总体目标是改善症状和矫正畸形。具体目标是截骨矫正以获得软组织平衡，恢复第 1 跗趾关节正常功能。

10.3　手术优势

- Scarf 截骨是多数跗外翻矫正手术中的"主力军"。可灵活多变地应用，不仅可以横向移动第 1 跖骨，也可降低或抬高跖骨头，延长或缩短第 1 跖骨，甚至可轴向旋转。
- 澳大利亚骨科医生中的一项调查发现，多于 50% 的医生对于中度、重度跗外翻畸形患者会选择 Scarf 截骨。
- Scarf 截骨避免破坏跖侧血管，保留了跖骨头血供。

10.4 主要原则

- 松解外侧组织。
- 跖骨头外移，以便籽骨覆盖。
- 远端软组织重新平衡。

10.5 术前准备和患者体位

- 当评估 Scarf 截骨是否合适时，测量跖骨头的宽度是必要的。Scarf 截骨可将截骨远端向外侧推移跖骨头宽度的 50%，因此，如果预计的移位大于此，应考虑选择另外的术式（图 10.1）。
- 测量近节趾骨内侧和外侧骨质长度。如果内侧比外侧长 5mm 以上，需考虑 Akin 截骨（图 10.2）。
- 为了达到推移引起的跖骨短缩最小化，术前应在正位片上规划好截骨线，方向垂直于第 2 跖骨（图 10.2）。通过这种方式可以确定横向截骨的解剖定位点，通常与第 4 跖趾关节在同一平面上。
- 患者仰卧位，足部位于床缘，便于对内侧第 1 跖列

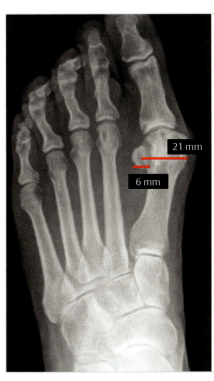
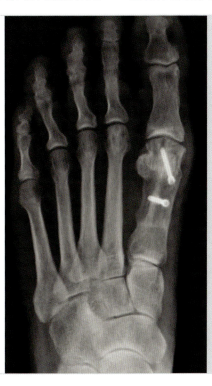

图 10.1 1 例踇外翻患者术前和术后 6 个月 X 线片，显示术前测量跖骨头宽度和计划推移距离。因为只可能向外侧推移跖骨头一半的距离，如果计划要推移的距离大于跖骨头的一半宽度，就需要考虑其他手术方式。在本病例中计划推移距离适合 Scarf 截骨

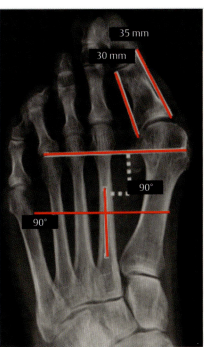
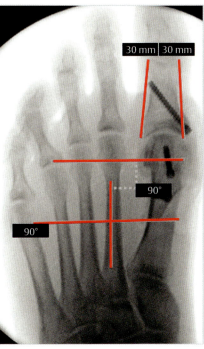

图 10.2 1 例踇外翻患者术前 X 线片，规划踇趾外翻矫正（近节趾骨内侧缘长于外侧缘）和横向截骨，避免跖骨延长或短缩。术后 6 个月 X 线片显示畸形得到矫正

进行操作。

10.6 手术技术

- 第1跖列正中内侧入路,从远端经跖趾关节延伸至近端,直至跖楔关节远端跖骨干下方皮质由水平向下方改变的部位。确保足背侧皮神经分离至浅层以避免损伤。
- 内侧纵向切开跖趾关节囊,从跖骨头内侧隆起处剥离关节囊,暴露跖骨头。确保跖侧关节囊完整,维持跖骨头血供。
- 外侧松解可通过关节间隙或第1跖骨背侧进行,松解籽骨悬韧带和外侧联合韧带,如果有必要,松解踇收肌(图10.3)。外侧软组织松解彻底,踇趾可在应力下置于内翻45°位置。
- 如果跖骨头内侧隆起突出明显,需切除或至少打磨平整,便于进行截骨(图10.4)。检查籽骨的位置可明确籽骨对应的真实跖骨头和内侧隆起,保持跖骨头解剖位置很重要。
- 进行Z形截骨(图10.5)。沿跖骨内侧皮质骨嵴纵向进行截骨,远端从距跖骨头背侧5mm处向跖骨干近端跖侧膨大部。倾斜10°截骨,以防止向背侧移位畸形愈合和转移跖痛症。
- 两端横向截骨方向依据术前X线片规划,垂直第2跖骨干方向截骨。与纵向截骨面应成80°。远端背侧和近端跖侧两处截骨平行。如果跖骨远端关节角需要矫正(图10.6),那么从近端背侧骨截除一内侧楔形骨块,才能旋转跖骨头。
- 跖骨远端截骨向外侧推移计划距离,减小跖骨间角(IMA)。然后用手持夹钳维持(图10.7),用2枚1mm克氏针固定。其中1枚克氏针由近截骨支背侧中间处钻入跖骨头中心位置,另外1枚由近截骨端背侧中间处钻入远截骨支跖骨干中心位置。

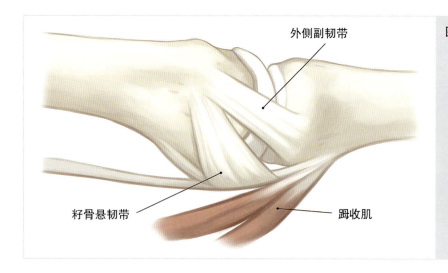

图10.3 松解外侧组织的结构示意图

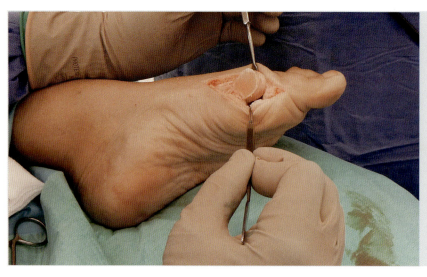

图10.4 术中照片显示最小限度,切除跖骨头内侧隆起,以获得平整内侧面,便于截骨

10 Scarf 截骨

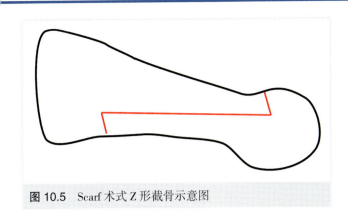

图 10.5 Scarf 术式 Z 形截骨示意图

- 跖骨截骨处用 2 枚 3.4mm 自攻自钻螺钉固定（图 10.8）。
- 切除截骨推移后内侧的突起，摆锯磨平锐利边缘，使跖骨干内侧缘平整。
- 关节囊内侧缝合以使跖骨头下籽骨复位。1 号可吸收线由内向外，起于内侧籽骨内侧缘，比跖侧进针点向远端 5mm 的部位，缝线通过背侧关节囊（图 10.9）。重复上述步骤，逐步缝合至关节囊远端，维持跗趾跖屈内翻位时缝线拉紧打结。
- 近节趾骨内侧骨皮质长于外侧骨皮质时，需考虑 Akin 截骨术，此外当跗长伸肌腱呈向内侧弓弦状

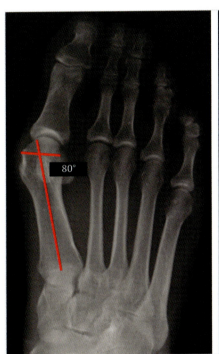 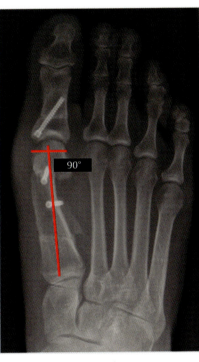

图 10.6 术前 X 线片示异常跖骨远端关节角，术后 6 个月 X 线片示异常跖骨远端关节角得到矫正

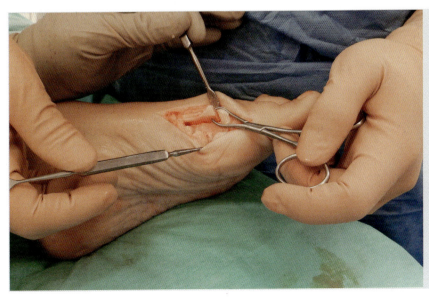

图 10.7 术中照片显示截骨推移后手持夹钳固定以钻入克氏针

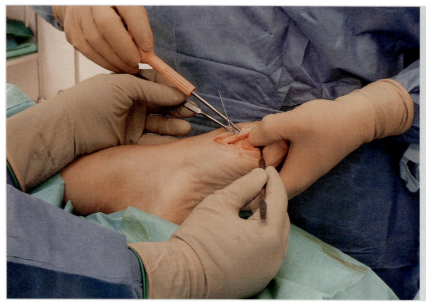

图 10.8 术中照片显示在临时固定截骨后推移位置的克氏针，在其远端拧入无头加压螺钉固定

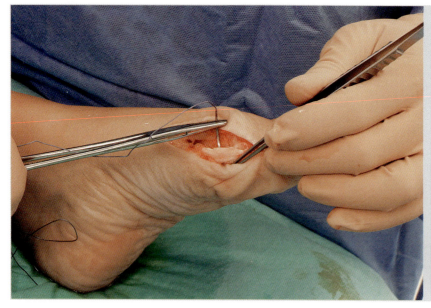

图 10.9 术中照片显示缝合起始处缝针穿过关节囊。由内侧籽骨内侧缘关节囊内向囊外缝合

态时，Akin 截骨术可调整肌腱附着点，从而使肌腱与第 1 跖列机械轴线一致。

10.7 技巧和要点

- 依前述在术前 X 线片制订截骨规划，测量移位的外侧籽骨与预想的正常籽骨在跖骨头的位置之间的距离，对于估算截骨推移距离是有意义的。
- 两处横向截骨需相互平行以便于向外侧推移，如果两处截骨线呈汇聚趋势，推移过程中因为骨的楔形而阻挡，可从远端跖侧支的近端切下一小的骨片。
- 近端背侧支外侧软组织附着将会影响远端跖侧支向外侧推移，要小心地剥离近端支远侧的外侧软组织。
- 确定外侧软组织彻底松解，由内侧向外侧插入 Freer 撑开器，如果外侧籽骨悬韧带没有松解，内侧关节囊缝合将不能复位籽骨。
- 远侧螺钉尽量垂直地植入跖骨头中心，如果螺钉由内侧向外侧偏斜，加压过程中将会造成远端支向内侧靠拢，推移距离丢失。

10.8 误区及危害

- 在骨质疏松症病例中,使用夹钳维持截骨推移位置时可能造成叠瓦成槽,导致不易察觉的跖骨头上抬。
- 由于 Scarf 截骨复杂的三维操作,技术上存在挑战,需要一个学习过程。适应证广泛,效果良好,但由于轴向、矢状面和冠状面多平面矫正,骨畸形愈合概率加大。

10.9 并发症及相应处理

- Coetzee 报道并发症发生率为 47%,叠瓦现象是最常见的,发生率为 35%,其他研究报道并发症发生率为 4%~19%,当发生叠瓦现象,可将内侧突起切下后切成小块,填入叠瓦区域。
- Murawski 演示了如何在 Scarf 截骨旋转时减少叠瓦现象的发生,背侧支近端和跖侧支远端保留很薄的骨质,比传统的 Scarf 截骨术减少了叠瓦现象的发生。
- Davies 及其同事阐明了 Scarf 截骨技术存在难度,他们从几何学研究分析 Scarf 截骨术后不易觉察的畸形愈合。
- Valentin 报道了在𝼈外翻矫正术中,27% 的患者使用 Scarf 截骨术后出现𝼈趾活动受限。截骨中应避免不自觉延长和背伸跖骨,可以通过精确的术前规划和术中纵向截骨时斜向跖侧 10° 截骨来避免这种现象的发生。
- 谨慎沿截骨线截骨,避免交叉截骨,以免造成骨折或延期骨折。术中骨折需行内固定,对于交叉截骨明显,则需限制负重。
- 第 1 跖趾关节或跖楔关节融合是 Scarf 截骨术失败后的挽救措施。

10.10 术后治疗

- 术后用软的敷料加压包扎,由足内侧向外侧包扎,绕过𝼈趾,以维持𝼈趾在合适的位置。
- 前 6 周适合穿硬底鞋。
- 术后 6 周,复查 X 线片,患者可穿舒适鞋,以适应肿胀的足。
- 术后 3~6 周开始训练活动范围。
- 术后 12 周趾间应用硅胶垫帮助维持内侧关节囊缝合后的张力。

10.11 结果

- 一项有关 Scarf 截骨术矫正𝼈外翻的 Meta 分析显示 300 例病例的跖骨间角平均缩小 6.21°。
- De Vil 报道了一项有关 Scarf 截骨术的周期最长的前瞻性研究显示,跖间角平均改善 6°,𝼈外翻角 19°,AOFAS 评分由 47 分提高至术后 1 年时 83 分,这些结果术后维持 8 年,没有复发病例,他的结果与早前其他短随访周期研究的结果相当。
- Ballas 研究发现在前足推进力方面,𝼈外翻 Scarf 截骨术后步态与未手术侧相似。

参考文献

[1] Iselin LD,Munt J,Symeonidis PD,et al.Operative management of common forefoot deformities:a representative survey of Australian orthopaedic surgeons[J].Foot Ankle Spec,2012,5(3):188-194.

[2] Coetzee JC.Scarf osteotomy for hallux valgus repair:the dark side[J].Foot Ankle Int,2003,24(1):29-33.

[3] Kristen KH,Berger C,Stelzig S,et al.The SCARF osteotomy for the correction of hallux valgus deformities[J].Foot Ankle Int,2002,23(3):221-229.

[4] Garrido IM,Rubio ER,Bosch MN,et al.Scarf and Akin osteotomies for moderate and severe hallux valgus:clinical and radiographic results[J].Foot Ankle Surg,2008,14(4):194-203.

[5] Lipscombe S,Molloy A,Sirikonda S,et al.Scarf osteotomy for the correction of hallux valgus:midterm clinical outcome[J].J Foot Ankle Surg,2008,47(4):273-277.

[6] Crevoisier X,Mouhsine E,Ortolano V,et al.The scarf osteotomy for the treatment of hallux valgus deformity:a review of 84 cases[J].Foot Ankle Int,2001,22(12):970-976.

[7] Weil LS.Scarf osteotomy for correction of hallux valgus. Historical perspective,surgical technique,and results[J].Foot Ankle Clin,2000,5(3):559-580.

[8] Murawski CD,Egan CJ,Kennedy JG.A rotational scarf osteotomy decreases troughing when treating hallux valgus[J].Clin Orthop Relat Res,2011,469(3):847-853.

[9] Davies MB,Blundell CM,Marquis CP,et al.Interpretation of the scarf osteotomy by 10 surgenos[J].Foot Ankle Surg, 2011, 17（3）:108-112.

[10] Valentin B.Changing concepts in the surgery of hallux valgus.In:Jakob RP,Fulford P,Horan F,eds.European Instructional Course Lectures[J].London:British Editorial Society of Bone and Joint Surgery, 1999:119-127.

[11] Smith SE,Landorf KB,Butterworth PA,et al.Scarf versus chevron osteotomy for the correction of 1-2 intermetatarsal angle in hallux valgus:a systematic review and meta-analysis[J].J Foot Ankle Surg, 2012, 51（4）:437-444.

[12] De Vil JJ,Van Seymortier P,Bongaerts W,et al.Boone B,Verdonk R.Scarf osteotomy for hallux valgus deformity:a prospective study with 8 years of clinical and radiologic follow-up[J].J Am Podiatr Med Assoc, 2010, 100（1）:35-40.

[13] Galli M,Muratori F,Visci F,et al.Middle term results of I metatarsal "Scarf" osteotomy[in Italian][J].Clin Ter, 2007, 158（3）:209-212.

[14] Ballas Rm,Edouard P,Philippot R,et al.Ground-reactive forces after hallux valgus surgery:comparison of Scarf osteotomy and arthrodesis of the first metat6arsophalangeal joint[J]. Bone Joint J, 2016, 98-B（5）:641-646.

11 第 1 跖骨近端开放楔形截骨术矫正跆外翻畸形

Joseph N. Daniel, Steven M. Raikin

摘要：第 1 跖骨近端开放楔形截骨术对于有症状的跆外翻患者是一种较合理的治疗方法。患者是否适合行近端开放楔形截骨术应根据患者的病史特征、症状程度以及畸形的严重程度综合考虑。本章对近端开放截骨术的手术适应证和禁忌证进行简要概述。此外，本章内容还包括详细的术前指导、手术步骤以及术中可能发生的风险。这些专家的建议和指导主要是为了避免出现潜在的风险，同时将术后并发症的发生率降到最低。总的来说，第 1 跖骨近端开放楔形截骨术与其他手术方式相比有较高的患者满意度和相同的治疗效果。

关键词：近端跖骨截骨术，开放楔形截骨术，跆外翻。

11.1 概述

- 1923 年，Trethowan 首次报道了使用近端开放截骨合并骨赘切除矫正跆外翻，1972 年 Trott 也对此进行过报道。
- 这种术式还曾经被用于青少年跆外翻。
- 后来因为担心术后的稳定性以及发生了背侧骨不连和转移性跖痛而放弃了这种术式。

11.2 适应证

- 症状性中度或重度跆外翻患者（如穿鞋时疼痛或影响穿鞋）（图 11.1）。
- 患者以前做过截骨矫形手术，术后出现第 1 跖骨短缩。

11.2.1 临床评估

- 对足部进行完善的神经血管检查。
- 检查第 1 跖楔关节活动度。
- 检查第 1 跖趾关节活动度（活动度过大或者严重的活动受限均为该术式禁忌证）。
- 评估对旋前畸形的代偿程度，如果旋前畸形无法代偿，则不能使用跖骨近端截骨。

11.2.2 影像学评估

- 必须使用足部负重位 X 线片来进行测量（图 11.2）。
- 跆外翻角（HVA）>30°。
- 跖骨间夹角（IMA）>13°。
- 跖骨远端关节面角（DMAA）正常或轻度增大，正常一般小于 10°。

11.2.3 非手术疗法

- 更换舒适的鞋。
- 穿着鞋跟小于 2.5cm 的鞋以避免畸形发展。
- 使用分趾垫。
- 定制矫形器是无效的。
- 类固醇激素注射治疗是无效的。
- 理疗是无效的。

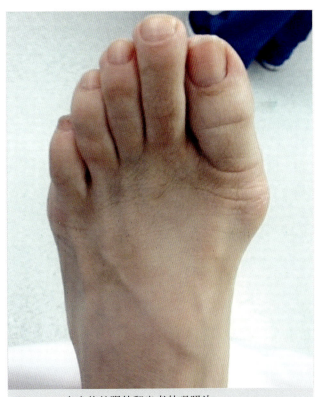

图 11.1　有症状的跆外翻患者外观照片

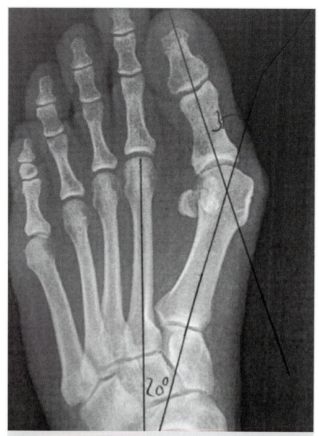

图11.2 负重位X线片显示患者的HVA与IMA均增大

11.2.4 禁忌证

- 第1跖楔关节活动度大或者关节不稳定可能是导致IMA增大的独立因素，如果有二者中的一个则不应行跖骨近端截骨。这些患者更适合行第1跖楔关节融合术（Lapidus术）。
- 第1跖骨旋转畸形。
- 第1跖骨解剖宽度较窄，难以获得稳定的固定。
- 跖趾（MTP）关节有严重的关节炎。
- 严重的骨质疏松症为相对禁忌证。
- 第1跖骨长度大于第2跖骨。
- DMAA较大的患者，因为截骨旋转后DMAA会进一步增大。
- 有第1跖骨感染史。
- 有第1跖骨缺血性坏死。

11.3 手术目的

- 缓解疼痛和不适。
- 恢复第1跖列的功能和力线。
- 矫正第1跖骨内收。
- 减小第1、第2跖骨间夹角（IMA）。
- 维持第1跖骨长度。

11.4 手术优势

- 可以获得较大的第1跖骨内收的矫正且不影响其长度。
- 与Chevron截骨和双平面截骨相比，技术要求低、操作简单。
- 骨不连发生率低。
- 骨膜剥离少、不损伤外侧骨皮质，愈合相关的并发症较少。
- 如果需要骨移植，应该加快骨愈合。
- 使用新的改良的内固定减少了内固定物的并发症。
- 与Chevron截骨相比，对Meary角的影响较小。

11.5 主要原则

- 第1步：远端软组织手术。
- 第2步：切除第1跖骨内侧隆起。
- 第3步：近端开放楔形截骨。
- 第4步：紧缩内侧跖趾关节的关节囊。

11.6 术前准备和患者体位

- 患者取仰卧位，在大腿或小腿上止血带。
- 在髋关节处放置一个小垫子，使下肢处于中立位并减少下肢外旋。
- 使用局部麻醉或神经阻滞麻醉控制术后疼痛。

11.7 手术技术

- 利用透视及直视定位第1跖趾关节。
- 在第1跖骨和内侧楔骨连接处做一个2~3cm的内侧纵切口，向远端延伸（图11.3）。
- 在第1跖楔关节远端1.5cm处标记截骨位置。
- 进行横向或斜向截骨。
- 保持外侧皮质完整以作为铰链。
- 撑开截骨部位。
- 利用透视对不同大小的楔形开口进行评估，直到IMA得到良好矫正（每毫米的楔形开口可以矫正畸形3°）。
- 将接骨板固定在跖骨内侧并保持楔形开口的位置。
- 在接骨板近端和远端各使用2枚螺钉进行锁定（注意不要损伤第1跖楔关节）（图11.4）。
- 在截骨处植骨，可以使用内侧切除的骨突或在胫骨

11 第1跖骨近端开放楔形截骨术矫正𬟁外翻畸形

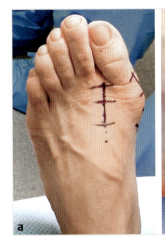
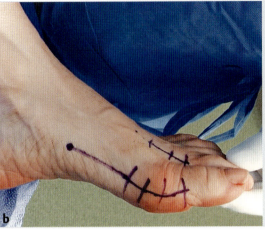

图 11.3 a. 改良的 McBride 第1趾蹼背侧切口。b. 近节趾骨到第1跖楔关节的内侧切口

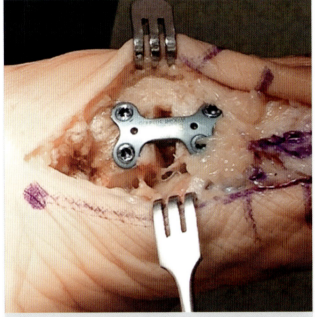

图 11.4 使用台阶接骨板维持跖骨近端截骨的开放状态

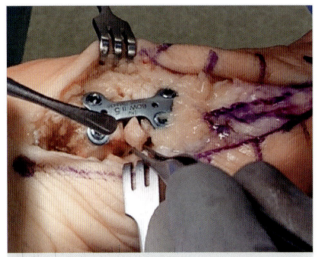

图 11.5 将取好的骨植入截骨部位

远端取骨或者同种异体骨（图 11.5）。
- 缝合接骨板表面深层软组织以减少水肿。
- 缝合内侧皮肤切口，建议使用尼龙线间断缝合（图 11.6）。
- 建议对足内侧加压包扎来预防术后血肿。
- 术后拍摄 X 线片（图 11.7）。

11.8 技巧和要点

- 可能需要增加一些其他治疗来提高治疗效果，如改善腓肠肌紧张。
- 第1跖骨斜行截骨的临床和影像学效果更好，旋转中心更靠近近端可以减少第1跖骨与第2跖骨的距离。
- 在第1趾蹼处行软组织松解手术可以获得更好的视野。
- 横向截骨在第1跖楔关节远端 1.5cm 处较安全。
- 进行开放截骨时应当格外小心，建议使用扁平的骨刀或者撑开器。
- 接骨板的位置应尽量靠近跖侧以抵消跖骨跖屈的趋势。
- 强烈建议在术中进行 X 线透视。
- 一定不要过度矫正第1跖趾关节。
- 要注意𬟁趾是否有旋转。
- 手术成功有 50% 要归功于术后护理、服从医嘱和患者教育。
- 一定要使用正确尺寸的器械（如摆锯、刀片、骨刀等）。

11.9 误区及危害

- 保持外侧皮质完整对于维持稳定性非常重要。
- 在截骨部位植骨可以避免骨不连的发生。
- 第1跖骨的长度略微增加，最终导致第1跖趾关节

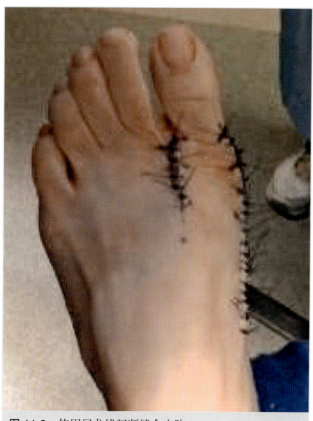

图 11.6 使用尼龙线间断缝合皮肤

压力增加是一种较少见的并发症。
- 如果需要从其他部位取骨进行植骨,应当注意防范取骨部位的并发症。

11.10 并发症及相应处理

11.10.1 并发症

- 过度矫正:
  - 最常见的并发症。
  - 在术中进行透视来避免这种并发症。
- 第 1 跖骨过度延长:
  - 斜行或横行截骨在延长跖骨方面没有差异。
  - 过度地延长会导致软组织过紧、复发率升高以及第 1 跖趾关节活动度减小。
  - 延长跖骨可能会影响跖趾关节,最终导致有症状的关节炎。
  - 早期发现此问题并进行补救手术(如远端短缩 Chevron 截骨)可以消除其影响。
- 蹞外翻畸形复发:
  - 发生率为 3%~11%。
  - 术前 HVA 和 DMAA 较大的患者风险更高。
  - 术前 DMAA 较大的患者补充远端截骨可以降低畸形复发的风险。
  - 第 1 跖列活动度较大可能会增加其风险。
- 术后第 1 跖趾关节持续疼痛:
  - 这些患者术后发生跖趾关节炎的可能性较高。

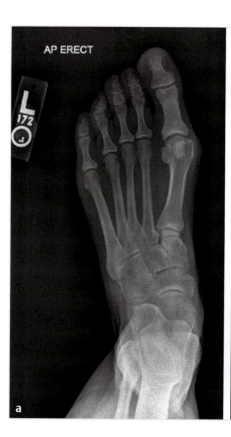
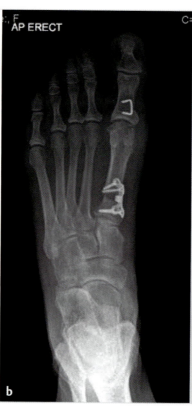

图 11.7 a. 术前 X 线片。b. 术后正位 X 线片

- 突出的内固定装置刺激：
  - 骨愈合且矫形稳定后应考虑拆除内固定。
- 术后感染：
  - 如果感染对局部治疗和抗生素治疗不敏感，可能需要进行切开、引流和清创，并且需要取出内固定等待后期翻修手术。

11.10.2 相应处理

- 如果截骨时损伤了外侧皮质：
  - 在使用接骨板的同时使用小的拉力螺钉或者克氏针维持截骨处的铰链结构。
  - 使用可以稳定外侧皮质受损的截骨部位的新型锁定接骨板。
- 如果开放楔形截骨导致第1跖骨过度延长：
  - 附加远端Chevron截骨来恢复跖骨正常长度。
- 如果患者有明显的内固定刺激的症状：
  - 拆除内固定装置，使用2枚克氏针固定8周。

11.11 术后治疗

- 根据患者的不同情况使用前足免负重鞋、凸轮靴或者严格地无负重4~6周。
- 建议在术后6周行正位和侧位X线检查矫形后的力线以及骨的愈合情况。
- 如果X线片显示外侧皮质周围有骨痂形成，则提示术中损伤了外侧皮质。对于这些患者应当延长不负重时间2周，以确保矫形的稳定。此外，对于这些患者还应当密切随访以监测可能出现的延迟愈合。
- 如果感染对局部治疗和抗生素治疗不敏感，可能需要进行切开、引流和清创，并且需要取出内固定等待后期翻修手术。

11.12 结果

- 患者的HVA、IMA以及AOFAS评分在术后中期随访时（约5.2年）均有明显改善。
- 对HVA和IMA的恢复保护了第1跖列的稳定性和功能，保护了跖楔关节，避免出现关节炎。
- 使用接骨板固定的近端开放楔形截骨与近端Chevron截骨的稳定性相同。
- 外侧皮质的完整性和骨密度对于近端开放楔形截骨的稳定性非常重要。
- 患者术后的满意率较高，可达到80%~89%。

参考文献

[1] Glazebrook M, Copithorne P, Boyd G, et al. Proximal opening wedge osteotomy with wedge-plate fixation compared with proximal chevron osteotomy for the treatment of hallux valgus: a prospective, randomized study[J]. J Bone Joint Surg Am, 2014, 96(19):1585-1592.

[2] Sammarco VJ. Management of soft tissue deficiency of the hallux: salvage in trauma, diabetes, and following surgical complications[J]. Foot Ankle Clin, 2005, 10(1):55-74.

[3] Bagatur AE, Albayrak M, Akman YE, Yalcinkaya M, Ozer UE, Yalcin MB. A Simple Method for Fixation of Proximal Opening-Wedge Osteotomy of the First Metatarsal for correction of Hallux Valgus[J]. Orthopedics, 2016, 39(6):e1213-e1217.

[4] Iyer S, Demetracopoulos CA, Sofka CM, et al. High rate of recurrence following proximal medial op0ening wedge osteotomy for correction of moderate hallux valgus[J]. Foot Ankle Int, 2015, 36(7):756-763.

[5] Oravakangas R, Leppilahti J, Laine V, et al. Proximal opening wedge osteotomy provides satisfactory midterm results with a low complication rate[J]. Foot Ankle Surg, 2016, 55(3):456-460.

[6] Ferrao PN, Saragas NP. Rotational and opening wedge basal osteotomies[J]. Foot Ankle Clin, 2014, 19(2):203-221.

[7] Jeyaseelan L, Chandrashekar S, Mulligan A, et al. Correction of moderate to severe hallux valgus with combined proximal opening wedge and distal chevron osteotomies: a reliable technique[J]. Bone Joint, 2016, 98-B(9):1202-1207.

[8] Han SH, Park EH, Jo J, et al. First metatarsal prosimal opening wedge osteotomy for correction of hallux valgus deformity: comparison of straight versus oblique osteotomy[J]. Yonsei Med, 2015, 56(3):744-752.

12 Akin 截骨术及 Moberg 截骨术治疗趾外翻畸形

Adam G. Miller

摘要：在跗外翻畸形的矫正中，我们可以联合跗趾近节趾骨截骨术来进行调整，也可联合关节清理或关节唇截骨术来缓解跗僵硬的症状。既往报道过多种相关技术，本文重点介绍预后优良的术式。仔细矫正畸形可避免肌腱损伤、矫正过度或内固定松动等并发症。

关键词：Akin 截骨术，Moberg 截骨术，近节趾骨截骨术，跗僵硬，跗外翻。

12.1 Akin 截骨术

12.1.1 适应证

- 趾外翻畸形。
- 双截骨（Akin 与跖骨截骨）治疗跗趾关节匹配性跗外翻畸形。
- 跗外翻术后复发的矫正。

病理

跗外翻是第 1 跖列力线异常合并内侧骨突，常伴疼痛，畸形还可引起第 1 趾蹼间隙的撞击。跗外翻畸形可为先天性或随着年龄加重的获得性。虽然跗外翻畸形确切的致病因尚不清楚，但该畸形具有明显的家族遗传性。

临床评估

跗外翻确诊后，必须区分同时存在跗僵硬的情况。如果同时存在跗僵硬，则需要融合第 1 跗趾关节。第 1 跗楔（TMT）关节的稳定性依赖于临床查体及影像学评估，存在不稳定时，则需行 Lapidus 术融合关节。随后，需对跗外翻畸形的严重程度和关节协调性进行判断。Akin 截骨术可作为双截骨的合并术式治疗关节协调的跗外翻畸形，或作为辅助术式，增强矫正效果。

影像学评估

足的负重位 X 线片，包括前后位、30°斜位及侧位。可用于对跗趾关节炎、跗楔关节不稳、跗趾关节协调性、跗外翻角及趾骨间夹角的评估（图 12.1）。磁共振成像（MRI）和计算机断层扫描（CT）均对跗外翻治疗没有意义。

非手术疗法

非手术疗法可应用于跗外翻治疗，包括缓解鞋子对骨突部位的压力，或缓解相邻第 2 趾的压力。可尝试穿着更宽松的鞋，以及通过鞋楦撑开鞋头。通过硅胶分趾垫来缓解对第 2 趾的刺激所引起的疼痛。持续性的畸形非手术治疗常是无效的。

禁忌证

单独使用 Akin 截骨术治疗第 1 跗趾关节不匹配的跗外翻畸形。

12.1.2 手术目的

Akin 截骨术常用于矫正趾骨畸形，以及缓解跗

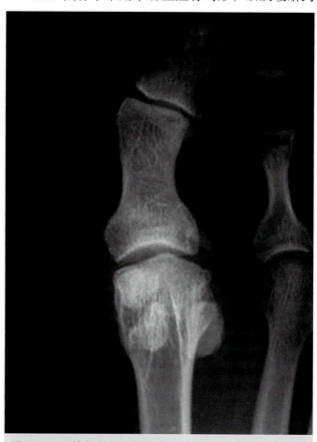

图 12.1 跗外翻发生于趾间关节

趾对趾蹼的刺激及邻趾的挤压。第 1 跖趾关节匹配良好，近节趾骨截骨端的骨性愈合且无内固定物刺激则视为手术成功。

12.1.3 手术优势

姆趾近节趾骨截骨术是一种有效矫正姆外翻畸形的辅助术式。在软组织手术矫正并维持姆趾位置之外，联合近节趾骨截骨术可以增强矫正效果。这将降低远期畸形复发率，并且在骨愈合后，可以有效地增加姆趾的关节活动度。

12.1.4 主要原则

- 进行软组织松解时注意保护伸肌腱和屈肌腱。
- 截骨时应注意保护对侧骨皮质，避免过度矫正。
- 坚强内固定，并避免内固定隆起。

12.1.5 术前准备和患者体位

大多数 Akin 截骨术与姆外翻矫形术同时进行，术中可将患肢置于手术台边缘并轻微外旋。可根据术中的需要使用小腿止血带。

12.1.6 手术技术

在姆趾近节趾骨内侧基底部做纵向切口，以保护背内侧神经和跖内侧神经。同时进行姆外翻矫形术的患者应向近端延长切口。全厚皮瓣切开显露姆趾近节趾骨。采用 Hohmann 拉钩保护伸肌腱和屈肌腱。通过导针定位后单皮质截骨。关于水平截骨和斜向截骨均有报道。斜向截骨术的截骨方向为远端内侧向近端外侧，可以通过螺钉加压固定。通过术中 C 臂透视确定截骨方向满意后，使用微型摆锯进行近节趾骨单皮质截骨，可根据矫正需要用摆锯截除部分内侧骨皮质，以此可以降低矫形过度的发生率。

术中截骨满意后，使用内固定进行固定维持矫正位置。使用缝合固定、1 枚骑缝钉、空心螺钉或接骨板固定方式均有报道（图 12.2）。水平截骨采用接骨板或骑缝钉固定效果更佳。有报道指出骑缝钉也是一种可靠的固定方式，有 5.9% 患者在内固定部位压痛。

斜向截骨常采用 1 枚 2.4mm 或 3.0mm 空心螺钉垂直截骨端固定就能提供足够的稳定性和加压（图 12.3）。

空心螺钉沿着导针方向由近节趾骨基底内侧固

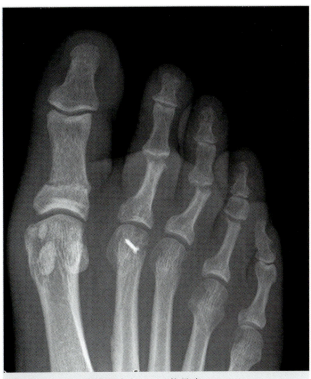

图 12.2 通过缝线固定的 Akin 截骨术

定截骨端，需要剥离部分关节囊。导针应穿过近节趾骨对侧皮质。钉道往往偏背侧，需要术中行足正侧位 C 臂透视。应选择无头或埋头的空心螺钉，避免螺钉尾部隆起刺激皮肤。在植入螺钉后，应检查趾骨内侧皮质的加压固定情况。

12.1.7 技巧和要点

- 避免在截骨时造成过度矫正，应逐渐截骨以矫正力线。
- 螺钉沿导针方向，并偏背侧选择合适位置固定。
- 避免内固定物隆起于皮下。

12.1.8 误区及危害

在使用摆锯时，使用牵开器保护姆长屈肌腱和姆长伸肌腱。术中可能出现医源性肌腱损伤，并导致慢性畸形。应避免过度矫正。

12.1.9 并发症及相应处理

- 过度截骨：截骨后外侧骨皮质的缩短。力线矫正后，通过内固定维持截骨位置。
- 畸形复发/错误操作：对于首次术中操作或矫正不

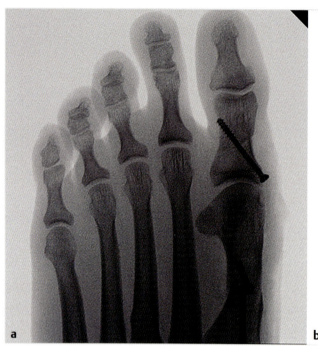
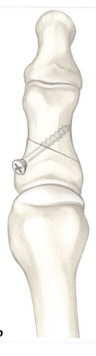

图 12.3 a、b. 螺钉牢固固定 Akin 截骨

足引起的畸形复发时，术者必须判断是否需要再次翻修。
- 软组织过度分离后出现缺血性坏死：注意内侧截骨区域软组织的有限剥离。
- EHL/FHL 断裂：通常这些并发症可能直至手术结束才被发现。术后僵硬或无力的症状较为常见，虽然最终均可缓解，但患者会在术后短期内抱怨。如果怀疑任何肌腱损伤，需要在 MRI 或超声诊断后给予修复。若术中发现肌腱断裂，建议于断端吻合修复肌腱。
- 不美观：如果计划行 Akin 截骨术，需要考虑术后足趾可能被矫正的位置。若所有足趾均在跖趾关节存在外翻畸形，需要考虑跗趾趾间关节外翻的矫正。另外，术者必须将前足整体轮廓纳入考虑范围内，避免过度矫正。除外形不美观之外，过度矫正也会造成术后鞋子对足趾的刺激。

12.1.10 术后治疗

使用正确的敷料包扎方法及穿戴前足免负重鞋可以在术后加强矫正并早期负重。术后前足 6 周无负重，患者可通过足跟或足外侧负重。更换正常鞋前要在第 1 趾蹼间使用分趾垫。术后 4~6 周可根据截骨端骨愈合情况，开始第 1 跖趾关节的被动活动。患者需持续穿前足免负重鞋 6 周，直至手术切口及截骨端疼痛消失，再逐渐更换为正常鞋子。

12.1.11 结果

跗外翻矫形术的长期随访及维持效果均良好，原因在于矫正在很大程度上并不依赖于单纯软组织手术。术式选择上并不建议行单一趾骨截骨术，可与跗外翻矫形术联合使用。长期随访结果，行趾骨斜向截骨术后骨接触面增加，有助于促进骨愈合。一些患者跗趾术后可能会出现跗僵硬症状，据报道，僵硬程度与患者术后功能锻炼量有相关性。研究报道，所有行截骨矫形术的患者最终结果良好；既往研究报道，Akin 截骨术可改善跗外翻角 2°~16°。

12.2 Moberg 截骨术

12.2.1 适应证

- 青少年跗僵硬患者。
- 改善成人患者关节唇截骨术后足趾背伸活动。

病理

跗僵硬是第 1 跖趾关节逐步退变的过程，其特征为活动度减小、骨赘形成、疼痛以及潜在畸形。通常指足趾背屈功能受限。年轻人群常因创伤导致跖骨头骨软骨损伤。

临床评估

临床评估需关注第 1 跖列的整体力线及是否存在畸形，以排除其他病理改变。同时对关节活动度进行测量，特别注意在关节活动时引起疼痛的足趾位置。因为疼痛导致活动受限或提前终止，提示轻度关节炎；而运动范围中度下降提示成人关节炎晚期或年轻人群局灶性骨软骨病变。考虑行 Moberg 截骨术时，需评估关节背伸功能的丧失程度。

影像学评估

应对患足行站立位正侧斜位 X 线检查，且特别关注第 1 跖趾关节情况。Coughlin 和 Shurnas 在既往研究中对踇僵硬进行了分型，且被广泛接受。对于轻度踇僵硬患者可行关节唇截骨术。青少年骨骺未闭合的患者，在 Moberg 截骨术时尤其注意保护骨骺。应密切注意跖骨头囊性改变或剥脱性骨软骨炎（OCD）的表现。在疼痛程度、部位与影像学结果不匹配的患者中，可用 MRI 来排除跖骨头的 OCD，尤其对于年轻患者。

非手术疗法

Morton 垫固定于鞋垫的跖骨头下方区域，以限制跖趾关节活动度，并减轻对跖趾关节造成的压力，从而降低部分患者的疼痛症状。还可使用抗炎药物和减少关节活动。同时，行跖趾关节封闭可缓解症状。

禁忌证

- 术前背伸活动度得到保留。

12.2.2 手术目的

Moberg 截骨术的目标是保留跖屈活动度，并增加背伸活动度。然而，活动度的增加常常是有限的，但会显著缓解疼痛症状。截骨的方式应该避免损伤近节趾骨骨骺，且可以通过稳定固定来实现术后早期关节活动锻炼。

12.2.3 手术优势

Moberg 截骨术是治疗有症状的关节僵硬的保关节术式，可应用于无明显骨刺或跖趾关节无明显影像学退变的年轻人群，也可以合并关节唇截骨术用于中老年患者。

12.2.4 主要原则

- 保护近节趾骨骨骺及伸肌腱。
- 坚强内固定，以便于早期进行关节功能锻炼。
- 内侧入路可便于背侧楔形截骨。

12.2.5 术前准备和患者体位

将患肢置于手术台边缘并轻微外旋或足趾向上以方便截骨。精确定位后行截骨术。可根据术中需要使用止血带。

12.2.6 手术技术

取近节趾骨内侧纵向切口。保护背侧皮神经。显露近节趾骨基底，若存在骨骺未闭合，应保护近节趾骨骨骺区域。当合并关节唇截骨术时，也可以选择扩大的背侧纵向切口。还可采用背侧入路，但可能会损伤背内侧皮神经。若计划联合手术，如治疗跖骨头剥脱性骨软骨炎（OCD），或关节唇截骨，应先行其他手术操作。

将 Hohmann 拉钩放置于拟行截骨部位的趾骨背侧。由趾骨背侧向跖侧做单皮质楔形截骨，保持跖侧骨膜的完整性，这样有助于在跖侧形成铰链。通过摆锯或刀片逐层截骨，最后达到设计要求的截骨量（图 12.4）。矫正角度为相对足底倾斜 15°，或在侧位 X 线上相对于第 1 跖骨背屈倾斜 35°。

截骨位置满意后，可采用克氏针临时固定，骑缝钉、缝线或螺钉固定。克氏针或螺钉从背侧跨截骨面固定。

12.2.7 技巧和要点

- 避免截断跖侧骨皮质，这会增加手术难度。
- 骨骺未闭合的患者，应使用克氏针导向以防止骨骺损伤。
- 坚强固定后可早期功能锻炼。

12.2.8 误区及危害

在使用摆锯时，使用拉钩保护 FHL 和 EHL。术中可能出现医源性肌腱损伤，并导致慢性畸形。避免过度矫正。

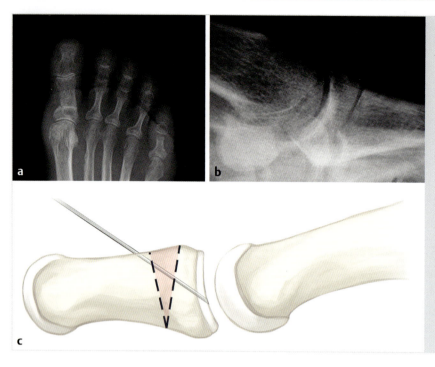

图 12.4 Moberg 截骨的术后正位（a）及侧位（b）X 线片，以及示意图（c）

12.2.9 并发症及相应处理

- EHL 切断：若术中发现肌腱断裂，建议给予断端吻合修复肌腱。术后 4 周内进行保护性活动。
- 固定失效：单纯螺钉或接骨板固定截骨近端常不稳定。建议克氏针辅助固定，可有效避免截骨端松动移位。

12.2.10 术后治疗

使用正确的敷料包扎方法及穿戴前足免负重鞋可以加强术后矫正效果。术后 6 周前足无负重，但患者可通过足跟或足外侧负重（因为截骨端的内在稳定性，负重可以加压并稳定截骨端）。术后 4~6 周，根据截骨端骨愈合情况，跖趾关节开始被动活动。若联合关节唇截骨术，可尝试早期活动锻炼跖趾关节，以保留其活动度。患者需持续穿前足免负重鞋 6 周，直至手术切口及截骨端疼痛消失，并逐渐更换为正常鞋。

12.2.11 结果

虽然患者术后症状缓解明显，但能改善关节活动的治疗方案尚不明确。Moberg 截骨术是治疗晚期踇僵硬患者最有效的治疗方法。O'Malley 等在其研究中报道联合关节唇截骨术与近端趾骨截骨术治疗晚期踇僵硬的满意度达 85%。所有患者中仅 5% 最终需要行关节融合术。对既往研究结果的回顾性分析显示出相似的结果（89%）。然而，大多数（72.3%）患者为中度（Ⅱ度）踇僵硬。在另一项研究中，42 例患足中，仅 2 例中度踇僵硬患者单独行趾骨截骨术并使用螺钉固定。Hunt 和 Anderson 在其研究中联合使用 Moberg 截骨术和 Akin 截骨术，作为一种双平面截骨，截骨部位均获骨性愈合，手术成功率为 90%。

参考文献

[1] Roy SP,Tan KJ.A modified suture technique for fixation of the Akin osteotomy[J].J Foot Ankle Surg, 2013, 52（2）:276-278.

[2] Neumann JA,Reay KD,Bradley KE,et al.Staple fixation for akin proximal phalangeal osteotomy in the treatment of hallux valgus interphalangeus[J].Foot Ankle Int, 2015, 36（4）:457-464.

[3] Plattner PF,Van Manen JW.Results of Akin type proximal phalangeal osteotomy for correction of hallux valgus deformity[J].Orthopedics, 1990, 13（9）:989-996.

[4] Vander Griend R.Correction of hallux valgus interphalangeus with an osteotomy of the distal end of the proximal phalanx（distal Akin osteotomy）[J].Foot Ankle Int, 2017, 38（2）:153-158.

[5] Coughlin MJ,Shurnas PS.Hallux rigidus.Grading and

longterm results of operative treatment[J].J Bone Joint Surg Am, 2003, 85-A（11）:2072-2088.

[6] O'Malley MJ,Basran HS,Gu Y,Sayres S,Deland JT.Treatment of advanced stages of hallux rigidus with cheilectomy and phalangeal osteotomy[J].J Bone Joint Surg Am, 2013, 95（7）:606-610.

[7] Roukis TS.Outcomes after cheilectomy with phalangeal dorsiflexory osteotomy for hallux rigidus:a systematic review[J].J Foot Ankle Surg, 2010, 49（5）:479-487.

[8] Perez-Aznar A,Lizaur-Utrilla A,Lopez-Prats FA,Gil-Guillen V.Dorsal wedge phalangeal osteotomy for grade Ⅱ-Ⅲ hallux rigidus in active adult patients[J].Foot Ankle Int, 2015, 36（2）:188-196.

[9] Hunt KJ,Anderson RB.Biplanar proximal phalanx closing wedge osteotomy for hallux rigidus[J].Foot Ankle Int, 2012, 33（12）:1043-1050.

13 第1跖趾关节唇切除术

Andrew D. Beischer

摘要：姆僵硬大多发生在第1跖骨头，关节软骨磨损，关节背侧骨赘形成。在早中期（Ⅰ～Ⅲ级），关节炎引起第1跖趾关节背伸活动受限和疼痛，可采取手术清理关节退变和关节周围骨赘，称为唇切除术，希腊语 Cheilos 意思是唇，去除跖骨头背侧30%骨质后，90%的病例得到缓解。

关键词：姆外翻，唇切除术，背侧骨赘。

13.1 适应证

- 第1跖趾关节骨性关节炎常起始于第1跖骨头背侧软骨磨损。
- 常合并第1跖骨背侧骨赘增生，这两种病理状态导致姆趾背屈活动时疼痛受限，尤其在步态推进相。
- 背侧骨赘过大，可能与紧的鞋面摩擦引起疼痛。
- 关节炎继续进展，关节中心部位软骨磨损，甚至累及关节跖侧软骨。
- 当软骨磨损局限于关节背侧 1/3 区域时，施行唇切除术是合适的。

13.1.1 临床评估

- 对是否适合行唇切除术的第1跖趾关节炎的患者进行评估是很重要的。
- 合适的患者是行走时背伸姆趾时疼痛。背侧骨赘与鞋面之间摩擦也是主要症状。
- 检查姆趾的活动范围 40°~50° 为最合适。
- 通过轴向研磨试验检查中等范围活动时关节敏感性，如果呈阳性，示意第1跖骨头中心区域关节软骨磨损，是唇切除术的相对禁忌证。
- 有趣的现象是被动活动关节时，跖屈姆趾时常可引发疼痛，这可能是由受背侧骨赘刺激，发炎的关节囊被拉伸引起的。
- 籽骨–第1跖骨关节炎时，如被动活动姆趾，指压籽骨可引起疼痛，这是唇切除术相对禁忌证。

13.1.2 影像学评估

- 总的来说，需要足的标准负重位 X 线片（正位、侧位、内斜位）评估。
- 斜位片对于评估关节跖侧存留多大的间隙很重要。
- 如果关节中心软骨缺损研磨试验或籽骨–跖骨头关节指压试验呈阳性，而标准 X 线片显示不明显，可用磁共振来检查关节的病理改变，这种病理改变是唇切除术相对禁忌证（图 13.1）。

13.1.3 非手术疗法

- 改变活动方式。
- 更换合适的鞋：避免穿高跟鞋、加深的鞋头，鞋底具有钢质或碳纤维板加强的硬底鞋。
- 应用非甾体类抗炎药。

13.1.4 禁忌证

- 关节炎症。
- 第1跖趾关节跖半侧关节软骨缺损。
- 关节活动严重受限。
- 合并严重姆外翻。

13.2 手术目的

- 缓解姆趾活动伴随的疼痛。
- 改善活动范围。

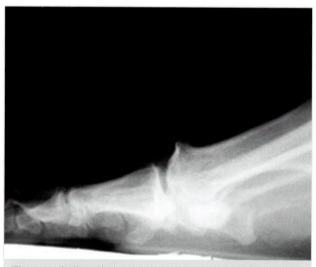

图 13.1 侧位 X 线片显示累及跖骨头背侧的骨赘

- 消除背侧骨赘与鞋之间的摩擦。

13.3 手术优势

- 操作简单。
- 恢复快。
- 选择合适的患者,手术效果可靠。

13.4 主要原则

- 背侧入路。
- 跗长伸肌腱内侧切开关节囊。
- 去除第1跖骨头背侧30%骨质和骨赘。
- 手术切除后获得90°活动范围。
- 如果不能达到背屈90°活动范围,可考虑近节趾骨楔形闭合截骨。

13.5 术前准备和患者体位

- 日间手术。
- 仰卧位,患侧臀下垫垫,使跗趾朝向手术室天花板。
- 施行静脉镇静和局部麻醉。
- 最好踝部绑止血带,但不是必需的。

13.6 手术技术

- 以第1跖趾关节为中心做4cm长背侧纵向切口,注意保护跗趾背内侧皮神经。
- 跗长伸肌腱拉向外侧,以第1跖趾关节为中心纵向切开关节囊。
- 锐性剥离骨膜,暴露跖趾关节背侧,取出游离体。
- 用小咬骨钳去除第1跖骨背侧存在的骨赘。
- 跖屈跖趾关节,观察跖骨头中间1/3区域表面软骨是否完好。用拇指和食指夹紧跗趾,施以轴向牵拉,可观察趾骨侧关节面。
- 如果软骨缺损比临床体检和影像学检查推测得要严重,最保险的情况是更换手术方式(这需要与患者有过沟通)。
- 跖屈跗趾以暴露病变第1跖骨头,用1cm宽的薄骨凿去除第1跖骨头病变部分(背侧30%)(图13.2、图13.3)。
- 评估第1跖趾关节活动范围,应该达到背伸90°活动度,如果不能达到,可进行近节趾骨基底部背屈楔形闭合截骨(Moberg截骨)(图13.4~图13.6)。
- 分层缝合,0号可吸收线缝合关节囊,用4-0号尼龙线缝合皮肤。
- 足部用厚的外科敷料包扎,穿术后硬底鞋保护。

13.7 技巧和要点

- 在使用骨刀凿骨时,注意将刀的斜口面对向跖侧,以使锤击骨刀时,骨刀向背侧近端移动。骨刀应在第1跖骨头颈交界的近端大约1cm处退出。
- 常见的错误是切除的跖骨头过少,这可能与手术医

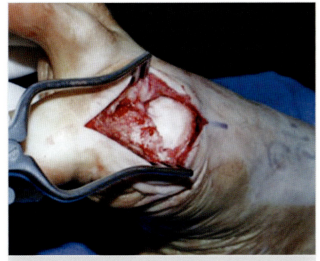

图13.2 术中照片显示截除背侧骨赘和病变的30%背侧跖骨头

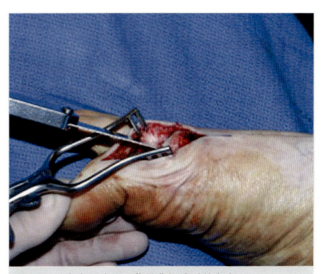

图13.3 术中照片显示薄骨凿切除时的方向

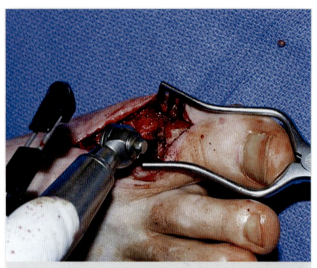

图 13.4　术中照片显示微型骨锯进行近节趾骨基底部背屈楔形闭合截骨

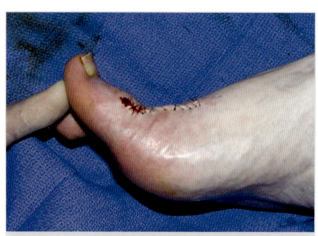

图 13.6　术后照片显示术后第 1 跖趾关节背屈达到 90°

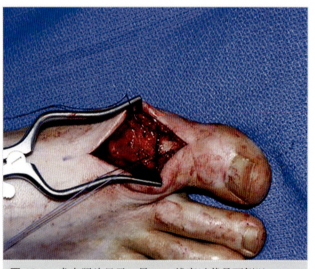

图 13.5　术中照片显示 0 号 PDS 线穿过截骨两侧以 1.6mm 克氏针钻的两对汇合的骨孔内

生将背侧骨赘误当作跖骨头的一部分有关。
- 行趾骨基底部楔形截骨时，保持跖侧骨皮质的连续性对于保护屈𧿹长肌腱和截骨的稳定性是很重要的。

13.8　误区及危害

- 切除的第 1 跖骨头实际骨质过少。
- 骨凿方向不当，可能导致切除骨质过多。

13.9　并发症及相应处理

- 如果行唇切除术后，背屈活动度仍不够，可行近节趾骨基底部背伸楔形闭合 Moberg 截骨术，注意不要穿透跖侧骨皮质，否则将导致截骨不稳定。
- 如果趾骨跖侧骨皮质被截开，加用 1.25mm 克氏针固定可增加稳定性。

13.10　术后治疗

- 术后即可完全负重。
- 术后 2 周拆除缝线。
- 如果没有行趾骨截骨术，术后 2 周患者可穿着舒适鞋，进行主动和被动跖屈及背伸第 1 跖趾关节。
- 如果行趾骨截骨，术后 6 周患者应穿戴术后特制的鞋负重。术后 2 周患者应进行主动和被动背伸第 1 跖趾关节（趾骨截骨处加压）。术后 4 周时患者开始进行主动跖屈活动。术后 6 周趾骨截骨愈合后患者可开始被动跖屈活动。

13.11　结果

- 选择合适的患者，随访 10 年大部分效果良好。
- 唇切除术后关节背伸活动仍受限的患者行趾骨截骨可改善效果。

参考文献

[1] Coughlin MJ,Shurnas PS.Hallux rigidus.Grading and longterm results of operative treatment[J].J Bone Joint Surg Am,2003,85-A(11):2072-2088.

[2] Nicolosi N,Hehemann C,Connors J,Boike A.Long-term follow-up of the cheilectomy for degenerative joint disease of the first metatarsophalangeal joint[J].J Foot Ankle Surg,2015,54(6):1010-1020.

[3] Thomas PJ,Smith RW.Proximal phalanx osteotomy for the surgical treatment of hallux rigidus[J].Foot Ankle Int,1999,20(1):3-12.

[4] Kim PH,Chen X,Hillstrom H,et al.Moberg osteotomy shifts contact pressure plantarly in the first metatarsophalangeal joint in a biomechanical model[J].Foot Ankle Int,2016,37(1):96-101.

14 第 1 跖趾关节融合术

Brian S. Winters

摘要：对于存在无法挽救的关节或严重畸形的第 1 跖趾关节重建，融合术仍然是一种最成功、具有长期可重复疗效的治疗，例如跚僵硬、缺血性坏死、感染、类风湿/炎症性关节病和重度跚外翻。大量研究报道融合后功能效果的提升与高融合率和各种各样的关节处理技术、内固定技术的使用高度相关，而与退变的病因关系不大。如果遵循融合主要原则，可以期望患者能达到良好的功能结果和接近正常的活动水平。本章将介绍第 1 跖趾关节的病理学和有指征的第 1 跖趾关节融合术。

关键词：第 1 跖趾关节，融合，关节炎，退行性关节疾病，跚僵硬。

14.1 适应证

14.1.1 病理

- 第 1 跖趾关节痛的常见病因包括退行性或创伤后关节炎、无菌性坏死、感染、风湿性/感染性关节病等引起的跚僵硬，重度跚外翻畸形。
- 患者主诉有典型的疼痛和僵硬。

14.1.2 临床评估

- 第 1 跖趾关节患者评估的第一步，包括完整的病史以确定患者何时开始疼痛、确切定位、加剧或缓解症状的活动以及是否存在任何的全身症状。
- 体格检查应评估足和踝关节畸形的整体力线，如成年获得性平足或踝关节外翻，可通过制造病理性压力分布来诱发症状，可能也需要定位。
- 如果存在既往手术史，应该仔细评估瘢痕和皮肤的质量。
- 在适当的矫形病例中，感染作为持续性疼痛的原因之一，需要被排除。
- 触诊足远端脉搏，如果担心有严重周围血管疾病，需咨询血管外科。

14.1.3 影像学评估

- 常规的负重位的正侧位、斜位 X 线片，可提供可靠信息以供最终确诊、制订治疗计划。
- 在某些情况下，可能需要高级影像学资料，如 MRI 和 CT 等，以进一步评估潜在的病理情况，如缺血性坏死。
- 在怀疑感染但未确诊的病例中，可以使用 ^{99m}Tc 骨扫描或标记白细胞扫描。

14.1.4 非手术疗法

- 非甾体类抗炎药物。
- Morton 延展的定制型鞋垫。
- 注射类固醇。
- 穿鞋调整（如硬底，深宽的脚趾空间）。

14.1.5 禁忌证

- 活动期感染。
- 预期有约 1cm 或更大的骨量丢失的情况。
- 严重的周围血管疾病。
- 通过糖化血红蛋白诊断的控制不佳的糖尿病。
- 主动吸烟。
- 软组织条件差。

14.2 手术目的

最终目标是减少疼痛，矫正前足力线，恢复患者足部功能。

14.3 手术优势

数种融合的术式被描述，在无法挽救的关节或严重畸形的情况下进行重建，融合仍然是最成功的具有长期可重复疗效的选择，融合率为 77%~100%。

14.4 主要原则

在整个手术过程中必须坚持细致的外科技术，以减少软组织损伤和伤口并发症的可能性。
- 必须保持第 1 跖列的长度，明显的缩短可导致跖趾关节区疼痛和继发的转移性跖骨痛。
- 必须彻底清理关节的各个面至健康、出血的骨床，以最大限度地增加融合率。
- 在关节清理后，需要建立适当的跗趾力线。
  - 10°~15° 外翻。
  - 旋转中立位。
  - 10°~15° 背伸（以地面为参照）。
- 坚强内固定以加压稳定关节。

14.5 术前准备和患者体位

患者取仰卧位，足与手术台末端约一拳的距离。如果术肢存在明显外旋，则应将宽垫放置在同侧髋关节下，以使足部朝向天花板。建议使用止血带，于大腿或小腿处使用均可，以防止过度出血进入软组织和清晰术野。尽管如此，为了防止术后血肿和减少伤口并发症/感染的风险，仍需要在整个手术过程中进行细致的止血。足踝部切口行无菌敷料包扎。

14.6 手术技术

14.6.1 手术方法

第1跗趾关节行背侧中线入路是最好的（图14.1）。如果必要，允许扩大切口，以适当暴露术区。这样该切口也能避开足背内侧皮神经区。在做皮肤切口之前，如果可能，标记任何旧瘢痕并包含于新的切口中。这并不总是可行的，在这样的情况下，让切口尽量靠近背侧是最好的。切口应从第1跗趾关节近端约2cm处开始，并向远端再延伸约2cm。然后可根据需要向远近端延长切口，以更好地显露关节，同时尽量减少软组织张力。因此，切口的长度因患者而异。掀起皮肤和皮下组织后，暴露出跗长伸肌腱，分离肌腱，并向外侧牵开（图14.2）。

平行于皮肤切口切开关节囊，直接切至骨面。然后将关节囊和内外侧副韧带作为连续的封套从关节两侧全层锐性分离（图14.3）。这样做将确保在闭创时有足够的软组织覆盖，这在使用接骨板内固定时尤为重要。关节的足底部分应保持完整，以保持血液供应至近端趾骨和跖骨头。任何骨赘、残存的软组织/软骨，以及内植物都应该被移除。

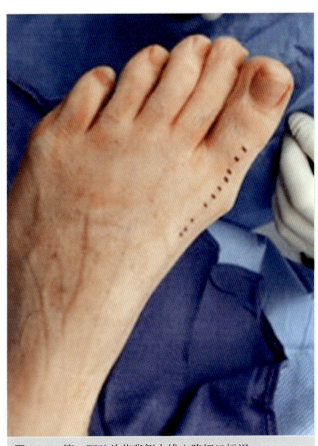

图14.1 第1跗趾关节背侧中线入路切口标识

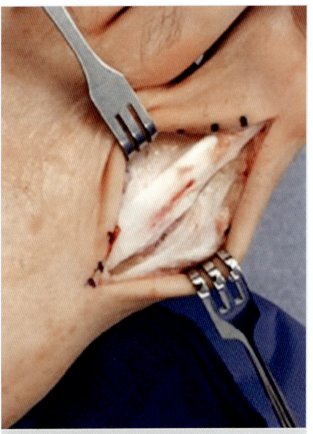

图14.2 显露跗长伸肌腱，并向外侧拉开

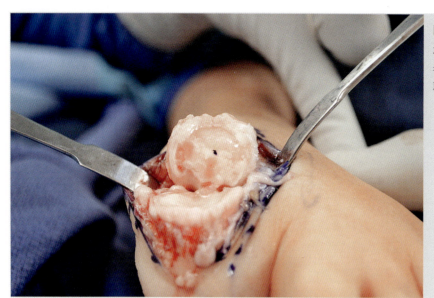

图 14.3 将关节囊和内外侧副韧带作为连续的封套从关节两侧全层锐性分离,暴露第 1 跖趾关节、跖骨头中央的标记就是导针的计划进针点

14.6.2 融合技术

此时,将近节趾骨基底和跖骨头清理至健康的、出血的骨质,这样可以获得完整的骨与骨融合位置以达到预期的力线。笔者最喜欢的技术是使用阴阳锉(图 14.4),它的优点是最小化去除骨量,并能允许姆趾在多个不同位置自由摆放。首先测量跖骨头的直径,以确定应使用何种尺寸的锉。然后将导针(通常是与特殊锉配套的)插入到跖骨头中央。在 X 线透视下,正侧位片都显示,导针在跖骨头、跖骨干都居于中心(图 14.5、图 14.6),这一点是很重要的。一旦确定了导针的适当位置,用 Hohmann 牵开器牵开要保护的软组织,并且在锉之前要将足趾过度弯屈(图 14.7、图 14.8)。值得注意的是关节清理至松质骨就足够了。如果存在明显的硬化,可以使用克氏针来制造出血的"骨道",这将提升融合率同时避免额外的骨量损失。然后使用配套的锉在近节趾骨基底进行相同的处理(图 14.9)。一旦 MTP 关节的处理结束并清理了所有的骨碎片,要妥当摆放姆趾位置准备行内固定。

笔者最喜欢用的内固定是 2 枚无头半螺纹松质骨螺钉交叉。这种技术非常快捷,提供坚强内固定和加压,并且是低切迹和相对便宜的。这一技术的最大不同之处在于将 2 枚螺钉以非会聚的方式放置,避免交叉会聚的最好方法是将两枚导针放置在所预期的位置。这样就会知道螺钉最终会在哪里交叉。使用双头导针,从背侧在近节趾骨关节面中央插入

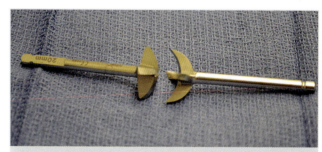

图 14.4 阴阳锉的照片

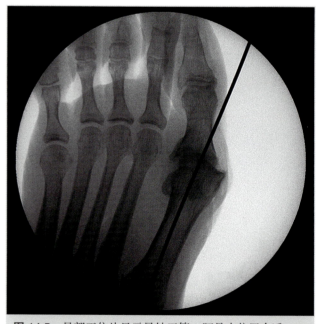

图 14.5 足部正位片显示导针于第 1 跖骨内位置合适

14 第1跖趾关节融合术

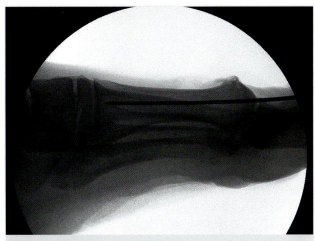

图 14.6 足部侧位片显示导针于第 1 跖骨内位置合适

导针，指向近节趾骨长轴的略背侧，经皮从脚趾的内侧面穿出。然后向外抽出，直到另一尖端位于近节趾骨基底的边缘。第 2 个双头导针从跖侧在跖骨头关节面中央插入，指向跖骨长轴的略跖侧，经皮从足的内侧面穿出。然后向外抽出，直到另一尖端位于跖骨头的边缘。透视以确认导针位置良好，一旦预设路径完成，术者能实现在远近端有足够的螺钉把持力（图 14.10）。

这时，在一定压力下，足趾保持在了理想的位置 [10°~15° 外翻。旋转中立位。10°~15° 背伸（以

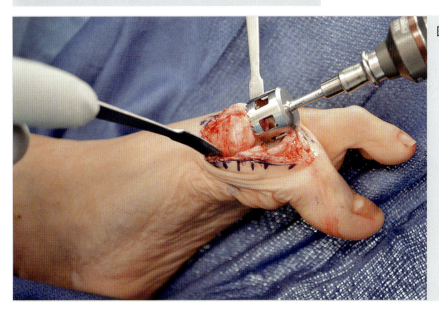

图 14.7 磨钻快速清除跖骨头周围骨赘

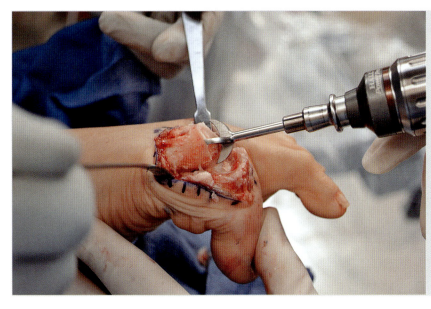

图 14.8 跖骨锉

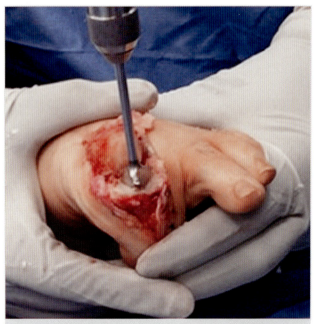

图 14.9　近端趾骨锉（为了图片清晰移开了牵开器）

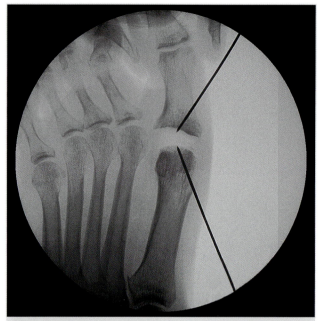

图 14.10　交叉螺钉内固定法中正确的导针准备位置

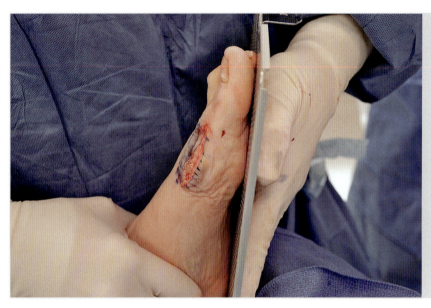

图 14.11　MTP 关节背屈度的评估。利用平板模拟站立位，可见姆趾的跖侧软组织应该刚好碰到平板表面

地面为参照）]。让助手将两枚导针穿入关节，穿过远端皮层。此时脚趾应该是稳定的，并且可以被放松，以确认姆趾力线是否适当。首先，从足的背侧看看姆外翻的情况，正如患者将要看到的外观一样。这是通过模拟负重的方法来完成的，利用一个牢固的平板（例如一个手术托盘的盖子，在手术开始的时候应该准备好），将足踩在平板上。然后，通过观察趾甲方向即放置于床面的足的姆趾轴线来评估旋转。接下来，评估姆趾背伸。如图 14.11 所示，姆趾的跖侧软组织应该刚好碰到平板表面。通过从平板上抬高姆趾来确保姆趾能有足够的间隙，以避免早接触地面（图 14.12）。一旦上述操作满意，通过术中透视以确认导针位置妥当，然后使用 AO 技术来测量、钻孔，使足在一定压力下放置 2 枚交叉螺钉（图 14.13、图 14.14）。笔者喜欢先安放从远到近的螺钉，以便将姆趾加压固定至跖骨。最后，透视、创面充分冲洗。用 0 号 Vicryl 线缝合深层的关节囊，用 3-0 号 Monocry 线缝合皮下组织，用 3-0 号尼龙

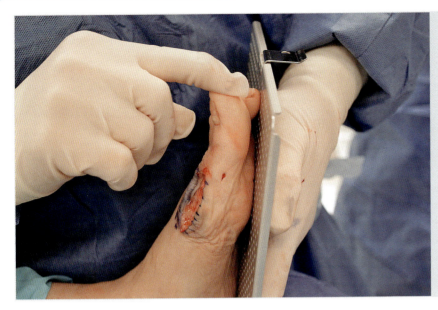

图 14.12 MTP 关节利用平板评估关节背屈度,保证行走时不会产生踇趾的过早撞击

线缝合皮肤。

另一种可选的术式是使用背侧的融合接骨板。大多数医院现在都用专门的预弯解剖接骨板来行第 1 跖趾关节融合术,这些接骨板要么是平的,要么是背伸 8°～10° 的,远端外翻用于精确定位。当使用接骨板融合术时,应始终安放 1 枚跖趾关节轴向加压螺钉,以加压关节。接骨板融合术中可采用锁定或非锁定螺钉,但必须严格保证刚性稳定性和加压。

14.7 技巧和要点

- 合适的患者体位摆放:易于显露处理关节,易于透视。
- 从最初的切开到最后的缝合时,始终注意保护软组织。软组织应该一直被"精细处理",而不是"夹持",以避免组织缺血和随后的坏死。
- 在安装内固定物前,确保第一 MTP 关节充分清理至健康的、出血的松质骨面。如果有任何不确定的地方,短暂地调低止血带压力,以帮助确定清理是否充分。去除最小化骨质,以保持第 1 跖列的长度。
- 在安装内固定之前,从临床和影像学上准确地评估踇趾的位置。如果需要做出调整,用记号笔在 MTP 关节处标记其纵贯线,用它作为指导去调整踇趾位置。导针的调整应该只是后退至关节水平上,这样就不会失去导针的初始位置。
- 在关节清理后、安装内固定前,要确保关节加压均匀,同时保持踇趾的理想位置。

14.8 误区及危害

- 皮肤、关节囊、踇长伸肌腱和足背内侧皮神经在整个过程中都有受损的风险,需要相应的保护。
- 如果大踇趾未达到充分的过屈或牵引器摆放位置不当,则很容易发生另一侧关节面锉骨的失误。
- 如果导针非居中穿入,偏心锉骨会导致不需要的骨量损失,且造成踇趾难以放置为理想位置。
- 阴阳锉的使用具有争议性,因为很容易发生过度切除,尤其是在柔软的骨质上。关节以可控的方式清理,应采用"轻触"技术,而不是持续加压。
- 在安装内固定前,利用平板模拟负重位检查大踇趾的位置是否适当。静息位评估可能误导术者。内翻位会使穿鞋不舒适,外翻位会刺激第 2 脚趾。足趾的过度背伸会导致籽骨的过度负重,穿鞋时大踇趾的症状性刺激,以及难看的外观。相反,过度地跖屈会在步态推进期刺激远端趾骨,最终导致趾间关节炎。

14.9 并发症及相应处理

- 踇长伸肌腱撕裂:为保持趾间关节的伸直功能,应修复撕裂。
- 交叉螺钉固定薄弱:要么改变螺钉的位置,要么考虑额外增加一个接骨板,一定要在术前备好。
- 不愈合:术后 3 个月考虑骨刺激手段。确保没有潜在的代谢环境(比如 25- 羟基维生素 D 指标低)。

- 畸形愈合：如果有症状，尝试调整穿鞋方式或定制矫正鞋。
- 感染：浅表感染可通过局部创口护理和口服抗生素治疗。深部感染应充分清创，并静滴抗生素。

- 第1跖列的过度短缩：术前就要考虑到这一点，同时要考虑外侧跖骨短缩截骨造成的影响，所有跖骨头形成合理的抛物线分布，避免转移性跖痛症的发生。这种情况在第1跖趾关节翻修手术中经常出现。在一些翻修手术中，特别是在失败的关节成形手术后，外侧跖骨短缩截骨也不足以达到与跚趾长度的平衡。在这种情况下，第1跖趾关节的植骨融合术应该被考虑，而非选择原位融合。

14.10 术后治疗

手术结束时，应用无菌软垫敷料包扎足部，并穿术后前足免负重靴。为控制疼痛、肿胀，利于创口愈合，笔者推荐术后患者在足跟负重的情况下穿该鞋2周，允许步行、洗浴等。在此期间，患者应保持患肢抬高，高于心脏水平。术后2周，评估切口，切口愈合则可拆线，复查非负重位的正侧位、斜位片，以确保重建的位置不丢失。再穿术后前足免负重靴4周，以进行可承受的足跟负重。笔者建议患者穿该靴直至睡前以保护患肢，但可以每日脱下以进行卫生清洁。术后6周，复查足负重位X线片，以评估进一步融合的各种迹象。如果有融合的影像学证据，患者可以穿常规术后靴，进行为期6周的完全负重。这段时间，也允许睡前脱去靴子。术后3个月，再次复查足负重位X线片，如果X线片显示跖趾关节已融合，患者可以不再穿术后靴，可更换成支撑性强的运动鞋。

14.11 结果

对于存在无法挽救的关节或严重畸形的第1跖趾关节功能重建，融合术仍然是一种最成功、具有

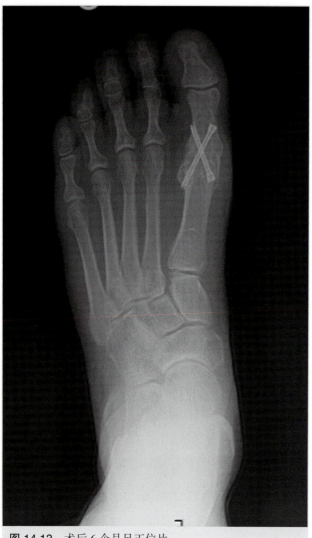

图14.13　术后6个月足正位片

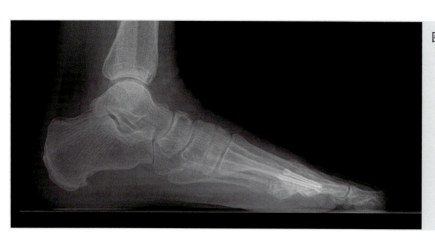

图14.14　术后6个月足侧位片

长期可重复疗效的措施，这一点得到广泛认同。一些研究报道了融合后功能效果提升与各种各样的关节处理技术、内固定技术高度相关，不论退变的病因是什么。如果能遵守一些主要原则：重视软组织覆盖、仔细认真的关节融合的准备、跨趾加压下处于适当位置、坚强内固定技术，就可以期望患者能达到良好的功能结果和接近正常的活动水平。

参考文献

[1] Bennett GL,Kay DB,Sabatta J.First metatarsophalangeal joint arthrodesis:an evaluation of hardware failure[J].Foot Ankle Int，2005，26（8）:593–596.

[2] Kumar V,Clough T.Silastic arthroplasty of the first metatarsophalangeal joint as salvage for failed revisional fusion with interpositional structural bone graft[J].BMJ Case Rep，2013，2013:bcr2013008993.

[3] Hecht PJ,Gibbons MJ,Wapner KL,et al.Arthrodesis of the first metatarsophalangeal joint to salvage failed silicone implant arthroplasty[J].Foot ankle Int，1997，18（7）:383–390.

[4] Whalen JL.Clinical tip:interpositional bone graft for first MP fusion[J].Foot Ankle Int，2009，30（2）:160–162.

[5] Cole GK,Nigg BM,van Den Bogert AJ,Gerritsen KG.The clinical biomechanics award paper 1995 Lower extremity joint loading during impact in running[J].Clin，2011，16（1）:13–20.

[6] Schuh R,Trnka HJ.First metatarsophalangeal arthrodesis for severe bone loss[J].Foot Ankle Clin，2011，16（1）:13–20.

[7] Stokes IA,Hutton WC,Stott JR,Lowe LW.Forces under the hallux valgus foot before and after surgery[J].Clin Orthop Relat REs，1979，（142）:64–72.

[8] Brodsky JW,Passmore RN,Pollo FE,et al.Functional outcome of arthrodesis of the first metatarsophalageal joint using parallel screw fixation[J].Foot Ankle Int，2005，26（2）:140–146.

[9] Womack JW,Ishikawa SN.First metatarsophalangeal arthrodesis[J].Foot Ankle Clin，2009，14（1）:43–50.

[10] Beertema W,Draijer WF,van Os JJ,et al.A retrospective analysis of surgical treatment in patients with symptomatic hallux rigidus:long–term follow–up[J].J Foot Ankle Surg，2006，45（4）:244–251.

[11] Bennett GL,Sabetta J.First metatarsalphalangeal joint arthrodesis:evaluation of plate and screw fixation[J].Foot Ankle Int，2009，30（8）:752–757.

[12] Coughlin MJ,Shurnas PS.Hallux rigidus.Grading and long–term results of operative treatment[J].J Bone Joint Surg Am，2003，85–A（11）:2072–2088.

[13] Defrino PF,Brodsky JW,Pollo FE,et al.First metatarsophlangeal arthrodesis:a clinical,pedobarographic and gait analysis study[J].Foot Ankel Int，2002，23（6）:496–502.

[14] Goucher NR,Coughlin MJ.Hallux metatarsophalangeal joint arthrodesis using dome–shaped reamers and dorsal plate fixation:a prospective study[J].Foot Ankle Int，2006，27（11）:869–876.

[15] Kumar S,Pradhan R,Rosenfel PF.Firt metatarshophalangeal arthrodesis using a dorsal plate and a compression screw[J].Foot Ankle Int，2010，31（9）:797–801.

[16] Poggio D,de Retana PF,Borda D,et al.Analysis of the clinical score progressions during the first year after first MTPJ fusion[J].Foot Ankle Int，2010，31（7）:578–583.

[17] Raikin SM,Ahmad J,Pour AE,et al.Comparison of arthrodesis and metallic hemiarthroplasty of the hallux metatarsophalangeal joint[J].Bone Joint Surg Am，2007，89（9）:1979–1985.

[18] Roos EM,Brandsson S,Karlsson J.Validation of the foot and ankle outcome score for ankle ligament reconstruction[J].Foot Ankle Int，2001，22（10）:788–794.

第3部分　神经

15　Morton 神经瘤切除术

Christopher P. Chiodo

摘要： Morton神经瘤或称足底趾间神经瘤是由趾间神经增厚所引起的，趾间神经位于相邻足趾分叉处的远端，并经跖间韧带下方穿过。第3跖间神经由足底内外侧2根神经的分支汇合组成，相对固定。所以也最常受影响。患者表现为足底前掌疼痛，经常会伴有第3和第4足趾放射状疼痛及麻木感。激素封闭注射可用于治疗和初诊。经保守治疗无效后则需要进行手术切除治疗，手术入路通常是通过足背部第3趾间，本章将概述。

关键词： 趾间，Morton神经瘤，神经切除术。

15.1 适应证

- 轻度间歇性神经痛并不一定意味着需要手术治疗，可能保守治疗对患者来说是可以接受的。
- 对保守治疗无效的，常规疼痛至少3个月以上的，并干扰正常生活活动的患者可进行手术治疗。
- 建议所有患者在手术前行趾间激素封闭注射治疗，这将有助于初诊确认（如果疼痛暂时缓解），可消肿，治疗神经瘤。
- 最后，患者有时会有麻木但无疼痛。神经切除术也有缺点，因为在这种情况下它并不会改善知觉。

15.1.1 病理

- 在1876年，Morton描述了在跖骨头层面趾间关节的神经增厚疼痛。这样的"在体"神经瘤的病理组织学特征是周围神经同心纤维化。
- 这些病变绝大多数发生在第3、第4跖骨间。如位于第2趾间神经瘤的病例中，应慎重考虑是否是第2趾（MTP）关节不稳和滑膜炎。
- Morton神经瘤的确切病因尚不完全清楚，也可能是多因素的。
- 潜在的内在因素包括因其穿过跖间韧带引起的神经刺激、关节囊形成、缺血和神经卡压，而事实上，第3趾间神经较其他趾间神经厚。
- 潜在的外在因素包括穿高跟鞋、窄头鞋和近端神经受压。

15.1.2 临床评估

- Morton神经瘤可能发生在任何足趾的跖间，放射状神经疼痛位于两个相邻足趾间。
- 如前所述，第3跖间是最常见的，其次分别是第2跖间和第4跖间。
- 少数患者可能有不止一个神经瘤，虽然额外的神经瘤可能不表现出症状。
- 有趾间神经痛的患者通常对轻轻地触诊跖间软组织跖骨头和远端跖骨区域有感觉，对原发神经瘤患者跖骨头间挤压并跖间隙触诊可能有疼痛性弹响征。
- 此外，疼痛可以由横向内外挤压前脚，而不是纵向足底、足背挤压导致的跖趾（MTP）关节病变。跖趾关节不稳和滑膜炎的特点是疼痛和压痛多位于内侧，在足趾基底部。
- 第2跖趾关节在足趾背伸方向移位时也会引起不定和疼痛（"抽屉"试验阳性）。

15.1.3 影像学评估

- 术前诊断应包括足部应力X线片。这些都是重要的排除其他潜在的病理来源，包括第2跖骨疼痛（例如第2跖趾关节滑膜炎和不稳），应力性骨折，或Freiberg病。
- 高级影像，特别是磁共振成像（MRI）通常不是必要的，但可能有助于确认存在一个或多个非典型神经瘤。它也可能有助于排除其他潜在疾病如跖趾关节囊炎、跖板损伤、应力性骨折，或Freiberg病。
- 超声评价可以实时成像足底结构和帮助识别多个神经瘤的存在，或跖趾关节跖板病变或滑膜炎。
- 最后，可以考虑使用利多卡因诊断性封闭注射治疗，可确认或排除神经源性疼痛的初诊。

15.1.4 非手术疗法

- Morton神经瘤引起的疼痛可能对矫形器和激素封闭

注射以及非甾体类抗炎药和口服神经稳定剂（例如，加巴喷丁或普瑞巴林）有疗效。
- 可多次局部激素封闭注射，但是应注意这会导致足底脂肪垫萎缩或跖趾关节不稳。

15.1.5 禁忌证

- 活动性感染。
- 血管功能不全。
- 无法控制的复杂区域疼痛综合征。
- 临床诊断不明确。

15.2 手术目的

神经切除术的主要目标是缓解疼痛。神经源性疼痛可以致残，尤其是对反复受力的足部，每天都有成千上万次的痛苦刺激。神经切除术可减轻大多数患者的症状，然而患者必须被告知的事实是术后永久麻木。此外，他们应该意识到任何外周神经切断可导致复发性残端神经瘤，尽管可能较少疼痛或无症状。

15.3 手术优势

神经切除术的主要优势是长期缓解疼痛。趾间神经通常位于足底第二层。通过足背入路的手术的优点是能避免足底瘢痕和患者可在术后即刻负重。虽然已经描述了神经切除术足底入路的治疗方法，但它更多地是用于复发性神经瘤，因为需要更多的充分暴露。

15.4 主要原则

- 充分显露是必要的。
- 适当的近端水平切断是成功的关键。理想情况下残端神经的远端应尽可能地在前足负重区域的近端。
- 必须小心处理所有神经以避免瘢痕和造成医源性损伤，这在理论上会导致残余神经末梢疼痛。

15.5 术前准备和患者体位

患者体位应为仰卧位，手术部位用毯子或泡沫垫高。如果需要，垫块应置于同侧髋关节下方，使足趾朝向天花板。小腿或踝部应用止血带方便查看，还可以使用放大镜。最好选择局部麻醉联合镇静，尤其是踝部或腘窝阻滞。

15.6 手术技术

- 在足背中心位于跖骨头和足趾远端跖间处 3~4cm 的纵切口（图 15.1）。
- 皮下脂肪和筋膜被明确地分开，后者是膜性的结构，并且是单薄的，不应与足底更结实的跖间横韧带混淆。
- 然后在跖骨颈之间放置一个光滑的撑开器，用来轻轻地分开跖骨。跖间韧带的张力有利于识别和显露（图 15.2）。

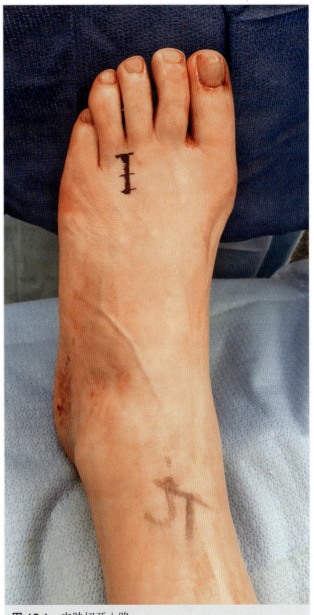

图 15.1 皮肤切开入路

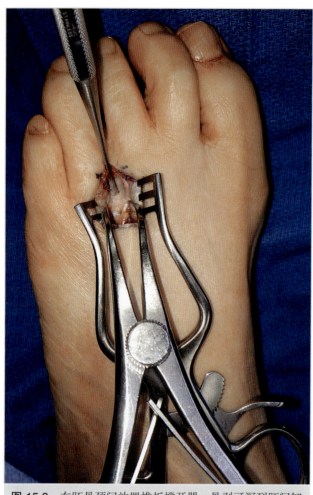

图 15.2 在跖骨颈间放置椎板撑开器,骨剥可深到跖间韧带远端边缘

- 在跖间韧带近端和远端边缘确定后切开,解剖清晰进入韧带深层将减少意外伤害神经或动脉。
- 识别趾间神经并分离。动脉近端用血管夹止血,这有助于隔离分辨神经。通常也有一个类似滑囊结构存在,应小心地用 Stevens 剪刀切除。
- 然后确定神经的两个远端分支,切断分支至其远端(图 15.3)。
- 接下来,用止血钳钳住并反转神经末端至背面,足底神经分叉就显露并分离开。
- 从神经近端切除直到遇到强大的足内肌阻碍,这时可以在切口的近端使用一个小的甲钩。此时足内肌层相邻筋膜也被分离开(图 15.4)。
- 将神经轻轻地牵引开,然后尽可能地切断(图 15.5),移除被切除的神经(图 15.6)。
- 让踝关节处于极度背伸位,以便让神经根部缩进足部深层肌肉里。任何近端形成的创伤性神经瘤则都在负重区域的近端,而且不会有症状。
- 松开止血带,细致地电凝止血。
- 皮下组织是用 4-0 号可吸收缝合线关闭,皮肤使用无接触技术用 4-0 号尼龙线缝合。
- 术后加压包扎,并穿术后鞋。

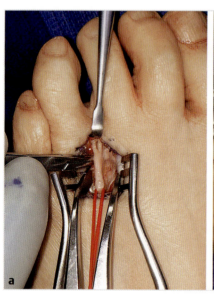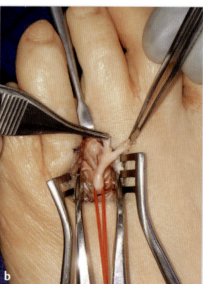

图 15.3 a. 神经远端分离。b. 分离后近端切断

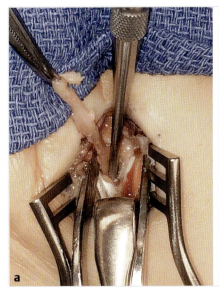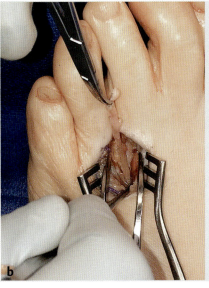

图 15.4 神经近端尽可能分离。骨剥通过神经与邻近筋膜之间足内肌组织(a)。靠后切除甚至更近端切除(b)

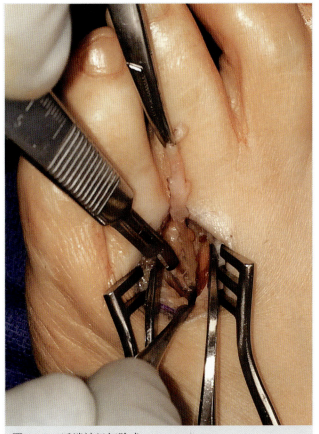

图 15.5 近端神经切除术

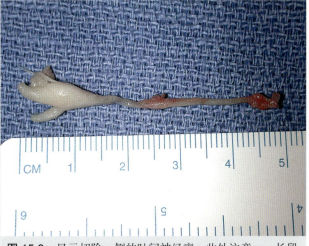

图 15.6 显示切除一侧的趾间神经瘤。此处注意，一长段神经被从跖骨横韧带近端切除以预防复发

然而目前的神经瘤可能无症状。在这种情况下，只应切除有症状的神经瘤。如果医生真的认为有症状性神经瘤同时在第2和第3跖间，并且第2跖趾关节不稳已被排除，那么其中一个策略是切除第3趾间神经瘤，在第2跖间神经执行阻滞治疗。

此外，有几个要点可以促进手术顺利和有效地开展。

- 切口显露应足够靠近端。具体来说，距跖骨颈近端1~2cm距离。复发性神经瘤组织应切至承重部分的前足近端，而且不被邻近的跖骨头挤压到。
- 在跖骨颈之间放置撑开器，大大方便了视野和分离工作空间。
- 放大镜的使用也有助于神经的显露和分离。
- 小心充分切开和松解足底趾间神经分支。如果不这

15.7 技巧和要点

如果认为是第2趾间神经瘤，需加特别考虑，需仔细诊断和确认排除第2跖趾关节滑膜炎和不稳，需进一步做放射学检查。

在一些患者中，可能会有一个以上的神经瘤，

样做，将导致剩余的神经残端不能回缩进足部肌肉区域，造成痛苦的复发性神经瘤。
- 最后，关闭切口前皮肤消毒、细致止血和分层缝合可以减少切口并发症。这是笔者的观点，大多数术后足部感染实际上多继发于切口裂开。

15.8 误区及危害

- 多次注射泼尼松会导致不可逆转的足底脂肪垫萎缩，应该避免这种情况，以防止持续的跖骨疼痛，即使在神经瘤解决后。
- 把第2跖趾关节滑膜炎和不稳误认为神经瘤导致不良的结果。在这种情况下，第2趾神经切除术后，患者将有持续性关节疼痛麻木和可能的医源性神经痛。
- 应注意到，如果近端神经横断水平太远端，手术后可能会有复发性神经瘤疼痛。
- 应尽一切努力保留趾动脉，从而尽量减少足趾缺血的可能。特别重要的是，在有以前的手术和隐匿性血管损伤的情况下，如前所述，使用放大镜会有帮助。

15.9 并发症及相应处理

- 术后感染对患者和外科医生都是非常具有挑战性的。在这些情况下，早期和积极的切口护理是至关重要的，适当的抗生素运用，使用负压伤口敷料也是必要的。
- 如果患者有术后3个月以上的神经疼痛，就需考虑是持续性或复发性神经瘤。如上所述，当外周神经被切断后，某种程度的神经瘤组织出现。如果复发性神经瘤有足够的症状，那么就需进行翻修手术。传统上，手术入路如从足底进入，可以改善近端的显露。然而在一些患者中，翻修手术还是可以通过足背入路的方式，尤其对初次切口小、未向跖骨颈近端延伸的病例。

15.10 术后治疗

允许穿术后鞋即刻负重。术后14天拆除缝线，之后患者可小心谨慎地逐步穿鞋进行活动，当然也取决于症状。完全康复和最大主观性提高则需要约3个月。

15.11 结果

文献中报道治疗患者的满意度变化较大。Akermark及其同事最近报道临床结果平均随访34个月，41例中满意的有34例（83%）。96%的患者在日常生活中疼痛显著减轻。在较长的随访中，Coughlin和Pinsonneault报道，术后平均5.8年的随访期间，66例患者中56例（85%）是良好或优秀的满意度。虽然Keh等报道了术后平均4.8年93%的满意率，但Womack及其同事的结果却不那么令人鼓舞，平均随访66.7个月，仅有51%的患者有良好或优秀的结果。这些学者指出第2跖间神经瘤明显比第3跖间神经瘤的手术结果差。这说明第2跖趾关节病变的评估与准备诊断至关重要。

参考文献

[1] Womack JW, Richardson DR, Murphy GA, et al. Long-term evaluation of interdigital neuroma treated by surgical excision[J]. Foot Ankle Int, 2008, 29（6）:574-577.

[2] Akermark C, Crone H, Skoog A, et al. A prospective randomized controlled trial of plantar versus dorsal incisions for operative treatment of primary Morton's neuroma[J]. Foot Ankle Int, 2013, 34（9）:1198-1204.

[3] Faraj AA, Hosur A. The outcome after using two different approaches for excision of Morton's neuroma[J]. Chin Med J（Engl）, 2010, 123（16）:2195-2198.

[4] Coughlin MJ, Pinsonneault T. Operative treatment of interdigital neuroma. A long-term follow-up study[J]. Bone Joint Surg Am, 2001, 83-A（9）:1321-1328.

[5] Keh RA, Ballew KK, Higgins KR, et al. Long-term follow-up of Morton's neuroma[J]. J Foot Surg, 1992, 31（1）:93-95.

[6] Singh KS, Ioli JP, Chiodo CP. The surgical treatment of Morton's neuroma[J]. Curr Orthop, 2005, 19:379-384.

16 复发性跖间神经瘤

David R. Richardson

摘要： 跖间神经瘤是前足疼痛的常见原因之一。复发性或持续性症状在原发性切除后很常见，并可能导致严重损害。失败的首次切除可能是由于不正确的诊断、切除不当或残端神经瘤形成。症状通常发生在术后 12 个月内。病史及体格检查是重要的诊断依据。皮质类固醇注射是有益的，但需谨慎使用。保守治疗通常是必需的，但有很高的失败率。翻修跖间神经切除术虽令人满意，但比首次切除的满意度还是差一些。

关键词： 跖间神经瘤，复发，跖痛症，Morton 神经瘤，前足，手术治疗，神经转位。

16.1 适应证

- 跖间神经瘤翻修术需谨慎。
- 复发可能是由于先前的错误诊断、手术切除不够、准备不足或切除术后神经干的放置位置不对。
- 原发性跖间神经瘤的组织学改变会影响跖间横韧带远端，表现为压迫性神经病变，这将导致神经纤维化。
- 跖间神经瘤切除术后复发表现为病理残端神经瘤（杂乱增生的神经轴）（图 16.1）。
- 残端神经瘤（真正的）往往在神经横断的远端，增生靠近神经切断部分或靠向皮肤。
- 鉴别诊断包括：
  ○ 之前神经瘤远端再切除。
  ○ 没有切除正确的结构（例如蚓状肌）。
  ○ 相邻跖间神经瘤。
  ○ 跖趾（MTP）关节滑膜炎。
  ○ Freiberg 骨软骨病。
  ○ 跖骨颈应力性骨折。
  ○ 跗管综合征。
  ○ 外周神经病变。
  ○ 腰神经根病。
  ○ 无关的软组织肿瘤（如腱鞘囊肿、滑液囊肿、脂肪瘤）。

16.1.1 病理及临床评估（病史）

- 外科随访 2/3 的患者在术后 12 个月内会出现"反复发作"的神经瘤症状，这有可能是最初的误诊或切除了错误结构或原有的没完全被切除。
- 腓浅神经分支的切口神经瘤可能发生，并将导致足背疼痛。
- 获得详尽、详细的病史和对可疑的复发性趾间神经瘤患者的体格检查是很重要的。
- 患有残端神经瘤的患者常抱怨足底疼痛（烧灼感、疼痛、电击感）是向近端放射性的（不像原发性 Morton 神经瘤远端放射性疼痛）。
- 患者通常会有"在石子上行走"的感觉。如脱下过紧的鞋，行走在柔软的地面会减轻疼痛。与原发性 Morton 神经瘤不同，这些症状可能相当模糊，一个真正的残端神经瘤通常是非局部的、反复的疼痛。
- 如果患者否认足趾麻木，即使是在术后立即随访评价，那么是否存在残端神经瘤也值得怀疑。如果有这段病史，则有必要排除其他原因，包括原发性神经瘤不完全的切除。

16.1.2 病理及临床评估（物理）

- 足底压痛在体格检查中是最常见的。一般有更多的局部、重复性，比原发性 Morton 神经瘤还要明显的疼痛。

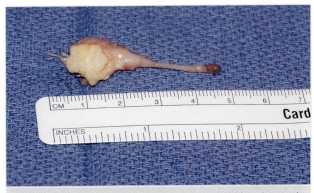

图 16.1 复发性跖间神经瘤切除下来的残端神经瘤组织病理学展示（神经轴杂乱增生）

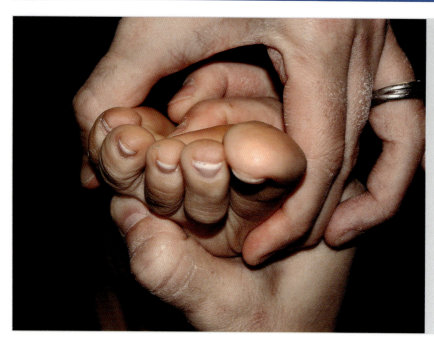

图 16.2 Mulder 测试是有效的，但对复发性神经瘤切除术的患者"弹响"感并不明显，测试时，患者应处于俯卧位

- 行走和穿鞋可加重疼痛，休息则缓解疼痛。
- 患者可能有"Tinel"征阳性，虽然疼痛通常是近端放射性的。
- 跖趾关节跖屈可帮助鉴别关节是滑膜炎还是神经瘤。这个动作使关节滑膜炎患者疼痛增加，但神经瘤患者则甚少有感觉。
- Mulder 测试通常是有用的。这个测试最好是患者处于俯卧屈膝 90°体位。与原发性神经瘤患者对比，复发性神经瘤的患者疼痛往往更为明显，"弹响"感明显较少（图 16.2）。
- 原发性神经瘤术后可能发生跖底脂肪垫萎缩（可能是由于技术差），但也可能是老化、创伤、药物或其他因素导致的。脂肪垫萎缩会增加术后持续疼痛的风险，必须与患者说明讨论。

16.1.3 影像学评估

- 诊断复发性跖间神经瘤主要靠临床依据病史和体格检查。
- 正位片、侧位片和斜侧位片对评估跖趾关节和骨性结构很有必要。
- 肌电神经传导测试很少用在复发性跖间神经瘤的诊断上，但在疑似伴随跗管综合征或腰神经根病可能有用。
- 在无法确诊的临床检查情况下，磁共振成像（MRI）和超声（US）可以帮助识别如应力性骨折或占位损伤病变引起的神经痛。在诊断复发性神经瘤上超声似乎比磁共振成像更有用。
- 但是两者的成像方式有很高的假阴性率（约 20%），特别是小的神经瘤。

16.1.4 非手术疗法

- 非手术治疗有不同程度的缓解，但只有 20%~30% 的患者能完全、持久地解决症状。
- 约 40% 的患者接受非手术治疗，症状缓解足够到可以避免手术。因此术前应推荐非手术治疗干预。
- 建议穿宽的、软内底、硬系带的低跟鞋。
- 矫形器可放置于跖底疼痛最痛的近端（图 16.3）。
- 注射皮质类固醇可解决大约 30% 的患者长达 2 年的缓解症状（图 16.4）：
  - 注射可以是诊断性质和治疗性质的；但是要确保用药是谨慎的，要用在神经瘤周围（而不是神经内），跖趾关节也应避免。
  - 超声可以帮助确定注射的合适位置。
  - 注射可尝试，但应考虑到脂肪垫萎缩、皮肤变色或跖趾关节不稳定发生的可能性。
  - 不超过 2 次的注射治疗。
  - 使用 40mg 甲泼尼龙混合剂：0.25% 丁哌卡因 1mL 背部注射法。

16.1.5 禁忌证

- 对诊断为慢性疼痛、情绪紊乱、服用术前麻醉剂或使用烟草产品的患者，术后疼痛控制是不容易预

16 复发性跖间神经瘤

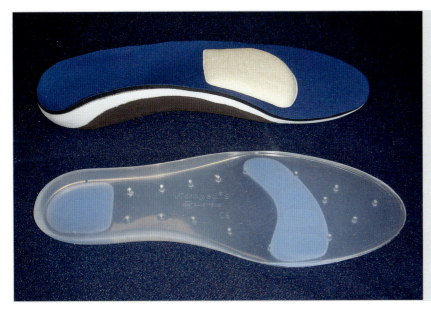

图 16.3 非手术治疗应包括适应性矫形器和对跖骨近端最大减压的鞋垫

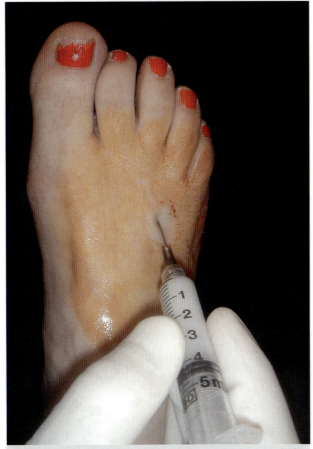

图 16.4 注射皮质类固醇可提供暂时性甚至是长期的止痛效果

一样的。例如，外周血管疾病、控制不佳的糖尿病（A1C>8）以及局部感染。

16.2 手术目的

跖间神经切除翻修术的目标是减轻疼痛和恢复功能。必须对患者说明，相比于许多其他足踝手术，对于完全症状缓解，跖间神经切除术更具有不可永久预测性。翻修术增加了不可预测性，结果似乎比首次手术更糟糕。但是文献表明保守治疗患者结果并不好。

16.3 手术优势

与保守治疗比较，神经瘤切除翻修术的优点包括了改进结果。

16.4 主要原则

- 首先尽可能确保初步诊断正确，其次是尽可能有效治疗（神经病变、神经根病和腓肠肌–比目鱼肌挛缩）。
- 防止患者产生不切实际的期望至关重要，为可能的并发症做好准备：
  ○ 患者应该了解麻木而且"轻度疼痛"是经常存在的，尤其是在活动后感觉更加强烈。刺痛应该得到显著改善。
  ○ 如果是足底手术入路，患者应该知道瘢痕在术后几个月都很明显。

测的，肥胖因素并不会影响术后结果。

对腓肠肌–比目鱼肌复合体挛缩的患者应考虑延长术（Silfverskiöld 试验）。

- 对于任何一个前足手术，绝对和相对手术禁忌证是

16.5 术前准备和患者体位

- 足踝或前足使用 50/50 混合一种长而短的麻醉剂（如利多卡因和丁哌卡因），20~30mL 用于踝阻滞，而 10~20mL 则足够用于前足。
- 应进行麻醉检查，因为 Mulder 试验可能是存在的，尤其是在那些之前手术切除不充分的或间隙更容易查看的患者。
- 仪器还需要一个剥离子、钝齿牵开器、神经瘤拉钩、血管钳、小肌腱拉钩和塞恩拉钩。
- Esmarch 驱血带驱血，底部垫棉垫，上无菌踝止血带。
- 如果是足底入路切口，切口必须小心放置于跖骨近端并集中于神经瘤处。

患者体位

- 摆好体位后，垫一个 7cm 左右的垫块于小腿远端，靠近踝关节的近端，就像足跟是浮动的。这将允许踝关节根据需要进行跖屈或背伸以充分暴露视野。
- 如果是足背入路，患者仰卧位进行手术，外科医生应该靠近足部近端坐着或站着，并在床边有助手帮助牵张。如果是足底入路，患者处于仰卧位进行手术（如果只有局部麻醉），在足跟下垫块，患者处于轻度 Trendelenburg 卧位（译者注：头高脚低位）（图 16.5）。
- 如果采用足底入路（有利于视野，但患者通常需要全身麻醉），患者的下肢远端靠近踝关节近端处，应放置一个 7cm 左右的垫块。患者足部必须在手术台的远端，这样外科医生可以站立（或坐着）靠近床脚。
- 推荐使用手术放大镜。

16.6 手术技术

16.6.1 足背侧入路

- 切除不充分或不完整的翻修案例值得怀疑。由于在跖骨基底处汇合，很难确定真性残端神经瘤和正确分离趾总神经近端。
- 足背部切口在趾间近端 4cm 处，远端到趾间处。切口从近外侧到远内侧轻微倾斜但不要与伸肌腱太近（不然将在外侧且指向近端方向）。
- 足背感觉神经会缩回到最小阻力的一侧。
- 蚓状肌腱的外侧被分离出来。确定辨认出骨间筋膜和肌腹的近端，接着辨认出滑囊覆盖在跖骨横韧带远端。
- 神经瘤或钝齿牵开器拉钩分离跖骨和扩大视野。
- 切开滑囊显露跖骨横韧带。
- 跖间手动触诊确保跖间横向韧带已经松解（它可能在上次手术后重建或瘢痕化了）。
- 剥离子置于横韧带下面（或瘢痕组织）保护下面的结构，然后用 15 号刀柄分离韧带。
- 在足底跖间韧带外侧分离开蚓状肌腱。
- 分离辨认出神经血管束于蚓状肌的内侧和足底。
- 尽管神经的大小或神经瘤明显存在，神经也应按计划被切除。
- 可能被误认为是神经结构（可能之前手术中已切除的）包括蚓状肌腱，通过邻近近端趾骨内侧（伸展扩展），还有可能是外侧神经或趾总动脉，通常跨越近内侧到远外侧，通过足背侧神经。
- 识别神经近端，然后识别残端或 Morton 神经瘤的远端。
- 踇收肌横头可能要足部收缩足底趾总神经才能看见。
- 趾总神经的任何分支可允许回缩 1~2cm。
- 趾总神经本身是可分离的，两边用 Adson 钳轻轻固

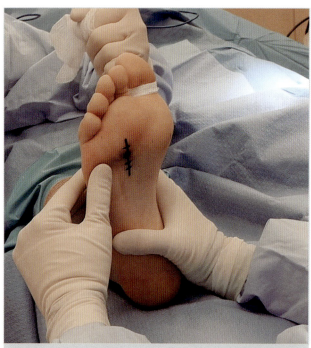

图 16.5 用于足底手术入路的，外科医生应该坐在手术台上的边缘，以最大压痛点为中心切开一个 4cm 的切口

定，受损的部分则除去。
- 如果复发是由于上次手术不完全切除造成的，那么残存的神经远端可能是在分叉处周围并在分叉处远端分开。
- 神经近端部分被转换为足内在肌肉组织（通常是骨间肌）。
- 如果需要的话，用 6-0 号尼龙线可把残余神经固定到肌腹远端。
- 如果需要，标本可送病理检查。
- 止血带松开后需止血。
- 伤口用无菌盐水冲洗，并用 4-0 号尼龙线以外翻无张力的方式缝合。
- 纱布放在伤口上，随后轻度加压包扎前足。

16.6.2 足底入路

- 适合真正的残端神经瘤复发。
- 如果选择纵向切口，以先前确定的最大压痛点为中心行 4cm 的纵向切口。切口通常始于第 1 跖间近端 1cm 处，向近端延伸 4cm。切口是在跖骨头之间的，在切开之前应小心定位和标记（图 16.5）。
- 如果选择横向切口，在最大压痛点处进行 4cm 足底横向切口。这通常是负重区近端 1cm 左右并平行于足底自然折痕线。
- 反复触诊跖骨头，提供解剖参考点。
- 用小钝齿牵开器牵开脂肪覆盖于足底筋膜的脂肪层。
- 使用切断剪刀仔细分离暴露足底筋膜。
- 充分暴露足底筋膜纵向间隔。
- 可用 15 号刀柄分离纵向筋膜。
- 足底筋膜束用 Senn 拉钩向内侧和外侧牵开跖间，仔细辨别趾总神经和血管。
- 趾总神经将位于足底筋膜背部（深处）和趾短屈肌或肌腱的足底（浅处）之间。
- 用切断剪刀来钝性分离直到趾总神经近端完全被辨认出。
- 然后继续分离残端神经瘤远端，暴露趾总神经近端 2cm。
- 跖间韧带经常瘢痕化或重塑，但因为神经瘤残端足够靠近端和足底，则不需要再切除。
- 蹞收肌横头可能要足部收缩足底趾总神经才能看到。
- 趾总神经的任何分支可允许回缩 1~2cm。
- 趾总神经本身是可分离的，两边用 Adson 钳轻轻固定，受损的部分则除去（图 16.6）。
- 神经近端部分被转换为足内在肌肉组织（通常是骨间肌）。
- 如果需要的话，用 6-0 号尼龙线把残余神经固定到肌腹远端。
- 止血带松开后需止血。
- 切口用无菌盐水冲洗，并用 4-0 号尼龙线用外翻无

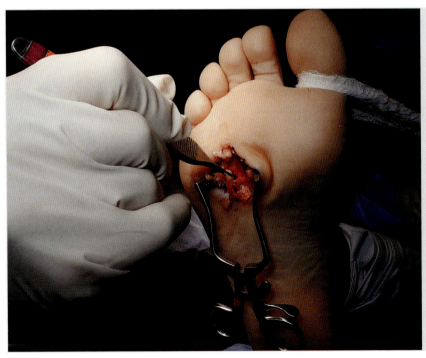

图 16.6 轻轻地牵住切除神经瘤残端的近端段，近端段填埋于内在肌肉组织

张力的方式缝合（图 16.7）。
- 干纱布放在切口上，随后轻度加压包扎前足（图 16.8）。

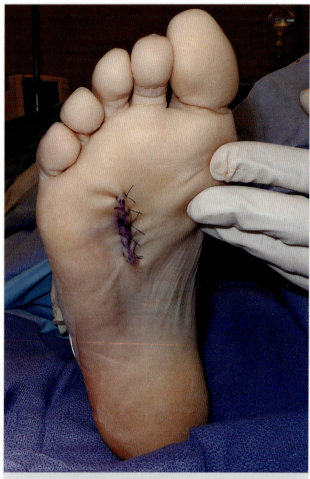

图 16.7　严格止血，用 4-0 号尼龙线缝合，外翻无张力缝合

- 腿短后侧夹板佩戴 10~14 天。

16.7　技巧和要点
- 病史和体格检查是诊断与治疗的主要依据。
- 手术前尝试保守治疗，6 个月虽然合理但取决于每个患者和其症状严重程度以及上次手术是否有症状缓解。
- 讨论可能出现的并发症，特别是相对较高的并发症不完全的症状缓解和复发的风险。
- 对于足底切口，避免跖骨头下直接切口。
- 趾总神经靠近神经瘤残端近端 2cm 处横切，并将该神经转位到足部固有肌肉组织中。
- 缝合前止血。
- 患者不负重直到伤口愈合。

16.8　误区及危害
- 良好到优秀的结果可能比以前文献报道得少。
- 避免在已形成瘢痕或厚胼胝的地方进行足底切口，这样可能发生过敏反应。
- 避免血肿形成，减少切口问题与感染的风险。

16.9　并发症及相应处理
- 与大多数手术有关的并发症一样，包括：感染、切口并发症、持续疼痛，特别是对神经和足部的手术、麻木、"钻心样"的疼痛、穿过紧的鞋和活动限制。

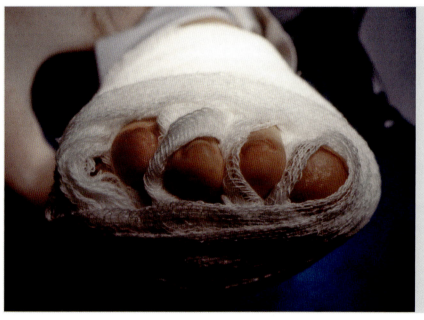

图 16.8　轻度加压包扎

- 切除神经（不管是由之前不完整切除或横断导致的完好）近端，"看起来正常"的神经可能仍然具有异常的病理改变。
- 挽回手术就是之前所述的翻修手术，如果前两次切除均失败，应慎重。
- 应在任何翻修情况下首先考虑尝试保守治疗，其他病因引起的并发症应全面考虑。

16.10 术后治疗

- 轻度加压包扎，应采用下肢短夹板，下肢在术后3天里大部分时间应抬高。
- 缝线应保持到切口完全愈合为止（2~3周）。
- 拆线2周后穿硬底鞋，然后患者可穿宽头鞋直到无症状。

16.11 结果

- 患者可能有长期麻木。
- 穿鞋受限是神经瘤切除翻修术后的常见抱怨。
- 翻修手术的恢复通常比患者预期要长（通常为4个月）。
- 跖间神经瘤手术治疗结果良好率的报告是不确定的，范围为50%~85%。
- 笔者的经验也有不那么令人鼓舞的方面，表现在平均67个月的随访中只有50%的优良率。
- 翻修手术后的优良率可能较首次手术要低。
- 对有明显术前症状的患者，进行翻修手术有良好合理的预期。

参考文献

[1] Bradley N, Miller WA, Evans JP. Plantar neuroma: analysis of results following surgical excision in 145 patients[J]. South Med J, 1976, 69（7）:853-854.

[2] Beskin JL, Baxter DE. Recurrent pain following interdigital neurectomy—a plantar approach[J]. Foot Ankle, 1988, 9（1）:34-39.

[3] Benedetti RS, Baxter DE, Davis PF. Clinical results of simultaneous adjacent interdigital neurectomy in the foot[J]. Foot Ankle Int, 1996, 17（5）:264-268.

[4] Stamatis ED, Myerson MS. Treatment of recurrence of symptoms after excision of an interdigital neuroma. A retrospective review[J]. J Bone Joint Surg Br, 2004, 86（1）:48-53.

[5] Giannini S, Bacchini P, Ceccarelli F, et al. Interdigital neuroma: clinical examination and histopathologic results in 63 cases treated with excision[J]. Foot Ankle Int, 2004, 25（2）:79-84.

[6] Johnson JE, Johnson KA, Unni KK. Persistent pain after excision of an interdigital neuroma. Results of reoperation[J]. J Bone Joint Surg Am, 1988, 70（5）:651-657.

[7] Colgrove RC, Huang EY, Barth AH, et al. Interdigital neuroma: intermuscular neuroma transposition compared with resection[J]. Foot Ankle Int, 2000, 21（3）:206-211.

[8] Dellon AL. Treatment of recurrent metatarsalgia by neuroma resection and muscle implantation: case report and proposed algorithm of management for Morton's "neuroma"[J]. Microsurgery, 1989, 10（3）:256-259.

[9] Amis JA, Siverhus SW, Liwnicz BH. An anatomic basis for recurrence after Morton's neuroma excision[J]. Foot Ankle, 1992, 13（3）:153-156.

[10] Wolfort SF, Dellon AL. Treatment of recurrent neuroma of the interdigital nerve by implantation of the proximal nerve into muscle in the arch of the foot[J]. J Foot Ankle Surg, 2001, 40（6）:404-410.

[11] Coughlin MJ, Pinsonneault T. Operative treatment of interdigital neuroma. A long-term follow-up study[J]. J Bone Joint Surg Am, 2001, 83-A（9）:1321-1328.

[12] Mann RA, Reynolds JC. Interdigital neuroma--a critical clinical analysis[J]. Foot Ankle, 1983, 3（4）:238-243.

[13] Womack JW, Richardson DR, Murphy GA, et al. Long-term evaluation of interdigital neuroma treated by surgical excision[J]. Foot Ankle Int, 2008, 29（6）:574-577.

[14] Richardson DR, Dean EM. The recurrent Morton neuroma: what now?[J]. Foot Ankle Clin, 2014, 19（3）:437-449

[15] Bennett GL, Graham CE, Mauldin DM. Morton's interdigital neuroma: a comprehensive treatment protocol[J]. Foot Ankle Int, 1995, 16（12）:760-763.

[16] Bucknall V, Rutherford D, MacDonald D, et al. Outcomes following excision of Morton's interdigital neuroma: a prospective study[J]. Bone Joint J, 2016, 98-B

(10):1376-1381.

[17] Sharp RJ, Wade CM, Hennessy MS, et al. The role of MRI and ultrasound imaging in Morton's neuroma and the effect of size of lesion on symptoms[J]. J Bone Joint Surg Br, 2003, 85(7):999-1005.

[18] Torres-Claramunt R, Ginés A, Pidemunt G, et al. MRI and ultrasonography in Morton's neuroma: diagnostic accuracy and correlation[J]. Indian J Orthop, 2012, 46(3):321-325.

[19] Richardson EG, Brotzman SB, Graves SC. The plantar incision for procedures involving the forefoot. An evaluation of one hundred and fifty incisions in one hundred and fifteen patients[J]. J Bone Joint Surg Am, 1993, 75(5):726-731.

[20] Pace A, Scammell B, Dhar S. The outcome of Morton's neurectomy in the treatment of metatarsalgia[J]. Int Orthop, 2010, 34(4):511-515.

[21] Bettin CC, Gower K, McCormick K, et al. Cigarette smoking increases complication rate in forefoot surgery[J]. Foot Ankle Int, 2015, 36(5):488-493.

[22] Mulligan RP, McCarthy KJ, Grear BJ, et al. Psychosocial risk factors for postoperative pain in ankle and hindfoot reconstruction[J]. Foot Ankle Int, 2016, 37(10):1065-1070.

[23] Stewart MS, Bettin CC, Ramsey MT, et al. Effect of obesity on outcomes of forefoot surgery[J]. Foot Ankle Int, 2016, 37(5):483-487.

[24] Nery C, Raduan F, Del Buono A, et al. Plantar approach for excision of a Morton neuroma: a long-term follow-up study[J]. J Bone Joint Surg Am, 2012, 94(7):654-658.

[25] Rungprai C, Cychosz CC, Phruetthiphat O, et al. Simple neurectomy versus neurectomy with intramuscular implantation for interdigital neuroma: a comparative study[J]. Foot Ankle Int, 2015, 36(12):1412-1424.

[26] Friscia DA, Strom DE, Parr JW, et al. Surgical treatment for primary interdigital neuroma[J]. Orthopedics, 1991, 14(6):669-672.

[27] Lee KT, Kim JB, Young KW, et al. Longterm results of neurectomy in the treatment of Morton's neuroma: more than 10 years' follow-up[J]. Foot Ankle Spec, 2011, 4(6):349-353.

17 跗管松解术

Sheryl de Waard, Daniel Haverkamp

摘要：跗管松解术是通过切开屈肌支持带的一种手术减压方法，以减轻跗管综合征的症状。跗管综合征是胫神经及其分支受压而产生的神经病变。其病因尚不明确，这可以解释文献报道中松解术后会产生的不同结果。

关键词：跗管综合征，胫神经病变，屈肌支持带松解。

17.1 概述

17.1.1 历史

- 跗管综合征由 Kopell 和 Thompson 于 1960 年进行描述，Keck 和 Lam 于 1962 年给予命名。
- 别名：胫后神经痛。

17.1.2 解剖

跗管是一个位于踝关节后内侧的纤维骨性空间。解剖学边界是屈肌支持带、内踝后下缘、距骨和跟骨内侧面。以下这些结构穿过跗管：胫后肌腱、趾长屈肌腱、胫后动脉、胫后静脉、胫神经以及蹞长屈肌腱（也被记作 T-D-A-V-N-H, Tom, Dick, And Very Nervous Harry）（图 17.1）。胫神经在跗管内分出跟内侧支、足底内侧神经和足底外侧神经。在跗管内，胫神经的第 1 分支为跟骨分支，起于跗管内穿过屈肌支持带至浅层。在跗管的远端，胫神经分为足底内侧神经和足底外侧神经，足底外侧神经出跗管穿蹞展肌深层发出分支支配小趾展肌。

17.2 适应证

- 患者有胫神经受压造成神经病变的症状且保守治疗无效。
- 存在良性（骨）肿瘤，例如：脂肪瘤、腱鞘囊肿或外生骨疣。

17.2.1 病理

- 跗管综合征临床表现为内踝后方疼痛，并向足底放射。踝关节内侧或足趾也可受累。
- 疼痛可描述为灼烧痛、刺痛，或者感觉减退或异常。
- 长时间行走、久站甚至于卧床也有可能加重症状。
- 由于下肢糖尿病神经病变或第 5 腰椎至第 1 骶椎

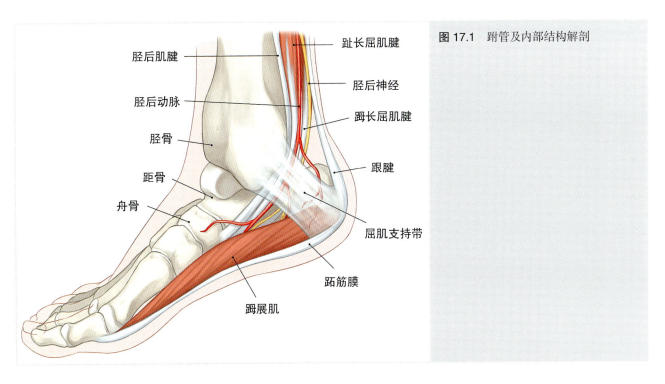

图 17.1 跗管及内部结构解剖

神经根病变，诊断并不那么容易。如果患者有不能解释的足、足趾或小腿内侧的感觉异常，医生必须鉴别这些疾病。
- 跗管综合征的病因可分为3种类型：
  ○ 特发性。
  ○ 内在因素（跗管内压力），例如骨赘、支持带增厚、腱鞘囊肿、脂肪瘤、神经瘤或静脉曲张。
  ○ 外在因素（跗管外压力），例如直接创伤、狭窄的鞋子、后足外翻或内翻、术后瘢痕、糖尿病或广泛的下肢肿胀。

17.2.2 临床评估

- 检查从足踝部开始；查看有无足部的畸形，例如扁平足或后足内翻。
- 让患者自己指出疼痛的位置。医生通过触诊可检查软组织肿瘤。
- Tinel 征可以是阳性；但如果是阴性，不能排除跗管综合征的诊断。
- 诱发试验，例如背伸外翻试验，会有助诊断。
- 在一些慢性患者中，可见足内肌肌力下降或者萎缩。

17.2.3 影像学评估

- 临床检查后，踝关节X线检查（以排除）潜在的骨畸形。如果X线检查正常，必须考虑由软组织引起的卡压，超声或磁共振（MRI）进行评估。
- 磁共振上没有直接软组织压迫但显示跗管受刺激信号，这提示跗管综合征。然而，磁共振的发现必须和临床症状相一致。没有症状的患者也可有病理生理的表现。
- 跗管综合征常用的另一个检查是电生理检查（EMG）。但电生理检查正常并不能排除跗管综合征。同样，异常电生理检查结果也不能显示与手术减压的最终结果有任何关联。

17.2.4 非手术疗法

- 非甾体类抗炎药。
- 类固醇（糖皮质激素）注射。
- 物理治疗。
- 行走石膏或夜间夹板（支具）。

17.2.5 禁忌证

- 周围血管病变伴足踝部供血不足。
- 与压迫原因明确的患者相比，特发性跗管综合征疗效要差。

17.3 手术目的

- 切开屈肌支持带松解胫神经或其分支，如果有必要可切除良性（骨性）肿瘤。手术的目的是对胫神经减压。

17.4 手术优势

- 充分显露（相关）结构。
- 直接探查并松解胫神经及其分支。
- 能够评估并切除跗管占位的病变和肿瘤。

17.5 主要原则

- 切口足够长，以便能够全部直视并充分松解跗管和胫神经。
- 只进行神经外膜松解，避免神经内松解，以防止在神经内瘢痕组织生成。
- 关闭伤口前充分止血。神经周围的出血能导致瘢痕组织过度增生和神经卡压复发。

17.6 术前准备和患者体位

在大腿近端绑止血带以保证手术过程中视野清晰。患者仰卧于手术台上，患肢外旋（图17.2）。对侧髋部垫高有助于患肢外旋。患足跖屈70°。根据患者和麻醉医师的意愿，患者可以在腘窝进行神经阻滞麻醉。

17.7 手术技术

17.7.1 切口

在踝关节内侧，胫骨和跟腱之间内踝水平线做一纵向切口。切口几乎呈一直线直到舟骨结节（图17.3）。影响进一步切开的浅表静脉电凝止血。用小的组织剪分离皮下脂肪组织和筋膜至肌肉组织（近端屈趾长肌，远端足跨展肌）。

另一种更长的纵切口位于胫骨后内缘和跟腱前内缘正中间，起于内踝上方6cm处。这个切口直接

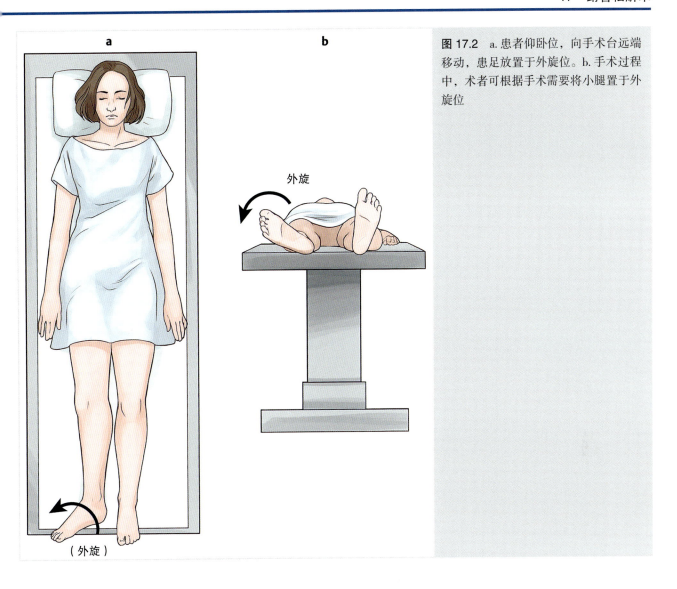

图 17.2 a. 患者仰卧位，向手术台远端移动，患足放置于外旋位。b. 手术过程中，术者可根据手术需要将小腿置于外旋位

位于胫神经的上方。越过内踝，切口沿神经的路径轻微向前方弯曲，神经经过跟骨内侧，跨过𝑚展肌近端肌腹；足底外侧神经第 1 分支（Baxter 神经）走行于𝑚展肌肌腹深层，在此处经常被卡压。

17.7.2 跗管松解

解剖后，可见跗管近端的血管神经丛。从近端向远端切开屈肌支持带，直到显露𝑚展肌。注意神经的跟骨内侧分支，穿过屈肌支持带浅出。切开屈肌支持带后，切除 5mm 宽度以保证充分松解（图 17.4）。探查胫神经及其分支，确保不再有其他卡压。有时，必须从起点处松解𝑚展肌。如果发现任何占位性肿块，如腱鞘囊肿，应当切除以进一步神经减压。关闭切口前应充分止血。

17.7.3 关闭切口

用外科医生喜欢的手术缝线封闭皮下层和皮肤，皮下组织采用标准间断缝合，皮肤必须采用连续缝合法以保证皮缘外翻对合和良好愈合。

17.8 技巧和要点

- 依据手术医生选择，患者的体位也可以是患侧卧位。
- 必须保证松解是彻底的，手术暴露是充分的。

17.9 误区及危害

- 手术过程中最重要的就是视野，必须保证显露所有结构，从而避免松解不彻底或对这些结构造成损伤。

第3部分　神经

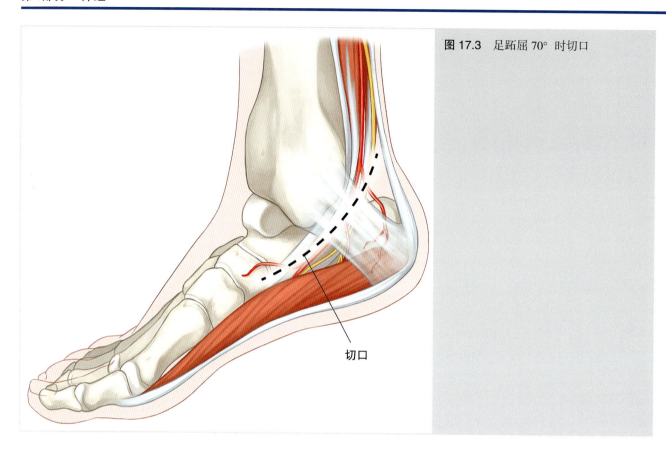

图 17.3　足跖屈 70° 时切口

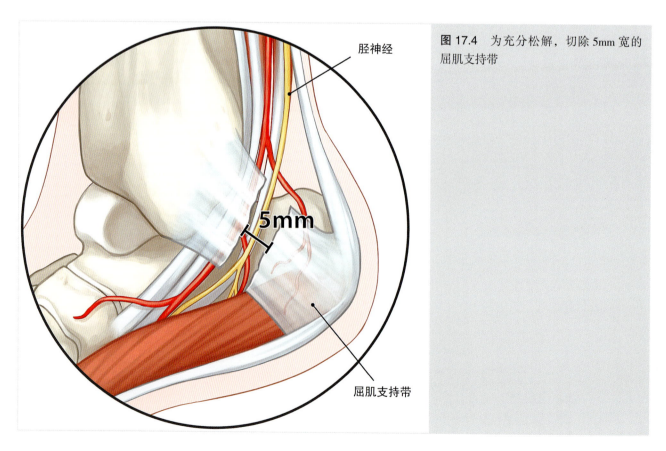

图 17.4　为充分松解，切除 5mm 宽的屈肌支持带

- 神经非常容易损伤，手术中充分使用各种合适的工具。
- 胫神经的分支有多种变异。大约有 5% 的病例，足底内、外侧神经分叉位于跗管的近端。

17.10 并发症及相应处理

- 切口裂开：根据裂开的宽度和长度，清洁切口，如果有必要，则重新缝合。
- 切口感染：清理切口，如有需要给予抗生素。在严重感染时，需再次手术清创。
- 神经血管损伤：如果在手术中，发现动脉破损穿孔，需要咨询血管外科医生。如果手术中有神经的损伤，应咨询神经外科医生。如果在术后发现神经损伤，则没有指征进行再次手术。
- 深静脉血栓：在确认深静脉血栓形成后，必须应用抗凝药进行治疗，因此需要与内科专家直接进行咨询和随访。

17.11 术后治疗

关闭切口后，敷料加压包扎 5 天。5 天后，去除加压敷料，更换为普通绷带。2 周后拆除切口缝线。患者通常当天出院。在某些特定的患者中，术后穿行走靴可能为首选。

17.12 结果

患者通常在术后 6~12 周仍有肿胀，然后逐渐消退。而活动后，踝关节仍会再次肿胀。这种情况通常会持续到术后 1 年左右。手术预后取决于病理、持续压迫的时间和减压手术技巧。占位性病变导致的卡压手术预后优于因屈肌支持带增厚所致的卡压。

70%~85% 的患者客观上能完全改善他们的症状，但是主观感觉的改善并没有那么好。

参考文献

[1] Kopell HP, Thompson WA. Peripheral entrapment neuropathies of the lower extremity[J]. N Engl J Med 1960, 262:56–60.

[2] Keck C. The tarsal tunnel syndrome[J]. J Bone Joint Surg Am, 1962, 44:180–182.

[3] Lam SJ. A tarsal-tunnel syndrome[J]. Lancet, 1962, 2(7270):1354–1355.

[4] Lareau CR, Sawyer GA, Wang JH, et al. Plantar and medial heel pain: diagnosis and management[J]. J Am Acad Orthop Surg, 2014, 22（6）:372–380.

[5] Ahmad M, Tsang K, Mackenney PJ, Adedapo AO. Tarsal tunnel syndrome: a literature review[J]. Foot Ankle Surg, 2012, 18（3）:149–152.

[6] Wong GNL, Tan TJ. MR imaging as a problem solving tool in posterior ankle pain: a review[J]. Eur J Radiol, 2016, 85（12）:2238–2256.

[7] Reichert P, Zimmer K, Wnukiewicz W, et al. Results of surgical treatment of tarsal tunnel syndrome[J]. Foot Ankle Surg, 2015, 21（1）:26–29.

[8] Gondring WH, Shields B, Wenger S. An outcomes analysis of surgical treatment of tarsal tunnel syndrome[J]. Foot Ankle Int, 2003, 24（7）:545–550.

18 足底筋膜松解术及足底外侧神经第 1 分支松解术

Omar F. Rahman, David J. Love, Steven K. Neufeld

摘要：足底筋膜炎是骨科常见的后足病变。患者常主诉难以忍受的足跟疼痛，尤其是早晨起床后走的第一步。但行走一天或者对足底按揉之后能得到缓解。这种疼痛与足底筋膜的反复牵张有关。许多患者又有类似于神经炎性的疼痛，可能与 Baxter 神经（足底外侧神经第 1 分支）受压有关，该神经在跨展肌的深面穿过。文献中将这两种病理变化合起来称之为远跗管综合征。非手术是足底筋膜炎的一种治疗方式。但当非手术治疗失败，患者通常需要手术干预。在这一章节，我们将阐述足底筋膜松解术和 Baxter 神经松解术的好处。在手术干预前，医生一定要了解患者的详细病史和做详细的体格检查来判断足跟痛的本质。借助于影像学设备的帮助，医生可以更加可靠地判断疼痛的来源，帮助决策手术。手术治疗是治疗足底筋膜炎和神经受压的最终办法，能缓解疼痛并促使患者逐渐恢复到正常的生活和娱乐活动中去。

关键词：顽固性足底筋膜炎，足底筋膜松解术，Baxter 神经松解术，足底外侧神经第 1 分支，远跗管综合征。

18.1 适应证和病理

- 跟骨结节内侧面足底筋膜起始部位的慢性退变性改变。
- 反复微损伤和反复应力刺激导致的微撕裂、缺血及软骨样化生。
- 反复拉拽刺激贯穿在跨展肌和足底方肌之间的足底外侧神经第 1 分支（Baxter 神经）。
- 因 Baxter 神经受挤压而产生的神经痛又称为远跗管综合征。
- 行走时（支撑相末期），踝关节和跖趾关节背伸产生的绞盘机制导致足底筋膜反复牵张紧绷。
- 足跟外侧的放射性疼痛。
- 跟腱复合体紧张，限制踝关节背伸。

18.1.1 临床评估

- 严重的晨起足跟痛，尤其是迈腿的第一步。
- 经过一天的拉伸及行走后疼痛缓解。
- 赤足或穿平底鞋导致足纵弓失去支撑后，疼痛加重。
- 体格检查时发现两个最主要的疼痛来源：
  - 跟骨结节内侧疼痛或压痛。
  - 内侧后跟在跨展肌起点处压痛，由于 Baxter 神经正好穿过其下。
- 足底外侧神经第 1 分支 Tinel 征阳性（外侧足底，第 4 趾外侧缘、第 5 趾放射性疼痛）。
- 被动背伸足趾（牵拉足底筋膜）时疼痛：
  - 也可能是骶 1 神经根痛，但患者通常没有足底的局部压痛。

18.1.2 影像学评估

- X 线片：患足的负重位侧位片。
  - 可以排除跟骨应力性骨折或后足关节退行性疾病。
  - 许多屈趾短肌起点处会有跟骨骨赘，但这不意味着是疼痛的来源。
- 电生理检查（EMG）：
  - Baxter 神经受压后可能产生跨展肌和小趾展肌的功能异常。
  - 骶 1 神经根痛也可能引起足底外侧疼痛。
- 磁共振检查：对于足底筋膜的撕裂还是很敏感的，但不是在大多数病例中：
  - T_1 加权像高信号和 T_2 加权像低信号可以提示小趾展肌的萎缩（图 18.1）。
  - 足底筋膜病灶处增厚水肿。

18.1.3 非手术疗法

- 适度运动和休息（劳逸结合）。
- 足底筋膜、跟腱和腓肠肌、比目鱼肌群拉伸训练。
- 半刚性的三层矫形支具可以用来支撑足弓，并配合后跟垫。
- 夜间穿戴支具保证踝关节背伸。
- 非甾体类抗炎药。
- 体外冲击波治疗。
- 如果有持续疼痛不解，可以在跟骨内侧结节处注射

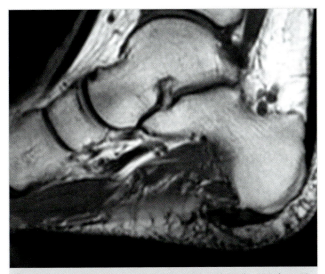

图 18.1 右足矢状位 T_1 加权压脂像磁共振片。图中显示足底筋膜增厚部位的高信号以及邻近皮下脂肪水肿

泼尼松（皮质醇激素）。
- 冷疗。

18.1.4 禁忌证

- 症状半年内的选择非手术治疗。
- 手术治疗仅适用于保守治疗不能耐受或症状持续超过半年的患者。

18.2 手术目的

手术干预顽固性的足底筋膜炎和神经撞击症的目的是缓解那些不能耐受保守治疗的患者的疼痛。止痛药或减轻后跟疼痛都能有效地改善日常活动和娱乐活动时的功能受限情况。

18.3 手术优势

足底筋膜松解术和足底外侧神经第 1 分支松解术的最主要的优势是决定性的治疗方式。足底筋膜内侧束至少松解 1/3 已被证实能缓解绝大部分患者的后跟疼痛。对神经的松解可以减轻因受压而引起的疼痛和感觉异常。手术治疗能（证实）发现足底筋膜炎的两个主要的病理来源，并能确实治疗这种疾病。

18.4 主要原则

- 手术切口要长达足底筋膜内侧束的 1/3~1/2。
- 避免对足底筋膜内侧束或中央束过多地切除，如果完全切除会导致足背的疼痛。
- 在姆展肌和足底方肌之间行 Baxter 神经松解术。
- 对姆展肌（下）深筋膜要充分松解以给 Baxter 神经有空间滑动。
- 避免对胫后神经跟骨分支做过多的切除。
- 对跟骨骨赘做切除是不必要的。

18.5 手术技术

18.5.1 术前准备和患者体位

患者仰卧位躺在手术台上，并且患足呈外展外旋位。可以在对侧髋部放置垫枕来帮助患足充分外旋。推荐采用腘窝局部神经阻滞麻醉，并且在小腿处绑缚止血带以利于在术中保持清晰的视野。使用手术记号笔标记出内踝的轮廓，在后跟到后踝处画一条直线。标记出内踝后缘和跟腱内侧缘的中点。在后跟内侧缘后下方处按压寻找到"软点"，即血管神经丛在下方通过。这片区域也要标记出来。这些皮肤的记号能帮助定位从姆展肌起点到足底的内侧斜向的切口（图 18.2）。

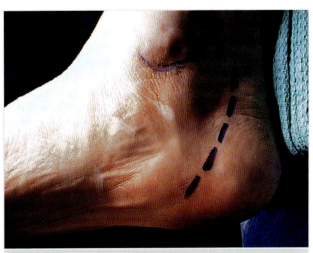

图 18.2 使用手术记号笔在皮肤上做标记。勾勒出内踝的轮廓，切口用虚线标出。在内踝后缘和跟腱内侧缘之间斜向的虚线正好跨过姆展肌的起点

18.5.2 手术过程

跟骨内侧结节处行长约 3cm 的斜向切口，切口在𝑚展肌近端处。术者锐性切开皮肤直到看见𝑚展肌浅筋膜。浅表的血管可能出血，应电凝止血（图 18.3）。

放入自动拉钩器并钝性分离𝑚展肌浅筋膜和肌腹间的间隙。用 15 号刀片切开𝑚展肌浅筋膜并把肌腹向上牵开露出深筋膜层。继续钝性分离充分暴露深层筋膜。𝑚展肌深筋膜由两层组成，在其下方就是 Baxter 神经和足底方肌的浅层。向下牵拉肌腹，暴露出剩余的深筋膜。切开深筋膜后，Baxter 神经就能得到充分减压（图 18.4）。

然后把注意力转向足底筋膜的松解，𝑚展肌深筋膜下缘处可以触及足底筋膜的内侧束。用 15 号刀片切开内侧束的 1/3~1/2。背伸𝑚趾关节以保证在足底筋膜紧张的情况下切开（即利用绞盘机制保证足底筋膜的张力）。切去筋膜横断面的 30%~50% 约 1cm 长节段，以保证筋膜得到充分松解，并防止瘢痕生成和病情复发。

松解足底筋膜后，注意检查 Baxter 神经。沿着神经走行检查，保证神经得到充分的减压（图 18.5）。然后冲洗并释放止血带，检查出血情况。3-0 号可吸收线可用于皮下缝合，3-0 号尼龙线则用于皮肤缝合，采用间断垂直褥式缝合法。缝合后，足跟及踝部用无菌纱布大量覆盖。并在踝关节背伸中立位时打上短腿石膏托固定。

18.6 技巧和要点

- 在不使用驱血带的情况下，能更加容易区分血管和神经。
- 在止血时，单极电凝比双极电凝更安全。单极电凝能避免因为灼烧大片区域而损伤到细小的神经。
- 在松解神经后，用地塞米松溶液冲洗神经，以防止术后神经炎的发生。
- 虽然跟骨下方的骨赘没有必要被切除，但是如果在血管神经丛得到充分保护的情况下，也是能够被安全地切除的。沿着跖侧的皮质，可以用骨凿凿去骨赘，并用骨锉磨平（切除后跟骨）边缘部分。
- 切口下深层的筋膜没有必要缝合关闭，以防止瘢痕组织生成并预防术后对神经继续产生压迫。

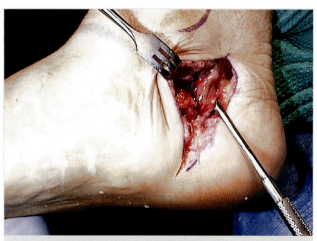

图 18.3 切开浅层即可看见𝑚展肌起点处

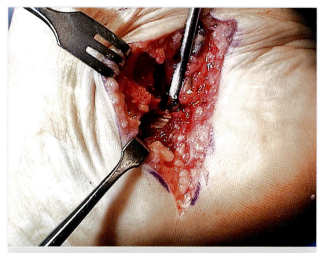

图 18.4 𝑚展肌深筋膜向下方牵拉以暴露出 Baxter 神经

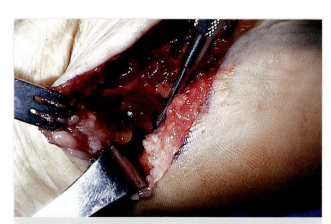

图 18.5 𝑚展肌深筋膜下缘处切开足底筋膜

- 为了避免术后外侧柱和跟骨关节疼痛，松解不应超过整个筋膜的 50%。
- 内镜下松解足底筋膜术仍是一项争议的方法。另外，内镜下尚不能切除跟骨骨赘以及对足底外侧神经第 1 分支进行减压。

- 通常术后患者需要穿戴非负重支具或石膏 10~14 天，只有在切口完全愈合的情况下，才能开始关节（患肢的）活动和拉伸训练。

18.7 误区及危害

如果在踇展肌深层处找到 Baxter 神经，则没有必要从周围神经脂肪间隙内再去松解。在神经周围过度的切除松解只可能导致神经周围缺血及瘢痕的形成。如果内侧斜向切口太靠前或靠上方，血管神经丛内包含着胫神经和胫后血管非常容易被伤及。只有在跟骨内侧结节处行切口才能使在屈肌支持带下方不损伤到血管神经丛。胫后动脉的终末分支同样也在跟骨内侧穿过，并有可能存在分叉。因此一旦足底筋膜被切开后，尤其是在使用驱血带的情况下，需要释放驱血带并充分保证这些分支没有继续出血。切除跟骨骨赘通常不是手术的必要步骤，因为没有证据表明骨赘是产生反复疼痛的原因。过多切除骨赘也会切除到肌肉和筋膜，导致术后疼痛并产生跟骨应力反应。

18.8 并发症及相应处理

在手术中和手术后仍会有一定比例的并发症发生，包括切口裂开、周围神经损伤和直接神经损伤。术后因为手术的干预产生跟骨的疼痛。在充分松解足底筋膜后，由于足部正常生物力学的改变导致足部纵弓塌陷，患侧下肢可能旋前畸形。足底筋膜横向的断裂将导致外侧柱过分受压，并且负重压力将转移到中足韧带和跖骨上，引起跖骨痛。另外也有部分患者出现跟腱挛缩和足背感觉异常。

18.9 术后治疗

术后患足需要被放置在充分护垫及加压的后托石膏中，并非负重拄拐 10~14 天。并进行踝关节小幅度的活动锻炼。证据等级Ⅰ和Ⅱ级文献阐述了一种足底筋膜的特殊的拉伸方法，即在保持踝关节和足趾处于背伸时对紧绷的足底筋膜束轻轻按揉。10~14 天之后，患者逐渐在配置定制的内侧纵弓支撑支具的术后鞋中，逐渐进行部分负重行走。建议至少使用支具 9 个月，直到道足背外侧没有产生任何不适。3~4 周后，如果切口已经愈合，患者在可耐受的情况下允许全负重。8 周后，鼓励患者进行平衡和本体感受等训练，并允许进行轻量的能耐受的活动。

18.10 结果

术后患者需要明白仍会有少许疼痛的发生，并且要回归到正常的生活和娱乐活动中去是一个缓慢的过程。如果所有潜在的病理因素都被处理了，那些接受足底筋膜松解术和神经减压术的患者的疗效都是很好的。在一项 DiGiovanni 等的回顾性研究中，接受足底筋膜松解术和远端跗管松解减压手术的患者中有 75% 的患者明显得到功能改善，82% 的患者对手术感到满意。这项研究也揭示术后管理的重要性，其中包括 4 周负重限制和 6 个月的内侧纵弓支撑支具的严格使用。DiGiovanni 等之前的研究报道了那些满意度不到 50% 的患者都是一些足底筋膜松解术不彻底或者 Baxter 神经松解术不够，以及只进行神经松解术没有进行足底筋膜松解术的患者。此外，Conflitti 和 Tarquinio 报道了只接受部分足底筋膜松解术和神经松解术的患者平均 1.5 个月才能恢复到工作和日常活动中去，并且 23 名患者中有 96% 的患者回归时间在 3 个月内。这些研究强调充分地松解并配合术后认真的康复训练能明显降低术后残留疼痛，并改善功能受限情况。

参考文献

[1] Martin BD, McGuigan FXPlantar fasciitis. In: Wiesel BB, Sankar WN, Delahay JN, Wiesel SW, eds.Orthopaedic Surgery: Principles of Diagnosis and Treatment[M]. Philadelphia, PA: Lippincott Williams & Wilkins, 2011:792-794.

[2] Cottom JM, Maker JM. Endoscopic debridement for treatment of chronic plantar fasciitis: an innovative surgical technique[J]. J Foot Ankle Surg, 2016, 55（3）:655-658.

[3] Cottom JM, Maker JM, Richardson P, et al. Endoscopic debridement for treatment of chronic plantar fasciitis: an innovative technique and prospective study of 46 consecutive patients[J]. J Foot Ankle Surg, 2016, 55（4）:748-752.

[4] Conflitti JM, Tarquinio TA. Operative outcome of partial plantar fasciectomy and neurolysis to the nerve of the abductor digiti minimi muscle for recalcitrant plantar

fasciitis[J]. Foot Ankle Int, 2004, 25(7):482-487.

[5] Dirim B, Resnick D, Ozenler NK. Bilateral Baxter's neuropathy secondary to plantar fasciitis[J]. Med Sci Monit 2010, 16(4):CS50-CS53.

[6] DiGiovanni BF, Dawson LK, Baumhauer JF. Plantar heel pain. In: Coughlin MJ, Saltzman CL, Anderson RB, eds. Mann's Surgery of the Foot and Ankle[M]. Philadelphia, PA: Saunders, 2014:685-701.

[7] Gould J, DiGiovanni BF. Plantar fascia release in combination with proximal and distal tarsal tunnel release. In: Wiesel SW, ed. Operative Techniques in Orthopaedic Surgery[M]. Philadelphia, PA: Wolters Kluwer, 2016:4620-4630.

[8] McGarvey WC. Chronic heel pain: surgical management. In: Wulker N, Stephens M, Cracchiolo A, eds. An Atlas of Foot and Ankle Surgery[M]. New York, NY: Taylor & Francis, 2005:207-213.

[9] DiGiovanni BF, Abuzzahab FS, Gould JS. Plantar fascia release with proximal and distal tarsal tunnel release: surgical approach to chronic, disabling plantar fasciitis with associated nerve pain[J]. Tech Foot Ankle Surg, 2003, 2:254-261.

[10] Digiovanni BF, Nawoczenski DA, Malay DP, et al. Plantar fascia-specific stretching exercise improves outcomes in patients with chronic plantar fasciitis. A prospective clinical trial with two-year follow-up[J]. J Bone Joint Surg Am, 2006, 88(8):1775-1781.

19 足下垂胫后肌腱转位术（包括 Bridle 手术）

Carroll P. Jones

摘要：足下垂为一常见问题，通常由前筋膜室综合征、腓总神经麻痹、坐骨神经不全损伤、腰椎疾患，或其他遗传性或获得性神经肌肉疾病造成。如果神经没有恢复的潜能，支具不可使用或不能忍受，可以考虑胫后肌腱转位术或 Bridle 手术。为保证良好的临床疗效，理想的状态是（患者）有一个能活动且无关节炎的踝关节，保持一定被动活动的范围，无明显畸形，胫后肌肌力至少 4 级。近年来，胫后肌腱转位术已多次改良。这里所要描述目前的技术，包括在舟骨止点获取肌腱，经骨间膜从后向前转位。将肌腱用生物腱固定螺钉固定在中间或外侧楔骨上。Bridle 手术，在过去的几十年里也有所发展，包含胫后肌腱经骨间膜转位，穿过胫前肌腱后附着于中间楔骨。近端横行切断腓骨长肌腱，在骰骨水平转位至小腿前部，正好位于踝关节上方，固定在胫前肌腱和胫后肌腱上，完成三肌腱缝合。和单独胫后肌腱转位术相比，Bridle 手术能获得更好的冠状面平衡和稳定，可能获得更大的背伸力量。任何一种肌腱转位术，患者都可以期待一种无须支撑（护具）的生活方式，甚至在平整的路面上接近正常行走。如果仔细注意手术细节，并发症并不常见，满意度非常高。

关键词：下垂足，足下垂，胫后肌腱转位，Bridle 手术，腓神经麻痹，前筋膜室综合征。

19.1 适应证

19.1.1 病理

- 腓神经麻痹。
- 脊髓损伤（不完全）。
- 坐骨神经损伤（部分）。
- 前筋膜室后遗症。
- 上运动神经元疾病（如脑瘫）。
- 遗传性神经疾病（如进行性腓骨肌萎缩症）。

19.1.2 临床评估

- 足下垂步态（如跨阈步态）。
- 踝关节主动背伸弱或无。
- 胫后肌腱肌力至少 4 级（小于 4 级肌力的手术是腱固定术）。
- 完好的腓骨长肌腱（PL）和胫前肌腱（ATT；行 Bridle 手术）。
- 正常踝关节和被动活动度（ROM）良好。
- 小腿三头肌肌力 4 级或正常。

19.1.3 影像学评估

- 站立位踝和足平片。
- 如果临床检查不清楚（很少需要），考虑电生理检查（EMG）。

19.1.4 非手术疗法

- 如果有肌力恢复的可能，可物理治疗。
- 踝足矫形器（AFO）。

19.1.5 禁忌证

- 胫后肌肌力弱或无（小于 4 级）。
- 胫前肌或腓骨长肌无力（行 Bridle 手术）。
- 严重的关节炎、畸形和（或）踝关节挛缩。
- 神经不全损伤有可能恢复。
- 供血不足。

19.2 手术目的

Bridle 手术和胫后肌腱转位术的主要目的是获得平衡的脚与踝关节，不用支撑行走。成功的转位可获得在平整路面正常的步态和踝关节至少 5° 的主动背伸，伴有跖屈受限。跑步、穿高跟鞋、走不平的路可能不适合，这方面应向患者讲清楚。

19.3 手术优势

这些术式有很多优点和相对少的缺点。鉴于支具昂贵、麻烦和经常感觉不舒服，无辅助支撑的生活方式几乎普遍受欢迎。患者可以维持踝关节和后足的运动，这比关节固定术有明显优势。对有经验的外科医生来说，手术操作相对简单，结果可以预期。

并发症相对少见，恢复快。

19.4 主要原则

- 转位有功能的肌腱（PTT 4级或正常）。
- 外力能活动的关节（踝关节有适当的被动活动度）。
- 确定踝关节软组织平衡（如必要时行跟腱延长）。
- 同时或分期矫正所有足部畸形（如行跟骨截骨术）。
- 转位肌腱维持适当的张力。
- 力线一致的肌腱转位软组织受阻小（如皮下 vs 支持带下）。
- 稳定的固定允许更快和更安全的康复。

19.5 术前准备和患者体位

患者仰卧位进行手术，通常同侧髋部垫高，以保证足踝内、外侧均衡进入。避免周围神经阻滞，特别是已表现出有明确神经功能缺陷的患者。建议全身麻醉和使用股部止血带。

19.6 手术技术

19.6.1 单独胫后肌腱转位术

腓神经病变或其他疾病仅影响前筋膜室内的肌肉，没有后足畸形或不平衡，可以考虑单独胫后肌腱转位。肌腱完整通过骨间膜转位至中间或外侧楔骨，如 Mayer 首先描述。

该术式包含 4 个切口。第 1 切口在舟骨止点水平沿后足内侧，切取胫后肌腱。从近端开始解剖，切开腱鞘显露胫后肌腱。向远端解剖至肌腱止点。为获得最大长度的肌腱，胫后肌腱需连同舟骨最远端的骨膜瓣一同切取。0 号可吸收线标记肌腱远端。

第 2 切口，呈纵向，沿胫骨远端后内侧缘，内踝近端 4~5cm。切开筋膜，识别胫后肌腱。用直角钳将胫后肌腱远端从切口内抽出。用生理盐水纱布包裹肌腱防止干燥。

第 3 切口，呈纵向，沿小腿前缘，踝关节上方 5~6cm，紧贴胫骨嵴外侧缘。切开筋膜，向深层解剖，直接沿胫骨外侧缘，胫前肌腱的内侧。使用血管钳小心穿透骨间膜，接着向远近端打开 10cm 或更多，与皮肤切口方向一致。用直角钳小心地从小腿内侧切口，经骨膜下穿至前方切口。要使胫后肌腱穿过骨间膜，最简单的方法是先在切口之间从内侧向外侧及穿过骨间膜用直角钳传递环形缝合线。然后以环形缠绕胫后肌腱，经骨间膜从前方切口抽出。

最后，第 4 切口为直接在中间楔骨上纵向切开。切开前先透视确认中间楔骨。钝性解剖，然后小心分离至中间楔骨，用电凝刀标记骨的中心。下一步用生物肌腱界面螺钉。测量胫后肌腱直径，同样尺寸或稍大钻头经导针从背侧向跖侧钻孔。钻头进入骨的深度，应能恰当地调整转位肌腱的张力，而不会在不贯穿的骨隧道中"触底"。

长钳从骨间膜切口经皮下将胫后肌腱传递至中间楔骨切口。用直针将胫后肌腱穿中间楔骨。踝关节 5° 背伸，从足底牵引辅助缝线调整胫后肌腱的张力。如果跟腱紧张，在肌腱转位固定前行跟腱延长。最后，从背侧向跖侧植入生物肌腱界面螺钉（通常直径 5~6mm），将肌腱固定在骨隧道内。如果需要，将肌腱与周围骨膜缝合以增加稳定性。

常规逐层闭合切口，应用填充良好的断腿夹板固定踝关节于最大背屈位。

19.6.2 Bridle 肌腱转位术

如 McCall 等所报道，后来 Rodriguez 改良，Bridle 手术可用来治疗足下垂，尤其是伴有后足不平衡（如高弓内翻足）的足下垂。它比单独行胫后肌腱转位术提供了更强的腱固定并加强了内外侧之间的平衡。实际上，它是针对那些单独行胫后肌腱转位术太靠内或太靠外侧可能导致冠状位畸形的患者。

Bridle 手术将胫后肌腱转位术稍微改进（如前所述），涉及腓骨长肌腱和胫前肌腱。

切取、标记、经骨间膜转位前面已详细描述。于胫后肌腱穿骨间远端水平处纵向劈开胫前肌腱。胫后肌腱由后向前穿过胫前肌腱（图 19.1）。透视定位后，在中间楔骨的外侧做一短的纵切口（如果有明显的内翻伴旋后畸形，可以转位至外侧楔骨）。如前所述，胫后肌腱经皮下穿至楔骨。在楔骨中心钻一骨性隧道，将胫后肌腱穿过骨性隧道，拉紧后生物肌腱用固定螺钉固定。

以外踝尖近端 8cm 为中心，在腓骨肌腱表面皮肤处做 4cm 长的纵向切口（图 19.2）。切开筋膜，显露腓骨肌腱。用不可吸收线将腓骨长短肌腱做侧侧缝合肌腱固定。紧挨腱固定远端横断腓骨长肌腱，标记肌腱断端。

19 足下垂胫后肌腱转位术（包括Bridle手术）

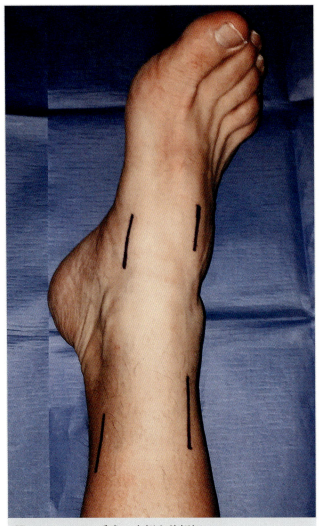

图 19.1　Bridle 手术：内侧和前侧切口

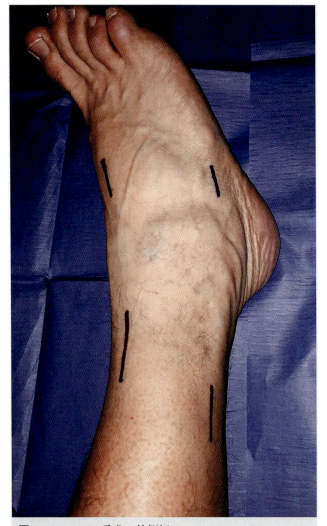

图 19.2　Bridle 手术：外侧切口

在骰骨水平，沿腓骨长肌腱远端做一短的纵向切口。显露肌腱，用钳子将近端部分向远端切口抽出。用大的弯钳，从远端向近端，将腓骨长肌腱经皮下转位至胫前肌腱表面的切口。Pulvertaft 法将腓骨长肌腱编织缝合至胫后肌腱和胫前肌腱。三肌腱缝合处用不可吸收线以数个"8"字缝合加固（图19.3）。关键是将肌腱张力调整至踝关节背伸 5°。腓骨长肌腱和缝线可用于收紧肌腱缝合处。

常规逐层关闭切口，用衬垫良好的短腿前后夹板固定。

19.7　技巧和要点

- 胫后肌腱转位至中间楔骨还是外侧楔骨是医生的选择，对于单独胫后肌腱转位术治疗伴有柔韧性内翻畸形者，笔者选择转位至外侧楔骨有助于畸形矫正。

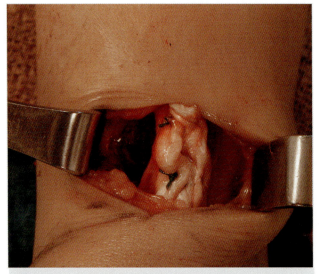

图 19.3　三肌腱缝合术

- 最大长度切取胫后肌腱是确保足够长的肌腱穿入楔骨、螺钉获得良好固定的关键。

- 标记胫后肌腱前，在不影响肌腱长度的情况下，修剪肌腱远端球形部分，以利于穿过楔骨。
- 从胫骨远端后内侧入路，胫后肌腱为直视下第二深的肌腱（在这个位置，通常屈趾长肌腱为最靠内侧的肌腱）。
- 用血管钳刺破骨间膜后，尽可能向远端和近端打开骨间膜（10~15cm），以减少对转位胫后肌腱的限制。
- 经皮牵拉胫后肌腱或腓骨长肌腱时，首先用钳子撑开以形成一个开口状，有助于更加容易地拉拽肌腱。
- 固定前将胫后肌腱的张力调整至被动活动的50%~75%。
- 在调整并固定胫后肌腱到楔骨之前，拧入固定螺钉后要获取并穿过腓骨长肌腱，以略微调整踝关节平衡。
- 在行 Bridle 手术时，首先将胫后肌腱穿过胫前肌腱调整张力并固定在楔骨上，然后再进行三肌腱缝合术，比一开始就穿过所有肌腱来得更加容易。

19.8 误区及危害

- 如果没有足够长度的胫后肌腱，安全转位到楔骨将很困难。
- 将胫后肌腱穿过骨间膜是一个烦琐的步骤，如前所述使用大的直角钳，穿过环形缝线可较好完成。
- 骨性隧道偏离楔骨中心是常犯的错误，在透视下使用一个套管系统能保证导针位于中心。
- 如果界面螺钉松弛，改为尺寸增大一号的螺钉。
- 试图经伸肌支持带深层穿胫后肌腱和（或）腓骨长肌腱非常困难，也不需要。

19.9 并发症及相应处理

术中并发症罕见，这与近期 Johnson 等发表的系列文献一致。切取胫后肌腱后，如果长度不够安全地转位至楔骨，可考虑肌腱近端 Z 形延长。或者将胫后肌腱转位至第 3 腓骨肌腱单独行软组织修复。

如前所提到的，如遇骨质柔软时，增大界面螺钉的尺寸为优选。如果转位的肌腱仍不稳定，尝试转位至邻近位置（如果内侧失败，转移至外侧，反之亦然）。作为最后的选择，胫后肌腱可以被固定到第 3 腓骨肌腱。

为预防胫后肌腱意外抽出，术者或助手应当将足维持于背伸位，直到手术结束、支具固定妥当。

尽管单独的胫后肌腱转位术后发生扁平足畸形很少见，但已有报道。Hansen 曾经描述过，在行胫后肌腱经骨间膜转位治疗足下垂的同时行屈趾长肌腱转位至舟骨，以预防扁平足的发生。这可考虑作为用于已存在扁平足的患者，或作为发生扁平足的补救措施。

19.10 术后治疗

术中应用非负重的 U 形夹板和后方夹板。患者 10~14 天返回医院，拆除缝线，更换非负重纤维玻璃支具，踝关节在中立位至背屈 5° 位。在拆除缝线和应用支具的过程中维持踝关节背屈位至关重要。术后 6 周，患者穿行走靴，允许全面负重。同时开始物理治疗，重点是主动和被动背屈，轻微主动跖屈。夜间可以脱掉靴子，夜间睡眠时需要戴夜间夹板或 AFO 至少至术后 3 个月。术后 8~10 周，肿胀可能存在，患者可以由穿运动型鞋逐渐过渡到 AFO，这种鞋子一直穿戴至 3 个月。如果 AFO 不可行或没有，这个时期可以穿助行靴。3 个月后，患者可以完全摆脱支具或鞋子。

19.11 结果

Bridle 手术治疗 19 例患者，其后至少随访 2 年，Johnson 等报道满意度为 100%。所有患者都可进行无须支具的常规日常活动，两名患者需要支具进行体育运动。终末随访时，和术前影像学相比，足部位置没有显著的影像改变。

运用现代技术，尤其是生物肌腱界面螺钉的应用，短期和长期并发症相对罕见。绝大多数患者能够穿正常的鞋子步行，踝关节能够主动背伸 5°。尽管不是必需的，但手术的主要目的，肌腱转位至少达到肌腱固定效果，维持踝关节中立位。

参考文献

[1] Mayer L. The physiological method of tendon transplantation in the treatment of paralytic drop-foot[J]. J Bone Joint Surg Am, 1937, 19（2）:389-394.

[2] McCall RE, Frederick HA, McCluskey GM, Riordan DC. The Bridle procedure: a new treatment for equinus and equinovarus deformities in children[J]. J Pediatr Orthop,

1991, 11（1）:83-89.

[3] Rodriguez RP. The Bridle procedure in the treatment of paralysis of the foot[J]. Foot Ankle, 1992, 13（2）:63-69.

[4] Johnson JE, Paxton ES, Lippe J, et al. Outcomes of the Bridle procedure for the treatment of foot drop[J]. Foot Ankle Int, 2015, 36（11）:1287-1296.

[5] Vertullo CJ, Nunley JA. Acquired flatfoot deformity following posterior tibial tendon transfer for peroneal nerve injury: a case report[J]. J Bone Joint Surg Am, 2002, 84-A（7）:1214-1217.

[6] Hansen ST. Transfer of the posterior tibial tendon to the dorsolateral midfoot. In: Functional Reconstruction of the Foot and Ankle[M]. Philadelphia, PA: Lippincott, Williams, & Wilkins, 2000:442-447.

第 4 部分 中足和后足

20 跖跗关节融合术

J. Chris Coetzee

摘要：跖跗关节融合术由于许多原因存在一定挑战：解剖结构复杂，手术区域有隐神经、腓浅神经、腓深神经的分支经过。这些神经损伤后形成的神经瘤严重影响融合手术的疗效。足背动脉也在第1、第2跖间基底部向跖侧发出穿支。并且，跖跗关节是一个平面关节，本身不具备稳定性，因而完全依靠韧带结构维持稳定。负重时，跖跗关节面与垂直应力垂直，而行走时，弯曲应力也会作用于关节面，这使得跖跗关节融合术具有较高的不愈合风险。而且，楔骨关节面较小，植入螺钉时的角度也非常有挑战性。一直以来，关节融合的技术并没有太多的改变，但跖跗关节固定的方式却为了保证关节融合而存在多种选择。一般都认为对于第4、第5跖跗关节不应融合，而第1~第3跖跗关节则应该根据其病理情况做单一关节或者多关节的融合。理想的治疗应当包括对关节面的充分准备，在所有平面对畸形进行矫正、牢固地固定以及合适的术后处理，以保证关节面的融合。

关键词：跖跗关节，融合，Lisfranc 损伤。

20.1 适应证

- Lisfranc 损伤后出现创伤性关节炎。
- 特发性 / 原发性跖跗关节退变。
- 第 1 跖列不稳定。
- 类风湿关节炎。
- 稳定性 / 慢性期 Charcot 关节或糖尿病足。
- Lisfranc 关节韧带断裂引起的多平面的关节不稳定或脱位。
- 第 1、第 2 跖楔关节内粉碎性骨折。
- 中足关节严重外伤引起的关节面骨折并脱位。

20.1.1 病理

- 中足关节炎存在多种病因。
- 在急性外伤中，跖跗关节常出现伴骨折或不伴骨折的脱位：
  - 对于粉碎性关节内骨折往往需要做初次融合。
  - 完全性韧带断裂是否行关节融合仍然存在争议。
  - 韧带损伤可使用接骨板或螺钉做临时固定，但不需要做关节融合。
- 继发性跖跗关节炎十分常见，畸形表现多样，如轻微畸形或出现前足严重外翻外展的重度畸形。
- 中足 Charcot 关节会导致十分严重的畸形：
  - 早期治疗时应采取保守治疗，以期使关节保持在一个稳定的跖行足。
  - 当畸形加重可能导致溃疡时则需要手术干预。晚期的畸形很难被矫正。

20.1.2 临床评估

- 患者评估：患者最好能充分理解畸形的严重性，这对治疗非常有帮助。
- 对各跖跗关节进行触诊，明确哪些关节受到累及，能否被动矫正相应关节的畸形。
- 对创伤后遗症的患者，应观察手术区域软组织条件，明确切口愈合和感染的风险。
- 观察有无第 2、第 3 跖骨的过载，这在慢性病例中十分常见，手术矫正时需要做处理。
- 做 Silversköld 试验观察有无腓肠肌腱膜挛缩，如阳性则需手术处理。潜在的腓肠肌腱膜挛缩可能增加中足关节的应力，增加关节不愈合的风险。
- 检查后足以及踝关节，明确有无其他病理情况存在。

20.1.3 影像学评估

- 足的负重正位、侧位以及斜位片，这些是对中足关节做评估所需的常规平片：
  - 正位片：评估内侧柱。
    * 观察有无跖跗关节或舟楔关节的外展畸形。
    * 观察有无第 1 跖列相对于第 2、第 3 跖列的短缩。
  - 斜位片：观察中间柱和外侧柱。

- 侧位片：观察有无背侧骨性突起、骨赘以及早期的关节狭窄：
  * 观察有无内侧足弓的塌陷。
- 与正常的对侧足做对比能够为术前准备提供有价值的参考。
- 对严重复杂畸形病例行 CT 检查对术前计划十分有帮助。

20.1.4 禁忌证

- 骨骼发育不成熟——骨骺未闭。
- 简单的不完全韧带损伤。
- 活动性感染。

20.2 手术目的

- 提供一个正常受力分布的、稳定的、中足力线正常的跖行足。

20.3 手术优势

- 对中足关节内的关节炎性改变进行开放清创处理。
- 实现中足的解剖对线，重建足弓。
- 改善中足和足弓的稳定性。
- 仅仅损失"非必要"的、微动的跖跗关节和楔骨间关节。
- 能够牢固地稳定足的中间柱和内侧柱。

20.4 主要原则

- 熟悉术区解剖，精确设计手术切口。辨认和保护好血管神经结构。
- 双切口有一定的风险性。一方面要尽力降低软组织损伤和避免出现术后切口并发症，一方面要保证相应关节的充分暴露。
- 在固定前实现各平面畸形的充分矫正。畸形存在时做原位融合是不被允许的。
- 牢固的固定非常必要。可使用螺钉、骑缝钉或者接骨板进行固定。

20.5 术前准备和患者体位

- 仰卧位，常常在同侧髋部下方放置一些垫子，这样能够更好地暴露患足的外侧缘。
- 大腿止血带。

20.6 手术技术

20.6.1 原位跖跗关节融合

- 根据损伤或关节炎累及的跖跗关节数目决定是行单一切口还是背侧双切口：
  - 第 1 个切口位于第 1 跖骨上方，切口外侧是𧿹长伸肌腱。该切口能够暴露第 1 跖楔关节以及第 2 跖楔关节的大部。当损伤或关节炎仅累及第 1、第 2 跖楔关节时，单一切口足以完成手术。
- 对精确复位有所考虑时，建议加做一个更偏向外侧的第 2 个切口以改善暴露：
  - 第 2 个切口的中心位于第 4 跖骨上方，越偏外侧越好（图 20.1）。
  - 常见的错误是将该切口做得太靠内侧。术中透视可以帮助辨认骨性标志以指导切口放置。
  - 摄片时应将足内旋，以获得第 4 跖跗关节的正位像。当足位于中立位时，第 3~第 5 跖跗关节之间存在许多重叠，无法精确对第 4 跖跗关节进行定位。

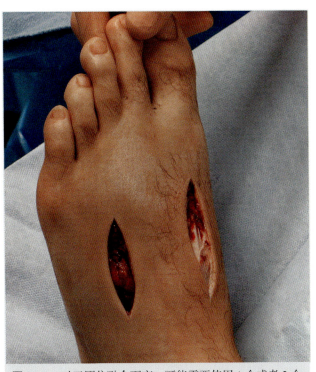

图 20.1 对于原位融合而言，可能需要使用 1 个或者 2 个切口，具体决定于需要融合几个关节

第4部分　中足和后足

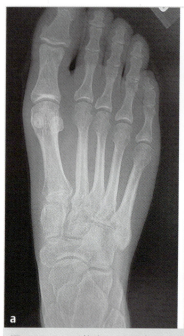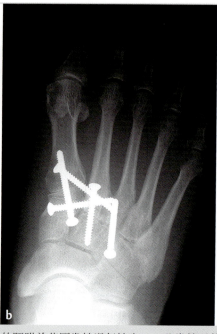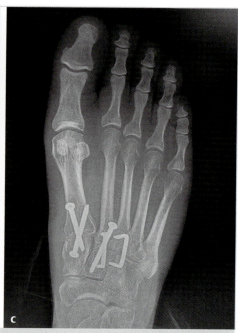

图 20.2　a. 不伴有足弓塌陷和畸形的跖跗关节原发性退行性变。b. 此类情况使用螺钉简单固定就足以提供足够的稳定性。c. 对于某些情况，第 2、第 3 跖楔关节可以使用骑缝钉固定，这样更加易于植入

- 充分暴露相应关节后，用小骨刀和刮匙完全清除残余的软骨。
- 谨慎使用摆锯去处理关节面。一旦使用摆锯，就很难使所有关节充分对位。笔者更喜欢使用骨刀来矫正轻微的对线不良。
- 最关键的要点是记住第 1 跖楔关节的深度可达到 30mm。使用小椎板撑开器能够充分显露该关节：
  - 所有跖侧的软骨和骨性隆起都必须清除，否则会导致关节融合在背伸位。
- 小心处理骨面非常关键，目标是得到一个有丰富出血的松质骨面：
  - 可使用小弧形骨刀对软骨下骨做微骨折处理。
  - 可使用 2mm 钻头在关节面上钻孔。
- 不一定需要植骨来获得融合：
  - 如果存在骨缺损，可使用松质骨植骨填充缺损。
  - 通常从内侧向外侧依次固定。固定前使用复位钳实现关节面的加压。

20.6.2　固定：螺钉与接骨板的比较

- 对于"简单"融合可使用螺钉（图 20.2）：
  - 没有骨缺损。
  - 畸形轻微。
  - 骨质良好。
  - 由于螺钉固定第 2、第 3 跖楔关节的角度很小，使用骑缝钉固定相对较为容易。
- 接骨板固定对于"复杂"融合更为有效：
  - 需要行截骨矫形。
  - 有骨缺损需要行植骨。
  - 骨质条件不佳。
  - 粉碎性骨折（图 20.3）。
  - 复杂重建需要保证最佳的稳定性。
- 骨质条件良好时，可使用 3.5mm 或 4.0mm 螺钉：
  - 实心或空心螺钉。
  - 第 1 跖楔关节需要使用 2 枚交叉螺钉。
  - 由内侧楔骨向第 2 跖骨基底部植入 1 枚 Lisfranc 螺钉：
    * 纠正第 2 跖骨的外侧移位。
    * 帮助恢复中足对线。
  - 第 2、第 3 跖楔关节使用 1 枚螺钉固定比较困难，螺钉可植入的角度较小。
    * 建议使用骑缝钉或者两孔的加压接骨板。
- 细致关闭切口。
- 敷料包裹切口后用夹板将踝关节固定在中立背伸位。

20.6.3 重调融合力线

- 如果在矢状面或水平面内存在 15°以上的成角畸形或 3mm 以上的移位，则需要行楔形截骨以恢复跖行足。
- 大 C 臂透视机有助于扩大视野以评估对线是否矫正满意。
- 第 1 个切口位于足内侧缘，以暴露第 1 跖楔关节的

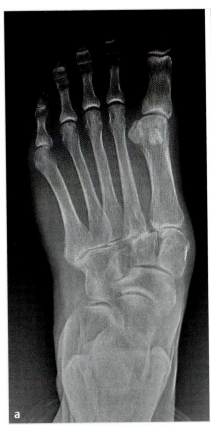
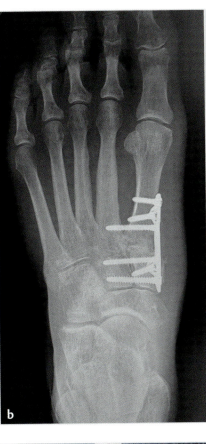

图 20.3 a. 关节内粉碎性骨折伴脱位的病例。b. 对这种情况而言，最可靠的方法是使用桥接接骨板固定以达到融合

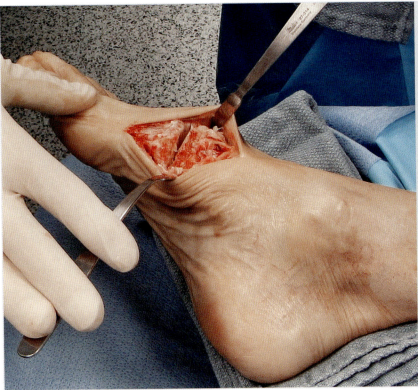

图 20.4 对伴有严重内侧纵弓塌陷的病例，建议使用第 1 跖楔关节内侧纵向切口，这样可以同时对跖楔关节的背侧和跖侧进行充分暴露

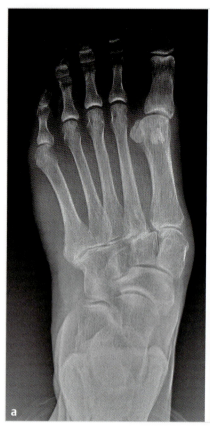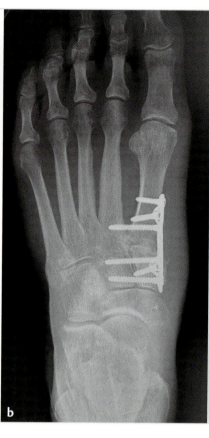

图 20.5　a. 陈旧性 Lisfranc 损伤病例逐渐出现慢性、进行性的中足塌陷。b. 两个平面的畸形都充分矫正后使用内侧接骨板固定

背侧和跖侧（图 20.4）：
- 胫前肌腱位于术野中，注意保护。
- 对内侧柱和中间柱行双平面截骨，楔形骨块底部位于内侧和跖侧，以矫正典型的前足外展和背伸畸形：
  * 常常需要增加一个位于足背外侧的切口，以充分暴露第 2、第 3 跖楔关节完成截骨。
  * 可由内侧跗骨向外侧跗骨植入 1 枚斯氏针，导针应垂直于跗骨干并植于跗骨的最近端，以标记截骨位置。
  * 可由内侧楔骨向外侧楔骨植入第 2 枚导针，导针应垂直于距骨长轴并植于楔骨的最远端。
  * 2 枚导针的尖端汇聚于中间柱的外侧缘。在导针引导下用摆锯截骨形成楔形骨块。
  * 如存在矢状面上的成角畸形，则沿导针用摆锯截骨时应将跖侧的骨质多截掉一些。
  * 跖侧可能存在一些位置较深的骨折块，应彻底清除，否则可能导致畸形愈合。
  * 所有平面的畸形都要彻底矫正，然后用克氏针临时固定。
- 由于形成的楔形骨块底部位于内 / 跖侧，第 1 序列对较第 2、第 3 序列会短缩更多：
  * 可以通过植骨矫正第 1 序列的短缩，或者在第 2、第 3 跖骨干的中段或远端进一步做短缩截骨。
- 使用特别设计的中足融合接骨板可以为手术提供更好的稳定性（图 20.5）。
- 恢复对线后闭合切口。

20.7　技巧和要点

- 保护神经血管束。
- 充分暴露和软组织松解便于复位。
- 不要在畸形未矫正的情况下做融合。各平面内的畸形都要完全矫正。
- 如果复位后出现背侧和外侧的骨缺损就需要植骨。
- 务必坚强固定。跖跗关节承受的应力非常巨大。

20.8　误区及危害

20.8.1　充分处理跖侧关节面

- 这一点如何强调都不过分。第 1 跖楔关节深度可达到30mm。跖侧关节面处理不到位，会导致关节融合在背伸位。
- 使用小椎板撑开器暴露可以改善视野，对关节面的准备和复位很有帮助。

20.8.2 短缩
- 慢性中足塌陷的矫正十分困难。常见的错误是仅仅截除了第1跖骨的楔形骨块而遗漏了TMT关节。
  - 这会导致第1跖列的短缩和外侧跖跗承受应力的增加。

20.8.3 楔形截骨
- 楔形截骨是矫正畸形的有力手段，但术前设计一定要小心。
- 最好在开始时先做小的楔形截骨，然后在透视下检查复位是否满意。
- 常常需要同时做双平面截骨以矫正前足的外展和背伸畸形。

20.9 并发症
　　总的并发症发生率高达30%。
- 皮肤和切口并发症：
  - 切口开裂、神经损伤、内植物疼痛和断裂、肌腱粘连。
  - 感染发生率为3%~11%。
- 力学并发症：
  - 跖痛症发生率为25%，第2跖骨应力骨折和神经瘤。
  - 畸形愈合发生率为6%。
  - 不愈合发生率为3%~7%。

20.10 术后治疗
- 术后处理常在门诊进行：
  - 石膏或甲板固定2周。
  - 术后2周内注意抬高患肢，非常重要。
  - 术后2周避免负重。
- 第2周拆掉石膏或支具，切口愈合时可以拆线：
  - 第2周开始进行控制性踝关节功能锻炼，使用步行靴4周。在卫生清理和冰敷时可取下步行靴，但必须避免负重。
- 到第6周时，拍摄X线片观察有无骨愈合的征象：
  - 开始做轻度的主/被动功能锻炼，增加踝关节活动度，可以进行某些无冲击力的运动如骑单车/游泳。
  - 穿鞋或者步行靴继续部分负重2~6周，直至有骨性愈合的影像学和临床征象。
- 一旦影像学提示愈合，就可以开始步态训练和轻度的、渐进的下肢力量锻炼。
- 要4~6个月时间才能完全恢复原有功能，因此要回到有冲击力的运动需要等待较长时间。
- 患肢的肿胀可能持续1年。

20.11 结果
- 不伴有畸形的初次融合病例治疗结果满意度较高，较高比例的患者能够恢复到原有运动水平。
- 伴有严重畸形的病例难以矫正，治疗结果的满意度相对较低。

参考文献

[1] Patel A, Rao S, Nawoczenski D, et al.Midfoot arthritis[J]. J Am Acad Orthop Surg，2010，18（7）:417-425.

[2] Simon SR, Tejwani SG, Wilson DL, et al. Arthrodesis as an early alternative to nonoperative management of charcot arthropathy of the diabetic foot[J]. J Bone Joint Surg Am，2000，82-A（7）:939-950.

[3] Younger AS, Sawatzky B, Dryden P. Radiographic assessment of adult flatfoot[J]. Foot Ankle Int，2005，26（10）:820-825.

[4] Alberta FG, Aronow MS, Barrero M, et al. Ligamentous Lisfranc joint injuries: a biomechanical comparison of dorsal plate and transarticular screw fixation[J]. Foot Ankle Int，2005，26（6）:462-473.

[5] Espinosa N, Wirth SH. Tarsometatarsal arthrodesis for management of unstable first ray and failed bunion surgery[J]. Foot Ankle Clin，2011，16（1）:21-34.

[6] Coetzee JC, Ly TV. Treatment of primarily ligamentous Lisfranc joint injuries: primary arthrodesis compared with open reduction and internal fixation. Surgical technique[J]. J Bone Joint Surg Am，2007，89（Suppl 2 Pt.1）:122-127.

[7] Rammelt S, Schneiders W, Schikore H, et al. Primary open reduction and fixation compared with delayed corrective

arthrodesis in the treatment of tarsometatarsal (Lisfranc) fracture dislocation[J]. J Bone Joint Surg Br, 2008, 90 (11):1499-1506.

[8] Komenda GA, Myerson MS, Biddinger KR. Results of arthrodesis of the tarsometatarsal joints after traumatic injury[J]. J Bone Joint Surg Am, 1996, 78 (11):1665-1676.

[9] Sangeorzan BJ, Veith RG, Hansen ST Jr. Salvage of Lisfranc's tarsometatarsal joint by arthrodesis[J]. Foot Ankle, 1990, 10 (4):193-200.

[10] Sammarco VJ, Sammarco GJ, Walker EW Jr, et al. Midtarsal arthrodesis in the treatment of Charcot midfoot arthropathy[J]. J Bone Joint Surg Am, 2009, 91 (1):80-91.

21 舟楔关节融合术治疗中足关节炎和畸形

Alastair Younger, Nicholas E.M. Yeo

摘要：舟楔关节融合术并不是一种新手术，早在 20 世纪初的文献中就有相关描述。然而在过去很长的一段时间里，因为担心它的疗效不可靠，舟楔关节融合术一直不是矫正扁平足畸形的首选。近年来，许多足踝外科医生重新评估了舟楔关节融合术在治疗中足畸形和治疗有症状的中足关节炎中的作用；对于伴有足外翻畸形的舟楔关节炎患者，舟楔关节融合术可以很好地矫正足弓塌陷畸形；从生物力学角度分析，舟楔关节融合术是矫正外翻畸形恢复足弓最有效的方法；它能平衡踝关节的应力，恢复正常的踝关节力学，同时保留踝关节和跗横关节的活动度。最近的文献表明，舟楔关节融合术是一种安全可靠的方法；在适应证选择正确以及手术技术得当的前提下，它的融合率已被证明超过 95%；并发症的发生率则与其他足部关节融合术类似。依据笔者的经验和相关文献报道，建议将舟楔关节融合术作为矫正足外翻畸形和治疗有症状的中足关节炎的一种选择；它既可以单独使用，也可以与其他软组织或骨性手术一起联合使用。

关键词：舟楔关节，融合术，足外翻畸形。

21.1 适应证

- 扁平足畸形：在扁平足矫形术中，舟楔关节融合术是最常用的降低前足的矫正方法。对于有症状的扁平足畸形，如胫后肌腱功能障碍，此时踝关节的外侧应力增大需要矫正。造成踝关节外侧应力增大的原因很多。距下关节问题导致的后足外翻，以及踝关节甚至踝上结构不平衡都有可能导致踝关节外侧应力增大。前足外翻或外旋时，因为相对于踝关节提供了一个较大的力臂，也会导致踝关节外侧产生较大应力。

  后足外翻畸形可以通过跟骨截骨术、距骨下融合术或外侧柱延长来矫正；前足外展和外旋畸形可以通过外侧柱延长或距舟骨关节融合术来矫正，但这两种方法都可能导致前足内翻，距舟关节融合术可能会导致活动僵硬。这些是可以避免的，舟楔关节融合术是治疗扁平足畸形中最有力、最有效的方法，它将使踝关节应力达到平衡，恢复正常的踝关节生物力学。

  此外，还有一类有症状的扁平足畸形患者，能够在负重位的足侧位 X 线片上清楚地辨认出畸形的顶点位于舟楔关节，这种情况下应该处理舟楔关节矫正畸形。

- 创伤性关节炎：这与中足受到挤压伤或其他创伤有关，包括舟骨挤压伤或撞击伤、舟楔关节脱位以及 Lisfranc 骨折-脱位等。这些创伤可能导致内侧柱分离、严重的骨软骨损伤和足整体结构的不稳定，此时适合采用舟楔关节原位融合。

- 肿瘤切除：肿瘤切除后，舟楔关节可能需要融合。

- 反应性关节炎：舟楔关节类风湿关节炎患者的关节呈现退行性改变，伴或不伴扁平足畸形，可以考虑舟楔关节融合。

- 踝关节置换术中足弓畸形的矫正：足弓塌陷患者在进行踝关节置换时，可能需要进行舟楔关节融合术来矫正畸形，以确保踝关节应力平衡，避免踝三角韧带张力过高（图 21.1）。

- Müller-Weiss 病：Müller-Weiss 病患者的舟骨常常发生塌陷，通常容易累及距舟关节或舟楔关节，需要行距舟关节融合术或舟楔关节融合术，甚至距舟楔关节融合术。

21.1.1 临床评估

- 对于前足外展或外旋患者，当患者站立位或行走时，从后面观察可发现后跟外翻和足趾向外伸；当患者足部离地处于非负重状态时，有可能出现后跟力线正常但前足内翻，此时前足内翻角度是以胫骨长轴位参照来确定的，某些患者可达 40°~50°。

- 胫后肌腱的评估是非常重要的，尤其是足弓内侧有症状的患者，体格检查发现足抵抗外翻力量下降或者胫后肌腱区域压痛，提示胫后肌腱炎症或功能不全。评估距舟关节、舟楔关节和第 1 跖楔关节的功能也很重要，这些关节有可能发生退行性关节炎或反应性关节炎。

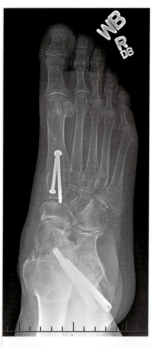
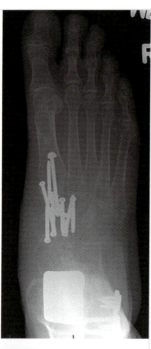
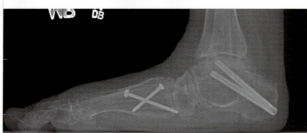
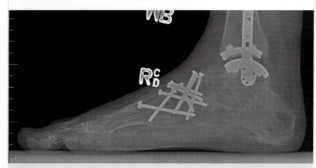

图 21.1 采用舟楔关节融合术对全踝人工关节置换术患者的足弓进行重建，图中为患者术前、术后的摄片检查资料

21.1.2 影像学评估

- 评估畸形需要行标准的踝关节正侧位和足正侧位 X 线检查。
- 足侧位片将显示平足塌陷畸形的顶点是在舟楔关节还是在跗楔关节。
- 足正位片将显示距舟关节是否发生侧方移位。
- 如果需要，可以行 CT 检查。对于中足关节炎，CT 平扫三维重建几乎是必需的，此时 CT 比 X 线片要清楚得多。踝关节正侧位片可以排除踝三角韧带损伤（图 21.2）。

21.1.3 非手术疗法

- 戴刚性矫形夹板。
- 穿硬底鞋。
- 穿摇椅鞋。
- 穿足踝矫形靴。
- 矫形靴和双侧矫形夹板的组合。

21.1.4 禁忌证

- 手术部位血运差。
- 手术部位有活动性感染。
- 手术部位软组织情况差。
- 严重骨质疏松，易导致内固定松动或关节不融合。

21.2 手术目的

- 重建内侧纵弓。
- 保证舟楔关节的刚性稳定。
- 重建足底三点受力结构，恢复足"三脚架式"平衡。

21.3 手术优势

- 能从结构上去除关节炎。
- 稳定内侧纵弓。
- 仅牺牲非关键关节的活动度。

21.4 主要原则

- 正确暴露关节：
  - 解剖变异或畸形可导致关节暴露错误，有时找不到舟楔关节，有时错误切除距舟关节或跗楔关节。
- 充分准备关节面：
  - 切除任何残留关节炎的软骨。
  - 去除关节面，包括硬化的软骨下骨或坏死骨，确保融合面有足够血液渗出。
- 保证关节复位和对齐良好，重建正常的足部解剖，保证足整体结构稳定。
- 融合关节面进行坚强的加压固定，最大限度地促进融合。

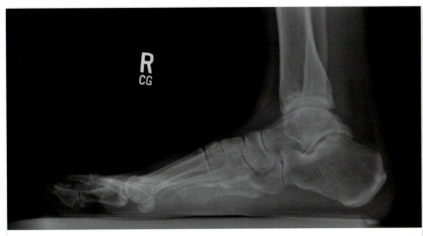
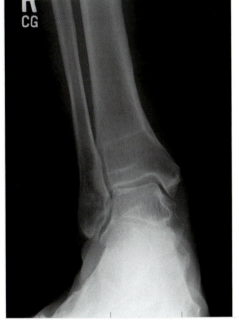
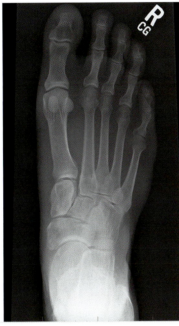

图 21.2　一位外翻足患者术前足正侧位片和踝关节正位片检查资料

21.5 手术技术

21.5.1 开放手术技术

体位：仰卧位，足尖朝向手术床尾部，患侧臀部下方应该垫高，以保证足的轴线垂直于床面，因为这类患者常有行足外侧柱延长手术的需求，所以应该绑大腿根部止血带。

切口及暴露：以舟楔关节为中心，在足背侧沿肌腱方向做纵向切口，神经血管束通常在切口的外侧，胫前肌腱通常在切口的内侧，遇到姆长伸肌腱后可从其两侧深入到达骨和关节，如果需要的话可向外侧分离暴露出神经血管束。舟楔关节可以通过尖锐的工具探查识别（图 21.3）。

注意确保正确暴露舟楔关节。距舟关节可能在无意中被暴露，可以通过触诊来识别距舟关节，因为它位于关节远端舟骨结节的近端。另外，两个关节的运动平面不同，距舟关节是横向活动，而舟楔关节活动度很小，如果有一些活动的话，也是背伸和跖屈的活动。

相邻楔骨间的关节也可能在不经意间被解剖暴露，但这是应该避免的，因为它可能会损害楔骨的血供，特别是在行舟楔关节或跖楔关节融合术的时候，楔骨的血供更加重要。而且，也要注意不要因疏忽而暴露跖楔关节。上述关节的解剖是完全不同的，手术医生应该意识到它们的不同之处，如果有任何疑问，可使用 C 臂透视机术中确认融合平面。

然后，用弯曲的骨刀或刮匙来处理舟楔关节面，去除所有的软骨，直到充分显露软骨下骨。再用 1.6mm 克氏针在软骨下骨面上进行钻孔，且将楔骨抵在舟骨上并跖屈前足，以恢复足弓矫正畸形。

足底软骨比较难以去除，应该充分显露并松解关节，然后将关节间隙撑开，保证关节间隙的开放，再用一个 5mm 的弧形骨刀小心地去除足底的软骨（图 21.4）。

注意应该将所有的软骨摘除，将关节间隙充分拉开后，将所有的软骨碎片用钳子夹除并冲洗干净。软骨碎片可以释放因子，阻止成骨细胞新生和血管迁移，这些因子也不利于植骨或骨替代物的移植。

确认关节复位：舟楔关节在清理完毕后进行复位，通常需要跖屈舟楔关节达到畸形的矫正，并用 1.6mm 克氏针进行临时固定。

结合前足进行检查和矫正，第 1~3 跖骨基底也应该进行检查，第 1 跖骨基底应该比第 2 和第 3 跖骨基底略低一些（图 21.5）。

如果存在第 1 序列不稳或者降低困难，那么可以考虑加做一个第 1 跖楔关节融合术。对于足外翻畸形的患者，应该在术前谈话中充分告知第 1 跖楔关节融合术的可能性。

如果当膝屈曲 90°时前足能自然地与胫骨轴线成 90°，则舟楔关节融合的位置是正确的。前足的内外旋也要仔细检查，可以在融合关节面做一些调整，以保证足整体呈现一个正确的形状和结构。如果仅靠调整融合关节面仍然不能矫正畸形，则要考虑行外侧柱延长或距舟关节融合术。对于严重畸形的患者，应在术前谈话中强调其他手术方式的可能性。

内固定位置：一旦融合方位确定，就可以植入内固定了。每个关节应植入 2~3 枚螺钉。舟楔关

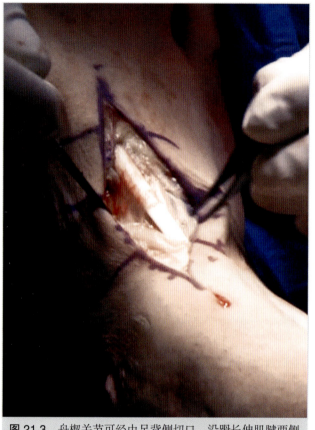

图 21.3 舟楔关节可经由足背侧切口，沿𧿹长伸肌腱两侧暴露

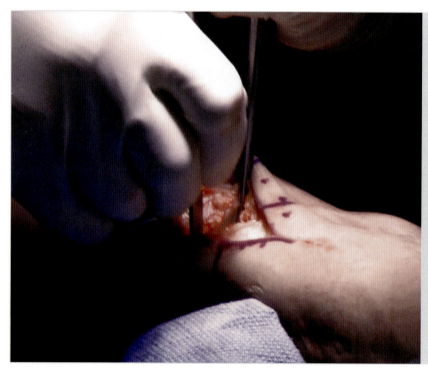

图 21.4 清理舟楔关节

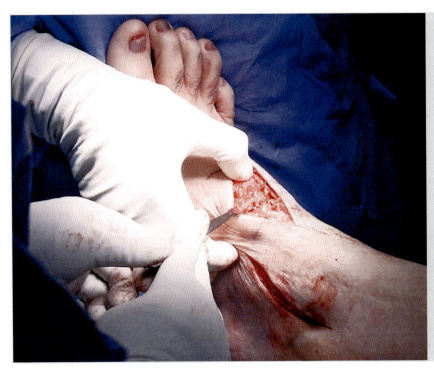

图 21.5　确认关节融合方位

应被视为 3 个关节，因为每个舟楔关节之间没有骨性连接。可先从内侧楔骨往舟骨植入螺钉，采用拉力螺钉技术，先用 3.5mm 钻头在内侧楔骨上钻孔，再用同心圆法用 2.5mm 钻头往舟骨钻孔，钻孔由楔骨背内侧打向舟骨足底侧和结节部，深度一般控制在 30~45mm 的范围内（图 21.6）。

拉力螺钉技术也可以用来固定中间楔骨，螺钉从中间楔骨的中部至远端植入舟骨的足底中点。当螺钉植入后，关节融合面也会变得更整齐，这些螺钉的长度通常在 26~36mm 范围内。外侧楔骨和舟骨植入螺钉前可能需要解剖神经维管束，另外，趾短伸肌的神经支不应受损。钻孔方向从外侧楔骨中点到舟骨外侧底部，螺钉长度通常约为 26mm。

从舟骨结节和舟骨背侧行从近端往远端的内固定植入，采用 2.5mm 的钻头，第 1 枚螺钉往内侧楔骨植入，螺钉长度通常约为 40mm；第 2 枚螺钉在舟骨背侧与第 1 枚紧邻，打向中间楔骨，螺钉长度通常为 32~40mm；最后 1 枚螺钉则从舟骨外侧背部打向外侧楔骨，螺钉长度通常是 30~40mm。一些体型较大的患者螺钉数量可以适当增加。从舟骨由近端往远端植入螺钉固定内侧和中间楔骨，舟骨结节可以直接被打开暴露，也可以采用经皮方式（图 21.7）。最后行 C 臂透视，以确保所有的舟楔关节被固定融合，并检查有没有螺钉进入到距舟关节或跖楔关节（图 21.8）。

内固定检查牢靠后可对融合部位进行植骨，可以采用自体骨移植或骨移植替代物植入的方式。

21.5.2　关节镜手术技术

体位：与开放手术一样摆放患者体位，关节镜设备放在手术侧对侧的床头位置，因为踝上止血带将妨碍踝关节软组织平衡，所以使用大腿根部止血带。关节镜下行舟楔关节融合术可适用于切口愈合差的患者，或用于开放手术容易破坏舟骨血运的病例（图 21.9、图 21.10）。

手术器械：可使用 2.4mm 或 2.9mm 关节镜，3.5mm 的刨削刀将有助于视野的暴露，也可以使用 4.5mm 磨钻头清除碎片。对于身材较小的患者，可以使用较小的手腕关节镜器械和刨削刀。

入路：为了顺利进入舟楔关节，微创切口设计在关节的背内侧和背侧（图 21.11）。通常扁平外翻足具有较大的活动度，因此，在背侧入路有足够的空间，并且应该尽量避开足背动脉和腓神经深支，辅助切口也可以设计在足底内侧。由于跖楔关节和距舟关节离得很近，所以最好使用术中 C 臂透视来确认关节平面（图 21.12）。关节间隙的识别最好

第4部分　中足和后足

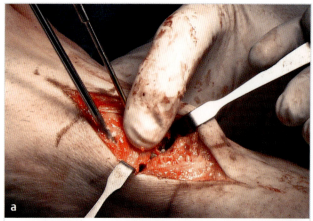
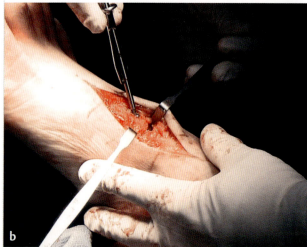
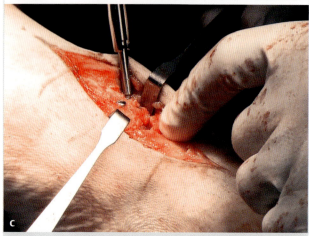

图 21.6　a. 将内侧楔骨固定于舟骨。b. 将中间楔骨固定于舟骨。c. 将外侧楔骨固定于舟骨

大操作空间。

用磨头依次去除软骨表面，清理干净后进行关节融合方位的确定，然后植入 1 枚 1.6mm 克氏针行临时固定，并检查前足位置。

内固定植入：关节镜下舟楔关节融合术的螺钉植入时间比开放手术要长一些。空心螺钉会更占地方，但仍然可以使用，正因为如此，本团队更喜欢使用 3.5mm 螺钉经皮下进行固定。螺钉应该固定所有的舟楔关节，因为它由 3 个无骨性连接结构的小关节组成。

可以将 2 枚或 3 枚螺钉植入内侧舟楔关节（图 21.13），用尖刀片在足背侧行微创切口，然后钝性分离到骨面以保护肌腱和血管神经束；再将 2.5mm 的钻头从内侧楔骨远端打向舟骨；接着行 C 臂透视明确植入方位，并对钻头旁边可用的空间进行评估，依据周围空位决定下一个钻头的植入点，方向应该平行第 1 枚螺钉。如果有需要，也可配合使用 3.5mm 的钻孔来进行第 1 螺钉的加压操作。将长度相同的钻头放在一旁用来测量螺钉长度，或者使用深度测量仪测量；钻头被移除后螺钉应被放置在钻头原来所在的位置上。

在内侧，螺钉也可以从舟骨结节向远端打向内侧和中间楔骨，触诊摸到舟骨结节，经皮下钻洞并植入内固定，螺钉的植入方式与前面描述的相似。使用与内侧舟楔关节类似的操作，经皮进行中间和外侧舟楔关节的固定（图 21.14、图 21.15）。中间楔骨的定位标志仅仅是神经束的外侧，外侧楔骨也是采用类似的方式识别的。一旦螺钉的位置被确认无误，检查没有进入距舟关节或跗楔关节，就可以进行植骨或骨移植替代物的植入。松质骨移植的时间较长，骨髓提取物则能够更容易地植入。用尼龙线间断缝合关闭手术切口，并嘱患者术后穿步行靴。

21.6　技巧和要点

- 确保内侧楔骨足底侧和外侧楔骨外侧的软骨都被清除。
- 确保所有的软骨和软骨碎片都被移除以促进融合。
- 如果融合面有间隙，一定要进行植骨处理。
- 在植入内固定之前要确定前足的位置。
- 注意内侧楔骨和舟骨之间的位置，确保正确的内侧足弓结构。

通过触摸舟骨结节来确定距舟关节。舟楔关节位于距舟关节的远端。准确的间隙也可以通过关节的外形来识别，楔骨之间的两个关节间隙应该是可见的。应注意不要把它们误认为是舟楔关节。同样，舟楔关节不应被误认为是距舟关节。一旦明确关节位置，就可以使用一个小刨削头来清理关节周围组织，扩

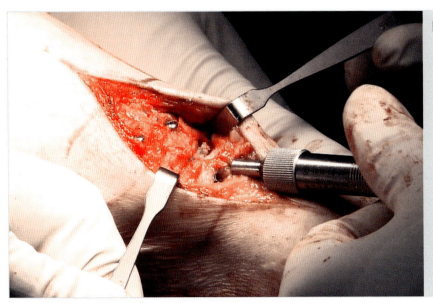

图 21.7 从足舟骨往楔骨进行固定

- 确保 3 个舟楔关节中的每一个至少植入两枚螺钉。

21.7 误区及危害

- 未能完全矫正前足畸形。
- 固定不牢靠导致融合失败。
- 螺钉穿透距舟关节或跖楔关节。

21.8 并发症及相应处理

有文献报道舟楔关节融合术的融合率为 6%~14%，但 Ajis 和 Geary 在 2014 报道了 33 例因为畸形或有症状的关节炎而采用了舟楔关节融合术的队列分析，融合率为 97%。这更接近足部关节的愈合率，值得注意的是，平均的融合时间为 21.7 周，远比足部大多数关节的融合时间要长。

开放性舟楔关节融合术后的其他并发症包括延迟切口愈合、感染、神经血管损伤、复杂区域疼痛综合征、静脉血栓栓塞、畸形愈合和邻近关节炎。通过仔细的患者选择、高危患者的识别、仔细的解剖和细致的软组织处理，可以避免大多数并发症。

21.9 术后治疗

患者严格不负重 6 周，术后立即在手术室使用石膏托进行足踝部固定，以确保足部处于制动状态。术后 2 周对伤口进行检查并拆线，患者穿戴含空气气囊的行走靴，先非重量承重 1 个月，在第 6 周时，进行负重 X 线摄片来评估足部结构和融合情况。接下来的 6 周，在康复医师的指导下，逐渐开始渐进负重。3 个月后，再次复查 X 线摄片，如果结果理想，则停止使用空气行走靴，采用逐步负重法训练行走（图 21.16、图 21.17）。

21.10 结果

关于舟楔关节融合术的参考资料并不多，回顾本团队的以往经验，笔者已经完成了 495 例舟楔关节融合术。Ajis 和 Geary 在 2013 年 AOFAS 会议上公开了一篇论文，其中记录了 265 例舟楔关节融合术，只有 3 例需要翻修；其中 33 例舟楔关节融合术是针对畸形性关节炎和症状性关节炎进行的，平均愈合时间为（21.7±2）周，有 1 例骨不连患者需要翻修手术，显示该术式的愈合率高达 97%；另外，该系列病例有 2 例发生浅表性切口感染，后经口服抗生素治愈。舟楔关节融合术大约 5 个月的愈合时间比其他足部关节融合术的时间要长一些，但总的来说，舟楔关节融合术是一种安全可靠的手术方法。

一个病例报道介绍了采用锁定接骨板系统完成舟楔关节融合术成功地治疗了舟骨骨折不愈合；另一篇则是关于使用舟楔融合术治疗急性舟楔关节脱位的报道。学者报告了 2 例舟楔关节脱位，其损伤为舟骨远端关节面的内侧，第 1 楔骨和第 2 楔骨分离，以及不稳定的第 1 跖列。舟楔融合与楔骨间融合一起进行，取得了良好的结果。融合可能需要治疗舟状骨与内侧楔骨的联合，这是一种罕见的跗骨联合。

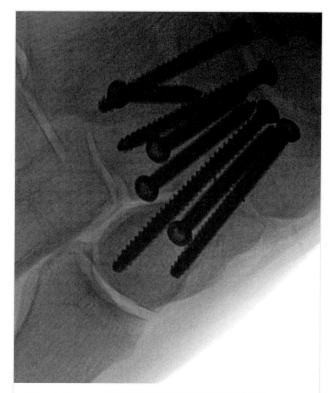

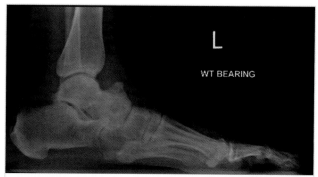

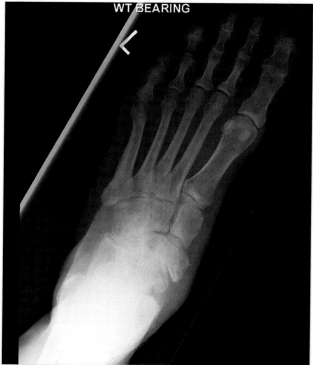

图 21.9　X 线片提示舟楔关节及距舟关节均有关节炎表现

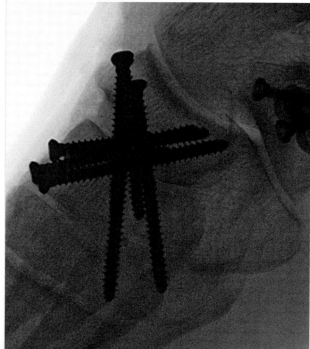

图 21.8　舟楔关节融合术的术中 C 臂透视图像（正位和侧位）

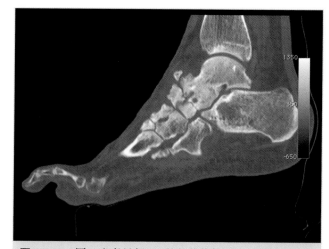

图 21.10　同一患者足部 CT 的矢状位情况

21 舟楔关节融合术治疗中足关节炎和畸形

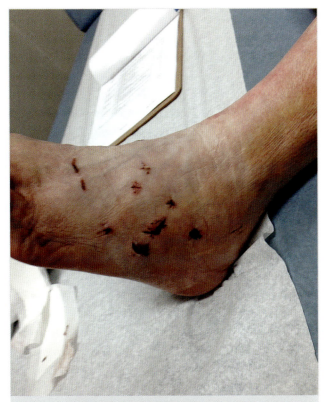

图21.11 距舟楔关节融合患者的关节镜入路外观照片

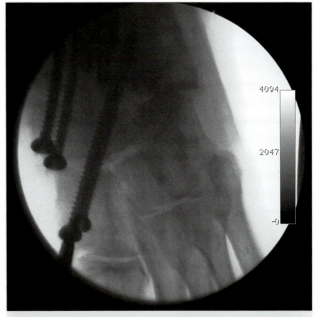

图21.13 经皮向内侧舟楔关节植入螺钉

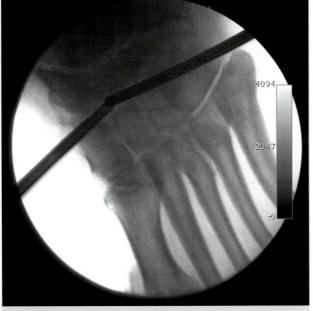

图21.12 确认舟楔关节的位置和范围

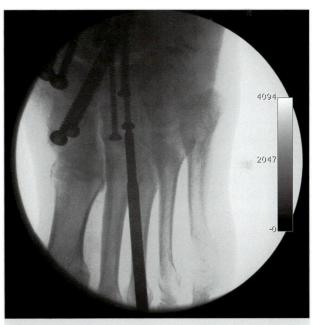

图21.14 中间舟楔关节的螺钉植入位置

131

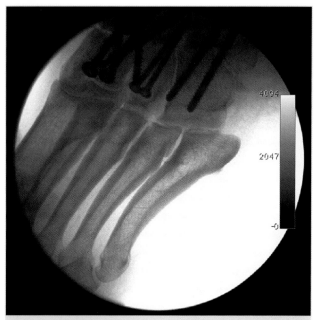

图 21.15　经皮向外侧舟楔关节植入螺钉

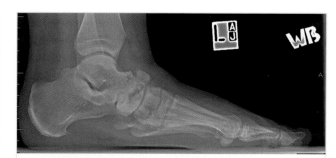

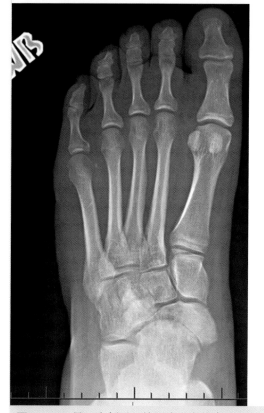

图 21.16　另一个例子：糖尿病患者的舟骨 Charcot 骨折

　　舟楔关节融合术可以与三关节融合术相结合，治疗通常同时横穿距舟关节和舟楔关节的 Müller-Weiss 病。1999 年 CHi 等的一项研究概述了应用舟楔关节融合结合外侧柱延长矫正扁平足畸形的方法。另一位学者在神经鞘瘤切除后使用舟楔关节融合术，笔者在足底中段色素沉着绒毛结节性滑膜炎切除后进行了舟楔关节融合术。

　　文献中关于舟楔关节融合的最早报道在 1927 年，当时 Miller 描述了这种治疗老年、儿童和青少年症状性扁平足的方法。随后在 20 世纪 50 年代末和 20 世纪 60 年代报道了这些研究的结果。

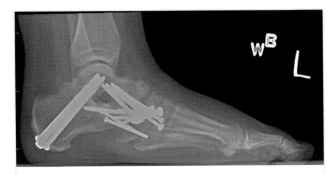
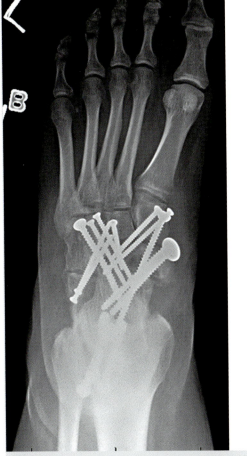

图 21.17 三关节融合术与舟楔关节融合术患者术后早期 X 线片情况

参考文献

[1] Ajis A,Geary N.Surgical technique,fusion rates,and planovalgus foot deformity correction with naviculocuneiform fusion[J].Foot Ankle Int,2014,35(3):232-237.

[2] Younger AS,Steeves M,Wing K,et al.Revision Rates for Nonunions after Foot and Ankle Fusions Maybe Decreasing in time:Experience within a Canadian Teaching Hospital Foot and Ankle Program[M].San Diego,CA:American Orthopaedic Foot and Ankle Society;2013.

[3] Fujioka H,Nishikawa T,Kashiwa K,et al.Localized naviculocuneiform arthrodesis combined with osteosynthesis of fracture nonunion of the tarsal navicular bone using a locked plating system[J].J Orthop,2014,11(4):188-191.

[4] Byun SE,Lee HS,Ahn JY,et al.Treatment of naviculo-first cuneiform coalition of the foot[J].Foot Ankle Int,2014,35(5):489-495.

[5] Chi TD,Toolan BC,Sangeorzan BJ,et al.The lateral column lengthening and medial column stabilization procedures[J].Chin Orthop Relat Res,1999,365:81-90.

[6] Miller OL.A plastic flat foot operation[J].J Bone Joint Surg,1927,9:84-91.

22 距下关节融合术

Ben Hickey, Anthony M.N.S. Perera

摘要：对于退变且存在症状的距下关节，行距下关节融合术可带来满意的疗效。切开手术或关节镜下手术后均有 90% 以上的良好骨愈合率，且大部分患者的疼痛及功能于术后明显改善。术中精细操作可减少切口相关并发症，有助于增加骨愈合率。而术前把握适应证，术中对关节面的处理，矫正力线及适当加压也是至关重要的。

关键词：距下关节，关节固定，融合。

22.1 适应证和病理

- 单纯距下关节的原发性关节炎。
- 创伤性关节炎。
- 炎性关节病。
- 成人距下关节跗骨联合。
- 非手术治疗失败。

22.1.1 临床评估

- 患者主诉常为跗骨窦区及腓骨远端疼痛，通常行走于不平路面时症状加重。随病情进展，上述症状可出现在行走于平坦路面时，甚至休息时。
- 临床查体中可见疼痛及距下关节活动受限。典型的压痛部位在跗骨窦区。
- 在冠状面去观察前足、中足及其与后足力线间的关系十分重要。当后足外翻畸形时，常合并前足旋后。若存在明显不能被动矫正的外翻，在融合距下关节的同时，应处理前足。
- 同样，在严重畸形合并腓肠肌挛缩时，这些生物力学上的危险因素应一并处理，以降低畸形复发风险。

22.1.2 影像学评估

- 在踝关节负重位 X 线片，尤其是侧位片上，可见距下关节后关节面的炎性改变。而 CT 及 MRI（图 22.1、图 22.2）检查有助于进一步确诊，同时可评价距舟、跟骰关节。
- 当邻近关节存在疼痛或退变时，进行超声 /CT 引导下的类固醇 + 局部麻醉药注射，有助于明确疼痛部位及距下关节是否存在症状。对晚期病变，造

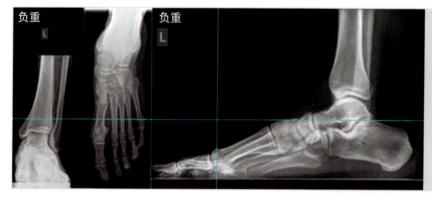

图 22.1 平片中可见距下关节轻度骨关节炎，距舟、跟骰关节正常

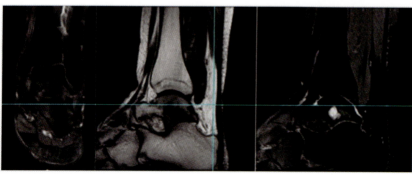

图 22.2 MRI 显示距下关节中关节面及后关节面

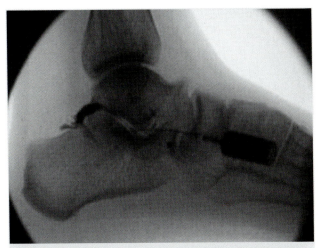

图 22.3 透视引导下向距下关节注射局部麻醉药及造影剂

影有助于发现关节间的连通（图 22.3）。

22.1.3 非手术疗法

- UCBL（加利福尼亚大学 Berkeley 实验室）鞋垫。
- 定制硬性 AFO 支具。
- 关节内类固醇注射。
- 限制活动。

22.1.4 禁忌证

- 感染：如存在感染史，需进一步查炎症标记物、白细胞扫描及骨组织活检。
- 前足旋后：长期外翻导致第 1 序列抬高，不可复时，需行内侧柱截骨或三关节融合术。
- 吸烟：距下关节融合较其他融合术存在一定不愈合率。

22.2 手术目的

对大部分患者，术者需要通过坚强的骨融合，达到缓解疼痛的目的。

22.3 手术优势

22.3.1 切开手术

- 相比关节镜，有较短的学习曲线。
- 可通过植骨处理后关节面的骨性缺损。
- 手术时间短。

22.3.2 镜下融合

- 小切口，较少的切口并发症。
- 可清楚地显示后关节面。
- 可显示距下关节内侧及中关节面。
- 更便于矫正畸形。

笔者认为，关节镜更具备优势，特别是当畸形严重，或因既往手术等原因，外侧皮肤软组织条件较差时。

22.4 主要原则

- 去除软骨：应用间隙撑开器插入内侧间隙，当看到拇长屈肌腱时，表明已充分暴露内侧缘。
- 避免后足畸形矫正不足，即便在力线正常时，也常会发生外侧去除骨质多于内侧。对术前已存在明显外翻的患者更应注意避免上述情况的发生，操作中应于内侧去除更多骨质，注意中关节面可能影响复位。
- 将骨面处理毛糙，经跟骨以半螺纹钉适当加压固定，以减少内固定刺激。保证螺纹部分穿过截骨线，松质骨区不用钻，以获得对距骨的良好把持力。
- 矫正力线并固定后，检查第 1 跖列、中足是否存在旋后及是否合并腓肠肌挛缩。这些均是畸形复发的危险因素。

22.5 手术技术

22.5.1 切开融合

体位：患者取平卧并半侧位，于身体同侧臀部以沙袋垫高，可经这一侧行 X 线检查。

切口：外侧跗骨窦入路，自腓骨远端向第 4 跖楔关节做切口（图 22.4）。避免应用自动皮肤拉钩，应让助手间歇应用 Langenbeck 拉钩。

手术操作：体表可识别趾短伸肌腱及跗骨窦脂肪垫，术中保留部分跗骨窦脂肪垫很重要。虽然将脂肪垫切除可充分暴露术野，但全部切除后皮肤缺血并残留死腔，不利于切口愈合。此外，应先显露并保护腓浅神经。

第一个见到的骨性标记为距骨外侧突，以骨刀切除。向前可见分歧韧带和颈韧带，切断后可见关

第4部分 中足和后足

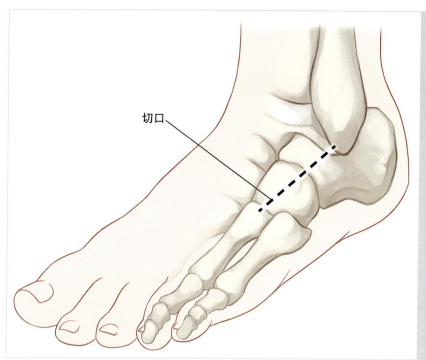

图 22.4 切口

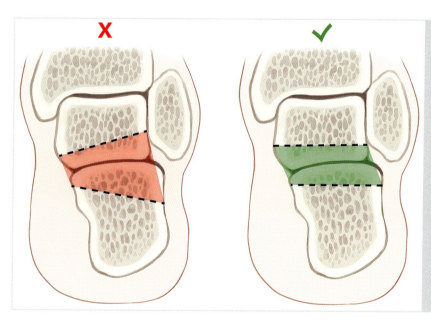

图 22.5 左边冠状位示意图显示了外侧去除骨质过多时的楔形截骨效果,右边图为方形截骨

节明显松动,这些是需要松解的重要结构。

以 Trethowan 拉钩向后牵开腓骨肌腱并显露距下关节,将间隙撑开器插入跗骨窦撑开距下关节。之后,向后移动 Trethowan 拉钩,将第 2 把间隙撑开器置入后关节面。以锋利的骨刀去除关节面软骨及其硬化的软骨下骨。

术者需认识到,从外向内去除骨质,外侧去除骨质可能会多于内侧,而形成楔形截骨(图22.5)。为避免距下关节过度外翻,操作中需尽量避免这一情况。为能够均匀地切除两侧骨质,应注意向内侧调整间隙撑开器,并时刻提醒自己避免外侧切除过多。

中关节面位于深部,切开手术中常难以直视。注意避免损伤其后方的踇长屈肌腱。看到中关节面时,提示已充分显露并去除内侧骨质。将骨面凿成鱼鳞样骨片翻开,并以 2mm 钻头钻孔。植骨并保证内侧间隙填塞充分。必要时可向跗骨窦内植骨,但同样应注意处理骨面。

下一步是复位关节,并以 2 枚 6.5mm 半螺纹钉固定,螺钉方向应为自跟骨后外侧向内上方,打入距骨体中心。2 枚螺钉应相互分离（图 22.6）。复位距下关节时，背伸踝关节并内翻、旋后前足。如此，可将向跟骨内侧半脱位的距骨复位。进行这一操作时需要较大的力量，足看似处于非正常的位置；然而，笔者还没有遇到过因此而矫正过度的。复位成功后，拧入螺钉。

确保螺纹通过关节进入距骨，以实现足够的加压。在一些情况下，如骨质疏松时，即使 2 枚螺钉固定后，关节仍不够稳定。以第 3 枚螺钉（6.5mm）于关节外，自跟骨垂直或斜向拧入距骨颈部（图 22.7）。操作中注意避免距骨颈发生骨折，但笔者尚未遇到过。

Vicryl 缝线缝合脂肪垫，3 号尼龙线间断缝合皮肤。缝合时注意外翻皮缘，以避免相关切口并发症。

22.5.2 关节镜下距下关节融合术

设备：4.0mm，30° 镜。关节镜磨钻。

体位：同切开融合术一样，取半侧卧位，同侧臀下垫沙袋。

入路：入路 1 经过腓骨腱鞘，位于腓骨远端后

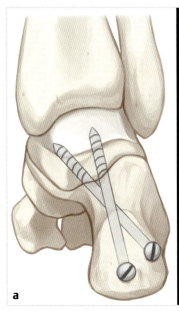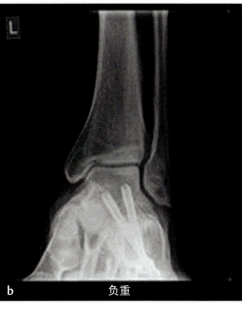

图 22.6 插图（a）及平片（b）见分离的 2 枚半螺纹螺钉

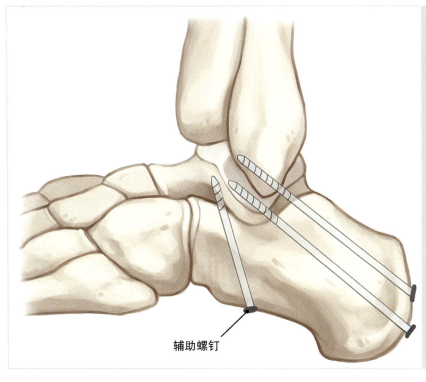

图 22.7 示意图中当 2 枚螺钉固定距下关节后仍不稳定，可能需要增加另一枚螺钉

上1.5mm。入路2位于跗骨窦。

手术操作：4.0mm关节镜经入路1插入距下关节，刨刀经入路2进入跗骨窦，清理脂肪，显露外侧突。将镜头向入路2旋转，刨刀指向入路1，这样可清楚地显示距骨外侧突。清理距骨外侧突，显露后关节面，并以刮匙去除软骨。由外向内操作，内侧找到姆长屈肌后，向前可见中关节面及前关节面，以小骨刀将骨面凿成鱼鳞样。完成关节面的处理后，复位距下关节，并以6.5mm螺钉固定，方法同切开融合。

22.6 技巧和要点

- 螺钉入口应为后外侧，向距骨内上方。
- 当2枚螺钉固定距下关节后，仍存在不稳定时，应考虑在前方经跗骨窦垂直距骨颈打入第3枚螺钉。

22.7 误区及危害

- 避免切除跗骨窦内全部脂肪垫，否则易出现切口并发症。
- 处理关节面时，避免外侧去除过多骨质形成楔形截骨；这是初学者常犯的错误。
- 避免复位不良；踝关节跖屈位时，将足旋后内翻，进而将踝关节背伸，锁定复位。

22.8 并发症及相应处理

- 感染。
- 神经血管损伤。
- 不愈合。
- 纤维愈合：可能无症状；部分需要翻修。
- 邻近关节出现进展性症状、病变。
- 内固定突出刺激，可能需手术取出。
- 取骨区（必要时）不适症状。

22.9 术后治疗

所有患者术后2周避免患肢负重，术后2~6周开始在石膏保护下负重活动。6周时，去除石膏，更换行走靴。CT检查是唯一评价骨愈合的有效方法（图22.8~图22.10）。

22.10 结果

近期一篇对953例距下关节融合的系统综述显示，术后不愈合率为14%（2%~46%）。Dahm与Kitaoka对25例切开融合术后4年的随访研究显示愈合率为96%。Easley等研究有类似的结果，愈合率为92%，其研究中吸烟者人群不愈合率高达27%。而既往踝关节融合术后的患者，距下关节不愈合率甚至高达39%。

关节镜行距下关节融合术，愈合率高于90%。一篇对37例创伤性距下关节炎行关节镜融合的报道中，愈合率达95%。Rungprai等进行22.7（±22.4）个月的术后随访，94.2%的患者术后骨愈合良好。

关节镜及切开行距下关节融合术后均可明显缓解疼痛及改善功能。切开行距下关节融合术后80%以上患者，对疗效很满意。近80%患者表示术后无疼痛或轻度疼痛，70%以上患者融合后的AOFAS评分优良。一项对184例切开距下关节融合术的51（24~130）个月术后随访研究显示，AOFAS评分由术前24分，增加至70分。关节镜下融合术后也获得了相似的结果。在64例关节镜下距下关节融合术后，疼痛VAS评分改善5.1（±2.2）分，AOFAS评分改善了27（±9.1）分。

预后不良多见于存在不愈合或反射性交感神经萎缩的患者。近14%（10%~32%）患者的螺钉因刺激症状需行内固定取出。近10%存在外侧撞击，3%存在感染。

约1/4的患者存在后足畸形矫正不足，术中透视有助于更好地矫正力线。Hentges等建议术中透视轴位，并使胫骨骨干轴线与跟骨轴线平行。为减少作

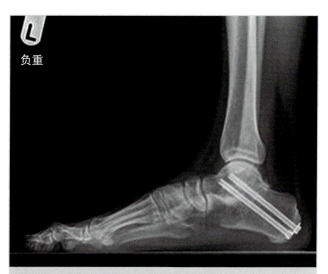

图22.8 术后负重位X线片可见固定螺钉

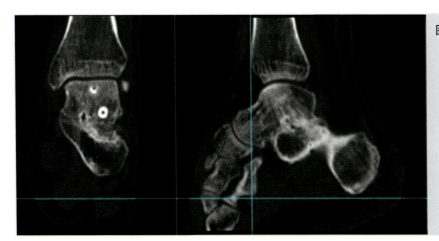

图 22.9　CT 扫描证实中关节面融合

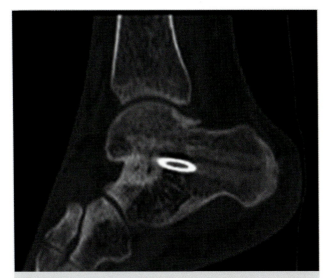

图 22.10　CT 扫描证实关节外的前关节面融合

用于踝关节的异常应力，应将跟骨向内移，以使跟骨与胫骨的负重轴在同一直线上。

术后，跗横关节活动、背伸活动及跖屈活动将减少约 40%、30% 及 9%。部分患者距舟、踝关节发生退变，并可能出现症状。

参考文献

[1] Tuijthof GJ,Beimers L,Kerkhoffs GM,et al.Overview of subtalar arthrodesis techniques:options,pitfalls and solutions[J].Foot Ankle Surg, 2010, 16（3）:107-116.

[2] Dahm DL,Kitaoka HB.Subtalar arthrodesis with internal compression for post-traumatic arthritis[J].J Bone Joint Surg Br, 1998, 80（1）:134-138.

[3] Easley ME,Trnka HJ,Schon LC,et al.Isolated subtalar arthrodesis[J].J Bone Joint Surg Am, 2000, 82（5）:613-624.

[4] Zanolli DH,Nunley JA Ⅱ ,Easley ME.Subtalar fusion rate in patients with previous ipsilateral ankle arthrodesis[J].Foot Ankle Int, 2015, 36（9）:1025-1028.

[5] Viláy Rico J,Jiménez Díaz V,Bravo Giménez B,et al.Results of arthroscopic subtalar arthrodesis for adult-acquired flatfoot deformity vs posttraumatic arthritis[J].Foot Ankle Int, 2016, 37（2）:198-204.

[6] Rungprai C,Phisitkul P,Femino JE,et al.Outcomes and complications after open versus posterior arthroscopic subtalar arthrodesis in 121 patients[J].J Bone Joint Surg Am, 2016, 98（8）:636-646.

[7] Diezi C,Favre P,Vienne P.Primary isolated subtalar arthrodesis:outcome after 2 to 5 years follow up[J].Foot Ankle Int, 2008, 29（12）:1195-1202.

[8] Hentges MJ,Gesheff MG,Lamm BM.Realignment subtalar joint arthrodesis[J].J Foot Ankle Surg, 2016, 55（1）:16-21.

[9] Mann RA,Beaman DN,Horton GA.Isolated subtalar arthrodesis[J].Foot Ankle Int, 1998, 19（8）:511-519.

23 三关节融合术

W. Hodges Davis

摘要：三关节融合术通过固定距下关节、距舟关节和跟骰关节来治疗后足畸形及关节炎。该手术通过固定关节于解剖位置恢复力线，平衡足部的三脚架结构，并预防畸形和邻近关节疼痛，尤其是踝关节炎的发生。在很多病例中，可仅做两关节融合，保留跟骰关节及外侧序列活动度。本章简述其适应证、优势及有助于获得理想术后效果的操作技巧。

关键词：三关节，两关节，平足，后足关节炎。

23.1 适应证

- 平足合并退行性关节炎（成人获得性平足3期）。
- 后足创伤性关节炎。
- 后足类风湿/自身免疫病。
- 后足 Charcot 关节炎脱位。
- 后足痉挛性不稳定。

23.1.1 临床评估

- 步态及查体后足僵硬。
- 跗骨窦区、腓骨下及跗横关节疼痛。
- 站立位内翻或扁平外翻。
- 通常合并跟腱挛缩。

23.1.2 影像学评估

- 平足（双足负重正侧位片，双踝关节正位和踝穴位片，图23.1）。
- 轴位片。
- CT 检查评估跟骰关节或术区骨质。
- MRI 检查评价距骨及舟骨血运。
- MRI 也可用于显示平足症中早期关节炎改变。
- 透视引导下穿刺有助判断疼痛关节的位置。

23.1.3 非手术疗法

- 支具（柔软的踝后足支具，硬质的 AFO 支具及 Arizona 支具）。
- 反复注射。

23.1.4 禁忌证

- 活动性感染。
- 患肢缺血。

23.2 手术目的

- 恢复后足相对下肢的力线。
- 恢复前足相对后足的力线（矫正前足的内外翻）。
- 融合受累/疼痛的关节。

23.3 手术优势

- 建立稳定跖行的后足。
- 矫正踝以下足部力线。
- 能矫正较重的畸形。
- 稳定可靠的疗效。

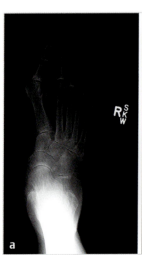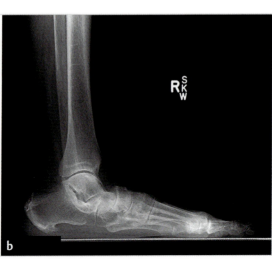

图23.1 a. 扁平外翻足的负重正位片可见距舟关节向外侧脱位。b. 负重侧位片可见足弓于距舟关节塌陷

- 缺点：
  - 患者失去在不平地面稳定行走的能力。
  - 邻近关节（常见于踝和舟楔关节）应力增加，并发生退行性病变。
  - 潜在不愈合。

三关节融合及两关节融合

近 10 年来，笔者做的两关节融合（距下 + 距舟关节）多于三关节（增加跟骰关节）融合。这是由于笔者仅选择需要融合的关节，以尽量少的手术解决患者的问题。使外侧切口的愈合问题在扁平外翻足的矫形中较少发生。此外，不融合跟骰关节可保留外侧序列活动度。如果跟骰关节术前存在症状，也可以通过相同的入路处理。笔者倾向于不单纯通过内侧单切口做两关节融合（通过内侧切口融合距舟、距下关节）。在单纯内侧入路中，一些病例行三角韧带松解后距骨发生缺血性坏死并外翻塌陷，限制了对该入路的应用。

23.4 主要原则

- 松解挛缩的软组织。
- 显露并切除骨赘。
- 去除融合关节表面的软骨。
- 处理关节面骨质。
- 缺损区植骨。
- 矫正所有畸形。
- 可靠的加压固定。
- 透视下检查。
- 逐层关闭切口。

23.5 术前准备和患者体位

- 同侧臀下以沙垫垫高，胫骨结节朝上，以便于术中足外侧操作。若肢体仍有外旋，可能需要垫更大的沙垫或楔形垫。
- 肢体暴露至膝上水平，便于术中确定肢体轴线或于胫骨近端取骨。

23.6 手术技术

23.6.1 松解挛缩的软组织

通过畸形的类型判断需要松解的软组织。跟腱

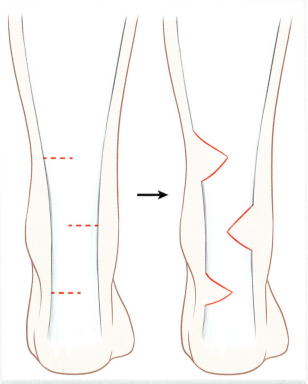

图 23.2　图中所示为 Hoke 技术的切口，及对跟腱进行半切延长后的效果

挛缩可见于内翻、外翻甚至中立位的退行性病变中。与腓肠肌松解相比，在后足融合手术中笔者优先推荐跟腱延长术。于跟腱正中分别做 3 个切口：①跟腱远端止点上方。②跟腱近端腱腹交界处以远。③上述两切口中点处（图 23.2）。以 15 号刀沿纤维走行方向纵向插入跟腱，将刀刃向想要切断一侧旋转，向上方皮肤反挑完全切断半侧跟腱。在操作中，踝关节应处于最大背伸位以保持跟腱紧张。对于外翻畸形，3 个切口应该分别是外侧、内侧、外侧（由远向近端），而对于内翻或中立位，则应是内侧、外侧、内侧。当 3 个半切完成且施加足够背伸力量时，会感到踝关节背伸活动度得到恢复。在内翻足中若存在胫后肌腱紧张，可经距舟关节的切口一并松解。而外翻足中存在的腓骨短肌紧张，可通过外侧切口，进行松解、延长。

23.6.2 关节的显露和准备

对于距下关节，当于两关节融合时，距下关节可通过小切口显露以减低术后伤口愈合风险。该切口自腓骨远端向第 4 跖楔关节（图 23.3）。通过分离皮下脂肪组织可见下方的趾短伸肌（图 23.4）。

第4部分　中足和后足

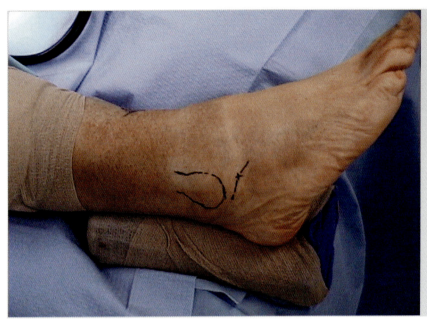

图 23.3　外侧切口

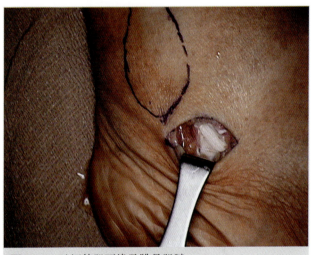

图 23.4　趾短伸肌下缘及腓骨肌腱

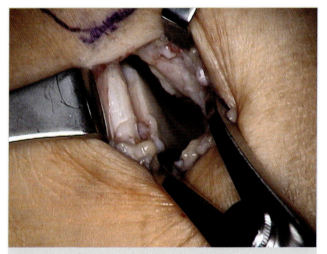

图 23.5　显露距下关节并撑开

保留短伸肌表面的筋膜，以便于缝合时关闭切口。当短伸肌较发达时，可沿切口劈开以显露跗骨窦。多数情况下，趾短伸肌可向跖侧腓骨短肌一侧牵开。

可在切口近端肌筋膜处切开一角以便于暴露。经这一切口也可进行腓骨短肌腱的松解、延长。跗骨窦内容物可以咬骨钳去除。这时，距下关节后节面得到显露（图 23.5）。切除关节周围增生的骨赘。先以骨刀撬拨，然后以间隙撑开器或克氏针撑开关节。用锋利的骨刀和刮匙去除距骨及跟骨表面的软骨（图 23.6）。同时，保留关节的轮廓以便于之后的复位及矫形。处理距下关节时，应注意清除所有软骨。因这一关节在切口内呈迂曲状，

应特别注意深部距骨内侧的处理。只有见到内侧的跨长屈肌腱时，才说明对关节的清理已经充分。这时可以看到整个后关节面。去除软骨后，以 2.0mm 或 2.5mm 钻于软骨下骨钻多个孔，保留骨屑。以小号骨刀将残余软骨下骨处理为鱼鳞状，直至需融合的关节面广泛渗血（图 23.7）。

对于距舟关节，于胫前肌腱内侧做第 2 切口显露距舟关节，切口近端位于内踝前缘，远端位于舟楔关节（图 23.8）。切开皮肤及皮下脂肪组织，可见距舟关节囊。切开关节囊，见距舟关节（图 23.9）。以克氏针撑开器撑开关节。清理关节软骨的方法同距下关节（图 23.10）。

23 三关节融合术

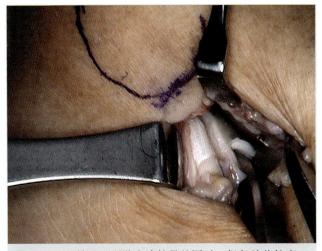

图 23.6　以骨刀、刮匙去除软骨的同时，保留关节轮廓

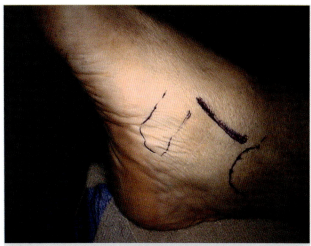

图 23.8　内侧切口显露距舟关节

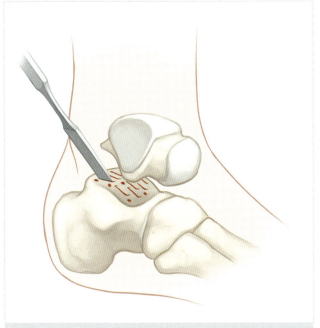

图 23.7　对关节面骨质的处理

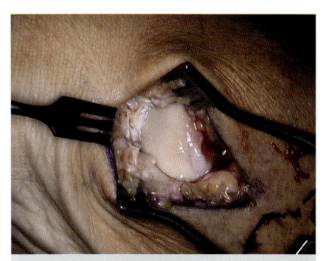

图 23.9　经距舟关节囊，全层切开

23.6.3　融合区植骨

为增加愈合率，可于关节表面填入植骨材料。可采用自体髂骨和胫骨近端骨。如果不用自体骨，也有一些植骨产品可安全有效地用于融合手术。

23.6.4　矫正畸形

下一步操作的目标是通过恢复足的正常结构，建立跖行足。在去除关节面软骨时保留关节轮廓，并充分松解软组织，在去除畸形应力之后，方可进一步矫正畸形。第一步是复位距舟关节。在外翻足中，距骨向内侧半脱位，舟骨及中前足向外侧移位（图 23.11）。完成松解后，舟骨可被轻易内收，覆盖于距骨头表面。同时，距下关节的外翻也会相应得到矫正。此外，对于距舟关节往往需要进一步旋转、压低内侧序列（以矫正前足内翻）。复位距舟关节后，以克氏针临时固定，并评价跟骨位置。这时，可通过透视评估复位情况，并确定外侧撞击得到矫正。内翻足矫形中，舟骨需向距骨头外侧移位。多数情况下，距下关节也会随之得到矫正。若后足内翻没有得到矫正，可进一步行跟骰关节融合术以短缩外侧序列。

143

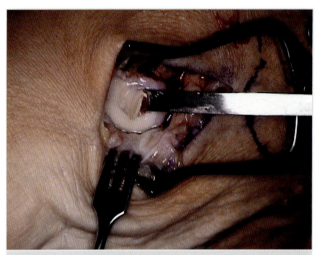

图 23.10 去除表面软骨，保留关节轮廓

23.6.5 内固定加压固定并行 X 线检查

对于上述融合的关节需要进行大于一处以上的固定，一处为加压固定，另一处固定以预防旋转。首先固定距下关节，以 1 枚半螺纹钉经跟骨后结节向前打入距骨中心。第 2 枚以全螺纹钉经第 1 枚螺钉后上方（经距下关节后关节面）打入距骨体部中心。固定后，一定要进一步通过足正侧位及踝穴位确定螺钉位置。距舟关节可通过加压螺钉于舟骨内侧向距骨颈部、体部固定。尽量使螺钉位于距骨颈部的跖侧半。之后，以每侧至少 2 枚螺钉的加压接骨板固定距舟关节。术后复查足正侧位以确认内固定位置（图 23.12）。

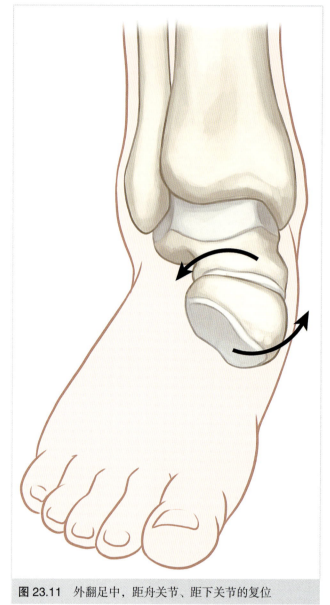

图 23.11 外翻足中，距舟关节、距下关节的复位

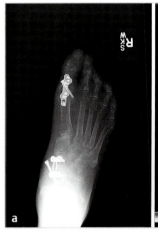
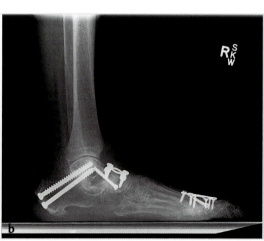

图 23.12 a. 正位片见内固定及畸形得到矫正。b. 侧位片见距舟关节塌陷得到矫正

23.6.6 逐层缝合

缝合方式简单一致。对于外侧切口应先将趾短屈肌腱以可吸收线间断缝合。皮下同样以可吸收线缝合，皮肤以尼龙线缝合。距舟关节切口仅需缝合皮下及皮肤。极少数情况下关节囊可被缝合。以柔软的无菌敷料包扎，术后早期以坚强的膝下石膏夹板固定。

23.7 技巧和要点

- 为能够处理全部关节面，术者需要充分暴露关节。
- 术前计划对于矫正全部畸形很重要。
- 关节面处理不佳意味着手术效果较差。
- 若术中畸形未得到矫正，之后的功能比术前更差（一定要避免畸形愈合）。
- 谨慎进行全层切开，有助于预防切口并发症。
- 融合区植骨可增加愈合率。

23.8 误区及危害

- 术前应评估跟骰关节是否存在退变；如果合并跟骰关节炎，术中应切开并进行融合。
- 在一些严重的平足中，骰骨存在向跖侧脱位的趋势。在准备进行跟骰关节融合术时，应将骰骨抬高至背侧与跟骨同一水平。
- 在长期严重的扁平外翻足中，仅从外侧切口复位可能存在困难。可先经腓骨后方行纵向切口松解腓骨短肌（胫后肌的拮抗肌，外翻畸形的主要力量），而后复位距下关节将更容易。
- 距舟关节是不愈合最常发生的部位。术中应确保关节的内外侧均得到充分显露，并彻底清除全部软骨直至融合区骨质有鲜血渗出。

23.9 并发症及相应处理

- 术后切口问题：
  - 早期通过换药和（或）负压引流技术治疗。
  - 如果存在深部感染，需行内固定取出并更换外固定。
- 不愈合：
  - 多见于距舟关节。
  - 早期CT检查有助于指导早期翻修手术，需要手术时应尽早干预，以预防足弓塌陷。
- 畸形愈合：
  - 高难度的翻修手术。
  - 通过截骨、再融合矫正残留畸形。

23.10 术后治疗

- 石膏夹板固定2周。
- 非负重石膏管型4周。
- 长款行走靴负重活动4~6周。
- 3个月时行CT检查骨愈合情况（图23.13）。
- 明确骨愈合后，指导患者行步态康复训练并治疗肿胀。

23.11 结果

融合术的目的是消除疼痛并矫正畸形。两关节融合术后，基本可以解决患者的后足疼痛。此外，足应是跖行的，且与下肢有良好力线。该手术后的愈合率在90%左右，而其他并发症（切口、感染、不愈合）相对少见。融合后足部存在僵硬，但非常稳定。

参考文献

[1] Anand P, Nunley JA, DeOrio JK. Single-incison medial approach for double arthrodesis of hindfoot in posterior tibialis tendon dysfunction[J]. Foot Ankle Int, 2013,

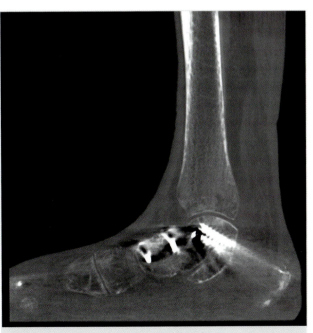

图 23.13　术后3个月CT检查见骨愈合

34（3）:338-344.

[2] Baumhauer JF,Pinzur MS,Daniels TR, et al.Survey on the need for bone graft in foot and ankle fusion surgery[J].Foot Ankle Int，2013，34（12）:1629-1633.

[3] Brilhault J.Single medial approach to modified double arthrodesis in rigid flatfoot with lateral deficient skin[J].Foot Ankle Int, 2009，30（1）:21-26.

[4] Coughlin MJ,Grimes JS,Traughber PD,Jones CP.Comparison of radiographs and CT scans in the prospective evaluation of the fusion of hindfoot arthrodesis[J].Foot Ankle Int，2006，27（10）:780-787.

[5] Moore BE,Wingert NC,Irgit KS,et al.Single-incision lateral approach for triple arthrodesis[J].Foot Ankle Nnt，2014，35（9）:896-902.

[6] Pell RF Ⅳ,Myerson MS,Schon LC.Clinical outcome after primary triple arthrodesis[J].J Bone Joint Surg Am，2000，82（1）:47-57.

[7] Raikin SM.Failure of triple arthrodesis[J].Foot Ankle Clin，2002，7（1）:121-133.

[8] Saltzman CL,Fehrle MJ,Cooper RR,et al.Triple arthrodesis:twenty-five and forty-four-year average follow-up of the same patients[J].J Bone Joint Surg Am，1999，81（10）:1391-1402.

[9] Sammarco VJ,Magur EG,Sammarco GJ,et al.Arthrodesis of the subtalar and talonavicular joints for correction of symptomatic hindfoot malalignment[J].Foot Ankle Int，2006，27（9）:661-666.

24 胫后肌腱功能不全趾长屈肌腱转位

Martin J. O'Malley

摘要：趾长屈肌腱（FDL）转位是成人胫后肌腱功能不全（PTTD）导致平足重建手术不可或缺的一部分。胫后肌腱（PTT）在步态推进期起主要内翻作用，支撑足弓。PTT 由于撕裂和退化导致功能不全，使足更扁平外翻。因此恢复足的平衡保持合理的应力分布至关重要。考虑与 PTT 的等距 FDL 是撕裂的 PTT 最可行的替代品。PTTD 的手术已从胫后肌腱撕裂单纯（因为没有重视平足，通常失败）FDL 转位演变为后足主要手术的一个步骤。现采用一系列截骨术（跟骨内侧滑动截骨术，外侧柱延长术，Cotton 截骨术）结合撕裂肌腱的内侧 FDL 转位重建足弓。这种方法基于两点。首先，FDL 比 PTT 弱得多（FDL 的相对力量为 1.8，PTT 的相对力量为 6.4），单独肌腱转位不能支撑后足的外翻。其次，疾病通常不仅限于肌腱，而且涉及距舟半脱位（弹簧韧带，PTT 和三角韧带），后足外翻和前足外展的矫正对于肌腱转位后功能恢复也是至关重要。只有在急性 PTT 撕裂伤和极少数情况下的弓形足肌腱撕裂才考虑单独的肌腱转位。

关键词：趾长屈肌腱转位，胫后肌腱功能不全，成人获得性平足。

24.1 适应证和病理

- 胫后肌腱功能不全（PTTD）已被认为是确切的病理性疾病。内踝部肌腱特别容易受到磨损，因为血液供应不足，并且靠近内踝 2~3cm 处为分水岭区，常是损伤的部位（图 24.1）。
- 随着疾病的进展伴随后足内侧结构（弹簧韧带，三角韧带）进行性退变而导致距舟半脱位发生及前足外展和后足外翻。
- PTTD 分为 4 期；大多数需要肌腱转移的是 2 期病例（表 24.1）。

24.1.1 临床评估

- 对患者行坐位和站立位足踝标准检查。沿着 PTT 走行区肿胀和触诊压痛（图 24.2）。踝和后足通过全方位的运动检查来确定是否有任何僵硬性畸

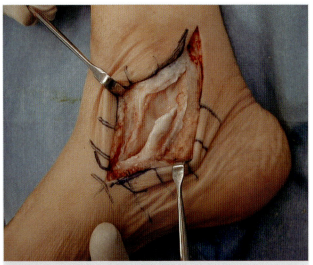

图 24.1 内踝下胫后肌腱可见多个纵向裂口

表 24.1 胫后肌腱功能不全分期

分期	胫后肌腱病变	临床表现
1	腱周炎和（或）退变	轻微/无畸形
2	肌腱变性	轻微/无畸形
2b	肌腱变性	可复性畸形
3	肌腱变性	僵硬性畸形
4	肌腱变性	踝外翻伴踝关节退行性改变

形。然后行站立位检查。确定前足外展和后足外翻并与对侧比较。从后面观察后跟由于前足外展可以看到第 4 和第 5 脚趾时称为"多趾征"（图 24.3）。患者行单足提踵试验，阳性提示 PTT 断裂。

24.1.2 影像学评估

- 对所有行趾长屈肌腱（FDL）转位的患者均行术前磁共振成像（MRI）和负重位 X 线及 Saltzman 后足检查。
- X 线片用于确定伴随手术，而 MRI 用于确定 PTT 的状态和内侧软组织病变范围（弹簧韧带和三角韧带）。
- 负重 CT 检查越来越常用于确定后足位置和距下关

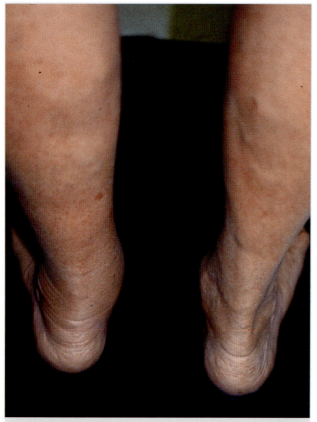

图 24.2　后视图显示左内侧踝关节肿胀所致胫后肌腱功能障碍

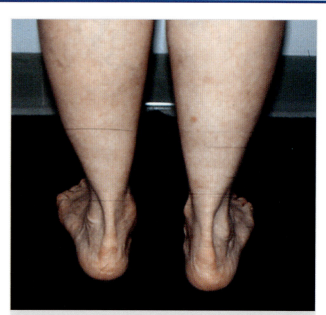

图 24.3　患者左足因胫后肌腱功能不全显示典型的"多趾征"

节外侧半脱位。

24.1.3　非手术疗法

- 休息、冰敷和非甾体类抗炎药为一线治疗。
- 行走靴用于急性肌腱炎的病例。
- Arizona 踝足矫形器（AFO）或 Richie 支具用于控制后足外翻。
- 类固醇封闭会导致肌腱快速恶化，几乎从不使用。富血小板血浆（PRP）注射抗感染和可能的再生疗法联合 Arizona 踝足矫形器，用于可复性平足的早期阶段。

24.1.4　禁忌证

- 僵硬性畸形 3 期，需要后足关节融合术或 4 期作为单独手术。
- FDL 转位相对禁忌证是高龄、肥胖和糖尿病。
- FDL 转移绝对禁忌证是 Charcot 足或血供不足。

24.2　手术目的

- 稳定、无痛具有内翻力的跖行足。另一目标是可活动的后足（非融合）减轻踝关节的压力。

24.3　手术优势

- FDL 贴近 PTT，在胫后肌腱后面自身的鞘中很容易获取。
- FDL 与踇长屈肌腱（FHL）在中足的交叉连接使转位术后中足趾的功能丢失很少。

可选择肌腱转位手术

- FHL 转位：肌腱较难切取易导致踇趾跖屈功能减弱，且肌腱经血管神经丛从后向前转位。
- 游离肌腱移植：不推荐同种异体或自体肌腱移植，因为 PTT 病变过于广泛，通常节段移植后极有可能继续退化。

24.4　主要原则

- FDL 通过舟骨上钻孔从跖侧向足背穿过后与自身缝合或者使用界面螺钉或锚钉固定，方法选择取决于外科医生的偏好。
- 在轻度内翻跖屈 15° 位调节 FDL 张力，但仍能够将踝置于中立位时，FDL 不会从胫后肌腱鞘中脱位。
- 在肌腱转位之前先行跟骨内移截骨术，外侧柱延长术或 Cotton 截骨术。

24.5 术前准备和患者体位

24.5.1 解剖

- 胫后肌起源于胫骨后表面的外侧部分，腓骨内侧 2/3、骨间膜、肌间隔和深筋膜。胫后肌腱在后深间室走行，从趾长屈肌腱下方由外向内直接进入内踝后面的足部。它在内踝后方从垂直方向改变为水平方向。PTT 在止于舟状结节之前分束。前束止于舟骨，内侧束止于中足骨跖底，后侧束止于跟骨和骰骨。
- PTT 位于内踝下方，在 PTT 后面找到 FDL，可通过 PTT 鞘很容易进入（图 24.4）。小心避开神经血管束。FDL 追溯到 Henry 结节，FHL 在深层穿过，并在中足深处切取以获得足够的长度。FDL 切取最困难的部分是舟骨下方有血管束，必须烧灼以防止出血过多。

24.5.2 麻醉

- 选择椎管内麻醉或全身麻醉。
- 腘窝阻滞需要深度镇静，因为腘窝阻滞内踝部不那么有效。

24.5.3 体位

- 患者臀部垫垫，足内翻位首先行外侧手术（跟骨内移截骨术，外侧柱延长术）。
- 将垫移除（或屈髋）脚外旋后行足内侧手术。

24.6 手术技术

24.6.1 手术入路

沿 PTT 走行的内侧扩大切口。依损伤的程度决定 PTT 切除的范围，切口在内踝近端 6cm 腱腹连接处或踝尖处起始。在舟骨内侧结节向上延伸，然后沿着 FDL 肌腱的走行向 Henry 结节的跖侧和远侧弧形延长。

24.6.2 外科手术

用眼科剪打开 PTT 腱鞘检查肌腱。通常肌腱由于退变严重而无法修复，但有些术者选择将 PTT 或肌肉行软组织重建。手术选择包括修复 PTT 和足底 FDL 加强 PTT；将 FDL 编织到退变的 PTT 中；切除 PTT 将 FDL 固定在 PTT 腱腹连接水平处；或完全切除 PTT 并将 FDL 转位到舟骨而没有 PTT 与 FDL 间的固定。结合外科医生的偏好以及 PTT 术中和术前（MRI）表现来决定手术方式。肌腱是引起内侧疼痛的主要因素，因此笔者倾向于完全切除撕裂的 PTT（从舟骨到胫后肌腱腹连接处）并且很少行 PTT 的腱固定术（图 24.5）。发现 PTT 近端的肌腱固定术往往会导致踝后区疼痛，而远端的编织往往会留下

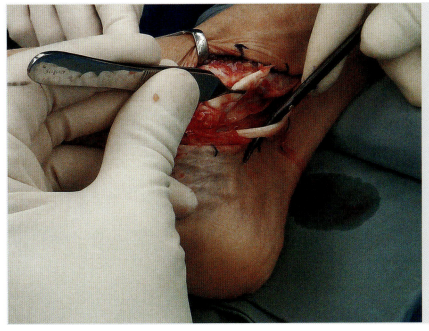

图 24.4 在撕裂的胫后肌腱后面显露趾长屈肌腱

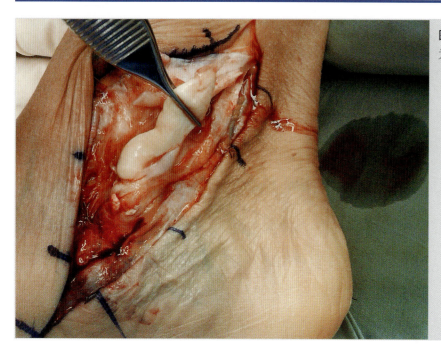

图 24.5 完全切除退变的胫后肌腱，因为它仍然是致痛因素

一个团块，疼痛区域位于舟骨下部。

PTT 切除后，使用眼科剪在 PTT 鞘跖后侧很容易找到 FDL。将 FDL 肌腱置于 PTT 鞘内重建。FDL 沿舟骨下方走行到中足。鉴于舟骨下有许多走行的静脉，解剖的一个主要关键是注意结扎或烧灼以控制止血。

经舟骨解剖至中足，就会找到 FHL 且这两条肌腱走行交叉形成 Henry 结节，先松解肌腱并放置彭氏引流管牵引。再牵拉 FHL 看有多少足趾跖屈（通常是2个、3个，有时4个），并记录肌腱之间的交叉连接，以减轻 FDL 的损失。然后在 FHL 交叉连接处锐性切断 FDL，并在肌腱末端锁边缝合为后面过线通过骨道（图 24.6）。X 线透视用于指导舟骨从背部到足底、远端到近端的定位钻孔，确保有足够的骨桥。一旦确定，4.5mm 空心钻通过导针从背部钻到足底（图 24.6）。过线器穿过钻孔（或者可以使用标准的金属吸头），将 FDL 的锁边缝线从跖骨穿过骨道到背侧（图 24.7）。足部保持轻微的跖屈 10° 内翻 15° 位。FDL 与自身肌腱缝合或用可吸收界面螺钉固定在舟骨隧道中（图 24.8）。以 2.0 号 Vicryl 缝合线缝合胫后肌腱鞘覆盖 FDL 肌腱（图 24.9）。

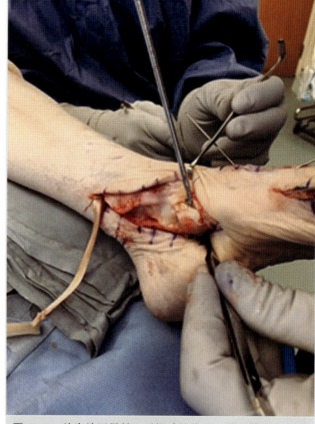

图 24.6 首先放置导针，透视确认位置，然后使用 4.5mm 空心钻钻舟骨骨道

24.7 技巧和要点

- 首先行骨性手术是完成重建最有效的方式。先关闭外侧切口，然后显露内踝部，如需要也易于行腓肠肌松解。

- 对于舟骨来说使用 4.5mm 空心钻最容易建立骨道。使用导针透视检查确保足够的骨桥，然后用 4.5mm

24 胫后肌腱功能不全趾长屈肌腱转位

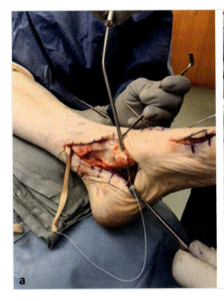
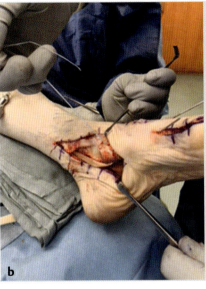

图 24.7 a.标准金属吸头使缝合线穿过舟骨骨道。b. FDL 从足底通过舟骨进入背侧

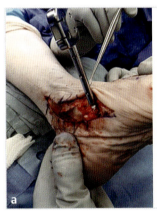
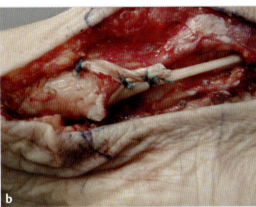

图 24.8 a.用可吸收界面螺钉固定趾长屈肌腱（FDL）。b. FDL 穿过舟骨隧道后与自身肌腱缝合。

空心钻。FDL 很容易通过这个尺寸的骨道，可以与自身肌腱缝合或使用可吸收界面螺钉。
- 确保不要过度拧紧骨道中的 FDL 或肌腱从内踝后侧脱位而成为致痛因素。FDL 应固定于轻微跖屈和内翻位，转位后踝容易背伸至中立位时肌腱无半脱位或过度的压力。
- 几乎大多数病例完全切除胫后肌腱。如果残留可能导致术后疼痛。

24.8 误区及危害

- FDL 转位收紧时注意，如过紧会导致内踝部疼痛和踝后方 FDL 的半脱位。
- 踝关节能够很容易背伸至中立位且 FDL 没有从胫后肌腱沟中半脱位。
- 在舟骨下解剖过程中如血管没有止血烧灼，术后将存在出血过多的风险。

- 在解剖两肌腱时必须小心，避免损伤位于 Henry 结节下面内侧的足底内侧神经。
- 透视确定舟骨上钻孔位置，避免太偏内侧。

24.9 并发症及相应处理

- 在 FDL 作为 PTT 撕裂的节段移植物不充分的情况下，可以使用游离的腘绳肌腱或 FHL。自体腘绳肌腱移植是使用最多的节段移植物。腓骨短肌腱也有报道作为转移，但不如取 FHL。
- 所有 FDL 转位联合后足截骨术失败的通常均由后足关节融合术来补救。

并发症

- 大多数人抱怨 PTTD 重建术后的后期骨性手术，也有一些 FDL 转位后通过舟骨骨桥处骨折导致肌腱移植失败。

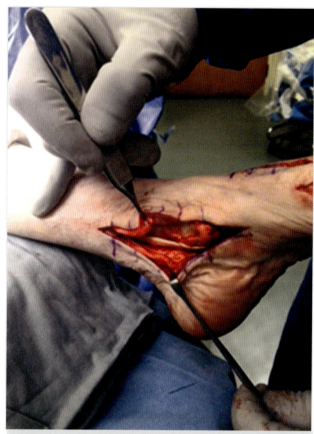

图 24.9 趾长屈肌腱（FDL）固定在踝跖屈 10°~15° 的舟骨上，缝合胫后肌腱鞘覆盖 FDL

24.10 术后治疗

- 短腿戴良好衬垫的夹板固定 2 周，2 周后转为穿非负重 CAM 行走靴 6 周。取决于其他手术愈合情况（X 线片愈合情况），然后用拐杖每周增加 25% 的负重，直至术后 10 周患者在靴内被允许完全负重。

24.11 结果

- 虽然没有完全恢复至 PPT 的力量，但大多数患者内侧无痛，并能做双脚趾抬高动作。笔者发现在疾病早期阶段手术比畸形较严重的患者需要更多骨性手术的效果好。
- Chadwick 等报道了对 31 例 2 期 PTTD 接受 FDL 转位和跟骨内移截骨术患者随访，美国骨科足踝外科协会（AOFAS）平均评分从术前 48.4 分至最末随访为 90.3 分。
- Niki 等报道了 38 例（40 足）2 期 PTTD 接受 FDL 转位和跟骨内移截骨术患者 AOFAS 平均评分从术前 46.4 分增加至术后 1 年随访的 89.5 分。

参考文献

[1] Plass C, Fumy M, Claassen L, et al. Lecture Presented AOFAS[M]. Summer Meeting, 2014.

[2] Lapinksi B, Porcelli T. Adult acquired flatfoot: nonoperative treatment. In: Coetzee JC, Hurwitz SR, eds. Arthritis and Arthroplasty: The Foot and Ankle[M]. Philadelphia, PA: Saunders Elsevier, 2010: 251–257.

[3] Chadwick C, Whitehouse SL, Saxby TS. Long-term follow-up of flexor digitorum longus transfer and calcaneal osteotomy for stage Ⅱ posterior tibial tendon dysfunction[J]. Bone Joint J, 2015, 97-B（3）: 346–352.

[4] Niki H, Hirano T, Okada H, et al. Outcome of medial displacement calacaneal osteotomy for correction of adult-acquired flatfoot[J]. Foot Ankle Int, 2012, 33（11）: 940–946.

25 跟骨内移截骨

Brian S. Winters, Joseph N. Daniel

摘要：跟骨内移截骨是一个被广泛使用的术式，通常作为平足矫形手术的一个术式，与屈肌腱转位共同实施。通过将跟骨结节内移 1cm，肢体的机械力线内移了，从而减轻了胫后肌内翻后足的应力。此外，跟腱止点内移了，使得腓肠肌－比目鱼肌复合体成为一个真正的跖屈力量，而不是由于跟骨外翻而成为一个后足外翻力。该手术愈合率高，技术可重复性好。

关键词：跟骨截骨，内移，外翻。

25.1 适应证

- 作为平足畸形矫形手术的一部分：
  - 同时实施趾长屈肌腱转位重建胫后肌腱。
  - 2A 期平足。
- 将肢体轴线内移，使踝关节外侧减轻负荷。

25.1.1 临床评估

- 患者站立位，从后面观：后足外翻 >5°。
- 可复性的后足外翻：可以用反 Coleman 木块试验矫正 / 被动内翻后足矫正。

25.1.2 影像学评估

- 足的负重前后位和侧位片：
  - 平足，Meary 角 >4°，但 < 30°。
  - 距舟关节未覆盖 20%~40%。
  - 后足（距下关节 / 距舟关节）没有关节炎。
- Saltzman 力线摄片显示后足外翻。

25.1.3 非手术疗法

- 矫形鞋。
- 踝足支具（Arizona 支具）。

25.1.4 禁忌证

- 后足关节炎。
- 僵硬性平足畸形。
- 严重的平足，Meary 角 >30° / 距舟关节未覆盖 >40%。

25.2 手术目的

- 手术目的是稳定地改变后足的生物力学轴线。通过将跟骨结节内移，维持足稳定的三脚架结构的后脚往内侧移了。这样能够改变下肢的负重力线。这样的话，应力经过距下关节后，踝关节角度的改变较小。另外，牵拉跟腱的力也内移了。

25.3 手术优势

- 手术的优点是相对比较容易操作，并发症发生率低，成功率高。

25.4 主要原则

- 跟骨外侧切口位于腓骨肌腱下方。
- 跟骨后结节的斜向截骨，截骨线位于跟腱止点和跖筋膜止点之间。
- 截骨后牵开。
- 将跟骨结节向内侧移位 1cm。
- 用空心钉坚强固定截骨。

25.5 术前准备和患者体位

- 术前准备包括准备好要使用的设备。
- 要用到的设备清单包括：
  - 摆锯 / 微型摆锯。
  - 撑开器。
  - 空心钉或者特殊设计的接骨板。
  - 骨打压器。
  - 锤子。
  - 可吸收线。
  - 皮钉。
- 患者仰卧于手术台，同侧髋下垫高，使手术肢体内旋。这个体位可以允许术者兼顾足的内侧和外侧。当实施获得性平足重建手术时，这个体位很有效，术者能够同时进行骨性手术和诸如肌腱转位之类的软组织手术。
- 也可以使用侧卧位。这个体位会使得操作足内侧时有点困难，但是有些情况下，如果单纯实施跟骨内移手术而不需要其他附加手术时，就比较理想，手术时可以减少助手。

25.6 手术技术

- 患者就位后，同侧髋下垫高。这样可以比较容易够得着后跟外侧。未手术侧肢体可以垫一个折叠的小毯子或者市售的海绵垫。
- 最后一步准备工作是在同侧大腿绑一个止血带。也可以在小腿中段绑一个消毒止血带。
- 下肢常规消毒铺巾。触摸后足外侧定位跟骨结节的上下缘。对于大多数患者来说，这一步比较容易，但是对于体重指数大的患者来说，可能会有点困难。同时，如果可能，会触摸到腓肠神经。如果术者能够辨认出神经，可以用记号笔标记神经。腓肠神经不能被辨认出的时候，将手术切口做在腓骨尖和跟骨后缘的中间。切口应该与跟骨长轴垂直。切口不必长于跟骨上下缘（图 25.1）。
- 切开皮肤。在皮下仔细辨认腓肠神经。辨认后，将神经向上牵开，以便更好地进入跟骨外侧壁。牵开神经后，可以直接剥离跟骨外侧壁。
- 使用一个小的软组织剥离器，在骨膜上做一个 2mm 宽的通道（图 25.1）。然后，用摆锯截骨。应该垂直于跟骨长轴。注意不要穿透跟骨内侧皮质。如果可能，术者选择使用骨刀来完成最后的跟骨内侧壁的截骨。
- 完成截骨后，需要牵开截骨块来松解牵扯的软组织。这样能够轻松地移动截骨块。可以用骨刀来帮助松解。
- 插入一个光滑的椎板撑开器，撤出骨刀。椎板撑开器的臂要足够深地插入，使得撑开器的尖部能超过截骨后的跟骨内侧壁。这样能够使椎板撑开器获得更好的皮质支撑，撑开过程中不致引起松软的跟骨压缩（图 25.2）。可以在截骨处插入第二把骨刀。椎板撑开器插入后，撑开它，使跟骨后结节骨块与跟骨体骨块分离。撑开至少 1cm 宽。这样保持几分钟，使得软组织被轻柔地拉伸开。这样做能够使下一步跟骨移位更容易。
- 撑开几分钟后，将跟骨移位。在跟骨结节骨块插入导引针。导引针距离跟骨外侧皮质内侧 5~7mm，稍微往下一点（图 25.3）。这个位置可以使得之后植入的拉力钉越过截骨面，进入跟骨前突，而不伤害到内侧的神经血管结构。这个螺钉位置可以提供非常好的把持力，特别是当有些患者跟骨短小，半螺纹空心钉无法将全部螺纹拧过截骨面时。
- 导引针进入跟骨后结节之后，移除椎板撑开器。截

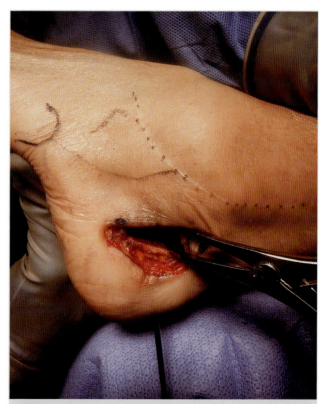

图 25.2 插入椎板撑开器，两个臂覆盖到跟骨的外侧和内侧皮质。这样可以使得周围软组织拉伸，而不会挤压跟骨结节的松质骨

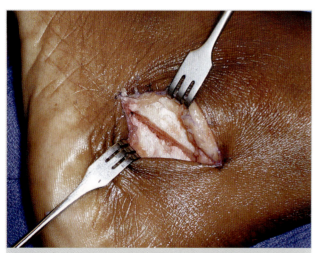

图 25.1 切口方向。跟骨内移截骨的切口位于腓骨尖和跟骨后结节的中点。切口与跟骨结节长轴垂直。在截骨处，推开骨膜 2mm，以避免在截骨时造成损伤

骨块向内侧移动约 1cm（图 25.4）。移动距离可以稍微多一点或者少一点，要根据术者判断矫形的程度。

- 骨块移位后，术者应该确保截骨接触面贴合。然后，导引针穿过截骨面到达跟骨主体。注意不要把导引针穿透距下关节或者跟骰关节。使用术中透视来确认导引针的正确位置。需要拍跟骨侧位片和轴位片。此时，用一把消毒的尺插入截骨面来确认截骨块移位是否充分。确认完骨块的正确位置后，插入第 2 根导引针，穿过截骨面，来防止拧螺钉时骨块旋转。

- 此时，术者测量导引针的长度，选择合适长度的螺钉。笔者发现在插入螺钉的足跟皮肤上做一个横切口，会愈合得非常好，因为负重时皮肤被压紧了。插入测深器，选择合适长度的拉力螺钉。把空心钻套入导引针，钻穿截骨面。根据跟骨密度的不同，术者可以选择钻透全部导引针的长度或者仅仅钻一部分。对于骨密度低的患者，笔者选择仅钻过截骨面一点点；而对于骨量好的患者，笔者钻头几乎是整个导引针的长度。可以用术中透视判断钻的深度。

- 然后植入 1 枚半螺纹 6.5~8.0mm 的螺钉，用手拧或者电动拧入都可以。获得截骨面的加压。螺钉的尺寸根据患者脚的大小而定。如果患者的骨质非常松，可能要在螺钉头上加用垫圈。笔者一般只用 1

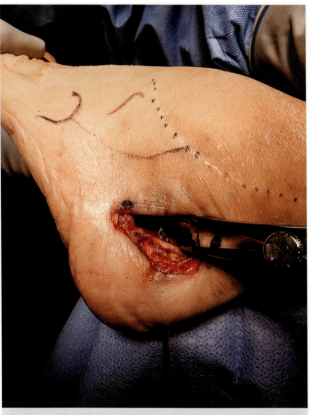

图 25.3 植入导引针。植入空心钉导引针，大约距离后方骨块的外侧皮质 5~7mm，稍微向下。这个位置可以使拉力钉穿过截骨面，进入跟骨前突，而不会碰到跟骨内侧皮质造成内侧神经血管束损伤

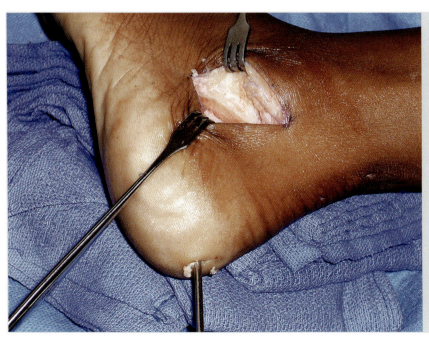

图 25.4 内移。显示跟骨结节内移 1cm。截骨移位后用 1 枚空心钉导引针固定。截骨面前缘的重叠部分可以锤打成钝性的斜面

枚螺钉，但是如果需要，多枚螺钉也可以。
- 笔者喜欢把螺钉拧在跟骨结节的下半部分，将螺钉推进到跟骨前结节。这样做可以使螺钉更长，螺纹更长。如果同时需要在跟骨前结节上实施外侧柱延长术，螺钉的位置要更改（图25.5）。

25.7　技巧和要点

- 截骨时，不拿摆锯的手放在足跟内侧，感觉锯的力量，防止锯片损伤后足内侧的神经束。
- 楔形置入直骨刀。摆锯截骨完成后，在截骨面紧贴着插入两把直骨刀。然后将两把直骨刀向相反方向顶，使得截骨块分离，周围的软组织也开始松弛。
- 在大多数情况下，单纯的内移后方骨块就足够了。在有些情况下，术者会同时实施骨块的上移或下移来矫正过大或过小的跟骨倾斜角。
- 如果截骨面前端的骨量太少，使用全螺纹钉的"拉力技术"模式，使得半螺纹钉的螺纹能够完全穿过截骨面。
- 为了避免截骨移位后骨块重叠处对软组织的潜在激惹，可以把骨块重叠处压实。在此步骤中，建议之前为了防止旋转而植入的第2根导引针维持不动，用来防止复位固定的丢失。使用打击器打实截骨面的近端重叠。术者需要确认截骨面重叠处从上到下都有足够的斜面（图25.4）。
- 如果在跟骨内移截骨手术以外，还要附加跟骨外侧柱延长术，要改变螺钉的位置从而不会干扰外侧柱延长术。为了完成两种术式，固定螺钉的方向要更加向上，与跟骨结节垂直（图25.5）。

25.8　误区及危害

- 腓肠神经就位于切口下。需要保护神经来防止痛性神经瘤形成或者瘢痕卡压。
- 内侧神经血管束与截骨的内侧皮质非常靠近。截透跟骨内侧缘时要非常小心，此时要用骨刀而不是摆锯。
- 用椎板撑开器撑开跟骨时，会发生跟骨压缩。撑开时要缓慢而小心，撑开器要插得深，来避免这种情况的发生。
- 跟骨结节内移时要避免内翻倾斜，否则会造成接触面积变小导致不愈合，也会造成跟骨过度矫正而内翻。

25.9　并发症及相应处理

- 跟骨内移截骨的血供很好，不愈合率很低。
- 移位过多会造成骨接触面积太小导致截骨不稳定或者不愈合。一般来说，小于1cm的牵开是不要紧的。可用术中透视跟骨轴位片来判断，必要时重新手术。
- 出现腓肠神经的神经瘤或者瘢痕卡压，可能需要手术切除并把神经埋入踝关节近端肌肉里。
- 比起截骨面靠后，截骨面靠前更容易损伤内侧神经。
- 切口愈合问题，比如延迟愈合和感染都不常见。如果发生，通常通过切口局部护理和口服抗生素都能解决。
- 胫神经损伤可以用肌电图评估，可能需要手术减压。很少情况下需要神经切断包埋或者用药物来治疗神经痛。
- 有时候，螺钉的头部会在负重或者穿鞋时造成疼痛。当截骨愈合后，可以取出螺钉。

25.10　术后治疗

- 与跟骨内移截骨手术同时实施的手术决定了术后处理。
- 在大多数情况下，需要打石膏或者穿靴子，不负重

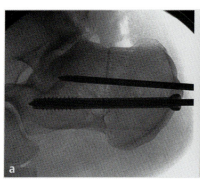
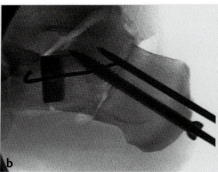

图25.5　比较螺钉放置在跟骨前突和跟骨后关节面下方。跟骨截骨后，半螺纹钉固定于（a）前突，（b）跟骨后关节面下方。两个病例中，都可见另一枚导引针，防止截骨面的旋转

6周，然后穿靴子负重直到骨愈合充分。

25.11 结果

- 这个术式的结果非常可靠。愈合率非常高（>95%）。
- 与软组织手术同时实施后，跟骨截骨手术为获得性平足症提供了一个可靠的矫形效果，改善了功能和影像学指标。

参考文献

[1] Bruce BG,Bariteau JT,Evangelista PE,et al.The effect of medial and lateral calcaneal osteotomies on the tarsal tunnel[J].Foot Ankle Int，2014，35（4）:383-388.

[2] Guyton GP,Jeng C,Krieger LE,et al.Flexor digitorum longus transfer and medial displacement calcaneal osteotomy for posterior tibial tendon dysfunction:a middle-term clinical follow-up[J].Foot Ankle Int，2001，22（8）:627-632.

[3] Niki H,Hirano T,Okada H,et al.Outcome of medial displacement calcaneal osteotomy for correction of adult-acquired flatfoot[J].Foot Ankle Int，2012，33（11）:940-946.

[4] Sammarco GJ,Hockenbury RT.Treatment of stage Ⅱ posterior tibial tendon dysfunction with flexor hallucis longus transfer and medial displacement calacaneal osteotomy[J].Foot Ankle Int，2001，22（4）:305-312.

[5] Wacker JT,Hennessy MS,Saxby TS.Calcaneal osteotomy and transfer of the tendon of flexor digitorum longus for stage-Ⅱ dysfunction of bitialis posterior.Three-to five-year fresults[J].J Bone Joing Surg Br，2002，84（1）:54-58.

26 Evans 外侧柱延长和 Cotton 截骨

Jonathan Deland, Mackenzie Jones

摘要：外侧柱延长（LCL），同时实施 Cotton 截骨（常常再伴有跟骨内移截骨），对于适应证的患者，可以解决足弓塌陷的问题。这些手术通过处理三关节复合体，不需融合距下关节或者距舟关节。患者站立时，三关节复合体不能太塌陷，以至于不能通过外侧柱延长手术来把距舟关节和距下关节维持到良好的位置。这样的患者通常术前没有腓骨下撞击，但是可以有距下撞击。外侧柱延长术和 Cotton 截骨术成功，是指把距舟关节和距下关节矫正到正常的力线，解决了距下撞击以及距舟的外展，同时避免了过度内收造成的僵硬和足外侧负重。手术成功后的患者拥有近乎正常的后足外翻活动度和良好的后足力线。如果手术能够达到这些目标，患者会有一个很好的功能结果，不僵硬，足弓塌陷不复发。

关键词：外侧柱延长，Cotton 截骨，最好的功能结果，力线。

26.1 适应证和病理

- 青少年扁平足。
- 成人后天扁平足畸形。

26.1.1 临床评估

- 平足畸形伴有内侧弓塌陷。
- 通常有胫后肌腱疼痛。
- 由于前足外展，从后面观察患者，发现多趾征。
- 后足外翻。
- 不能够单足提踵（足跟应该内翻）。

26.1.2 影像学评估

- 负重前后位、侧位、Saltzman 位摄片，评估足外翻。
- 手术指征是中足过度外翻/外展，足弓塌陷：
  - 足的站立位片上，40% 以上的距舟未被覆盖。
  - 足的站立位片上，距舟关节外侧不匹配。
  - 以上两点处于临界状态，但是患者有过度旋后（外翻和外展），临床检查见严重平足，踝关节的远端有塌陷，只是不在跖跗关节水平或者舟楔关节水平。如果患者不让足弓塌陷，站立时往后倒，或者 X 线并没有正确地投照在距舟关节的中心，站立位 X 线片结果会低估畸形的严重程度。
- 如果可能，对严重的畸形做一个站立位 CT 检查。这有助于评价可能存在的距下关节撞击和腓骨下撞击。同时，在 CT 冠状位上，寻找距下关节外侧半脱位，而这往往是距下关节融合的指征。
- 磁共振成像扫描不是首选的，但是对于严重的畸形，可以用它来评价弹簧韧带的状况。

26.1.3 非手术疗法

- 行走靴或带铰链的踝-足支具（AFO）。
- Ritchie 支具（踝关节水平带铰链的支具，配有足部支具配件）。
- Arizona 支具。

注意：任何支具都可能有助于缓解症状以及可能延缓病程，但不能阻止病程。要对患者解释清楚。

26.1.4 禁忌证

- 无法被动复位距舟关节到内收状态，或内翻位置。
- 中度到重度的骨质疏松。骨质疏松患者骨质量非常差，台阶截骨术（见外侧柱延长术的替代手术：台阶截骨术）比 Evans 手术更好，因为在手法扳骨时不容易骨折。
- 有症状的距下关节炎、跟骰关节炎或者距舟关节炎。

26.2 手术目的

- 矫正力线，可得到以下结果：
  - 没有残留的距下关节撞击或腓骨下撞击。
  - 接近正常的后足外翻活动度，没有过度外翻（外翻轻度僵硬是可以接受的）。
  - 手术时模拟负重正位透视显示距舟关节匹配，距舟未覆盖小于 30%，以及基本没有内收。
  - 从手术台末端看，脚后跟变直，即足跟直接位于小腿和踝关节的下方，既不内翻也不外翻。当然，要达到这个结果，通常需要在外侧柱延长术后再附加一个跟骨截骨手术。

26.3 手术优势

当畸形不是太严重,并且仍旧是可恢复的,外侧柱延长术有助于术者避免融合距下关节和距舟关节。这对患者很重要,对足部运动有利,并且减少以后关节炎的可能。

26.4 主要原则

- 掌握正确的矫形程度,当心不要过度矫形,这是常常会犯的错误。
- 对截骨面加压固定,尤其是外侧柱延长术。
- 在外侧柱延长术临时固定以及跟骨截骨后,确认足跟的力线。万一足跟还有比较大的外翻,需要重新调整跟骨截骨和外侧柱延长术移位的量,以获得一个好的后足力线。
- 如果第1跖骨有抬高,应该参照第2跖骨头,把第1跖骨降到正常的位置。在临时固定后足之后,确认第1跖骨在正常的位置。

26.5 术前准备和患者体位

- 术前照患者足弓塌陷的负重位X线片。在足的前后位片上评估距舟关节外翻,在足的侧位片上评估距舟关节塌陷。同时,寻找可能的舟楔关节塌陷和第1跖跗关节塌陷。
- 评估踝关节的站立正位片,确认距骨在踝关节平面没有外翻。
- 患者平卧。同侧髋下放一个垫枕有助于实施外侧柱延长术。但是如果小腿太过内旋,实施胫后肌腱手术和肌腱转位手术会有困难。最好的体位是在休息体位时脚趾指向天花板。
- 治疗胫后肌腱病变引起的成人获得性平足症时,截骨的同时,往往需要做趾长屈肌腱转位。

26.6 手术技术

26.6.1 外侧柱延长术:Evans方法

- 用一个跗骨窦切口,从腓骨尖到跟骨前突(图26.1)。
- 切开这个切口的中部,找到跗骨窦的底,仔细操作,避免损伤腓骨肌腱和腓肠神经。显露后关节面的前部,辨认骨间韧带,确认此韧带的张力正常(如果韧带松弛或韧带缺如,需要融合距下关节)。当心不要切断该韧带。
- 切开跟骨前外侧,从跟骰关节到后关节面水平。活动腓骨肌腱,用一个Bennett拉钩牵开腓骨肌腱,使得摆锯有空间在跟骨的前外侧截骨。
- 在距离跟骰关节17mm处植入克氏针,从跟骨外侧皮质进入到内侧皮质,在跟骨的下1/3处进针,瞄

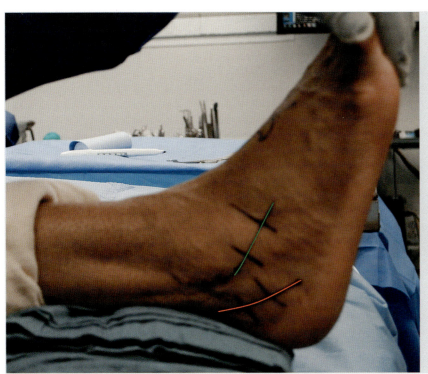

图26.1 外侧柱延长的切口(绿色),跟骨截骨的切口(红色)

准中、后关节面之间（图26.2）。通常可以用一个剥离子钝性分离辨认到中、后关节面的交界处。当克氏针到达内侧皮质后，测量克氏针的深度。这可以提示术者摆锯进入的深度。对于摆锯的深度可以用笔在摆锯上做标记。

- 用窄的往复锯截骨，锯片与足底垂直，紧贴克氏针的远端，进入跟骨内侧皮质。锯薄内侧皮质，使得截骨能被骨刀铰链状撑开（图26.3）。
- 放入1个克氏针撑开器，1枚克氏针打在紧贴跟骰关节处，1枚克氏针打在截骨面的后方。
- 用一把骨刀铰链状撑开截骨面。用克氏针撑开器维持撑开状态，尝试不同的撑开程度来矫正畸形。
- 畸形的矫正，不光要从影像学上判断，还要从临床上来判断。影像学上，外展要矫正，距骨头的未覆盖率要达到正常（<30%），并且距舟关节没有内收。临床上，应该有接近正常的外翻活动度，但是轻度的僵硬是可以接受的（图26.4）。
- 如果在模拟负重的前后位摄片上，施加外翻应力，距舟关节有内收，或者几乎没有后足外翻活动度，就表明足被过度矫正了。矫形不足是指在模拟负重的前后位摄片上距舟关节未覆盖过多，超过30%，或者后足有过多的外翻活动度。矫形不足还可表现为外翻足时发现距骨外侧突的前方与跗骨窦底部的撞击。矫正太多的结果是X线片看着标准、没有撞击，但是后足仍旧太僵硬。这会导致患者用外侧负重，会不舒服。如果要选择一个看着标准的X线片但后足很僵硬，或者一个不那么好看的X线片但后足仅轻微僵硬，笔者选择后者。外侧柱延长术延长的程度最常见于6~8mm。
- 撑开到一个理想的程度后，制作一个三面皮质异体骨来填充空隙。另外一种方法（笔者喜欢的方法）是用一种1mm递增的楔形试模来试。把试模插入截骨面来判断矫形效果。然后根据测试的程度制作一个三面皮质异体骨。楔形骨块通常是梯形的。
- 把异体骨浸泡在浓缩骨髓里，然后放到截骨面里边。确保合适。如果植骨块与自体跟骨间有间隙，可稍微旋转或修剪植骨块来得到完美的位置。然后，打入1枚克氏针，从跟骨前缘穿过植骨块直到跟骨后方。
- 打完克氏针后，确认矫形充分，临床上和影像学上植骨块位置都好。用2枚3.5mm螺钉垂直拧入，穿过植骨块，加压截骨面两端（图26.5），也可以用一块外侧低切迹爪形接骨板加压固定。
- 检查足的力线，包括足跟外翻、中足的矫正以及第1跖列是否抬高（图26.6）。万一足跟外翻明显，可先做一个跟骨截骨，临时固定于轻度小于理想

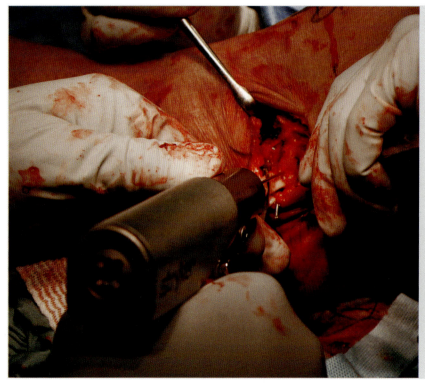

图26.2 钻入克氏针导引截骨。对于Evans截骨，距离跟骰关节15~20mm。对于台阶样截骨，远端水平截骨臂从距离跟骰关节12mm开始

26 Evans外侧柱延长和Cotton截骨

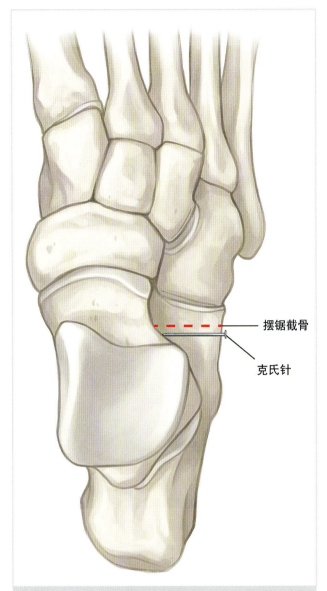

图26.3 首先，在将要截骨的位置植入1枚克氏针。然后，用摆锯（红色）垂直于足底，沿克氏针截骨，部分截断内侧皮质

矫形位置，然后评价外侧柱延长手术的矫形程度。记住外侧柱延长手术仅能轻度矫正后足外翻。外侧柱延长后，再用螺钉固定跟骨截骨。笔者喜欢做完外侧柱延长、跟骨后结节截骨、Cotton截骨或者第1跖跗关节融合（如果要做的话），都用临时固定。当笔者知道后足和前足都拥有很好的位置后，才用螺钉最终固定。笔者认为好的位置，后足是直的，接近正常的外翻活动度，以及第1跖骨相对于第2跖骨没有抬高。如果没有达到以上这些要求，矫形手术要做相应的调整。

- 如果第1跖列有明显抬高，或者抬高伴距骨内收，

笔者会在用克氏针临时固定后，选择第1跖跗关节融合。在后足临时固定后，判断第1跖跗关节融合是否必要。当所有部位都临时固定后，最终固定的顺序是：跟骨后结节截骨、第1跖跗关节融合，再后是外侧柱延长。例外情况是，当第1序列有轻到中度抬高，但是不伴有距骨内翻。这种情况下，笔者会采用Cotton截骨，最初就开始截骨，然后塞入楔形骨块后并用1枚2.4mm的螺钉固定。

26.6.2 外侧柱延长术的其他植入物或固定技巧

- 除了异体骨之外还有其他替代物。当然，笔者经常使用自体骨植骨，尤其是对于老年人。笔者的经验是，供区并发症是很少见的，自体骨的愈合是最好的。但是，经统计，异体骨与自体骨相比，并没有显示出愈合率低，而且前者没有供区风险。纤维楔形金属块已经被用来替代植骨。笔者个人不喜欢，因为它们没有每毫米递进的细微尺寸变化，在手术中调整楔形块的大小时或者做翻修手术时会有问题。
- 关于固定，楔形金属间隔的接骨板或者爪形接骨板是一种选择。它们应该做到低切迹。而笔者的个人喜好仍然是螺钉，因为螺钉不会干扰腓骨肌腱。

26.6.3 外侧柱延长术的替代方法：台阶样截骨

最近，笔者使用台阶样截骨来延长外侧柱（图26.7）。因为这种方法愈合更快，得益于它的水平截骨臂，矫形不容易丢失。但这种截骨操作起来更难，需要一些经验。可先从尸体上练起，因为可能会导致内侧神经损伤。只要矫正程度正确，两种截骨方法都能获得相同的功能结果。台阶样截骨操作时，保护腓骨肌腱尤其重要，因为在用摆锯做水平截骨和后下方截骨时，有较大的损伤肌腱的风险。当骨质疏松时，Evans截骨比台阶样截骨好，因为在手法扳骨时不容易骨折。当严重骨质疏松时，任何一种截骨方式都是有问题的；此时实施距下融合或者合并距舟融合更好。

- 切口暴露跟Evans截骨一样，但是更往后方暴露外侧跟骨，使得更有利于跖底的截骨（腓骨肌腱结节的后方，跟骨后关节面的前缘）。

第4部分　中足和后足

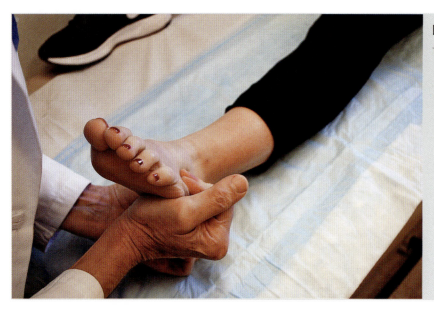

图 26.4　演示术中技术，确保外侧柱延长后，后足外翻接近正常

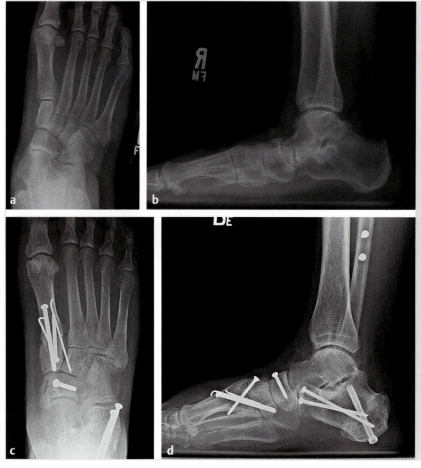

图 26.5　负重术前 X 线片：a. 正位；b. 侧位。负重术后 X 线片：c. 前后位；d. 侧位。舟骨和腓骨上的螺钉表示用肌腱移植重建弹簧韧带。注意固定 Evans 截骨的 2 枚螺钉，是用拉力钉方式植入的

- 分离腓骨肌腱/腓肠神经，在腓骨肌腱和腓肠神经下方建立一个软组织窗，到达外侧跟骨，以便做台阶样截骨的后方垂直截骨（图 26.8）。
- 向后下方牵开腓骨肌腱和腓肠神经。在牵开的最大位置的前方，钻入 1 枚克氏针用来牵开肌腱。在水平截骨和前方垂直截骨的时候，使用多枚克氏针和 Bennett 拉钩牵开肌腱。
- 首先，做水平截骨。截骨起始于外侧跟骨的背侧 1/3，距跟骰关节 11mm 或 12mm（图 26.2）。将截骨延伸，直到预先钻入的 1 枚跟骨后方的克氏针的位置。水平截骨线的后方的高度在外侧跟骨跖侧的 1/3。水平截骨的长度是 15~20mm。先截断外侧皮质，

26 Evans外侧柱延长和Cotton截骨

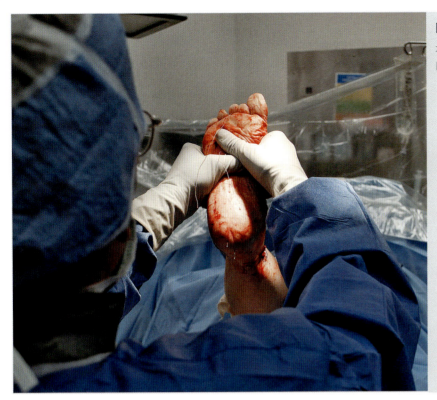

图 26.6 术中照片显示理想的后足位置是脚后跟与小腿成一直线，没有外翻或内翻

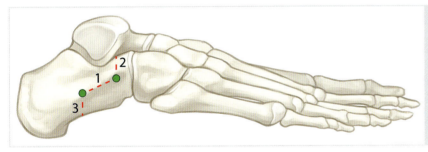

图 26.7 台阶样截骨：水平线（1）最先锯位于2枚克氏针之间（绿色点）。然后实施前方垂直截骨（2），当心不要向足底延伸。用宽的拉钩牵开腓骨肌腱后，通过软组织窗实施后方垂直截骨（3），用拉钩保护腓骨肌腱和软组织（图26.9）

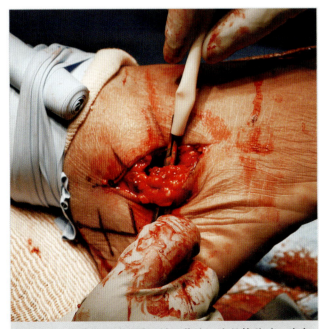

图 26.8 将腓骨肌腱和腓肠神经作为一个整体移动，为台阶样截骨做准备

然后把摆锯推进到内侧皮质，小心地截断内侧皮质。用双手控制摆锯，不要进入到内侧软组织。

- 去除远端的克氏针后，以针的位置作为起点做前方垂直的截骨，方向对着内侧关节面的前方（先用钝性剥离子暴露辨认关节面）。

- 有些情况下，腓骨肌腱如前所述已经被牵向后下方，使得做后方垂直截骨成为可能。但很多情况下，不可能做到。如果是这种情况，可拔掉克氏针，用宽的拉钩把腓骨肌腱和腓肠神经牵向背侧，用一把 Bennett 拉钩插入跟骨下方皮质的下面（图26.9）。做后方垂直截骨时，从水平截骨的近端开始，往脚底侧延伸，进入内侧皮质的时候要小心，用双手操作，不要太深。

- 截骨完成后确保足可移动。如果不行，在摆锯不开动的情况下用锯片探查内侧皮质。通常是截骨的折角部位出现的问题，有残留未被截断的骨，可

163

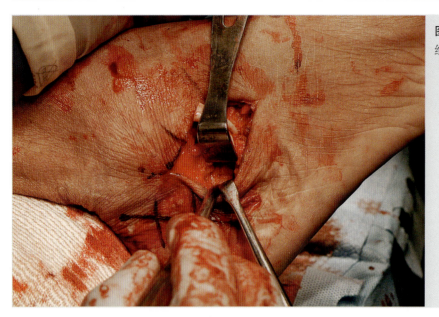

图 26.9 向背侧牵开腓骨肌腱和腓肠神经，来做后方垂直台阶样截骨

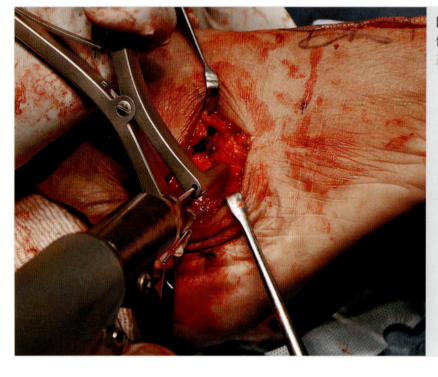

图 26.10 用克氏针撑开器撑开关节，使得楔形块可以塞入，通过透视评估矫正效果并测试外翻活动度

截断那些没被截断的部分。

- 使用一个克氏针撑开器，2 枚克氏针分别位于水平截骨臂下缘靠近跟骰关节处和后方骨块上（图 26.10）。仔细保持截骨的水平臂对上。如果截骨不容易移动，不要尝试撑开，要检查残留未被截断的骨。
- 像 Evans 截骨一样，评估矫形的程度。
- 使用两块皮质异体骨块，根据想要撑开的程度，准备前方的植骨块。
- 先临时固定前方异体植骨块。像 Evans 截骨一样确认植骨块贴合。位置好了以后穿入克氏针，然后像 Evans 截骨一样用 2 枚螺钉固定。以前，笔者在外侧跗骨窦使用 1 枚从背侧到跖侧的螺钉（图 26.11），但是现在不再这么做了，因为有激惹腓骨肌腱的潜在风险。2 枚纵向螺钉都从跟骨前突的背侧 1/3 处植入。笔者通常在跟骨前突部位扩孔，采用拉力螺钉技术，在植入第 1 枚螺钉的时候加压截骨面。
- 2 枚螺钉都植入后，植入后方异体植骨块，使得植骨合适（图 26.12）。不必太紧。不要大力打压异

26 Evans外侧柱延长和Cotton截骨

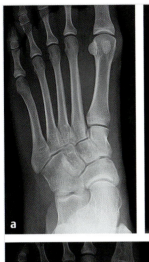
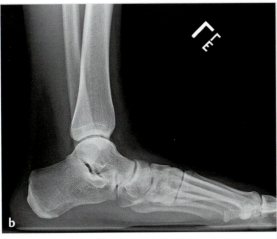
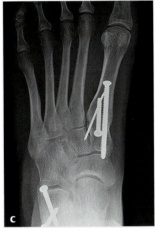
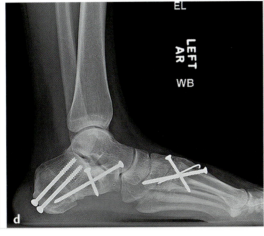

图26.11 负重位术前X线片：a.正位；b.侧位。负重术后X线片：c.正位；d.侧位。注意2枚螺钉固定台阶样截骨。螺钉位置偏后会激惹腓骨肌腱。因此，采用2枚平行螺钉技术，与Evans截骨方法相类似

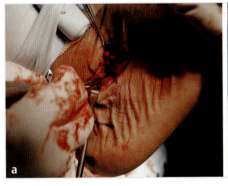
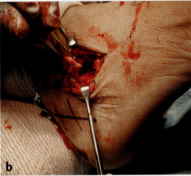

图26.12 a.外侧柱延长后，万一出现残留撞击，暴露截骨部位的距骨外侧突。b.去除的骨的大小

体植骨块，那样会损坏截骨的固定、出现间隙、压迫前方垂直截骨臂。适当地打压植骨块使得不费力就能塞入。

26.6.4 Cotton 截骨

- 切口位于内侧楔骨的背外侧缘（图26.13）。注意不要损伤腓浅神经的分支，该神经分支常常在切口皮肤的内侧或近端。外侧还有一条神经分支，也需要被保护。
- 暴露内侧楔骨的背侧部分，牵开姆长伸肌腱和内侧

  的神经。
- 平行于第1跖跗关节从内侧楔骨背侧植入1枚克氏针。侧位透视确认克氏针的位置良好，然后在楔骨上第1枚克氏针的近端平行植入第2枚克氏针。在拉钩的保护下，在2枚克氏针之间，从内侧楔骨的背侧皮质向跖侧皮质锯开楔骨。截骨时要保护姆长伸肌腱。不要截断跖侧皮质；背侧皮质截开到剩余5mm，可以通过测量留在骨外的克氏针长度，并在锯片上画标记，来控制截骨深度。
- 插入一把骨刀，进入整个截骨面深度的3/4，撬动

165

第4部分　中足和后足

截骨面。轻柔地将它铰链式撑开。
- 把克氏针撑开器放在克氏针上，在背侧撑开关节。尝试不同的撑开程度，使第1序列下降。这一步可以使用椎板撑开器和（或）楔形试模。最常用的撑开程度是5mm、6mm或7 mm楔形。
- 根据撑开形状修剪合适大小的异体植骨块。精确到毫米级。
- 把异体植骨块浸泡在骨髓浓缩液中。植骨块准备好之后，植入截骨部位。
- 用1枚2.4mm螺钉，从楔骨近端背侧向远端跖侧打入，固定截骨。

26.7　技巧和要点

- 准确地测量外侧柱延长的程度，笔者在术中使用不同尺寸的楔形块，能够很好地评估后足和中足的位置。同时在手术室通过外翻足来临床判断后足是否残留足够的活动度（图26.14）。测试时手法扳后足外翻。通过极度外翻来确认距下关节没有撞击。后足应该没有过度的僵硬，中足应该没有或者仅有少许的内收（通过模拟负重和外翻下的足正位透视来判断）。
- 虽然根据足的松弛度不同，楔形骨块的大小也不同，但是最常用的外侧柱延长尺寸是6~7mm。
- 对于Cotton截骨，最常用的可以使得第1序列下降到良好位置的楔形骨块尺寸是5~6mm。

26.8　误区及危害

- 避免矫正过度和矫正不足。这可以通过仔细的术中透视来实现。确认距舟关节没有内收。确认外翻活动度接近正常。
- 避免延迟愈合或者不愈合。检查植骨块的位置在背侧和侧方是否都良好，固定要加压。
- 确保植骨块没有向背侧突入跗骨窦。如果出现这种情况，在截骨被固定好之后，用摆锯小心地削掉背侧的植骨块。

26.9　并发症及相应处理

- 如果在手术中发现矫正过度或矫正不足，可去除临时固定，修剪或者更换另一块合适的植骨块。不要在术中遗留矫正过度或矫正不足。
- 如果植骨块与自体骨之间不贴合，可削掉植骨块的凸起部分或者旋转植骨块到完美的位置。如果必要，换一块植骨块。

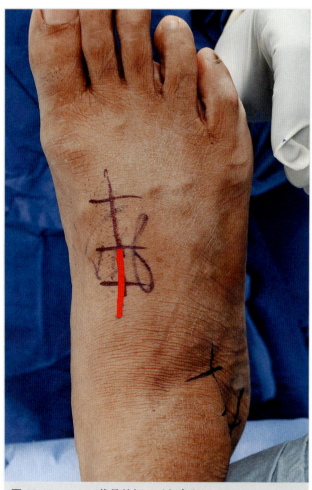

图 26.13　Cotton截骨的切口（红色）

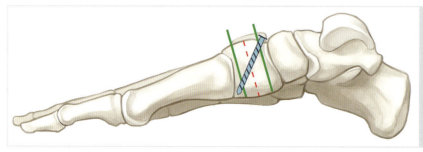

图 26.14　Cotton方法的示意图。首先，两枚克氏针（绿色）平行植入内侧楔骨，直到跖侧皮质。然后，锯（红色）到距离跖侧皮质5mm。再后，撑开截骨面，使用克氏针撑开器撑开和判断楔形大小。植入楔形骨块后，用螺钉（蓝色）沿所示方向植入

26.10 术后治疗

术后患者仅脚尖着地或者不负重6周。2~4周时，根据切口情况，可以穿一个靴子，这样患者就可以脱下靴子锻炼活动度。鼓励患者背伸/跖屈、内翻/外翻踝关节，跖屈/背伸脚趾。6周时，行X线检查，CT检查更好。CT扫描能够最好地评估骨愈合情况。如果骨桥开始形成，患者可以逐渐过渡到负重。从25%体重到50%，再到75%，直到10~11周达到100%负重。6~8周起开始正规的理疗。在10~11周时，使用拐杖维持平衡，鼓励患者在家里光脚走路（或者穿运动鞋），锻炼小腿和足部的肌肉。12周时，患者可以逐渐不穿靴子走到室外。

26.11 结果

当患者能够看到和感觉到他们的脚的形状变得更好，他们会很满意。例外情况是被矫正过度，或者矫正不足，矫正不足不太常见。矫正过度的大体观是可见的外侧负重，术后4~5个月还没有改善。这些患者可能需要接受再次手术来减少外侧柱延长的程度和（或）移回跟骨（如果有内翻）。过去的5年以来，笔者没有做过这样的手术。有1例患者除外，他过度柔软，笔者10年以来没有因为矫正不足而需要做融合手术。笔者在手术中保留接近正常的后足外翻活动度（但不是过度外翻），在模拟负重下透视来避免距舟关节内收或外展（关节面的外侧部分应该对线和匹配）。

在正确矫形的情况下，患者能够用足锻炼运动。跑步，是接受外侧柱延长手术患者最大的挑战。不是每个患者都能够常规跑步的。最终能够跑步的患者是那些年轻的、中度畸形的患者，而不是弹簧韧带复合体损坏的足严重旋前的患者。要告诉那些严重畸形的患者，他们可以做的运动有踏步机、骑车、中等程度的散步，而不是徒步运动。

参考文献

[1] Ellis SJ,William BR,Garg R,et al.Incidence of plantar lateral foot pain before and after the use of trial metal wedges in lateral column lengthening[J].Foot Ankle Int，2011，32（7）:665-673.

[2] Vosseller JT,Ellis SJ,O'Malley MJ,et al.Autograft and allograft unite similarly in lateral column lengthening for adult acquired flatfoot deformity[J].HSS J，2013，9（1）:6-11.

[3] Dolan CM,Henning JA,Anderson JG,et al.Randomized prospective study comparing tri-cortical iliac crest autograft to allograft in the lateral column lengthening component for operative correction of adult acquired flatfoot deformity[J].Foot Ankle Int，2007，28（1）:8-12.

[4] Demetracopoulos CA,Nair P,Malzberg A,et al.Outcomes of a stepcut lengthening calcaneal osteotomy for adult-acquired flatfoot deformity[J].Foot Ankle Int，2015，36（7）:749-755.

27 弹簧韧带

Johnny T.C. Lau, Rupesh Puna, Joyce Fu

摘要：弹簧韧带复合体是足部的重要结构，它与三角韧带一起，提供足内侧纵弓的主要静态稳定性。弹簧韧带是距舟关节畸形的主要限制结构，而三角韧带主要是限制距骨的外翻和外旋畸形。目前的文献中，关于弹簧韧带重建的文献很少。本章节将归纳弹簧韧带病变的评估以及介绍笔者的重建方法。他们的目的是同时重建弹簧韧带和三角韧带，因为两者经常同时受累，所以我们觉得应该同时治疗两者。

关键词：弹簧韧带，距跟舟韧带，胫弹簧韧带，内侧纵弓重建，平足，外翻足，胫后肌腱失能。

27.1 概述

病理

- 弹簧韧带复合体是足部必需的结构。
- 它提供足内侧纵弓的静态支撑。
- 3个分支：
  - 上内侧跟舟韧带。
  - 下方跟舟韧带。
  - 第3韧带。
- 平足畸形时，它经常发生病变。
- 经常与胫后肌腱失能伴发，但是也可单独病变，成为平足畸形的原因。

27.2 适应证

- 保守治疗失败。
- 术中透视足正位距舟未覆盖大于30°。
- 术中透视足侧位距舟下沉10°。
- 如果术中见到韧带撕裂或者松弛，可以实施修复（通常与平足矫形一起实施）。

27.2.1 非手术疗法

- 支具：
  - 内侧足跟垫。
  - 内侧足弓垫。

27.2.2 临床评估

- 站立观察：
  - 内侧纵弓塌陷。
  - 后足力线外翻。
  - 前足旋前外展。
- 特殊检查：
  - 单足提踵：
    * 能够完成，内侧纵弓高度存在，表示胫后肌腱未受累。
    * 不能完成，表示胫后肌腱受累。
    * 持续性前足外展以及后足力线外翻提示弹簧韧带损伤。

27.2.3 影像学评估

双侧踝与足的负重摄片

- 评价骨性力线不良（比如平足畸形）。
- 负重前后位摄片：
  - 距骨 – 第1跖骨角。
  - 距舟未覆盖。
  - 距跟角。
- 负重侧位摄片：
  - 内侧楔骨高度。
  - Meary 角（侧位距骨 – 第1跖骨角）。
  - 距跟角。

超声

- 典型的上内侧跟舟韧带厚度是 4mm（2.5~5.5mm）。
- 弹簧韧带失能的影像学表现：
  - 厚度增加（>5.5mm）。
  - 失去纤维的回声模式。
  - 血管增加。
- 上述表现显示韧带损伤或者急性损伤的韧带正在愈合。
- 动态超声也可以被用来评估胫后肌腱病变。
- 如果胫后肌腱断裂，要怀疑弹簧韧带磨损。

磁共振成像

- 中等度敏感性，高特异性。
- 适用于症状严重或者怀疑有骨或关节病变的患者。损伤在影像上显示增宽，或者全层断裂可见间隙。
- 也应该关注胫后肌腱：
  ○ 在肌腱的缺血区出现变性，缺血区位于内踝的远端。

27.2.4 禁忌证

- 距舟关节固定性畸形。
- 残留的距舟脱位 >50%。
- 距舟关节退变。

27.3 手术目的

- 恢复距舟关节力线。
- 避免后足融合。
- 维持跗骨横向运动。
- 减轻疼痛和改善功能。

27.4 手术优势

- 直接修复内侧弹簧韧带，支持距舟关节。
- 针对弹簧韧带的内侧支和跖侧支。
- 加强重建能够避免拉开和修复失败。

27.5 主要原则

- 胫弹簧韧带，或者叫胫跟舟韧带，是三角韧带最恒定的组成部分。
- 三角韧带浅层和弹簧韧带上内侧支的背侧部分一起，提供内侧胫距关节和距舟关节的稳定性。
- 它有最大的附着点面积，与其他侧副韧带一起提供内侧稳定性。
- 笔者重建方法的目的是同时重建三角韧带和弹簧韧带。
- 笔者觉得要获得足够的矫形，就必须同时重建两者。
- 骨性力线正常是必需的。

27.6 术前准备和患者体位

27.6.1 术前影像

- 拍摄足与踝的负重片。

- 外翻应力摄片，用来评估踝穴和内侧间隙（术前外翻应该 <10°）。
- MRI（磁共振成像）用来评估胫后肌腱和弹簧韧带。

27.6.2 重建的移植物

- 自体移植物（股薄肌、半腱肌或腓骨长肌）。
- 异体移植物（腓骨长肌或者半腱肌）。
- 笔者喜欢异体移植物，减少供区并发症。

27.6.3 体位

- 患者平卧，手术侧下肢外旋位。
- 使用大腿止血带，但不是常规使用（高年资医生不常规使用）。
- 酒精氯己定（70%，2%）消毒。
- 术前预防性使用抗生素。

27.7 手术技术

笔者的手术技术与 Grunfeld 等发表的一样。笔者喜欢同时重建三角韧带和弹簧韧带。首先做骨性的手术 [跟骨内移截骨 和（或）第 1 列跖屈截骨 和（或）第 1 跖骨跖屈截骨]。

27.7.1 入路

- 内侧纵向切口。
- 切开胫后肌腱鞘，切除病变的胫后肌腱。
- 在 Henry 结节处获取趾长屈肌腱。
- 在取趾长屈肌腱时，把第 1~5 趾极度屈曲，使得取到的肌腱最长。
- 趾长屈肌腱远端与踇长屈肌腱缝合。
- 探查内侧韧带复合体，修复弹簧韧带的撕裂，如果可能，做重叠缝合。

27.7.2 异体移植物准备

- 笔者喜欢用异体腓骨长肌腱。
- 异体肌腱的长度通常是 25cm（直径约 6mm）。
- 异体肌腱对折构成两支（图 27.1）。
- 对折重叠部分 2cm，修剪使得容易穿过 7mm 的孔（图 27.2）。
- 对折重叠部分用 2 号爱惜邦线缝合，两支的末端 4cm 也同样处理（图 27.2）。

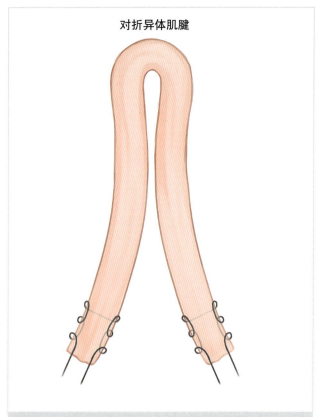

图 27.1 异体移植物准备：异体腓骨长肌对折成两支。用 2 号爱惜邦缝线在每一支末端 4cm 处做锁边缝合

27.7.3 骨隧道准备

- 在舟状骨、内踝和跟骨载距突钻隧道（根据胫舟韧带、胫弹簧韧带、下跟舟韧带和胫跟韧带的解剖走行）。

27.7.4 骨隧道位置（图 27.3）

简而言之，骨隧道的位置如下所述：
- 舟状骨隧道位于舟骨结节的内侧缘，方向从背侧到跖侧。
- 内踝骨隧道垂直于丘间沟的前缘，指向胫骨远端内侧。
- 跟骨 – 载距突骨隧道位于载距突下方 1mm 处，方向从距下关节向跖侧偏 20°。

27.7.5 穿肌腱和调整张力

- 移植物的所有分支都用界面钉固定在骨隧道中。
- 先穿入内踝骨隧道并固定。
- 然后另外两条分支分别穿入跟骨和舟状骨的骨隧道。
- 移植物从舟状骨的跖侧向背侧穿（趾长屈肌腱也同

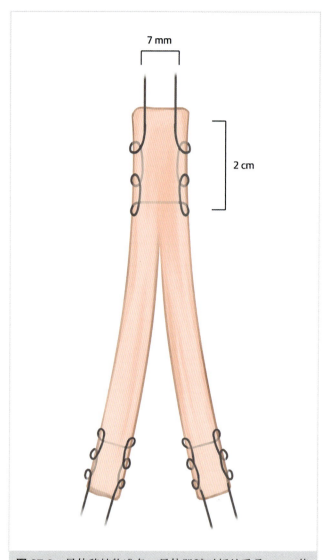

图 27.2 异体移植物准备：异体肌腱对折处重叠 2cm，修剪后使其易于穿过 7mm 的孔。同样使用 2 号爱惜邦缝线锁边缝合对折处

样从跖侧向背侧穿，图 27.4）。
- 舟状骨上移植肌腱最后的张力控制是取最大张力和最小张力的中间值，以维持转位的趾长屈肌腱的活动度。
- 跟骨侧分支的张力取最大值。

27.8 技巧和要点

- 先固定内踝骨隧道，然后固定舟状骨骨隧道（保持趾长屈肌腱的活动度），最后固定跟骨骨隧道。
- 不要过紧。

27.9 误区及危害

- 钻舟状骨骨隧道的时候当心不要钻得太靠内侧（避

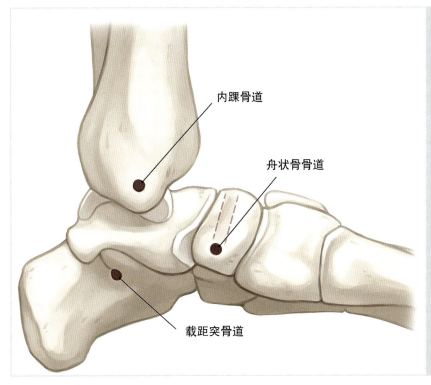

图 27.3 骨隧道位置：内踝骨隧道垂直于丘间沟的前缘对向胫骨内侧；舟状骨的骨隧道位于舟状骨结节的内缘，从背侧钻到跖侧（移植物从跖侧穿到背侧）；载距突骨隧道位于载距突下方 1mm 处，方向向跖侧 20°，避免进入距下关节

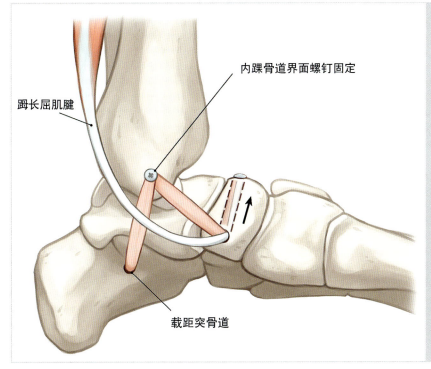

图 27.4 移植物穿隧道和张力调整：移植物从跖侧向背侧穿过舟状骨的骨隧道，与趾长屈肌腱穿舟状骨的方式一样。确保趾长屈肌腱位于跟骨侧移植肌腱的浅层，从而不影响该肌腱的活动度

免从内侧拉出）。
- 钻跟骨骨隧道时也要当心，要避开跟骨截骨的部位固定（不要干扰）。

27.10 并发症

- 感染（浅层或深部）。
- 神经损伤（暴露载距突时损伤胫神经，钻跟骨骨隧道时损伤腓肠神经）。
- 胫后动脉损伤（暴露载距突时）。
- 腓骨肌腱损伤（穿跟骨骨隧道的导引针时）。
- 距下关节损伤（准备跟骨隧道时）。
- 舟状骨骨隧道拉出。

表 27.1 当前文献摘要报告了各种弹簧韧带重建技术的放射学和测量结果

研究	患者例数	联合骨和软组织手术	术前 X 线测量	术后 X 线测量	术前评分	术后评分
Johnson 2000	16 例	是	正位距骨第 1 跖骨角 24；TN 覆盖角 34；侧位距骨第 1 跖骨角 18；侧位 TC 角 55；MC 到足底 12mm	正位距骨第 1 跖骨角 18；TN 覆盖角 17；侧位距骨第 1 跖骨角 8；侧位 TC 角 34；MC 到足底 18mm		AOFAS 后足评分 82 分；Maryland 足评分 86 分
Williams et al 2010	13 例（14 只足）	是	正位距骨第 1 跖骨角 18.5；TN 覆盖角 34.4；侧位跟骨 pitch 角 3.9；侧位 TN 角 12.0	正位距骨第 1 跖骨角 11.6；TN 覆盖角 19.8；侧位跟骨 pitch 角 8.7；侧位 TN 角 0.3	AOFAS 踝后足评分 43.1	AOFAS 踝后足评分 90.3 分；FAOS 疼痛 83.7 分，症状 84.7 分，日常活动 91.8 分，运动活动 78.2 分，生活质量 75.9 分，僵硬 1.9 分，SF-36 77.3，VAS 2.1 分
Woo-Chun Lee 2014	23 例	否	正位距骨第 1 跖骨角 21.8；侧位距骨第 1 跖骨角 22.6；距舟覆盖角 33.7	正位距骨第 1 跖骨角 13.3；侧位距骨第 1 跖骨角 9.0；距舟覆盖角 20.8	AOFAS 评分 72.6 分	AOFAS 评分 86.4 分

缩写：AOFAS，美国骨科足踝外科协会；FAOS，足踝结果调查；SF-36，36 项简式健康状况调查；TC，距跟；MC，内侧楔骨；TN，距舟；VAS，疼痛视觉评分。

- 其他一般并发症包括深静脉栓塞、僵硬、移植物失败和继发的关节炎。

相应处理

- 如果舟状骨骨隧道太小，可以把肌腱固定在楔骨上。
- 手术失败会造成关节退变。

27.11 术后治疗

- 膝下石膏托固定 2 周不负重，直到拆线。
- 然后使用短腿玻璃纤维石膏再固定 4 周不负重。
- 6 周起，穿行走靴逐渐负重，并锻炼活动度。
- 8 周开始做康复锻炼，主要是活动度、力量和本体感觉的锻炼。

27.12 结果

- 仅有很少数文献，提到弹簧韧带重建技术的临床和影像学结果（表 27.1）。
- 这些研究的局限性是目前还没有一个学术界公认的重建方法；此外，所有这些研究（除了 Woo-Chun Lee）都报道认为，弹簧韧带重建是平足症骨性矫形手术后的附加手术。
- 总结目前的文献，所有文献结果都显示影像学参数得到改善，提到临床结果的文献也都显示患者的临床结果得到改善。
- 根据这些证据，我们应该谨慎地做出这样一个有意义的结论，亦即单独实施弹簧韧带修复手术的临床作用。

参考文献

[1] Taniguchi A, Tanaka Y, Takakura Y, et al. Anatomy of the spring ligament[J]. J Bone Joint Surg Am, 2003, 85-A(11): 2174-2178.

[2] Orr JD,Nunley JA II.Isolated spring ligament failure as a cause of adult-acquired flatfoot deformity[J].Foot Ankle Int, 2013, 34（6）:818–823.

[3] Tryfonidis M,Jackson W,Mansour R,et al.Acquired adult flat foot due to isolated plantar calacaneonavicular（spring）ligament insufficiency with a normal tibialis posterior tendon[J].Foot Ankle Surg, 2008, 14（2）:89–95.

[4] Williams BR,Ellis SJ,Deyer TW,et al.Reconstruction of the spring ligament using a peroneus longus autograft tendon transfer[J].Foot Ankle Int, 2010, 31（7）:567–577.

[5] Deland JT,de Asla RJ,Sung IH,et al.Posterior tibial tendon insufficiency:which ligaments are involved?[J].Foot Ankle Int, 2005, 26（6）:427–435.

[6] Yao L,Gentili A,Cracchiolo A.MR imaging findings in spring ligament insufficiency[J].Skeletal Radiol, 1999, 28（5）:245–250.

[7] Robinson SP,Hodgkins CW,Sculco P,et al.Spring ligament reconstruction for-posterior tibial tendon insufficiency:the Y-tendon reconstruction technique[J].Tech Foot & Ankle, 2006, 5（3）:198–203.

[8] Tan GJ,Kadakia AR,Ruberte Thiele RA,Hughes RE.Novel reconstruction of a static medial ligamentous complex in a flatfoot model[J].Foot Ankle Int, 2010, 31（8）:695–700.

[9] Cromeens BP,Kirchhoff CA,Patterson RM,et al.An attachment-based description of the medial collateral and spring ligament complexes[J].Foot Ankle Int, 2015, 36（6）:710–721.

[10] Choi K,Lee S,Otis JC,Deland JT.Anstomical reconstruction of the spring ligament using peroneus longus tendon graft[J].Foot Ankle Int, 2003, 24（5）:430–436.

[11] Grunfeld R,OH I,Flemister S,et al.Reconstruction of the deltoid-spring ligament:tibiocalcaneonavicular ligament complex[J].Tech Foot & Ankle, 2016, 15:39–46.

[12] Johnson JE,Cohen BE,DiGiovanni BF,Lamdan R.Subtalar arthrodesis with flexor digitorum longus tendon transfer and spring ligament repair for treatment of posterior tibial tendon insufficiency[J].Foot Ankle Int, 2000, 21（9）:722–729.

[13] Lee W,Young Y.Spring Ligament reconstruction using the autogenous flexor hallucis longus tendon[J].Orthopaedics, 2014, 37（7）:467–471.

[14] Williams BR,Ellis SJ,Deland JT.Spring ligament reconstruction in posterior tibial tendon insufficiency[J].Current Orthopaedic Practice, 2010, 21（3）:268–272.

28 腓骨肌腱修复

Christopher W. Reb, Gregory C. Berlet

摘要：腓骨肌腱疾病是比较常见的。当腓骨肌腱疾病伴有肌腱撕裂时，非手术治疗常常是无效的。在确定手术修复后，腓骨肌腱修复可以减轻疼痛并获得良好的功能恢复。术前需要对患者进行仔细的评估，以确定手术修复是单独的还是需要联合其他的手术来处理潜在或相关的疾病。通常多个联合手术可以通过较小的切口来完成，注意手术过程中每一步的关键细节可以在达到手术目的的同时减小邻近神经损伤的风险。

关键词：肌腱变性，肌腱撕裂，腓骨肌腱，腓骨短肌，腓骨长肌，重建，手术技术。

28.1 适应证和病理

- 急性腓骨肌腱撕裂。
- 急性腓骨肌腱断裂。
- 腓骨肌腱腱鞘炎。
- 腓骨肌腱变性。
- 腓骨肌腱不稳定。

28.1.1 临床评估

- 腓骨肌腱走行区疼痛和肿胀病史。
- 询问外伤病史，包括踝关节内翻损伤。
- 机械性的症状包括腓骨周围的异常响声，半脱位或脱位。
- 后足畸形的检查只有在负重位时进行。
- 在负重状态下应用木块试验观察后足是否可以矫正来评估所有高弓内翻足的柔韧性。
- 评估韧带及有无功能性踝关节不稳定。
- 评估是否合并其他疾病，比如：后踝撞击综合征，前外侧撞击综合征，踝韧带联合扭伤，距下关节内翻不稳定，距骨软骨损伤，第5跖骨基底骨折或症状性的腓骨肌腱籽骨。

28.1.2 影像学评估

- 拍摄负重位正位片、踝穴位片和侧位片来评估畸形、踝或后足关节炎和陈旧损伤的影像学特征如陈旧性撕脱骨折。
- 磁共振成像可以用来确定腓骨肌腱断裂，排除其他的诊断，或者在保守治疗初期阶段腓骨症状非常顽固时可以做磁共振成像。
- 薄层扫面CT可以用来诊断腓骨肌腱断裂。
- 超声的准确性受检查医生的影响，但超声可以用来诊断腓骨肌腱断裂，并且是评估腓骨肌腱不稳最好的动态实时观察的检查方法。

28.1.3 非手术疗法

- 保护性的运动、休息、冰敷、加压、抬高（PRICE）。
- 口服或局部应用非甾体类抗炎药。
- 局部注射或短时口服类固醇激素。
- 物理疗法：髋、膝和踝关节的本体感觉训练和强化训练。
- 支具。
- 停止运动，改变运动方式或再训练。

28.1.4 禁忌证

- 活动性感染。
- 患者不适宜手术。
- 患者依从性差。
- 未矫正的后足畸形。
- 复杂性局部疼痛综合征。

28.2 手术目的

- 缓解疼痛。
- 改善功能。
- 保护原来的组织。

28.3 手术优势

- 腓骨肌腱修复可以单独进行也可以同时合并其他手术过程。
- 同一切口可以完成多个联合手术。

28.4 主要原则

- 可以提供视野良好的局部切口。
- 术中仔细解剖。

- 无损伤的软组织处理。
- 处理所有的疾病。
- 恢复腓骨肌腱上支持带。

28.5 术前准备和患者体位

患者侧卧位，大腿根部上气压止血带，压力250~300mmHg。非手术的肢体通过气动加压装置固定在半松弛位置。所有骨性隆起都需要用垫棉垫保护。手术的肢体下垫一堆毛毯或泡沫，肢体准备好后屈膝。

28.6 手术技术

抬高肢体，驱血带驱血，止血带充气。通过触诊确定外踝、距骨外侧颈和第5跖骨基底。沿腓骨肌腱走行区做弧形切口。如果手术计划需要重建踝外侧副韧带，切口可以从腓骨肌腱向前到外踝，通过腓骨尖到跟骨前突的上方（图28.1）。

切开皮肤并止血后，腓肠神经的分支尤其是足的背外侧皮神经需要找到并尽可能被保护好。

腓骨肌腱下支持带在腓骨短肌和腓骨长肌周围形成了独立的鞘。腱鞘可以在腓骨尖的远端纵向切开形成一个窗口来评估腓骨肌腱。通常会有增厚的和炎性的滑膜，这些滑膜需要在最好的视野下被切除。

腓骨短肌在腓骨后侧槽内经常是不健全的或撕裂的。通过创口，可以将腓骨短肌向远端牵拉，以确定其病理改变（图28.2）。一旦肌腱是健康的，那么这个操作可以使医生避免继续向腓骨肌腱支持带上方探查。

当腓骨肌腱的病理确定，或高度怀疑在腓骨后槽内，或存在腓骨肌不稳定并且需要进行腓骨肌腱上支持带重建时，需要将腓骨肌腱上支持带分开并在腓骨上遗留一部分软组织留作后续重建使用。一个直的金属器械比如剥离子可以用来撑开切口并且

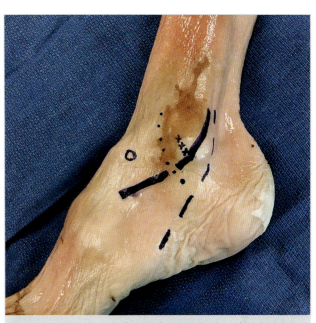

图28.1 通过后足沿腓骨肌腱走行的标准入路（实线）。或者，切口可以通过跟骨前突的上方使得踝关节和韧带可以通过同一个切口显露

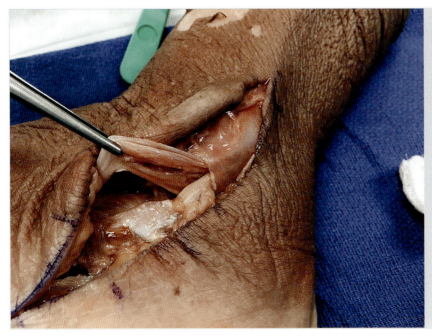

图28.2 在切开腓骨上支持带的时候，可以在支持带下方切开腱鞘，并向远端牵拉腓骨肌腱以评估腓骨后槽内的腓骨肌腱的情况

第4部分 中足和后足

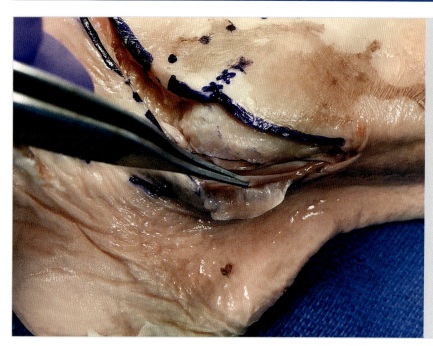

图28.3 从腓骨肌腱上支持带的内侧面切除附着的滑膜,可以显露支持带闪亮的有条纹的外观

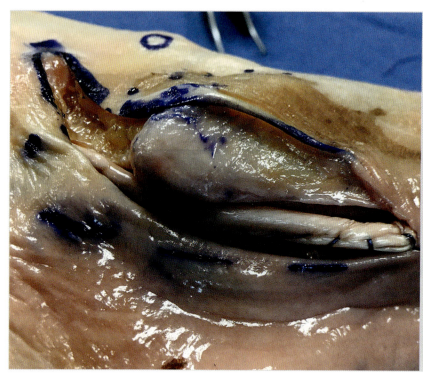

图28.4 肌腱清创后,可以用可吸收线内翻缝合法行肌腱成形

分开腓骨肌腱上支持带,并在这一步中保护下边的腓骨肌腱。

在这个部位,腓骨肌腱支持带的后叶通常在内侧面有滑膜。可以剥离滑膜,然后显露出闪亮的有条纹的支持带底面(图28.3)。用线标记一下后叶以作为后续修复使用。

如果腓骨肌肌腹位置较低或存在第4腓骨肌,在腓骨后方空间相当于一个占位性的病变,在寻找腓骨肌腱之前可以切除腓骨肌的肌腹。

通常的,应用下面的解剖顺序可以将滑膜单独切除。首先,将腓骨长肌腱从槽中挑起,将滑膜从腓骨长肌腱的后缘切除。然后,将腓骨短肌腱从槽中挑起,将滑膜从腓骨短肌腱的后缘切除。最后,将滑膜从后向前从支持带切除,最后是从腓骨后槽切除的。

在这个位置,可以在直视下进行评估跟腓韧带和距腓后韧带的完整性。

下一步，可以切除腓骨短肌腱的炎性或撕裂的组织。建议如果切除后肌腱遗留超过50%，肌腱可以保留。通常，肌腱是扁平的并且可以通过肌腱成形来修复。肌腱成形可以通过在修复的一端打一个埋藏的结，然后沿着修复的肌腱做等距的连续缝合，最后在另一头打一个埋藏结。通常用3-0号可吸收线（图28.4）。

在处理腓骨肌腱撕裂的时候，腓骨肌腱撕裂的位置可以指导手术策略。占肌腱不超过30%的外部撕裂可以被修复或切除。如果切除，对剩余的肌腱可以用可吸收线连续缝合来修复。腓骨肌腱中央的撕裂需要进行修复。中央撕裂的缝合技术是应用2-0号可吸收缝线在外围做埋藏结加连续缝合再加埋藏结。之后，应用上述方法对腓骨长肌腱进行评估，清理和修复。在这个时候，可以同时完成一些其他的附加手术，比如跟腓韧带修复，腓骨槽的加深，前外踝的切开和踝外侧副韧带的重建。

腓骨肌腱上支持带的修复是皮肤缝合前的最后一步。通常以腓骨为基础的3个水平褥式缝合用来将支持带的后叶在腓骨槽的前方牵拉到前叶（图28.5）。为了实现这个操作，水平褥式缝合首先从前叶通过后方，然后是后叶，再通过后叶的前方，最后通过前叶。

如果病理改变在腓骨结节或骰骨槽，那么外侧入路可以获得这些结构的良好视野。在肌腱清创和修复后，不需要修复腓骨肌腱下支持带。

腓骨结节过大常常和后足内翻一起存在。如果存在的话，应该用骨刀或咬骨钳去除腓骨结节，然后用骨锉将骨面磨平。如果医生谨慎的话，可以涂上骨蜡。

皮肤需要分层缝合。皮下用可吸收线缝合，表皮用尼龙线或爱惜康缝合。

28.7 技巧和要点

当从腓骨槽中牵出肌腱的时候，可以在前足内侧下方垫一些垫子以减小张力，这样肌腱就可以从前方牵出而不需要持续地牵拉。

当修复腓骨肌腱上支持带的时候，可以将一个剥离子放到腓骨肌腱的上方当作一个垫片，这样支持带不会过度地被压缩并且可以避免缝合到某一个肌腱上。

羊膜组织衍生物在肌腱修复中的应用是现在足踝外科研究的一个热点。这些产品因为可以控制炎症和减少瘢痕而上市。这些组织被用作包膜或是以微粒的形态应用。尽管会有额外的花费，但笔者仍然会在最初修复严重退变的肌腱或再次手术时应用这项技术。

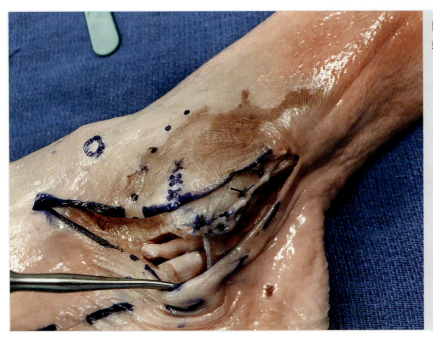

图28.5 腓骨肌腱上支持带用水平褥式缝合，使前叶在上后叶在下

28.8 误区及危害

腓肠神经外侧皮神经在踝水平有各种空间解剖，在做腓侧切口的时候需要特别注意不要切断它。

标记腓骨肌腱上支持带的后叶是非常重要的，这样它就不会缩回到后踝的软组织中，以至于后期不容易再被重新找到。这样也可以避免无意地应用表皮下组织和跟腱前的脂肪组织来进行支持带的修复。

如果在腓骨肌腱解剖前做踝关节镜，那么应尽量减少关节液向前外踝软组织的渗透，可以最大限度减轻软组织的肿胀。策略包括做有限的囊状切口，用必要的、最小的泵压力。如果发生了这样的事情，可以用海绵将软组织吸干或做腓骨切口后加压。

无法识别或矫正高弓内翻畸形可能是导致失败的一个原因。当高弓内翻畸形在负重状态或木块试验时无法改善，那么这个畸形就需要进行矫正。

28.9 并发症及相应处理

术前计划应该包括当需要切除大量软组织时的偶然事件的应对策略。这些策略包括边对边的肌腱转位、姆长屈肌腱转位和同种异体肌腱移植重建。对于后者，可以进行分期手术，首先植入 Hunter 棒，二期再做同种异体肌腱移植重建和肌腱转位。

28.10 术后治疗

切口用不粘连的 4cm×4cm 纱布、敷贴或无菌管型敷料包扎。然后，用短腿石膏固定，使足处于背屈轻度外翻位。术后 2 周拆线。继续避免负重 4~6 周。术后 4 周开始进行踝关节的开链活动，术后 6 周开始在理疗师的指导下进行踝关节的康复。

28.11 结果

总之，在术后长期随访过程中，患者在腓骨肌腱修复后疼痛减轻，功能恢复，并且患者有良好的满意度。小的并发症比如切伤口感染或神经损伤是比较少见的，而大的需要再次手术的并发症更是罕见。一般建议患者在术后 4 个月后开始自由地做一些闭合链运动（比如跑步机和骑自行车），在 1 年以后开始做开放链的运动（如跑步和踢球）。对于期望值较高的患者或者疾病在表现上更加明显的患者需要降低他们的期望值。

参考文献

[1] Krause JO, Brodsky JW. Peroneus brevis tendon tears:pathophysiology, surgical reconstruction, and clinical results[J]. Foot Ankle Int, 1998, 19（5）:271-279.

[2] Raikin SM, Schick FA, Karanjia HN. Use of a hunter rod for staged reconstruction of peroneal tendons[J]. J Foot Ankle Surg, 2016, 55（1）:198-200.

[3] van Dijk PA, Lubberts B, Verheul C, et al. Rehabilitation after surgical treatment of peroneal tendon tears and ruptures[J]. Knee Surg Sports Traumatol Arthrosc, 2016, 24（4）:1165-1174.

[4] Demetracopoulos CA, Vineyard JC, Kiesau CD, et al. Long-term results of debridement and primary repair of peroneal tendon tears[J]. Foot Ankle Int, 2014, 35（3）:252-257.

[5] Steginsky B, Riley A, Lucas DE, et al. Patient-reported outcomes and return to activity after peroneus brevis repair[J]. Foot Ankle Int, 2016, 37（2）:178-185.

29 沟加深术治疗腓骨肌腱半脱位

Gregory P. Guyton

摘要：腓骨肌腱经过后踝时在腓骨后的肌腱沟内走行，并由腓骨上支持带（SPR）固定。外翻损伤时腓骨肌腱的强烈损伤可导致 SPR 拉伸、撕裂，腓骨肌腱从肌腱沟内脱位或半脱位。这可能是由于腓骨肌腱沟浅或反凸，但也可能发生在肌腱沟深度相对正常的患者。腓骨半脱位有两种变异，一种是一个或两个肌腱半脱位或完全脱位出肌腱沟，另一种是鞘内腓骨长肌和短肌半脱位转换其解剖位置，导致运动障碍和疼痛。如本章所述，腓骨后腓骨肌腱沟加深术可以解决这个问题。

关键词：腓骨后肌腱沟，肌腱沟加深术，腓骨截骨术，腓骨肌腱，腓骨肌腱半脱位，腓骨肌腱脱位。

29.1 适应证

- 主要指征是腓骨后肌腱沟反凸导致腓骨肌腱半脱位或脱位。
- 次要指征是有任何撕裂或病理变化需要重建通过后踝关节间隙的腓骨肌腱。即使在腓骨形态正常的情况下，腓后肌腱沟加深术也可以实现对腓骨肌腱的实质性减压；沟加深术被认为是重建手术的生物力学辅助。

29.1.1 病理

- 正常的后踝沟是凹的。在存在反凸的肌腱沟的情形下，一个或两个肌腱的半脱位更可能发生在腓骨后外侧边缘周围。
- 半脱位可能是由于急性损伤或腓骨远端后缘腓骨上支持带（SPR）长期磨损所致。
- 通常情况下，腓骨后外侧的骨膜也会升高，导致骨膜套与腓骨鞘连续。另外，腓骨边缘的小撕裂也会出现，在平片上被称为"斑点征"。
- 一个腓骨肌腱的纵向撕裂可能导致肌腱的一部分半脱位，造成后外侧腓骨周围撕裂的嵌顿。腓骨短肌相对扁平，尤其是通过后踝部分时，更容易发生前述的病理变化。
- 半脱位可能发生在腓骨鞘内（鞘内半脱位），或者肌腱可能从腓骨后完全脱位。

29.1.2 临床评估

- 踝关节扭伤时，有些急性腓骨肌腱半脱位缺失。在存在侧方饱满和腓骨肌腱无力的情况下需要考虑完全不可复位的脱位的可能。
- 肌腱的亚急性或惯性半脱位可能通过患者外翻足部并抵抗阻力时引出，侧方凸出的情况将会出现。
- 踝后间隙或踝后间隙以上的肌腱自发断裂可能表明腓骨肌腱鞘内半脱位。肌腱在鞘内动态交叉，而不绕过腓骨外侧角。大多数患者都能用后足的强制外展来再现这种情况。

29.1.3 影像学评估

- 踝关节内旋（踝穴）视图中出现"斑点征"，表明 SPR 插入出现了撕裂。
- 踝关节的磁共振成像（MRI）在评估腓骨肌腱病理状态方面非常有用，因为它能够评估肌腱沟的形态（图 29.1）和检测肌腱撕裂或第 4 腓骨肌。然而，假阴性率很高，即使在阴性研究中，也必须对伴有踝关节不稳定的患者纵向腓骨肌腱撕裂进行仔细考虑。
- 可通过超声或动态计算机断层扫描（CT）记录腓骨半脱位的动态证据。在实践中，磁共振成像更容易被接受，当磁共振成像和临床检查相结合为模棱两可的时候，检查 CT 就更显得必要。

29.1.4 非手术疗法

- 真正的腓骨肌腱脱位被认为是一个外科问题。
- 在急性创伤后可复位腓骨肌腱滑脱的石膏固定治疗具有历史先例。成功率不到 50%，石膏固定治疗将延迟其他相关损伤的康复 [通常是指距骨前韧带（ATFL）撕裂]。建议仅对手术条件较差的患者进行石膏治疗。
- 慢性动态腓骨肌腱后外侧半脱位最终导致进一步腓骨肌腱退变，因为肌腱需更费力地通过腓骨后缘，建议进行外科手术。
- 仅存在鞘内半脱位并未被证明会导致慢性退行性病

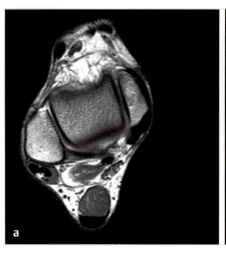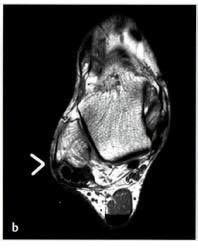

图 29.1 凸出的腓骨肌腱沟在沟加深术术前（a）和术后（b）（箭头）的表现

变。腱鞘炎的存在可能产生更多的症状。作为外科手术的替代方法，固定治疗、物理治疗可能更安全。

29.1.5 禁忌证

- 沟加深术相对良性，禁忌证极少。
- 如果患者先前进行过肌腱固定术以扩大重建踝外侧副韧带，则必须小心，因为先前的骨隧道可能太大，无法进行标准的沟加深手术。

29.2 手术目的

- 手术的主要目的是消除腓骨后外侧角周围腓骨肌腱的半脱位。
- 该手术的第二个目标是创造一个更大的后踝空间，减少肌腱本身的压力，消除任何可能导致疼痛或鞘内半脱位的外来撞击源。

29.3 手术优势

- 如有必要，行皮质下陷的沟加深术可广泛加深后踝沟。如果操作得当，肌腱与原始骨表面的接触最小。
- 沟加深术最常见的替代方法是间接法，即从腓骨远端用钻头去除后皮质下方的松质骨。用夯实器用力砸实后方骨质。解剖的总体程度与传统技术相似，但 SPR 的任何冗余都不容易被解决。
- 也提倡不加深沟的简单韧带修复。尽管在小样本的回顾性选择性系列研究中报道了相同的结果，但没有随机对照的前瞻性试验比较这两种技术。将肌腱扩大空间并减少压力作为该术式的第二个好处是仍然具有吸引力。
- 据报道，肌腱沟随着原始骨表面的形成而加深，但具有确切的腓骨病理学表现，并且有显著的术后粘连可能。
- 后路滑移截骨技术可有效消除半脱位，但具有相当大的粘连可能，且不能在踝后间隙提供肌腱减压。对于患有严重发育异常腓骨的罕见病例，这仍然是一个可行的选择。

29.4 主要原则

- 必须对腱鞘进行充分减压。
- 必须消除 SPR 中的冗余以及骨膜抬高。
- 任何腓骨肌腱重建都会存在早期活动。

29.5 术前准备和患者体位

- 在同侧臀部下方使用一个靠垫来内旋患腿。
- 使用大腿止血带。

29.6 手术技术

- 必须沿着腓骨肌腱鞘做延伸切口，因为可能会遇到腓骨撕裂的远端或近端延伸。仅 MRI 不足以排除这种可能性。
- 慢性踝关节不稳定常与腓骨肌腱病理改变共存，可能需要韧带重建。这两个部位都可以通过腓骨中线上的一个延伸切口来处理。
- SPR 的关键部分通常可见于连接到腓骨后缘并从远端尖端开始的纤维连接（图 29.2 及插图）。腱鞘的前 1.5cm 是机械上最重要的部分。用一种温和的伸展技术切开低于这个水平的腓骨肌腱鞘。
- 将 SPR 直接从其与腓骨的后附着处分离（图 29.2 及插图）。如果存在骨膜囊和（或）撕脱的骨碎片，则将肌腱重新定位，并在预期附着于骨后边缘的部位分割 SPR。

- 现在对腓骨肌腱进行单独检查。表 29.1 提供了处理踝后区腓骨肌腱病理改变的策略。
- 伸入后踝间隙的多余的腱鞘膜和腓骨短肌腹被切除。如果出现第 4 腓骨肌，鞘内会有一个小的肌肉腹和一个单独的肌腱，与跟骨骨膜融合（图 29.3）。它不起作用，应该切除。
- 将腓骨肌腱前移。
- 使用微型锯在腓骨远端后外侧边缘后面形成一个从后到前的切口。切口必须在腓骨尖端周围延伸约 5mm，并在近侧延伸 2.5cm（图 29.4）。
- 在活页门切口的近端和远端进行横向、反向切割（图 29.5）。
- 使用 8mm 的 Hoke 骨凿轻轻打开腓骨后部皮质，与未切割的内侧边缘相铰链（图 29.6）。
- 如有必要，用咬骨钳从腓骨后部去除松质骨，以加深凹槽（图 29.6 及插图）。
- 使用骨塞将活页门重新定位（图 29.7）。通常预计深度为 4~6mm。不需要固定；重新定位的腓骨肌腱产生的压力足够了。
- 从外侧皮质钻两个 0.062 克氏针孔，钻入皮质骨到活页门后方的凹槽中。采用 2-0 号缝合线作为固定，将先前分开的 SPR 推进到凹槽中（图 29.8 及插图）。这个动作覆盖了腓骨后外侧上唇的原始骨，消除了 SPR 本身的多余部分。
- 确认两个肌腱能够自由滑动。SPR 的其余近端部分用 2-0 号缝合线修复。

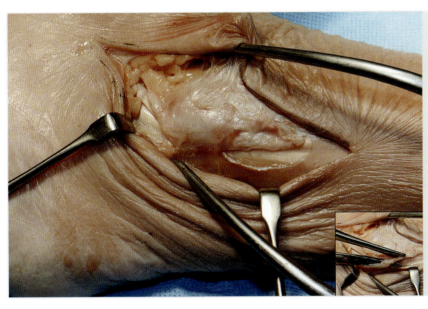

图 29.2　腓骨上支持带（SPR）的关键部分。插图：SPR 现在直接从腓骨的后附着处分离

表 29.1　基于踝后腓骨肌腱撕裂病理程度的治疗策略

撕裂程度		
低于 25%	25%~50%	超过 50%
清创和微管化	修理	同种异体半腱肌移植重建
6-0 号 Prolene 缝合线锁边缝合反应最低，并有足够的力量来翻转肌腱边缘	对于简单的纵向撕裂	仅限于腓骨短肌或短肌和腓骨肌腱撕裂
	清创和微管化	靠近第 5 跖骨基底部的 SPR
	对于广泛性纤维性连接	FDL 转位
		对于近端肌肉不足的患者
		恢复足部平衡，但力量不足
		近端的肌腱固定术
		腓骨长肌腱撕裂或活动量少的患者

缩写：FDL：屈趾长肌。SPR：腓骨上支持带。

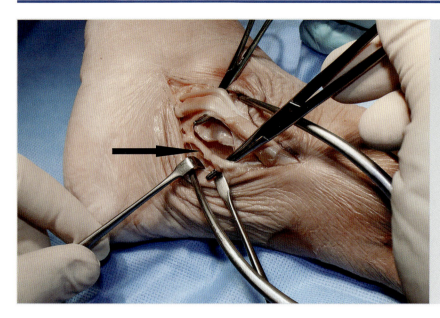

图29.3 可能会遇到第4腓骨肌（箭头），应该切除

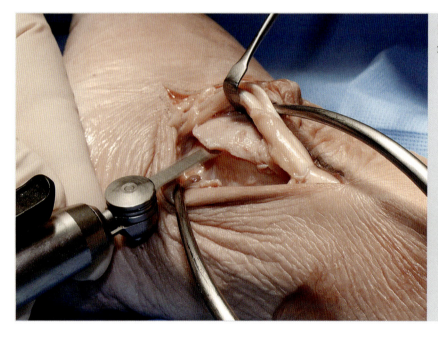

图29.4 切口必须在腓骨尖端周围延伸约5mm，并向近侧延伸2.5cm

29.7 技巧和要点

- 将腓骨肌腱沟加深术与Broström手术结合起来疗效非常明确。如果由于复发或组织功能不全而认为有必要进行踝关节外侧韧带增强重建时，通过骨隧道技术进行肌腱固定可能会存在挑战。考虑使用不可吸收的缝合线进行加强。
- 腓骨肌腱同种异体移植重建是肌腱严重病理改变的一个可行的选择，即使有必要加深沟槽。没有过度的瘢痕形成。
- 所有腓骨肌腱重建都必须进行早期运动，沟加深术也不例外。建议在第1个10天内的物理疗法中监督运动锻炼的实施。
- SPR重建是关键，但腓骨下支持带重建不是关键。在腓骨结节周围的这个水平，两个肌腱进入单独的限制性腱鞘。有一个较低的入口，打开两个腱鞘，并切除它们之间的隔膜，以减压，暴露，并在必要时活动肌腱。
- 跟骨上凸出的腓骨结节可能是腓骨病理学的独立原因。如果存在的话，它可以很容易地用一个咬骨钳来清除。仔细的术前检查有助于确定该部位是否也有症状。
- 在MRI上，第4腓骨肌常被误认为是腓骨短肌撕裂。不要把第4腓骨肌的外滑脱误认为腓骨短肌撕裂。

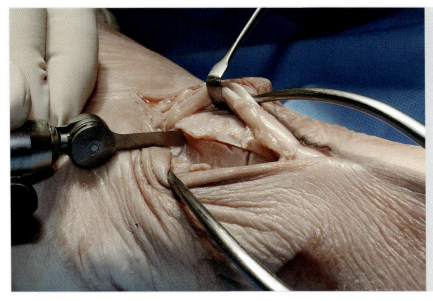

图 29.5 在活页门切口的近端和远端进行横向、反向切割

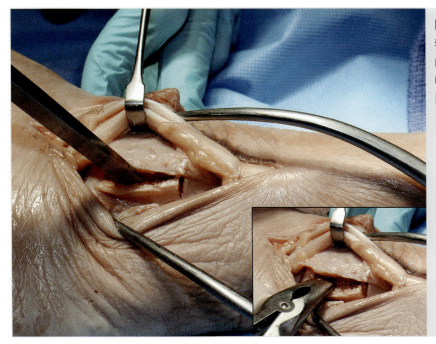

图 29.6 一个 8mm 的 Hoke 骨凿被用来轻轻地打开腓骨的后部皮质，与未切割的内侧边缘相铰链。插图：必要时，用咬骨钳从腓骨后部去除松质骨，以加深凹槽

在后踝间隙有症状时第 4 腓骨肌必须被切除。

29.8 误区及危害

- 对于 Broström 手术来说，古老的 J 形切口很难延伸，这一点尤其适用于腓骨肌腱异常。避免非扩展性切口。
- 腓肠神经功能障碍的发生率很高。外侧跟骨截骨应通过最小切口技术或短（3~4cm）平行切口完成，保持腓肠神经不受干扰。如果跟骨切口有限，4cm 皮肤桥就足够了。避免通过一个长切口尝试腓骨重建、踝外侧韧带重建和跟骨截骨术。
- 只有直接从腓骨后缘取下，才能在骨后外侧唇下充分推进 SPR，但不要将 SPR 在腱鞘中间分开。
- 确保手术结束时腓骨肌腱能自由滑动。

29.9 并发症及相应处理

- 不可修复的腓骨肌腱是最常见的问题。在怀疑有高级病理变化的情况下，同种异体移植可能比肌腱移植或修复更直接。
- 后皮质可能会碎裂。在最糟糕的情况下，后皮质可以被丢弃，并进行积极的早期运动。虽然肌腱将滑向剥蚀的松质骨表面，但这种方法存在先例。
- 腓骨远端骨折是一种罕见的并发症。必要时应使用螺钉固定。

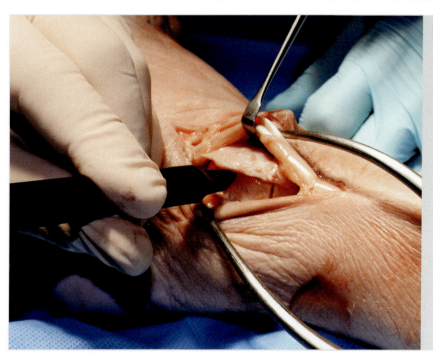

图 29.7 用骨塞将活页门重新定位

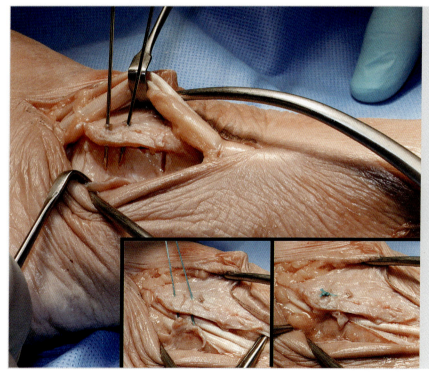

图 29.8 两个 0.062 克氏针孔从外侧皮质钻入沟槽,刚好位于准确好的皮质骨铰链骨块后面。插图:2-0 号缝合线固定,并将先前分开的腓骨上支持带(SPR)推进到凹槽中

29.10 术后治疗

- 应尽早活动重建腓骨肌腱。
- 前 3 周避免超过 5° 的主动外翻,但鼓励被动运动和主动内翻。
- 允许在 3 周内穿免负重鞋负重,6 周后改成功能性踝关节支具。
- 一旦腓骨肌腱力量恢复,可恢复体育活动。根据活动的不同,这可能在 3~6 个月变化。

29.11 结果

- 由于条件相对缺乏,很难证明凹槽加深比简单的支持带修复更具优势。
- 一项证据等级Ⅳ级的系统性回顾研究表明沟加深术提供了适度的支持,根据恢复运动的比率进行深化,但缺乏一级证据。报道的综合研究结果包括凹槽加深后恢复运动的比率为91%~100%，恢复运动的时间为（4.6±2.6）个月，术后腓骨肌腱再脱位的总发生率为1.5%。

参考文献

[1] Title CI,Jung H-G,Parks BG,et al.The peroneal groove deepening procedure:a biomechanical study of pressure reduction[J].Foot Ankle Int，2005，26（6）:442-448.

[2] O'Neill PJ,Van Aman SE,Guyton GP.Is MRI adequate to detect lesions in patients with ankle instability[J]?Clin Orthop RElat Res，2010，468（4）:1115-1119.

[3] Escalas F,Figueras JM,Merino JA.Dislocation of the peroneal tendons.Long-term results of surgical treatment[J]. J Bone Joint Surg Am，1980，62（3）:451-453.

[4] Raikin SM,Elias I,Nazarian LN.Intrasheath subluxation of the peroneal tendons.J Bone Joint Surg Am，2008，90（5）:992-999.

[5] Ogawa BK,Thordarson DB,Zalavras C.Peroneal tendon subluxation repair with an indirect fibular groove deepening technique[J].Foot Ankle Int，2007，28（11）:1194-1197.

[6] Cho J,Kim Jy,Song DG,et al.Comparison of outcome after retinaculum repair with and without fibular groove deepening for recurrent dislocation of the peroneal tendons[J].Foot Ankle Int，2014，35（7）:683-689.

[7] Vega J,Batista JP,Golan ó P,et al.Tendoscopic groove deepening for chronic subluxation of the peroneal tendons[J]. Foot Ankle Int，2013，34（6）:832-840.

[8] Ferran NA,Oliva F,Maffulli N.Recurrent subluxation of the peroneal tendons[J].Sports Med，2006，36（10）:839-846.

[9] van Dijk PA,Giznakos AL,Kerkhoffs GM,et al.Return to sports and clinical outcomes in patients treated for peroneal tendon dislocation:a systematic review[J].Knee Surg Sports Traumatol Arthrosc，2016，24（4）:1155-1164.

30 高弓内翻足畸形的重建

Chuanshun Wang, Selene G. Parekh

摘要： 高弓内翻足畸形通常是由潜在的神经系统疾病所引发的肌力不平衡所引起的。发生高弓内翻足畸形的最常见病因是遗传性运动感觉神经病变，包括腓骨肌萎缩症（CMT）。其他病因包括创伤、肿瘤、卒中、小儿麻痹症以及其他特发性原因等。其典型的病理变化包括前足旋前、高弓、后足内翻和跟腱挛缩等，导致足踝部应力分布异常，从而引发踝关节不稳定、腓骨肌腱炎、外侧柱负重过多或应力性骨折，最终演变为退行性关节炎。对于有症状的和（或）进展型的高弓内翻足畸形需要进行外科手术治疗。对于足踝外科医生来说，用于马蹄内翻足畸形矫正的手术方法有许多种。在本章中，笔者将讨论高弓内翻足畸形矫正的手术技巧。

关键词： 高弓内翻足畸形，外科手术，CMT，跟骨截骨，第1跖骨截骨，肌腱转位，跟腱延长，关节融合。

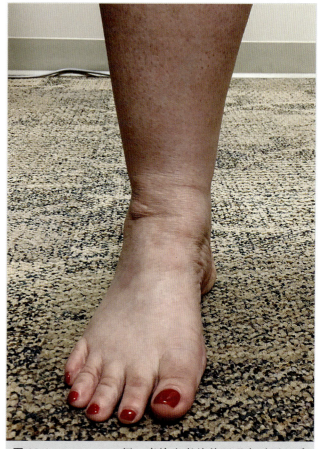

图 30.1 Peek-a-boo 征，当检查者从前面观察时可以看到足跟的内侧面

30.1 适应证和病理

- 高弓内翻足畸形的发生是由足踝部的肌力不平衡所引起的，人们最常讨论的 Charcot-Marie-Tooth（CMT）疾病是其理解高弓内翻足畸形的一个好的案例。
- 首先胫前肌和腓骨短肌是最先受累的肌肉，其次是足踝部内在肌的功能失调。而它们的拮抗肌——腓骨长肌和胫后肌肌力相对增加，引发第1序列的跖屈和舟骨内移，从而导致前足旋前和内收畸形。
- 随着疾病的进展，前足的畸形将会促使后足内翻的发生，在疾病的早期往往是柔韧性畸形，但是会逐渐发展成为僵硬性畸形。由于足部内翻后，外侧负荷增加，将会引发腓骨肌腱炎和踝关节外侧不稳。
- 跖腱膜和跟腱的挛缩。
- 相对正常的踇长伸肌会代偿踝关节背伸肌力的不足，导致踇趾仰趾畸形的发生。
- 随着足内在肌肌力的减弱，在趾长伸肌、趾长屈肌等外在肌肌力的强力牵拉下，逐渐发展成为爪形趾畸形。在疾病晚期的病例将会发展成为疼痛性关节炎。

30.1.1 临床评估

- 应在患者保持光脚站立及行走时进行体格检查。
- Peek-a-boo 征（"躲猫猫"征，图 30.1），常有阳性发现，当检查者从前面观察时可以看到足跟的内侧面。
- 视诊可见：前足内旋、内收，踇趾仰趾畸形，其他趾的爪形趾畸形，足纵弓抬高，后足内翻，小腿肌肉萎缩。
- 由于胫前肌无力，在患者行走时可以观察到足下垂以及出现平衡问题。
- 坐位体格检查时，需要检查踝关节、后足、中足、前足的关节活动度及柔软程度，以评估是否有关节炎的发生以及是否为僵硬性畸形。

30 高弓内翻足畸形的重建

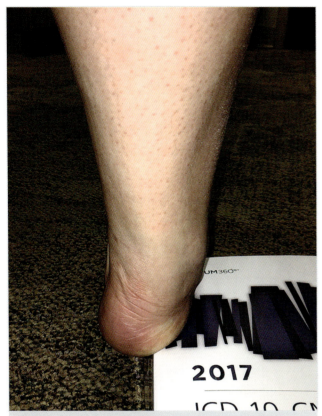

图 30.2 Coleman 木块试验显示僵硬性的后足内翻畸形

- 还需要进行完整的神经系统的检查，评估肌肉力量和感觉缺失情况，同时要区分是上运动神经元还是下运动神经元病变。

Coleman 木块试验

- Coleman 木块试验可以用来检查后足畸形是柔软性还是僵硬性的。
- 使足的外侧柱站在木块上（图 30.2），如果后足内翻可以矫正，则认为后足内翻是由前足畸形引起的或是柔软性的，只需要通过矫正前足畸形来矫正。
- 反之，如果后足畸形无法矫正，则为僵硬性畸形，需要行后足的骨性手术来矫正后足内翻畸形。

Silfverskiöld 试验

- 如果在伸膝状态时出现马蹄畸形，而屈膝时无马蹄畸形，则说明是腓肠肌的挛缩，只需要行腓肠肌腱膜松解术来矫正。
- 如果在屈膝和伸膝时都出现马蹄畸形，说明是跟腱挛缩，需要行跟腱延长术。

30.1.2 影像学评估

- 需要常规拍摄负重位的正侧位 X 线片，以评估畸形严重程度。
- 侧位片可以看到跟骨 Pitch 角、Meary 角、Hibbs 角的增大，同时还可以看到腓骨后移和扁平骨的距骨。
- 还要拍摄 Saltzman 位 X 线片，以评估后足内翻的角度和距下关节的角度。
- 距骨倾斜角可以在踝关节正位片上测量。
- CT 和 MRI 检查可以用来观察关节的退变情况，以及发现可能存在的跗骨联合。

30.1.3 非手术疗法

- 延伸至中足的定制矫形鞋垫。
- 适应性矫形鞋。
- 定制足踝部矫形器 [Arizona 支具，Richie 支具和模压踝足矫形器（MAFO）支具]。
- 理疗。

30.1.4 禁忌证

- 禁忌证包括严重的心血管疾病、下肢血管化不良、大量吸烟、局部存在感染和依从性差的患者。
- 对于 8 岁以下的儿童，应避免使用关节融合术，因为与对侧相比，可能导致生长发育停滞 25% 以上。

30.2 手术目的

对于轻中度柔软性畸形的病例，只需要行软组织平衡手术；而对于僵硬性畸形，则需要联合骨性手术一起才能矫正畸形。在手术选择时应尽量选择保留关节的手术方法，除非已经发生了严重的关节炎，才选择关节融合术矫形。总之，手术矫形的目标就是重建一个无痛的跖行足。

30.3 手术优势

- 恢复了肌力的平衡。
- 通过截骨恢复了足踝部的力线。

30.4 主要原则

- 通过肌腱转位和截骨等方法来矫正畸形，尽量避免行关节融合术。

- 重建足部的肌力平衡。
- 重建足部的三点负重结构，重建跖行足。

30.5 手术方法

30.5.1 手术技术：跖筋膜松解

跖筋膜的挛缩可以引发足弓抬高以及后足内翻；因此，在高弓内翻足的矫形手术中常需要进行跖筋膜的松解。手术时需要自跟骨起点开始对跖筋膜进行完全的松解，从而降低足的纵弓，并促进前足高弓的矫正。

术前准备

患者取仰卧位，患肢外旋以充分显露术野，上大腿止血带。

手术技术

可以选择斜向切口或是纵向切口来显露跖筋膜和姆展肌筋膜，自跟骨起点处横断跖筋膜，注意保护血管神经束，同时还要松解姆展肌筋膜（图 30.3）。

技巧和要点

通过背伸跖趾关节来充分松解跖筋膜，对于一些严重的高弓内翻足畸形病例，需要同时松解姆展肌。

误区及危害

手术时，需要注意保护从足跟内侧通过的足底外侧神经。

30.5.2 手术技术：跟腱延长

高弓内翻足患者通常都有跟腱的挛缩。跟腱延长后，踝关节背伸活动恢复，有助于减少前足的应力、改善患者的步态。对于 Silfverskiöld 试验阳性（单纯腓肠肌挛缩）的病例，可以采用改良 Strayer 术式，反之，则需要选择 Hoke 术式。

术前准备

患者取仰卧位，患肢外旋，同时对侧臀部垫高有助于显露患肢的后内侧部分，上大腿止血带。

手术技术

改良 Strayer 术式

患肢屈髋、屈膝外旋，在腓肠肌-比目鱼复合体交界处的后内侧或后侧做一约 3cm 的纵向切口，切开筋膜后，辨认腓肠肌肌腱及其腱膜，横向切断腓肠肌腱膜，注意避免损伤腓肠神经，最大限度地背伸足部以延长腓肠肌。

在行改良 Strayer 手术时，使用阴道或是鼻腔扩张器或是其他可延展的牵开器有助于更好地显露术野。

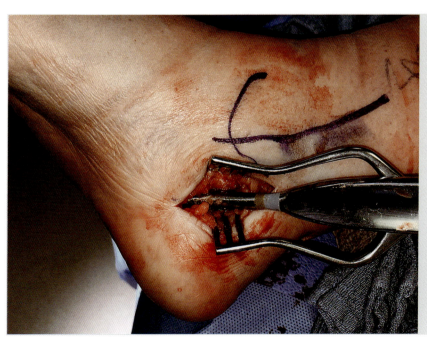

图 30.3　跖筋膜松解：需要用一把骨剥来保护血管神经束

Hoke 术式

该术式需要对远端跟腱进行3次半切。由一位助手协助抬高患肢并背伸踝关节，第1个切口位于跟腱止点上方约2cm处，用15号或11号刀片顺着跟腱纤维的方向经皮插入跟腱的中间，然后向内旋转90°切断跟腱的内侧半。第2个切口位于第1个切口近端约3cm处，同法切断跟腱的外侧半。第3个切口位于第2个切口近端约3cm处，再次切断跟腱的内侧半。保持膝关节伸直，同时背伸踝关节，跟腱可延长1.5cm。

对于跟腱挛缩很严重的患者，则可能需要行跟腱的Z形延长术。

30.5.3 手术技术：第1跖骨截骨

由于胫前肌肌力下降，腓骨长肌肌力相对增加，其过度牵拉作用使得第1序列产生跖屈畸形。这种由前足畸形引发的高弓内翻足畸形，需要通过第1序列的背伸（背侧闭合楔形）截骨来矫正，从而降低足的纵弓，在足的侧位X线片上可见Meary角回到中立位。

术前准备

患者取仰卧位，可以使用踝上（Esmarch）止血带或是大腿止血带，仔细阅读X线片，确认背伸截骨的位置。

手术技术

手术切口位于第1跖骨近端、跖楔关节背侧。近端截骨线位于跖楔关节面远端1~1.5cm处，方向与距骨和舟骨的轴线垂直；远端截骨线与第1跖骨轴线垂直（图30.4）。截骨时要保留跖侧皮质的完整，去除截骨块后闭合截骨端，使跖侧造成一个青枝骨折。需要注意不要使第1序列过度缩短或是过度背伸，否则将会发生转移性跖痛。固定方式可以选择螺钉、骑缝钉或接骨板等。

对于严重的前足高弓畸形的病例，可能还需要对第2、第3序列进行截骨矫形。如果高弓畸形的顶点位于中足时，则需要考虑行中足的截骨，而这通常需要在中足楔形截骨部位行融合术。

30.5.4 手术技术：跟骨截骨

对于后足僵硬性内翻畸形的病例，需要行跟骨的外翻截骨，这是一种很强大的手术技术，可以将内翻的后足矫正为正常的外翻力线。

术前准备

患者可以取侧卧位或者仰卧位，但仰卧位时患侧臀部要垫高，以增加跟骨外侧的显露。可以使用踝上或大腿止血带。

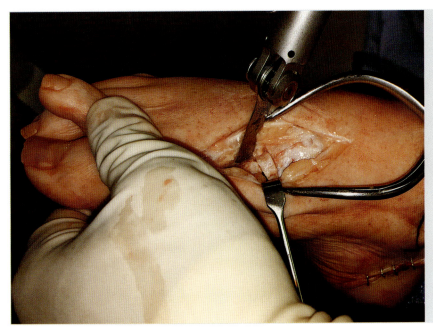

图30.4 第1跖骨截骨：背侧楔形骨块已去除

手术技术

Dwyer 截骨

切口起自外踝尖后方约 2cm 处，与腓骨肌腱平行、与跟骨轴线垂直，指向跟骰关节跖侧。向深层分离直到腓骨肌腱鞘，分别在跟骨的背侧和跖侧放置一把 Hohlman 拉钩，同时切开骨膜以显露截骨部位。第 1 刀截骨位于距下关节后关节面后方约 2cm 处，与皮肤切口平行。第 2 刀截骨需要去除底边宽度 5~7mm 的楔形骨块，克氏针固定后，通过 C 臂透视确认截骨是否满意。截骨时同样要注意保持内侧皮质的完整，闭合后形成青枝骨折，以形成稳定的铰链。去除楔形骨块后，闭合截骨端，确认矫形满意后，植入 1~2 枚 6.5mm 或 7.0mm 螺钉固定。

跟骨外移截骨

手术切口同 Dwyer 截骨。该方法只需要做一次截骨，截骨线位于距下关节后关节面后方约 2cm 处，与皮肤切口平行。内侧皮质要完全截断，同时要保持截骨线位于载距突的后方，以保护血管神经束。向外侧推移跟骨结节，移动距离由内翻畸形的角度决定，通常为 1~1.5cm。此方法的一个缺点是外移的跟骨会顶着外侧皮肤。然后植入 1~2 枚 6.5mm 或 7.0mm 螺钉固定。在冲洗和关闭切口前要对跟骨的外侧面进行仔细的修整。

在很多情况下，需要联合应用跟骨外移截骨和 Dwyer 闭合截骨以获得最佳的矫形效果。

Malerba Z 形截骨

跟骨外侧壁的显露如前所述。前方的垂直截骨线位于跟骰关节后方 1~2cm 处，与跟骰关节平行；后方的垂直截骨线位于跟腱跟骨止点前方 1~2cm 处。第 1 个水平截骨线在跟骨的中间部分与跖筋膜平行，第 2 个水平截骨线稍倾斜，与第 1 个水平截骨线在内侧相交。然后，去除外侧的楔形骨块，使跟骨外翻（图 30.5）。此外，如果还需要进一步增加外翻，还可以将跟骨结节外移来矫正后足的内翻畸形。Malerba Z 形截骨术可以提供多平面的矫正效果，对于严重畸形病例是一种较理想的方法。

无论采用何种跟骨截骨术，术者均应在术中透视踝关节的正位、侧位及跟骨轴位片，力求将跟骨轴线与下肢轴线对齐，以确认矫形是否满意。同样，在冲洗和关闭切口前要对跟骨的外侧面进行仔细的修整。

误区及危害

术中需要注意保护在跟骨外侧走行的腓肠神经（图 30.6）。Dwyer 截骨适用于轻度后足内翻畸形的病例，而对于严重畸形病例可能难以获得满意的矫形效果。应注意保护内侧的血管神经束。

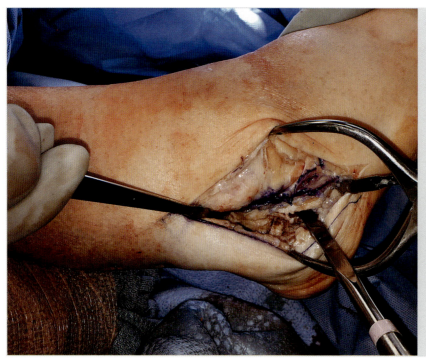

图 30.5　Malerba Z 形跟骨截骨

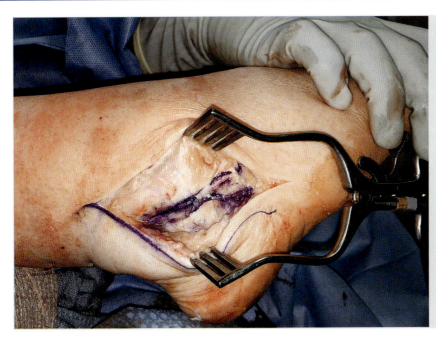

图 30.6 保护标记的腓肠神经

30.5.5 手术技术：肌腱转位

肌腱转位常与骨性手术一起用于动力性的高弓内翻足畸形的矫形，是重新获得足部肌力平衡的有效方法，尤其适用于年轻患者。

在进行肌腱转位手术时需遵循以下一些基本原则：
- 用于转位的肌腱要有足够强的肌力（4+ 级以上），肌腱转位后会下降 1 级肌力。
- 转位后的肌腱要能发挥被替代肌腱的功能，不要成角。
- 与肌腱转位相关的关节活动是良好的。
- 转位的肌腱需要直接固定到骨头或是与其他肌腱缝合在一起。
- 协同肌腱的转位效果要优于拮抗肌。
- 转位肌腱要保持一定的张力。

术前准备

患者可以取侧卧位或仰卧位，在进行腓骨肌腱转位时，患侧臀部垫高使下肢内旋，以更好地显露足的外侧面。使用大腿止血带。

手术技术

腓骨长肌转位至腓骨短肌

腓骨长肌转位至腓骨短肌后可以矫正第 1 序列的跖屈畸形，还可以加强腓骨短肌的力量。

切口起自腓骨尖端指向第 5 跖骨基底，小心打开腓骨肌腱鞘，在尽量远的位置切断腓骨长肌腱，维持足在外翻位置，将腓骨肌腱以 Pulvertaft 技术或边对边编织缝合于腓骨短肌腱（图 30.7）。

胫后肌腱转位

胫后肌腱转位后可以代替无力的胫前肌腱，增强踝关节的背伸力量，同时去除了对无力的腓骨短肌腱的拮抗力量，可以矫正内翻。

在舟骨结节内侧做第 1 个切口，在胫后肌腱止点处剥离肌腱，再于小腿中下 1/3 处做第 2 个切口，通过该切口抽出胫后肌腱。第 3 个切口位于下胫腓联合上方，通过骨间膜，需要在骨间膜上开一个足够大的窗，以防止肌腱卡压。通过第 2 个切口用一把 Cobb 剥离子剥开胫骨后方的软组织，然后将胫后肌腱通过该通道从胫骨后方经骨间膜至前方穿出。最后，在外侧楔骨背侧做切口，并在外侧楔骨中央钻孔建立骨道，将胫后肌腱从伸肌支持带上方经皮下隧道穿出，穿入骨道后用界面螺钉固定。

如果还需要做其他手术，需要先完成骨性手术后再做胫后肌腱的张力调整和固定。根据畸形的性质和严重程度，胫骨后肌腱的固定位置可以偏内或偏外，以平衡足的内翻、外翻。

30.5.6 手术技术：三关节融合术

三关节融合术适用于严重的僵硬性高弓内翻足畸形或存在后足骨关节炎的病例。其目标是通过距

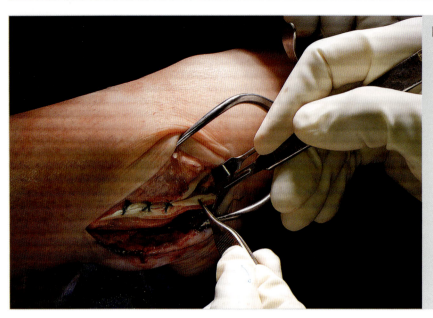

图 30.7 腓骨长肌腱转位至腓骨短肌腱

下关节、距舟关节、跟骰关节的融合，恢复后足的正常外翻力线，以获得稳定的跖行足。

尽管在做矫形手术时应尽可能避免行关节融合手术，但是，在一些严重的僵硬性畸形的病例中，一个好的关节融合手术的疗效要优于为了保留关节活动而残留部分畸形的保关节手术的疗效。

术前准备

患者取仰卧位，下肢外旋以更好地显露术野；患侧臀部垫高，可以更好地显露足部的外侧面。使用大腿止血带。

手术技术

外侧切口起自腓骨尖端指向第4跖骨基底，将腓骨肌腱和腓肠神经向跖侧拉开，趾短伸肌向背侧拉开，以显露跗骨窦、距下关节、跟骰关节。先去除跗骨窦内的软组织，再用刀片切断跟距骨间韧带，以便显露距下关节的后关节面和中关节面。所有关节表面的软骨都要用刮匙去除干净，然后用2mm的钻头和0.6cm的骨刀在软骨下骨上钻孔微骨折处理。

内侧切口起自内踝尖端指向舟骨结节，位于胫后肌腱的上方。打开距舟关节囊后，用刮匙去除关节软骨，并在软骨下骨行微骨折处理。

透视下确认畸形矫正满意后，用克氏针临时固定关节。用1~2枚6.5mm或7.0mm的螺钉经跟骨植入固定距下关节。跟骰关节和距舟关节的固定可以选用螺钉或是骑缝钉，对于骨质疏松的患者可以选用锁定接骨板固定以获得更好的稳定性。最后在关闭切口前要常规透视踝关节的正位及侧位X线片。

技巧和要点

由于高弓内翻足畸形患者的内侧柱通常是短缩的，因此，在处理距舟关节时应尽可能多地保留其骨性结构，以保留内侧柱的长度。术中使用Hintermann关节撑开器有助于关节的显露。

误区及危害

固定距下关节的螺钉的进针点应远离跟骨的负重区，否则会发生术后疼痛。在做外侧入路时，需要注意保护腓肠神经。对于高弓内翻足畸形的患者，内侧单切口手术很难显露距下关节，因此推荐采用双切口入路。即使做了三关节融合术，畸形也可能复发，因此需要联合使用软组织平衡手术。

30.5.7 手术技术：Jones手术

由于腓骨长肌肌力过强、跖筋膜挛缩以及为了代偿胫前肌力的不足，踇长伸肌腱过度收缩等原因，造成了踇趾的仰趾畸形或是爪形趾畸形。Jones手术需要将踇长伸肌腱转位至第1跖骨颈，以抬高第1序列，同时为了预防或矫正趾间关节的屈曲挛缩需要融合趾间关节，或者将踇长屈肌腱转位至近节趾骨基底，以保留趾间关节的活动。

术前准备

患者取仰卧位，上大腿止血带。

手术技术

Jones 手术

在姆趾趾间关节背侧做横向切口，从止点处松解姆长伸肌腱，松解关节周围的韧带以显露关节面。然后，用摆锯去除关节面的软骨，保持趾间关节在矢状面上轻度跖屈、轴位面上中立位，植入 1 枚 4.0mm 或 5.5mm 的松质骨拉力螺钉固定。螺钉自远节趾骨的末端植入近节趾骨的基底部。或者用 2 枚骑缝钉固定。

第 2 个切口位于第 1 跖骨远端背侧，纵向切开显露跖骨颈，在跖骨颈钻一个横向的骨道，将姆长伸肌腱穿过骨道后与自身缝合，注意保持踝关节于背伸位。

姆长屈肌腱转位

在姆趾跖侧做切口，辨认姆长屈肌腱，在其止点处切断，如果趾间关节仍有屈曲挛缩，需要进一步松解跖板。第 2 个切口位于姆趾近节趾骨背侧，牵开姆长伸肌腱，用电钻在近节趾骨基底部自背侧向跖侧钻孔，保持跖趾关节背伸约 20°，将姆长屈肌腱穿过骨道后，与姆长伸肌腱缝合在一起。趾间关节辅助牵拉 4 周有助于保持其旋转稳定性。姆长伸肌腱向远侧转位越多，去除跖趾关节的背伸力量越强。

30.5.8 手术技术：爪形趾的矫正

随着足部内在肌肌力的下降，缺乏对抗的趾长伸肌腱作用于那些不稳定的足趾，使后者在跖趾关节处过度伸展，再加上趾长屈肌腱、趾短屈肌腱的作用，造成了爪形趾畸形。对于柔软性畸形，可以选择 Girdlestone-Taylor 手术，而对于僵硬性畸形，需要加用 DuVries 关节成形术。

术前准备

患者取仰卧位，使用大腿止血带。

手术技术

Girdlestone-Taylor 手术 / 趾长屈肌腱转位

在近节趾骨的跖侧横纹处做横向切口，在中线处识别并显露趾长屈肌腱，在肌腱和近节趾骨之间插入弯的蚊式钳以使肌腱保持紧张，在远侧趾间关节水平经皮切断肌腱的止点，从近端切口抽出肌腱，并将肌腱从中间分成两束，尽量向近端游离。然后在近节趾骨背侧做纵向切口，用蚊式钳通过伸肌腱帽插入跖侧切口，将趾长屈肌腱的两束分别沿着伸肌腱帽的内侧和外侧穿入背侧，以避免损伤血管神经束。维持跖趾关节背伸约 20°，将转位的趾长屈肌腱保持轻度张力与趾长伸肌腱缝合。

DuVries 关节成形术

在近侧趾间关节背侧做纵向或横向的椭圆形切口，切段趾伸肌腱、背侧关节囊和侧副韧带，同时松解跖侧的关节囊。垂直于趾骨长轴切除近节趾骨髁部，如果期望趾间关节融合，还需要切除中节趾骨的基底部。用 1 枚 1.5mm 的克氏针穿过趾间关节固定脚趾，有时需要固定跖趾关节以保持合适的力线。

DuVries 关节成形术常与 Girdlestone-Taylor 手术联合应用，以获得满意的矫形效果。当爪形趾畸形矫正后，如果跖趾关节仍存在过伸，则需要松解跖趾关节囊或是行跖骨短缩截骨。

30.6 并发症

一般来说，肌腱转位后其整体的力量会下降。偶尔会有腓肠神经被瘢痕包裹的病例，这将会给患者带来不适。也有关于跟骨外移截骨后发生短暂不可逆性胫神经麻痹的报道。骨性手术患者会发生延迟愈合、不愈合的风险。

最常见的并发症是高弓内翻足畸形的复发，这可能需要翻修手术。

30.7 术后治疗

术后患肢需要加压包扎，并行短腿石膏夹板固定。腘窝的神经阻滞有助于术后镇痛。术后 14 天拆线，改 CAM 步行靴固定。术后 4 周，允许穿步行靴部分负重。8~10 周后复查 X 线片，如果骨性愈合后可更换日常鞋子行走。

30.8 结果

临床报道关于高弓内翻足畸形的手术方式多种多样，但并没有一种让大家广泛认可的术式。关于高弓内翻足矫形临床疗效评估的论文并不多。动态足底压力分析研究发现，通过跖筋膜松解和第1跖骨截骨，足底的应力分布得到了显著改善。无论是什么原因引起的高弓内翻足，跟骨的Dwyer截骨均能获得良好的影像学和临床疗效。Leeuwesteijn等报道了52例行第1序列背伸截骨和肌腱转位治疗高弓内翻足畸形的近中期疗效，满意度达到了90%。Ward等报道：第1跖骨截骨联合软组织平衡手术的远期疗效要优于三关节融合术的疗效。Maskill等报道：跟骨外移截骨、腓骨长肌腱转位腓骨短、第1跖骨背伸截骨、跟腱延长等联合手术具有良好的临床疗效。三维步态分析研究结果提示：胫后肌腱转位可以有效地矫正高弓内翻足畸形引起的足下垂。

参考文献

[1] Zide JR, Myerson MS. Arthrodesis for the cavus foot: when, where, and how?[J]. Foot Ankle Clin, 2013, 18（4）: 755–767.

[2] Aminian A, Sangeorzan BJ. The anatomy of cavus foot deformity[J]. Foot Ankle Clin, 2008, 13（2）:191–198.

[3] Krause FG, Pohl MJ, Penner MJ, et al. Tibial nerve palsy associated with lateralizing calcaneal osteotomy: case reviews and technical tip[J]. Foot Ankle Int, 2009, 30（3）:258–261.

[4] VanderHave KL, Hensinger RN, King BW. Flexible cavovarus foot in children and adolescents[J]. Foot Ankle Clin, 2013, 18（4）:715–726.

[5] Kwon YU, Kim HW, Hwang JH,, et al. Changes in dynamic pedobarography after extensive plantarmedial release for paralytic pes cavovarus[J]. Yonsei Med J, 2014, 55（3）:766–772.

[6] Barg A, Hörterer H, Jacxsens M, et al. Dwyer osteotomy: lateral sliding osteotomy of calcaneus[J]. Oper Orthop Traumatol, 2015, 27（4）:283–297.

[7] Leeuwesteijn AE, de Visser E, Louwerens JW. Flexible cavovarus feet in Charcot–Marie–Tooth disease treated with first ray proximal dorsiflexion osteotomy combined with soft tissue surgery: a short–term to mid–term outcome study[J]. Foot Ankle Surg, 2010, 16（3）:142–147.

[8] Ward CM, Dolan LA, Bennett DL, et al. Long–term results of reconstruction for treatment of a flexible cavovarus foot in Charcot–Marie–Tooth disease. J Bone Joint Surg Am, 2008, 90（12）:2631–2642.

[9] Maskill MP, Maskill JD, Pomeroy GC. Surgical management and treatment algorithm for the subtle cavovarus foot[J]. Foot Ankle Int, 2010, 31（12）:1057–1063.

[10] Dreher T, Wolf SI, Heitzmann D, et al. Tibialis posterior tendon transfer corrects the foot drop component of cavovarus foot deformity in Charcot–Marie–Tooth disease[J]. J Bone Joint Surg Am, 2014, 96（6）:456–462.

31 局部骨移植术

David N. Garras

摘要：骨移植对于足踝外科许多日常手术的成功至关重要。随着容易获得的同种异体和生物移植物的数量增加，自体骨移植使用逐渐减少。然而，自体骨仍然是一些融合术和骨不连修复的"金标准"。在本章中，我们介绍从跟骨、胫骨远端和胫骨近端局部自体骨移植技术。

关键词：跟骨取骨，胫骨远端，胫骨近端，骨不连，畸形愈合。

31.1 适应证

- 骨移植是用在骨折断端或骨缺损区域的普通技术。它通常用于融合关节和填充骨缺损的间隙，或修复骨不连。
- 当需要植骨时，可以是自体移植或同种异体移植。自体移植物是从患者的健康骨骼中取出的骨骼，而同种异体移植物是捐赠后经过处理和冷冻的骨骼，通常是从尸体上取出的。自体骨是首选，因为细胞排斥的概率较小，活细胞数量较多，黏附（孵化）的机会较大。自体骨移植具有成骨性，骨诱导和骨传导。
- 外科医生可以选择局部自体取骨。通常，松质骨取自胫骨近端、胫骨远端或跟骨。其他可选择部位（如髂峭、股骨髓腔、股骨远端）可能对取骨量大或需要皮质骨移植更为有利。局部自体移植提供活性的成骨细胞，骨形态发生蛋白和局部支架以促进关节融合、畸形愈合矫正或骨不连的愈合。在本章中，笔者将介绍胫骨近端、胫骨远端和跟骨松质骨自体移植手术。

31.2 手术目的

自体移植手术的目标是安全地从患者身上采集活骨，以便用于旨在修复骨缺损，辅助关节融合术或骨不连的手术。这是为了提高患者的生活质量和手术成功率。局部骨采集过程简单，通常安全，耐受性相当好。

31.3 手术优势

自体骨移植仍然是治疗骨不连、畸形愈合和关节融合的"金标准"。自体移植优于同种异体移植，因为感染率较低，翻修率较低，愈合时间较快。胫骨近端自体移植可提供更多数量的活细胞和最多的骨量。但通常合并一些术后疼痛。自体胫骨远端移植可以用于涉及跟骨的后足手术，而胫骨近端不适合取骨如全膝关节翻修术的患者。自体跟骨移植是一种容易获得的骨移植物来源，可用于各种中足和前足融合或骨不愈合修复，且有很好的耐受性。

31.4 主要原则

- 取自体骨的3个关键原则如下：
  - 选取自体取骨的适当位置。
  - 细致的解剖和软组织保护，避免任何神经血管或软组织损伤。
  - 注意不要减弱取骨区骨质或医源性骨折。
- 当决定取自体骨移植的适当部位时，外科医生必须考虑所需要的骨量以及与当前手术相关的未来可能的手术程序。例如，对于三关节融合术，建议从胫骨近端获得骨移植物，因为这样可以为所有3个关节提供更多的移植物。这也避免了胫骨远端的任何缺陷，因为将来可能需要足踝融合或置换。

31.5 术前准备和患者体位

31.5.1 胫骨近端

患者仰卧位。麻醉可选股神经和坐骨神经阻滞、脊髓或全身麻醉。下肢消毒准备好，并且铺单在膝盖以上。

31.5.2 胫骨远端

患者仰卧位。麻醉可以用腘窝阻滞、隐神经阻滞或全身麻醉。消毒准备到腓肠肌肌腱连接处。

第4部分 中足和后足

31.5.3 跟骨

患者仰卧位，同侧臀部下方垫垫。麻醉可选择局部神经阻滞、踝关节阻滞或全身麻醉。消毒铺单到腓肠肌肌腱连接处。

31.6 手术技术

局部取骨可以通过以下方法获得：使用骨凿或小锯干骺端皮质开小窗，并使用刮匙来获得骨质或通过使用容易获得的骨收集装置来获得。使用骨凿或锯皮质开窗时，应注意避免在可能发生骨折的骨骼中产生应力集中。笔者喜欢使用圆柱形的环钻取骨器，可避免医源性骨折发生的风险。可根据情况选择不同直径的环钻用于取骨术。

31.6.1 胫骨近端

在胫骨髌韧带止点大约1cm处和1cm外侧面，在皮肤上行2cm切口（图31.1）。钝性剥离前间室筋膜，分离胫骨侧表面的前间隔肌肉组织。然后将环钻直接插入骨质。透视检查环钻的位置，以确保胫骨前部和后部皮质未损伤。环钻以顺时针方向钻进胫骨近端，可以使用同一入口孔进行多次取骨，方法是将环钻指向不同的方向以获得更多量的骨质。然后将环钻从电钻上取下，并使用撞针杆来获得移植骨，明胶海绵填塞减少骨出血。筋膜用Vicryl缝线间断缝合，逐层缝合切口。

31.6.2 胫骨远端

在踝关节上方2cm的胫骨远侧内侧切口（图31.2）。应注意避免损伤隐神经和大隐静脉。钝性

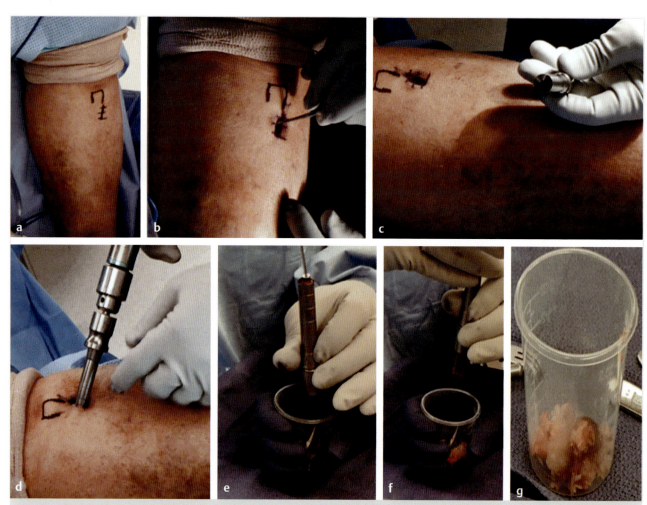

图31.1 胫骨近端。a.切口用于胫骨近端取骨，位于胫骨结节远外侧各1cm处。b.切开筋膜，骨剥分离胫骨侧表面的前间隔肌肉组织。c.环钻取骨。d.环钻于胫骨外侧皮质钻孔。e.撞针插入环钻内获取骨。f.从环钻中分离出骨质。g.通过此技术获取的骨质

31 局部骨移植术

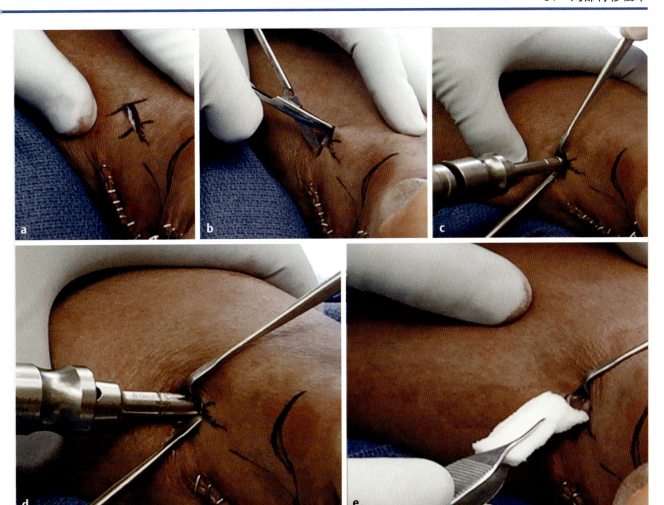

图31.2 胫骨远端。a.胫骨远端取骨切口位于关节线近端2cm处。b.钝形剥离避免损伤大隐静脉和隐神经。c.环钻取骨。d.环钻改变方向二次取骨。e.明胶海绵填塞防止术后出血。

分离至骨面，剥离胫骨少许骨膜后环钻直接插入骨面，透视检查环钻的位置，以确保远高于踝关节。顺时针方向钻入胫骨远端，通过将环钻指向不同方向以获得更多量的骨质，可以多次使用同一入口孔进行多次取骨。然后将环钻从电钻上取下，并使用撞针杆来获得移植骨，明胶海绵填塞减少骨出血。逐层缝合切口。

31.6.3 跟骨

切口位于跟骨外侧跟骨后上结节与后外侧突之间。钝性分离至跟骨骨膜，以避免损伤腓肠神经及其分支（图31.3）。剥离跟骨外侧少许骨膜。环钻直接插入骨质，透视检查环钻的位置，以确保位于结节中间，而不是靠近跟骨的上下边缘。顺时针方向钻入跟骨。通过将环钻指向不同方向以获得更多量的骨质，可以多次使用同一入口孔进行多次取骨。

然后将环钻从电钻上取下，并使用撞针杆来获得移植骨，明胶海绵填塞减少骨出血。逐层缝合切口，缝线避免损伤腓肠神经分支。

31.7 技巧和要点

如使用骨凿皮质开窗，要确保骨凿薄小，锐利。钝性开窗易致邻近骨折，也可以使用小型往复锯，但要注意往复锯的矢状运动时的侧切，以便在窗口拐角处不会出现应力集中。笔者的技巧是在开窗拐角处使用咬骨钳，使拐角处更圆润。当获得移植骨时，应避免用刮匙撬开皮质，以避免意外骨折。

如果环钻采骨，皮质窗通常由环钻产生。但是，这些环钻很易滑到松质骨里面，所以要小心并通过另一只手放在患者腿上以支撑环钻。在皮质骨部，先用3.5mm钻头钻导向孔，然后再使用环钻进入骨骼，以避免意外滑落到松质骨中。一旦开窗，应避

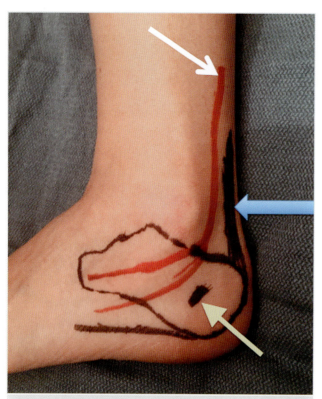

图 31.3 踝关节侧面观显示腓肠神经走行方向（白色箭头所指红线）。切口在跟骨结节正中部（黄色箭头），蓝色箭头指向跟腱

免穿透对侧骨骼，否则可能会无意中损伤对侧的神经血管结构并且不必要地削弱了骨骼强度。最后，松质骨取骨区往往会出血和骨组织挫伤。在骨中使用一小片明胶海绵可以显著降低这种情况。

31.8 误区及危害

在胫骨近端取骨，胫动脉返支和胫前动脉从腓深神经分支到前间室，可能存在风险。一旦进入筋膜，在间室内应该非常小心。手指钝性分离胫骨前部和筋膜间，直达胫骨外侧。手术不会损伤的膝部动脉和神经位于胫骨粗隆之上。

在胫骨内侧的大隐静脉及其伴行的隐神经在胫骨远端取骨过程中可能被损伤。仔细地解剖和牵开应该足够避免这种并发症的发生。在跟骨取骨手术中也应避免损伤腓肠神经和足背外侧皮神经。用环钻或刮匙意外凿穿跟骨内侧皮质可能导致足底神经或踝管内胫后动脉损伤。

31.9 并发症及相应处理

取骨术中发生的骨折极其罕见。预防避免骨折比所发生骨折的治疗更容易。但如果发生骨折，应该制订治疗计划。大多数取骨术中引起的骨折可以限制性负重和制动保守治疗。可以使用磷酸钙水泥或聚甲基丙烯酸甲酯来填充取骨部位的缺陷或骨裂部支撑作用。

31.10 术后治疗

手术后患者取骨部位无须额外限制。使用环钻时创建的圆形窗口在术后无须负重限制，患者负重限制通常是由于需要植骨的伴随手术。

31.11 结果

使用局部自体植骨是笔者经常遇到的各种足踝部手术中的重要组成部分。自体植骨的排斥风险非常低，愈合时间短，修复率也低于同种异体移植。仍应告知患者即使使用自体植骨也有可能发生骨不连。总体来说，大多数局部取骨术对术后轻度疼痛或功能障碍能很好耐受。

参考文献

[1] Flierl MA, Smith WR, Mauffrey C, et al. Outcomes and complication rates of different bone grafting modalities in long bone fracture nonunions: a retrospective cohort study in 182 patients[J]. J Orthop Surg, 2013, 8:33.

[2] Acumed. Acumed Bone Graft Harvesting System Surgical Technique www.acumed.net. Published 2015. Accessed November, 2016.

32 跟腱断裂的开放性修复

Steven M. Raikin

摘要：急性跟腱断裂的总发病率一直在持续上升，跟腱是人体最常见的第三种易损伤的肌腱。这些现象最常见于男性的"周末勇士"运动员，特别是 40 岁左右年龄阶段，参与运动期间损伤。跟腱是人体内承受拉力最高的肌腱，在运动中其承受的拉力通常是体重的 10 倍。如果没有积极规范的治疗，断裂的跟腱可能导致严重的功能障碍。急性跟腱断裂的修复在开放修复、有限切开经皮修复和非手术治疗之间仍存在争议。虽然争论的问题已超出了本章的范围，但开放修复的主要问题仍然是切口并发症的风险，从深部感染的 3% 到整体并发症的 10% 以上。本章旨在介绍手术技巧，以降低切口并发症的风险，同时优化跟腱修复的力量，并允许早期和积极的康复过程。

关键词：跟腱，跟腱断裂，开放跟腱修复术，跟腱断裂康复。

32.1 适应证

- 急性跟腱断裂：
  - 断端 4 周的损伤。
  - 断端 3cm 的短缩。

32.1.1 病理

- 患者可能在急性断裂之前已有跟腱炎的症状，病理学评价显示大部分病例肌腱末端有退行性改变。
- 参与体育运动者约 70% 有跟腱损伤：
  - 在美国篮球是最常见的运动损伤。
  - 在欧洲足球是最常见的运动损伤。
- 损伤部位常发生在肌腱的"贫血管区"，在跟骨止点近端的 5~7cm。
- 跟腱断裂常发生在踝关节强力背伸，而肌腱离心性收缩时。

32.1.2 临床评估

- 患者常描述跟腱损伤时的感受。
- 感觉后跟部被踢一下或被球棒击中。
- 应高度怀疑是急性跟腱断裂，据报道在急诊室首次的误漏诊率达 10%~20%，尤其是老年患者（>55 岁）、肥胖、糖尿病及平素不参加运动者。
- 患者应俯卧位，双小腿裸露，屈膝 90°，双下肢均行检查。
- 急性跟腱断裂有 3 个主要临床表现。当所有的 3 个表现均存在时，确诊率几乎是 100%。3 个主要临床表现如下：
  - 在膝关节屈曲 90° 时，踝关节静息状态时呈背屈 20° 左右。
  - 触诊：沿跟腱在跟骨止点触诊至跟腱近端 5~7cm 可及凹陷及空虚感。
  - Thompson 试验：挤压腓肠肌 – 比目鱼肌，如果跟腱连续性存在，可出现踝关节跖屈；如果跟腱完全断裂，踝关节不能跖屈。在肌腱断裂患者中，由于跖肌腱及趾长屈肌腱的连续性完整，踝关节主动跖屈运动可能存在，但静息状态下双侧踝关节屈曲的角度不对称。
  - 患者主动屈曲踝关节的能力并不能排除急性跟腱断裂。

32.1.3 影像学评估

- 在大多数情况下，不需要进行放射学检查。
- 只有当跟腱为止点性断裂（如 Haglund 畸形或跟骨骨质增生）或跟腱止点跟骨撕脱性骨折时，才需行跟骨侧位片：
  - 细微的影像变化在 X 线中表现为：
    * Kager 脂肪垫锐性轮廓丢失。
    * Arner 征：跟腱影前移（不平行于皮肤）。
- 高等级研究显示，当临床评估与急性跟腱断裂表现相一致时，通常没有必要进行 MRI 或超声检查。
  - 这些昂贵的检查可能会延迟治疗时间。
  - 磁共振成像（MRI）/ 超声波检查的适应证：
    * 怀疑跟腱不全断裂。
    * 以前有跟腱断裂史或跟腱手术史。
    * 慢性跟腱断裂超过 4 周或为测量跟腱断裂缺损距离是否大于 3cm。
    * 已知的慢性跟腱炎。

32.1.4 非手术疗法

- 不同的非手术治疗方法可供选择，这些措施包括以下内容：
  - 踝关节跖屈位石膏治疗。
  - "跟腱靴"支具的固定。
  - 可早期负重的功能性支具：
    * 这已被证明为非手术治疗的最佳效果。
    * 需要密切随诊和监测。
- 非手术治疗已被证明有较高的再断裂率。

32.1.5 禁忌证

- 手术并发症（如麻醉风险高）。
- 手术部位附近的感染。
- 高风险手术切口相关并发症：
  - 未经控制的糖尿病。
  - 类固醇的使用。
  - 循环不良。
- 无法配合术后康复指导。
- 对肢体功能需求低。

32.2 手术目的

- 提供一个连续的跟腱，抗张力修复，有利于术后快速康复及长远康复，可恢复到跟腱断裂前的运动水平。

32.3 手术优势

- 可清除断裂跟腱的边缘。
- 可端-端吻合断裂的跟腱。
- 允许多个缝合环在肌腱断裂的两端。
- 充分显露肌腱断端情况。
- 允许早期负重和康复。
- 比保守治疗更低的再次断裂率。
- 更强的肌肉功能恢复。
- 腓肠神经损伤率低。

32.4 主要原则

- 通过切开皮肤全层，纵向切开肌腱腱膜，有限地牵拉皮肤和充分闭合切口，减少切口并发症。
- 通过 Krackow 吻合法对肌腱两断端进行牢固修复。

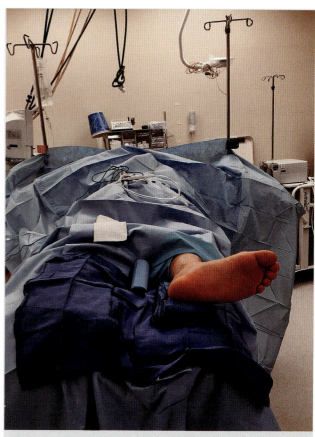

图 32.1　仰卧，髋关节外展，对侧臀下垫高

- 采用不同的缝线及缝合法修复跟腱断端。
- 确保牢固修复，以便进行早期康复训练。

32.5 术前准备和患者体位

- 仰卧，髋关节外展，对侧臀下垫高（笔者的偏好；图 32.1）。
- 可以俯卧在胸卷垫上：
  - 患者需要气管插管，并花费较长的时间准备。
- 使用大腿气压止血带（小腿止血带将挤压腓肠肌及比目鱼肌，使修复跟腱时长度难以评估）。
- 打止血带前下肢抬高让静脉血充分回流：
  - 最好不要使用驱血带，这可能导致深静脉血栓（DVT）/肺栓塞（PE）。

32.6 手术技术

32.6.1 手术方法

- 在跟腱的内侧缘全层行 6~8cm 的纵向切口（图 32.2）：
  - 通过皮肤皮下组织，切开腱周组织。

32 跟腱断裂的开放性修复

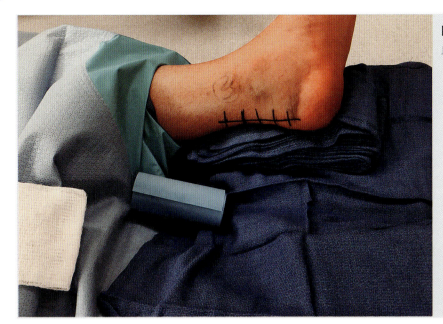

图 32.2 跟腱内侧切口，不使用弹力驱血带

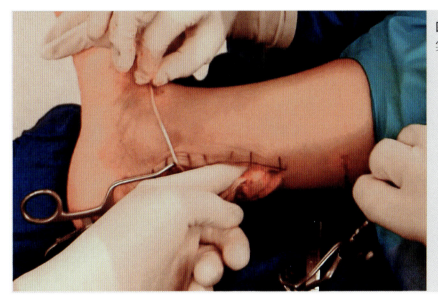

图 32.3 手指可探及跟腱断裂近端，证实无任何粘连或挛缩

- 切口以跟腱断裂为中心。
- 牵拉肌腱的两端（尤其是近端）保证无任何粘连或挛缩，因跟腱断裂后可出现断端的回缩（图32.3）。
- 再次清创切除肌腱端无活性的组织，锐性解剖跟腱束（图32.4）。尽量减少跟腱切除的数量。
- 将踇长屈肌腱表面的深筋膜层切开，有利于扩大腱周围组织间隙（图32.5），使手术结束时缝合更容易。
  ○ 皮肤软组织应尽量采用自动牵开器，以减少皮肤过度牵引。

32.6.2 跟腱修复

- 跟腱1~3cm缺损通常是由于肌腱回缩，可以很容易被牵拉起来，获得跟腱端-端的吻合。
- 用2号不可吸收编织缝线进行修复。笔者建议使用FiberWire 缝线（Arthrex，Naples，FL），它比爱惜邦（Ethicon, Bridgewater, NJ）的强度 [牛顿（N）] 和刚度（N/mm）2倍还强。
- 采用一个多回路的 Krakow 缝合技术对跟腱断裂两

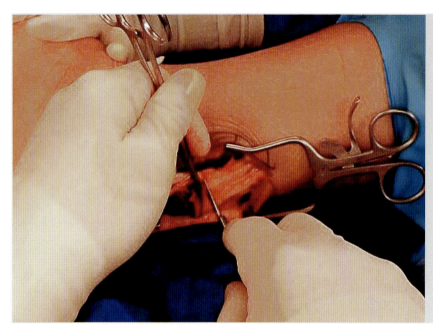

图 32.4 锐性修整跟腱断端

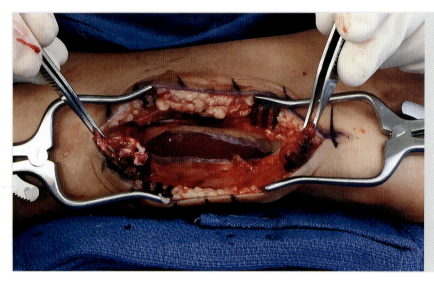

图 32.5 将姆长屈肌腱表面的深筋膜层切开，有利于扩大腱周围组织空间

端进行缝合。
- 在跟腱两端内侧和外侧 4~5 个锁定回路。
- 缝合的末端线结应埋在跟腱的断端。
- 如果断端之间有间隙，应牵引跟腱的近端，使跟腱的断端能达到端-端吻合。
- 在修复过程中，应置于踝关节跖屈 20°~30° 位置。
- 线结是修复中最薄弱的环节。笔者使用 10 个方结。
- 线结应置于跟腱的两断端处。
- 为了减少线结的刺激，缝合线的末端在跟腱断端中央传递到对面，从而将线结深埋在肌腱内部（图32.6）。
- 采用 0 号可吸收编织线连续缝合修复跟腱断端（图32.7）：
  - 有助于包埋修复跟腱断端的不可吸线结。
  - 将限制肌腱断端的膨松肥大。
  - 文献报道增加跟腱修复的强度，但这并没有被有效地证明。
- 静息张力的修复评估应使膝关节弯曲到 90°，同时与健侧肢体进行比较。
- 闭合切口前，检查踝关节被动背伸 5°~10° 时跟腱断端完整且无分离。

32.6.3 闭合切口

- 这是手术中非常重要的部分。

32 跟腱断裂的开放性修复

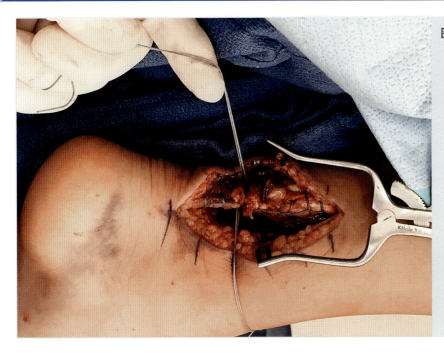

图 32.6 在修复的跟腱断端埋藏线结

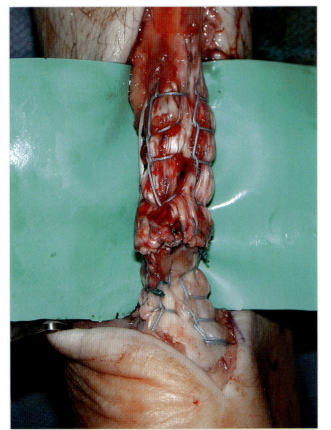

图 32.7 Krakow 缝合法修复跟腱，跟腱断端周围采用可吸收线连续缝合

- 跟腱需要被封闭在一个独立的腔隙：
  - 将防止跟腱与皮肤粘连，改善跟腱的滑动度。
  - 提高血管对跟腱的营养。
  - 在皮肤裂开的情况下增加额外的一层保护肌腱。
- 由于切开深筋膜室，跟腱腱膜组织容易覆盖跟腱。
- 笔者使用 0 号可吸收编织缝合线连续缝合腱膜组织这一层：
  - 稀疏缝合后收紧，防止跟腱腱膜组织外露（图32.8）。
  - 确保缝线没有与深部肌腱缝合一起。
  - 一旦跟腱腱膜组织被修复完成，纵向拉动缝合末端缝线，使跟腱腱膜像拉链一样闭合，同时使整个被修复的腱膜组织均匀地分布张力，并防止跟腱的不可吸收线外露（图 32.9）。
- 在腱膜组织闭合后，可吸收线间断缝合皮肤深筋膜层。
- 可用 2-0 号尼龙缝合线或钉皮器闭合皮肤：
  - 使用皮钉没有问题。
- 应用厚软棉垫和 U 形夹板固定踝关节：
  - 踝关节跖屈 20°夹板外固定，有利后踝区皮肤血供。
- 止血带的使用没有显示任何问题，但使用止血带的时间应尽量缩短。

32.7 技巧和要点

- 手术应在伤后 2 周内进行。
- 避免切口并发症改善预后。

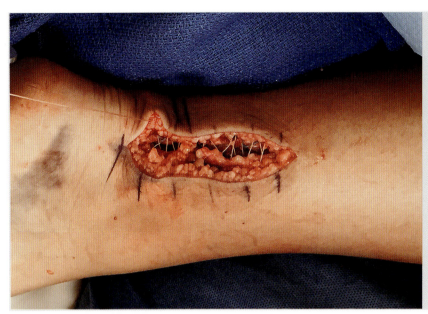

图 32.8 稀疏地修复跟腱腱膜组织

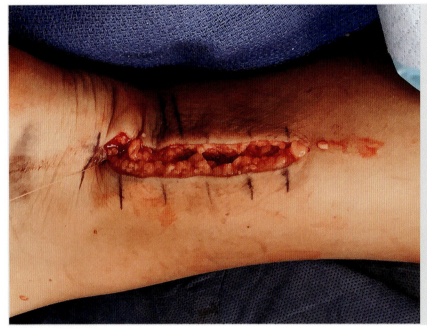

图 32.9 跟腱腱膜组织采用 Z 形连续缝合法

- 避免跟腱过度延长：
  - 缝合时跟腱张力紧点比过于宽松要好。
- 保证修复足够强度，允许早期负重和康复：
  - 如果修复强度不足，负重及康复应推迟。

32.8 误区及危害

皮肤缝合过于紧密和术后不适当抬高肢体将导致更高的切口并发症。

- 如果跟腱断端大于 3cm，不能强行直接缝合，需行肌腱移位或跟腱延长来弥补间隙。
- 如果跟腱存在严重肌腱炎，可通过同一切口内的足

拇长屈肌腱移位来增强修复。

32.9 并发症及相应处理

- 皮肤切口并发症：
  - 有 10%~15% 的切口愈合问题。
  - 大多数为轻微，不需要治疗或仅需要局部护理。
  - 细致的手术技术可避免切口并发症。
- 深部感染：
  - 发生率为 0.5%~5% 的病例。
  - 需要开放的清创手术及抗生素治疗。
  - 不要忽视深部感染。

- 神经损伤：
  - 罕见于使用跟腱内侧切口。
  - 腓肠神经损伤更常见的经皮缝合技术。
- 跟腱过度延长：
  - 难于治疗。
  - 导致肌腱无力，治疗难于改善：
    * 行走于倾斜地面或楼梯困难（特别是下坡行走）。
    * 步态中推进过程困难。
  - 通常需要行腱腱短缩术。
- 再次断裂：
  - 在开放性缝合术中 1.5% 的发生率。
  - 更高的发生率在非手术治疗病例。
- 深静脉血栓（DVT）/ 肺栓塞（PE）：
  - 当此并发症发生时，负面影响不可避免。
  - 在陈旧性跟腱（>4周）断裂患者中风险更高。
  - 高体重指数（BMI）病例中风险更高。
  - 大于 40 岁的病例中风险更高。
  - 高风险指数。

32.10 术后治疗

- 手术通常是在门诊进行：
  - 手术后的前 2 周，严格地抬高（高于心脏水平）患肢是至关重要的：
    * 这将显著减少切口并发症。
  - 前 2 周禁止负重。
- 术后 2 周拆线：
  - 可穿跟腱靴行走，踝关节跖屈 30°。
  - 术后 2~4 周，允许患者在拐杖协助下部分负重。
- 满 4 周，可从跟腱靴楔子垫抽出第一块，使踝关节跖屈 20°，鼓励患者去除拐杖下床活动：
  - 要求患者在家主动训练，背屈踝关节，直至超过 0°。
- 满 6 周，可从跟腱靴楔子垫抽出第二块，鼓励患者穿跟腱靴继续下床活动：
  - 物理治疗正式开始，这是脱除跟腱靴的运动，包括跟腱的离心运动，Alfredson 步态训练，跟腱的拉伸，逐步至跑步机的训练。
- 满 8 周，跟腱靴最后的楔子垫被移除：
  - 在治疗师的指导下，靴子在 8~12 周被完全脱除。
- 在 12 周至 6 个月，允许渐进性强化运动：
  - 继续物理治疗（主动或被动）。
  - 限制地进行跳跃、曲线或快变速运动。
- 在 6 个月时，允许患者进行适当运动。
- 通常需要 12 个月，患者才能完全恢复到受伤前的活动水平。

32.11 结果

- 65% 的职业（足球、篮球）运动员回归自己的职业体育运动：
  - 职业能力下降及职业生涯受限。
- 2.5% 的切口并发症需要额外护理。
  - 0.5% 的切口并发症需二次手术。
- 与健侧比较，无法恢复 100% 的跟腱强度：
  - 通常恢复至健侧的 70%~90%。

参考文献

[1] Cetti R, Junge J, Vyberg M. Spontaneous rupture of the Achilles tendon is preceded by widespread and bilateral tendon damage and ipsilateral inflammation: a clinical and histopathologic study of 60 patients[J]. Acta Orthop Scand, 2003, 74 (1):78–84.

[2] Garras DN, Raikin SM, Bhat SB, et al. MRI is unnecessary for diagnosing acute Achilles tendon ruptures:clinical diagnostic criteria[J]. Clin Orthop Relat Res, 2012, 470 (8):2268–2273.

[3] Möller M, Movin T, Granhed H, et al.Acute rupture of tendon Achilles. A prospective randomized study of comparison between surgical and non-surgical treatment[J]. J Bone Joint Surg Br, 2001, 83 (6):843–848.

[4] Erickson BJ, Mascarenhas R, Saltzman BM, et al. Is Operative treatment of Achilles tendon ruptures superior to nonoperative treatment?: a systematic review of overlapping meta-analyses[J]. Orthop J Sports Med, 2015, 3 (4):232–239.

[5] Bullock MJ, DeCarbo WT, Hofbauer MH, et al.Repair of chronic Achilles ruptures has a high incidence of venous thromboembolism[J]. Foot Ankle Spec, 2016:193–207.

[6] Arverud ED, Anundsson P, Hardell E, et al. Ageing, deep vein thrombosis and male gender predict poor outcome after acute Achilles tendon rupture[J]. Bone Joint J, 2016, 98-B (12):1635–1641.

[7] Amin NH, Old AB, Tabb LP, et al.Performance outcomes after repair of complete Achilles tendon ruptures in national basketball association players[J].Am J Sports Med, 2013, 41（8）:1864-1868.

[8] Minhas SV, Kester BS, Larkin KE, et al. The effect of an orthopaedic surgical procedure in the National Basketball Association[J]. Am J Sports Med 2016, 44（4）:1056-1061.

[9] Mai HT, Alvarez AP, Freshman RD, et al. The NFL Orthopaedic Surgery Outcomes Database（NO-SOD）: the effect of common orthopaedic procedures on football careers[J]. Am J Sports Med, 2016;44（9）: 2255-2262.

[10] Parekh SG, Wray WH Ⅲ, Brimmo O, et al. Epidemiology and outcomes of Achilles tendon ruptures in the National Football League[J]. Foot Ankle Spec, 2009, 2（6）:283-286.

[11] Marican MM, Fook-Chong SM, Rikhraj IS. Incidence of postoperative wound infections after open tendo Achilles repairs[J]. Singapore Med J, 2015, 56（10）:549-554.

[12] Arslan A, Çepni SK, Sahinkaya T, et al. Functional outcomes of repair of Achilles tendon using a biological open surgical method[J]. Acta Orthop Traumatol Turc, 2014, 48（5）:563-569.

[13] Kadakia AR, Dekker RG Ⅱ, Ho BS. Acute Achilles tendon ruptures: an update on treatment[J]. J Am Acad Orthop Surg, 2017, 25（1）:23-31.

[14] Rosenzweig S, Azar FM. Open repair of acute Achilles tendon ruptures[J]. Foot Ankle Clin, 2009, 14（4）:699-709.

33 后正中入路治疗止点性跟腱炎

Taggart.T.Gauvain, William C.McGarvey

摘要：后正中入路治疗止点性跟腱炎是一种常用的外科手术，且长期随访有好的治疗效果。一些研究报道患者满意度达96%，大多数患者愿意把此手术推荐给自己的家属或需要再次手术的人。由于切口位置位于两个独立血管供区之间，软组织方面很少出现并发症，且为跟腱的清创提供了良好的视野和入路。高达70%的跟腱止点可以安全地掀开显露而不增加延迟断裂的风险。提供了充分的清创和原位重建修复的条件。如果有适应证，在此入路直接可进行踇长屈肌腱转位。此入路可以充分切除Haglund畸形以减压后足。双排缝线桥修复提供较大面积的腱–骨接触界面，允许大多数患者快速愈合和早期活动。

关键词：止点性跟腱炎，Haglund畸形，Fowler–Philip角，Pavlov平行pitch线，腱内骨刺，非手术治疗，手术入路。

33.1 适应证和病理

- 跟腱止点到跟骨后结节部的退行性病变。
- 常见于慢性过度运动时伴随疼痛。退行性病变也可见于久坐的患者。
- 在跟腱止点处和跟腱内疼痛性炎症和退变。
- 穿硬后跟的鞋造成机械性刺激患者脚后跟疼痛，存在骨性撞击和局部滑囊炎的风险。
- 占所有跟腱病变的10%~20%。
- 10%的患者保守治疗无好转。
- 后正中入路跟腱止点清创与修复是常用且效果可靠的方法。

33.1.1 解剖

- 跟腱（由腓肠肌–比目鱼肌腱合成）是人体最大的肌腱。它将三头肌（腓肠肌的两个头和比目鱼肌）连接到足部的跟骨。
- 其主要功能是足的跖屈。
- 跑步时单腿站立时跟腱承受可达10倍的体重。
- 止点广泛地覆盖整个跟骨后结节远端部分，并延伸至跟骨足底边的内外侧。
- 跟骨前滑囊位于跟腱前侧。此滑囊可能成为炎症和疼痛的来源，特别是当存在明显Haglund畸形（跟骨外上角突出）时。
- 跟骨前滑囊深部是小腿后深间室的筋膜层。后深间室包括踇长屈肌（FHL），胫后动静脉，胫后神经和趾长屈肌。这些结构从胫骨远端边界按此顺序由外到内排列。

33.1.2 临床评估

- 对跟腱止点部触诊通常会引起疼痛，最常见的是可能存在明显的跟骨外上侧突起。
- 常伴有跟腱挛缩，背伸受限。
- 运动训练时腱内骨刺经常疼痛和触痛。
- 肌腱增厚和结节常见。
- 偶尔会有摩擦音或活动时发出捻发音。
- 穿软后跟鞋可改善症状。

33.1.3 影像学评估

- 侧位X线片通常会显示Haglund畸形（跟骨外上侧突出），跟腱远端部分钙化以及跟腱止点部的骨刺形成（图33.1）。
- Haglund畸形可以使用放射学角度测量进行诊断，包括Fowler–Philip角（译者注：后跟骨角，为跟骨前结节和跟骨内侧结节连线与跟骨后结节和跟骨后上结节连线的夹角），Pavlov平行pitch线和跟骨倾斜角（译者注：跟骨前结节和跟骨内侧结节连线为pitch线，pitch线与水平线的夹角为跟骨倾斜角。通过跟骨关节面后唇点的pitch线平行线称为Pavlov平行pitch线）。
  - Fowler–Philip角>75°（正常为44°~69°）。
  - Pavlov平行pitch线之上的跟骨后侧突起。
  - 跟骨倾斜角+Fowler–Philip角度>90°。
- 部分病例选择术前磁共振成像（MRI）检查（图33.2）：
  - 有过跟腱手术史。
  - 怀疑感染。
  - 不典型疼痛和临床表现。

第4部分　中足和后足

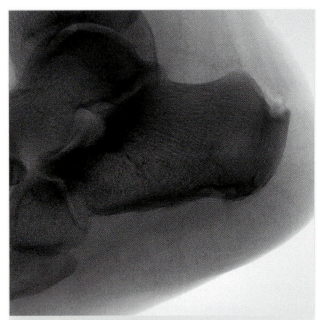

图 33.1　侧位片显示跟骨后侧增生的骨刺，结节畸形和 Haglund 畸形

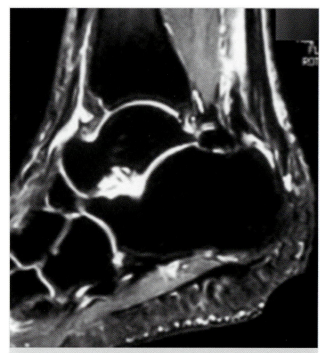

图 33.2　这是一例典型的病例，MRI 矢状位图像示跟腱止点远端周边增高信号影和腱骨交界处退变

○ 确定非钙化性跟腱病变中跟腱退变的范围。

33.1.4 非手术疗法

- 冷敷。
- 调整运动方式。
- 靴形支具制动。
- 口服抗炎药物。
- 物理治疗包括加强离心康复训练，电离子透入疗法和积极的跟腱牵伸训练。
- 体外冲击波治疗。
- 硝酸甘油贴剂。
- 富血小板血浆（PRP）注射剂。
- 90% 的患者对非手术干预的治疗有效。

33.1.5 禁忌证

- 接近跟腱后正中入路的瘢痕和切口。
- 后侧皮肤溃疡或伤口。
- 肢体缺血性疾病。
- 活动性感染。
- 大而肥厚的腓肠。

33.2 手术目的

- 手术目的是去除受损和退变的跟腱组织、炎性滑囊组织，引起撞击的骨突和引起疼痛的骨赘以及跟腱止点和周围的钙化区域。
- 通过去除退变组织和炎性组织，患者可能会缓解疼痛，恢复正常活动和正常穿鞋。

33.3 手术优势

- 后正中入路可直接显露跟腱和跟骨。95% 患者跟腱中间有退变，需要切除。此入路显露充分，而且无明显并发症。
- 正中切口没有破坏皮肤的血液供应，切口两侧为正常组织瓣。切口位于胫后动脉跟骨分支提供内侧组织瓣和腓动脉跟骨分支供应外侧组织瓣血运之间。
- 切口还可将腓肠神经和小隐静脉安全地保留在手术切口外侧的组织中。这种切口几乎没有感觉丧失，因为切口位于内侧隐神经和腓肠神经之间。
- 此入路适用于止点性跟腱炎，跟腱退变，后间室入路，胫距关节融合，距下关节融合和胫距跟关节融合。

33.4 主要原则

- 俯卧位。
- 跟腱远端正中入路。
- 劈开跟腱止点并去除跟腱内退变部分。

- 切除 Haglund 畸形。
- 用锚钉将跟腱重新固定于跟骨结节部。
- 如超过 50% 的跟腱被切除,行踇长屈肌腱转位加强。

33.5 术前准备和患者体位

- 术前手术区域备皮。
- 患者在医院推床上使用气管内麻醉。
- 在转俯卧位前,大腿上止血带。
- 患者在手术台上俯卧,凝胶垫支撑胸部并保护所有骨性隆起。手臂应该处于"超人"位置,肩外展的角度 < 90°。
- 脚伸出床的边缘,并在脚踝下面放一个枕头。
- 可以在非手术侧臀部下面放置垫,以调整手术肢体的旋转,让脚踝后部正中直接朝向天花板。

33.6 手术技术

- 行后跟正中约 6cm 的直切口。切口始于跟腱止点近端 2~3cm 处,末端恰好位于角质层与非角质层交界处(图 33.3)。
- 全层切开至腱鞘平面,然后沿跟腱中线垂直切开。
- 将跟腱及其止点于中线手术刀切开与皮肤切口相同的长度。
- 将跟腱止点内外侧在跟骨骨膜下剥离,但一定要留一部分远端内侧和外侧跟腱止点以保持自然的休息姿态和修复的张力。
- 将小号 Weitlaner 自固定撑开器放置在跟腱劈开近侧部分。避免对皮肤组织的任何过度牵拉(图 33.4)。
- 锐性切除跟腱和止点部位退变钙化部分。术者可感觉到这部分块状和颗粒状退变的肌腱。
- 跟腱深层处是跟腱前滑囊。此区域内有脂肪组织和小静脉。考虑有较多血管组织而运用电刀切除。在中线显露后深间室筋膜层很安全(图 33.4)。
- 用骨刀或摆锯去除跟骨上的任何后突。
- Haglund 畸形使用骨刀或摆锯去除。注意截骨角度,避免破坏跟骨后关节面。目标是去除三角形隆起并留下一个平滑后表面(图 33.5)。
- 使用动力锉使跟骨内外侧边缘以及后凸圆滑(图 33.6)。

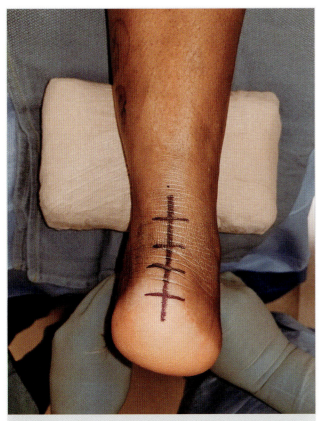

图 33.3 后跟标记的正中切口位置。切口起于跟骨跟腱止点近端 2cm 至角质层与非角质层交界处,约 6cm 长

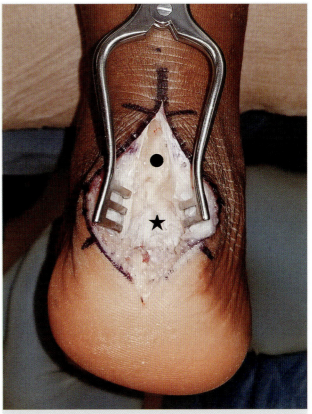

图 33.4 劈开跟腱处放置牵开器,切口深部为跟骨后滑囊和脂肪组织(黑色圆圈),同时可见 Haglund 畸形(黑色星形)

- 通过切口和皮肤触摸后跟，处理跟腱附着部位的任何突起。透视可确保充分切除（图 33.7）。
- 冲洗并吸出手术区域的所有碎片。
- 检查余下的跟腱。如果在手术过程中 50% 或更多的跟腱已被清创，考虑姆长屈肌腱转位。
- 使用双排缝合锚钉将跟腱重新固定在跟骨上。
- 在跟腱的近端止点处跟骨上表面预钻锚钉孔（图 33.8），预钻两个额外的界面螺钉孔位于跟骨后凸的顶点的远端。
- 近排植入带线锚钉后穿过与跟腱近侧插入接触点相对应区域的内外侧，当跟腱拉回时腱骨贴合。
- 从两侧各取一根缝线，并固定在两个后锚点上，形

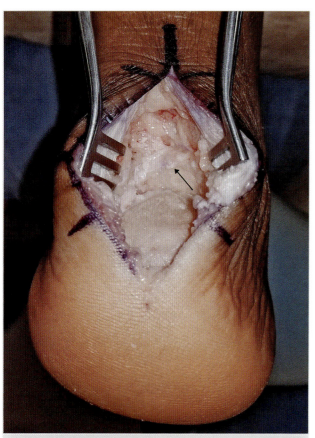

图 33.5 切除跟骨后滑囊和 Haglund 畸形，在深部筋膜层可见后深间室筋膜（黑色箭头）

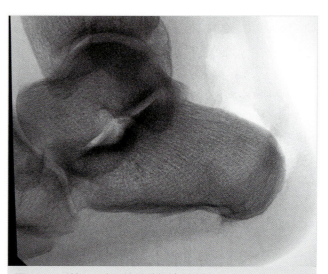

图 33.7 透视显示跟骨后骨切除彻底

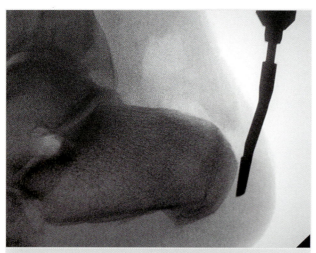

图 33.6 扩大切除跟骨后侧，不局限于骨刺和 Haglund 畸形，有时切除 1cm 的骨块以后跟减压

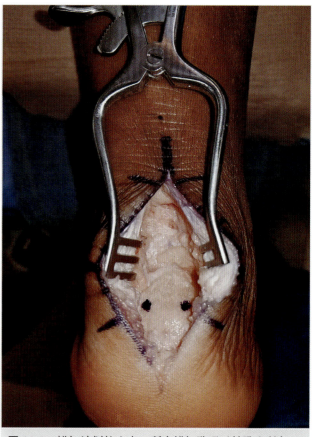

图 33.8 锚钉计划拧入点，所有锚钉孔通过钻孔和敲打

成双排，并使跟腱牢固地与跟骨接触（图33.9~图33.11）。
- 如果需要，可将万古霉素粉末放入肌腱深处。
- 肌腱应边对边闭合，使用可降解的缝合线以间断或连续的方式缝合。线结应埋在肌腱内（图33.12）。
- 可以通过与对侧比较来评估静息张力程度，以避免过度延长。
- 使用连续的单丝线缝合腱周组织。不要忽视这一步，因为跟腱可能会在皮肤层留下瘢痕，如果腱鞘未得到适当修复会导致皮肤问题（图33.13）。
- 间断缝合关闭皮下组织和皮肤。
- 足休息马蹄足位走马支具固定。

33.7 技巧和要点

- 确保跟腱的所有退变组织都被切除。
- Haglund畸形切除不充分致止点性跟腱炎复发。
- 跟腱末端修复时良好的腱骨接触有利于腱骨愈合。
- 避免止点修复时跟腱相对延长。
- FHL转移可以通过相同的切口完成以加强跟腱而不增加手术的发病率。

33.8 误区及危害

- 过松的跟腱比过紧的跟腱更难以康复。
- 严重的病例，跟腱末端的2cm范围的组织退变，可能需要切除。这可以通过Strayer腓肠肌松解术跟腱滑移后止点重建。
- 后跟区（切口区域）应受到保护，避免术后受压，避免切口并发症。抬高患肢的枕头应位于小腿下方而不是在脚跟部位。

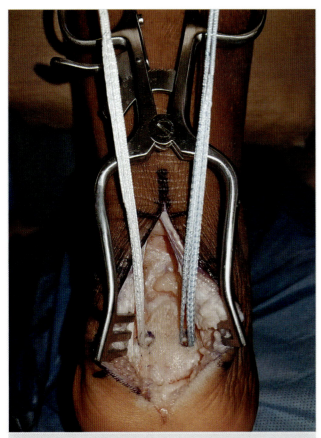

图33.9 双排锚钉，如行肌腱转位，应首先做，锚钉放置两边或相对肌腱螺钉更加靠后

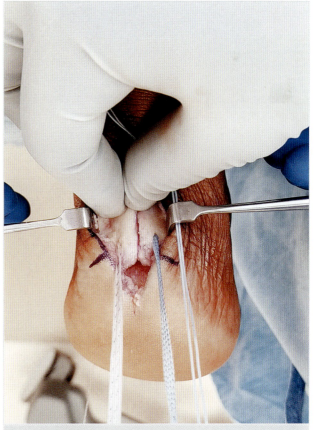

图33.10 缝线在合适平面穿过肌腱端，并以合适张力让肌腱紧贴跟骨

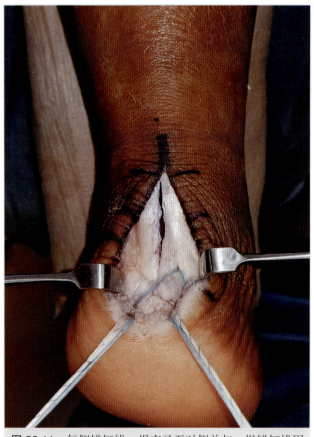

图 33.11 每侧锚钉线一根交叉至对侧并与一根锚钉线固定到远端界面螺钉中

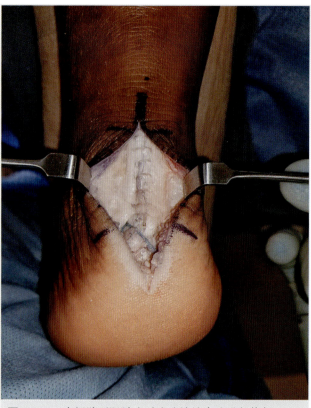

图 33.12 中间劈开跟腱边对边连续缝合法进行修复

33.9 并发症

- 切口并发症是此类手术最常见问题。尤其肥胖、糖尿病、循环不良、术后恢复过程中后跟直接受压是高危风险。
- 跟腱与跟骨间愈合失败。
- 跟腱止点的再发退变。
- 跟腱止点性断裂。此并发症罕见,通常是在围术期合并创伤意外(跌摔)。

33.10 术后治疗

- 患者术后 2 周拆除缝线,换用支具或后跟高约 5cm 的靴子。
- 如患者应用靴形支具,允许着地负重 2 周。
- 术后 4 周时,允许用 5cm 后跟垫靴全负重。足跟垫一层一层地去除,直到术后 6 周足部恢复到中立位。
- 术后 6 周开始正式的物理治疗,并且耐受性不受影响。术后 8~10 周开始过渡到正常穿鞋。
- 术后 3 个月,患者可以进行全部的活动,以及适当的体育活动。

33.11 结果

- 33 个月时手术干预患者的总体满意度为 82%:
  - 50 岁以下患者为 90%,55 岁以上患者为 75%。
  - 4 年和 7 年随访数据显示 96% 的总体满意率。
- 50 岁以下的 90% 的患者 3 个月返回工作 / 活动。
- 55 岁以上的 50% 的患者 3 个月返回工作 / 活动。
- 最大症状改善的平均时间约为 10 个月:
  - 疼痛消失平均发生在 5~6 个月。
- 平均视觉模拟疼痛评分(VAS 评分)从 7.5 分到 0.3 分,降低了 7.2 分。
- 美国骨科足踝外科协会(AOFAS)后足评分从 56.3 分提高到 96.2 分,提高 39.9 分。
- 行此手术患者可能会向家属推荐此手术方式和(或)在需要时再次进行手术。

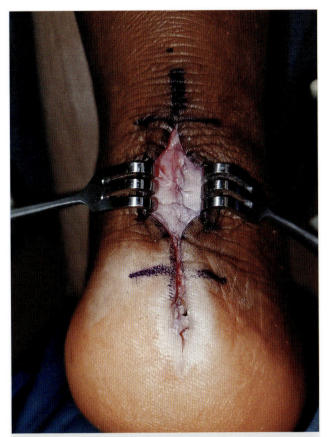

图 33.13 单丝线连续缝合腱周组织。缝合这一组织层非常重要,避免皮肤瘢痕直接与跟腱粘连导致的伤口并发症

参考文献

[1] McGarvey WC,Palumbo RC,Baxter DE,et al.Inseritional Achilles tendinosis:surgical treatment through a central tendon splitting approach[J].Foot Ankle Int,2002,23(1):19-25.

[2] Fowler A,Philip JF.Abnormality of the calcaneus as a cause of painful heel[J].Br J Surg,1954,32:494-500.

[3] Pavlov H,Heneghan MA,Hersh A,et al.The Haglund syndrome:initial and differential diagnosis[J].Radiology,1982,144(1):83-88.

[4] DeOrio MJ,Easley ME.Surgical strategies:insertional Achilles tendionpathy[J].Foot Ankle Int,2008,29(5):542-550.

[5] Hunte G,Lloyd-Smith R.Topical glyceryl trinitrate for chronic Achuilles tendionpathy[J].Clin J Sport Med,2005,15(2):116-117.

[6] Rompe JD,Furia J,Maffulli N.Eccentric loading compared with shock wave treatment for chronic insertional Achilles tendinopathy.A randomized,controlled triupal[J].J Bone Joint Surg Am,2008;90(1):52-61.

[7] Hunt KJ,Cohen BE,Davis WH,et al.Surgical treatment of inseritional Achilles tendinopathy with or without flexor hallucis longus tendon transfer:a prospective,randomized study[J].Foot Ankle Int,2015,36(9):998-1005.

[8] Nunley JA,Ruskin G,Horst F.Long-term clinical outcomes following the central incision technique for insertional Achilles tendinopathy[J].Foot Ankle Int,2011,32(9):850-855.

[9] Elias I,Raikin SM,Besser MP,et al.Outcomes of chronic insertional Achilles tendionsis using FHL autograft through single incision[J].Foot Ankle Int,2009,30(3):197-204.

[10] Watson AD,Anderson RB,Davis WH.Comparison of results of retrocalcaneal decompression for retrocalcaneal bursitis and insertional Achilles tendionsis with calcific spur[J].Foot Ankle Int,2000,21(8):638-642.

34 非止点性跟腱炎

Christopher Diefenbach, Christopher Kreulen, Eric Giza

摘要： 非止点性跟腱炎是一种慢性疼痛性疾病，有许多相关因素。本章详细介绍病理学，适当的检查和保守治疗，手术技术包括相关的技巧，术后康复以及非止点性跟腱炎治疗的结果。24%~45%的患者保守治疗失败，对保守治疗失败的患者行全面评估和检查后可考虑手术治疗。开放切除和修复非止点性跟腱炎的目标是切除纤维粘连，清除退变的结节，识别并切除腱内病变，恢复余下的健康肌腱组织血运，促进腱性组织愈合，最终目标是恢复跟腱功能和力量。本章描述的手术技术提供了最新知识，以及完善解决症状、恢复功能和及时康复的最佳方案。患者良好的结果和满意度取决于疾病的程度以及细致的手术技术和全程康复。

关键词： 非止点性跟腱炎，跟腱，肌腱退变，肌腱病，手术修复，开放修复，外科技术，跟腱康复，跟腱修复。

34.1 适应证和病理

- 非止点性跟腱炎跟腱退变。
- 相关因素（不一定是致病因素）。
- 内在因素：血管异常，腓肠肌-比目鱼肌功能障碍，年龄，性别，体重指数（BMI），代谢因素，足部力线异常，踝关节不稳定。
- 外在因素：喹诺酮类抗生素，训练模式变化，不恰当的运动，不合适的鞋，环境训练因素（硬、滑、倾斜表面）。

34.1.1 临床评估

- 疼痛位于跟骨止点近端2~6cm处，尤其是运动时明显（图34.1）。
- 在运动开始和结束时疼痛增加，运动中伴有轻微不适。
- 后足检查力线不正，畸形，肌腱力量不平衡，增厚，Haglund畸形，陈旧瘢痕。
- 触痛，局部皮温增高，增厚，结节，捻发音。
- 跟腱结节与腱旁组织会随跖屈背伸时疼痛范围扩大。

34.1.2 影像学评估

- 侧位X线片可显示相关的骨性异常或末端内钙化（图34.2）。
- 磁共振成像（MRI）/ 超声提供跟腱内部形态的信息，并且对于术前计划、退变程度、腱周炎与肌腱炎诊断有帮助。
- 矢状位和轴位MRI图像有助于确定跟腱受累的百分比。如果超过50%的跟腱被去除，可行肌腱转位加强修复（图34.3）。

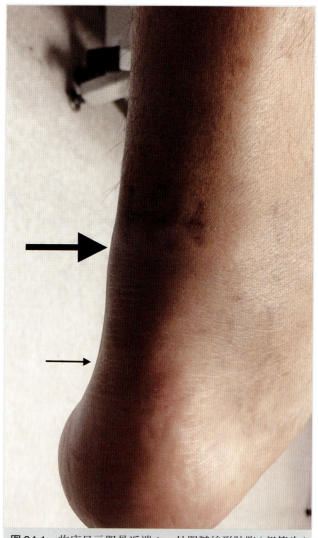

图34.1 临床显示跟骨近端4cm处跟腱梭形肿胀（粗箭头）相比于正常跟腱宽度（细箭头）

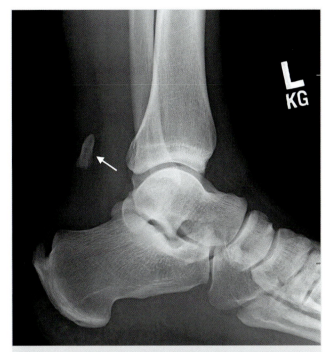

图 34.2 踝关节侧位片显示跟腱退变及中间的钙化（箭头）

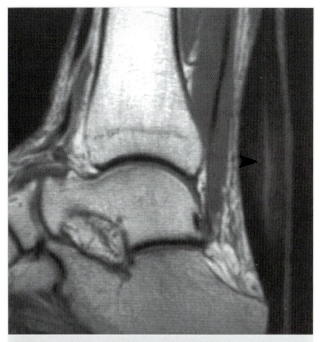

图 34.3 矢状 T_1 加权 MRI（磁共振成像）显示增厚的跟腱和中央肌腱内信号强度改变

- 肌腱内紊乱的中等信号强度的组织。

34.1.3 非手术疗法

- 进行手术干预之前，通常建议先行保守治疗。
- 支具制动。
- 非甾体类抗炎药可以帮助缓解急性症状。
- 离心运动训练和低能量冲击波治疗显示相对有效的结果。
- 其他有争议的治疗：腓肠肌 - 比目鱼肌松解，腱鞘内抑肽酶注射或局部用硝酸甘油酯。
- 富血小板的血浆注射可以减轻疼痛，缩小患者的病变范围，在手术干预之前仍然是一种选择，注射最好在超声引导下进行。

34.1.4 禁忌证

- 老龄或久坐的患者。
- 严重的内科并发症包括糖尿病神经病变和严重血管疾病。

34.2 手术目的

患者保守治疗半年无效是手术修复的适应证，保守治疗中 24%~45% 的病例无效。开放切除和修复非止点性跟腱炎的目的是切除纤维粘连，清除退变的结节，识别并切除腱内病变，恢复余下的健康跟腱组织血运，促进腱性组织愈合。最终目标是恢复跟腱功能和力量。

34.3 手术优势

开放式腱性跟腱病变修复的优点可归因于手术后普遍愈合良好以及特定技术。已经证实，手术修复可以在保守治疗失败的患者中取得成功。对肌腱病组织进行彻底清创可以使活性肌腱愈合并恢复功能和力量，细致的手术尽可能地保护软组织。这样可以减少瘢痕和粘连的形成，并显著降低切口并发症的发生率。尽量少地破坏腱鞘保护血液循环可提高组织愈合速度和质量。手术在腱周内操作减少了腓肠神经损伤的机会。此方法可以提高手术干预效果，同时最大限度地降低相关风险，从而最大限度让患者获益和提高满意度。

34.4 主要原则

- 细心地进行皮肤和软组织处理。
- 腱周组织的保护。
- 切除所有病变组织。
- 牢靠地缝合固定保持结构稳定。
- 术后康复方案促进跟腱愈合和再血管化。

34.5 术前准备和患者体位

- 诊断和检查后，术前准备对于合适患者的预后至关重要。加压弹力带或黏胶带可以减轻肿胀。穿戴 CAM 步行靴行走可以促进血液循环并防止静脉血栓形成。术前影像学将指导切口位置。确保解决该区域附近任何现有切口的问题。
- 在手术室，患者正确的体位非常重要。患者俯卧位，踝上放置跟腱垫或位于手术台缘，在手术过程中允许足底跖屈和背伸。
- 不建议使用枕头，因为其会在手术过程中变软并使显露变得困难。
- 使用大腿止血带在麻醉下进行手术。
- 如果有一段跟腱需要切除，应注意未受伤侧的静息张力。
- 给予静脉注射抗生素和局部麻醉。
- 在俯卧位之前放置带衬垫良好的大腿止血带。
- 俯卧位时所有骨质突出部分都有衬垫。
- 使用跟腱垫或手术台缘，踝关节休息位（图 34.4）。
- 手术侧以标准无菌方式消毒和铺单。
- 触诊患病组织区域，确认术前影像学病变位置与切口部位和切口长度一致。

34.6 手术技术

- 行正中偏内侧的后切口以尽量减少腓肠神经、隐静脉损伤风险和外部压力的不适。
- 全厚皮瓣切开显露和保护腱旁组织。
- 避免牵开器或拉钩牵拉过度，防止皮肤张力过大，这可能导致切口并发症。
- 切开腱周组织并尝试进行将腱鞘组织解剖为单独的一层，用于术中缝合腱鞘关闭跟腱（图 34.5）。
- 切除合并存在的腱鞘病变组织或瘢痕及增厚组织。
- 使用小型 Cobb 剥离器或剥离子钝性解剖松解腱旁任何粘连组织。只有在严重跟腱和腱旁组织瘢痕时在腹面解剖分离。如果跟腱仍然滑动，可以保存腹部腱旁组织，以帮助血液滋养到肌腱（图 34.6）。
- 将跟腱纵向切开，显露退变跟腱组织（图 34.7）：
  - 纵向腱切断术应遵循跟腱纤维旋转 90° 向远端走行的特点。
- 识别紊乱的病变纤维束，如"蟹肉外观"（图 34.8）。
- 对于完全清除病变组织术中跟腱评估至关重要。因肉眼上看不是很明显，所以轴位 MRI 的图像在手术过程中可以帮助发现患病的病理性跟腱纤维。

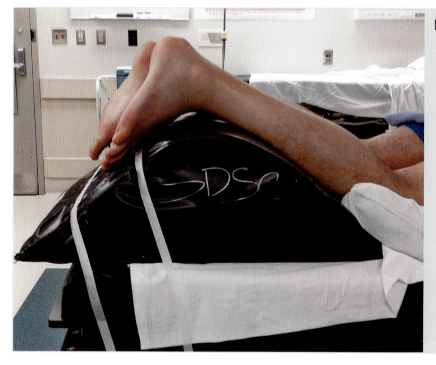

图 34.4 俯卧位垫跟腱垫

34 非止点性跟腱炎

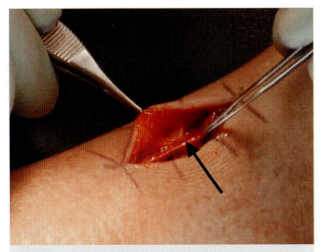

图 34.5 后侧和偏内侧切口显露解剖腱旁组织作为单独一层（箭头）

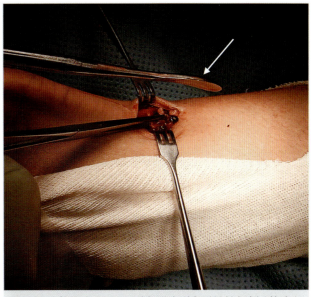

图 34.6 使用小型 Cobb 剥离器或剥离子钝性解剖（箭头）松解腱旁粘连组织

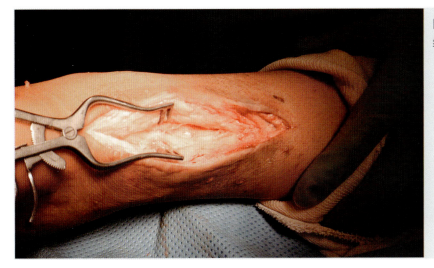

图 34.7 将肌腱纵向切开显露病变的纤维部分

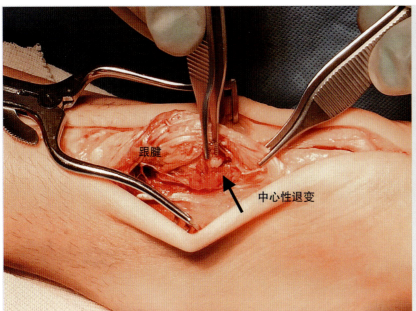

图 34.8 肌腱内病变组织：中心退变与纤维束紊乱带如"蟹肉外观"

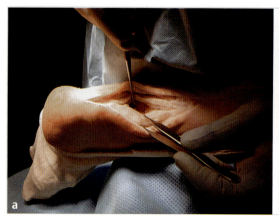
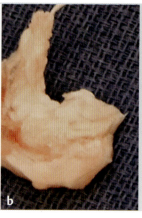

图 34.9　a. 跟腱内的纵切口。b. 切除跟腱内钙化组织

- 跟腱病变组织随后全部切除（图 34.9）。
  - 如清创后跟腱缺损 >50%，可能需要肌腱加强或转位。
    * 可选择腓肠肌瓣膜翻转、跖肌腱编织和姆长屈肌腱转位术（FHL）。
    * 用缝合到跟腱健康近端和远端的同种异体真皮组织包裹缺损，以加强修复并提供胶原向内生长的潜力。
- 根据外科医生的喜好，在关闭跟腱之前可以用生物制剂加强跟腱。富血小板血浆或骨髓浓缩液可以与凝血酶混合放置在跟腱中，也可将活体或冷冻保存的同种异体羊水组织纵向放置到缺损中。
- 采用埋头的不可吸收线边对边缝合技术修复余下间隙。
- 使用可吸收线缝合腱旁组织。
- 皮肤和皮下组织逐层缝合。
- 使用小腿后侧和 U 形夹板在踝关节跖屈 20° 固定。

34.7　技巧和要点

- 拥有手术知识或经验的外科医生是非常重要的。
- 细致的软组织处理对于预防切口的并发症至关重要。
- 使用 Cobb 剥离器提供了手术的技术便利性，减少粘连和促进肌腱活动来提高疗效。
- 彻底的术中评估和切除病变的肌腱组织可完全降低持续症状的风险。
- 如果 MRI 上有大量明显的病理组织（>30%~40%），则有必要告知患者可能需要肌腱加强手术，如肌腱转位。外科医生应确保手术同意书中可能的手术方案和手术室中相关设备器械无误。

34.8　误区及危害

- 腓肠神经损伤：通过后内侧切口避免损伤，了解近跟腱止点近端 9.8cm 处神经位于跟腱外侧旁。
- 残余腱病组织：通过彻底的术中评估使其清除完全。
- 切口裂开：通过细致的软组织管理防止发生。

34.9　并发症及相应处理

- 在跟腱病变组织切除后，跟腱长度不够或不能重新对接跟腱边缘：
  - 通过适当的术前检查制订术前计划或使手术最小化（如参考 MRI）。
  - 考虑 Strayer 腓肠肌松解，V-Y 延长，筋膜瓣翻转或 FHL 转位。
  - 可以进行 2~3cm 的 V 形切除，辅助生物性材料加强（图 34.10）。
- 切口并发症：皮肤坏死，切口裂开，感染。
  - 取决于皮肤缺损的大小：局部切口护理，肌皮瓣或游离皮瓣。
  - 直到切口完全愈合后拆线。
  - 口服广谱抗生素治疗蜂窝织炎或感染迹象。

34.10　术后治疗

术后方案根据跟腱清创的程度进行调整，特别是在需要跟腱加强或转位的情况下。以下方案对应

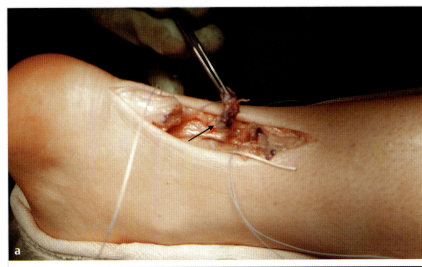

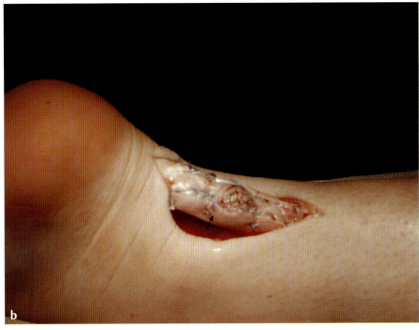

图 34.10　a. 慢性跟腱病变患者需要切除 1.5 cm 跟腱的术中照（箭头）。b. 跟腱最终行同种异体移植增强直接修复跟腱（箭头）

于清创术低于 50% 肌腱的患者的术后护理，因此不包括增强或转位。在术后第一次就诊前，患肢跖屈位固定不负重 2 周。这为切口愈合提供了最好条件，并使术后疼痛和肿胀消退。在 2 周时，移除固定，评估伤口，并拆除缝合线。使用具有 1~2 个足底楔形垫的 CAM 行走靴负重行走。指导患者根据物理治疗方案进行日常主动、被动运动。在 6~8 周后，初始跟腱愈合完成后可以进行强化力量训练。此时允许患者移除靴子以进行负重物理治疗。然后穿上普通的鞋子。术后 3 个月的随访预约将允许重新临床评估患者的进展，之后通常会让患者恢复全面活动。此时开始特定的物理治疗运动、离心训练和渐进式物理治疗。最终随访时间为 6 个月，以确保患者恢复到所需的活动水平。

34.11　结果

此修复技术允许早期活动和负重。由于舒适性和功能而改善患者体验的观察结果已有报道。患者有可能早期恢复运动，切口并发症低，极少出现神经损伤或术后断裂。对于手术的潜在失败、切口并发症的风险以及恢复训练时间（6~12 个月），应告知患者并降低患者的期望。适当的康复训练是至关重要的，应该专注于早期运动和适当的力量训练，直到跟腱的初始愈合阶段。最后，确保患者接受适当和及时的物理治疗将有助于提高疗效与患者的满意度。

参考文献

[1] Maffulli N,Longo UG.Open management of Achilles tendinopathy.In Operative Techniques in Orthopedic Surgery[M].Philadelphia,PA:Lippincott Williams & Wilkins,2011:4443-4446/bok.

[2] Maffulli N.Re:Etiologic factors associated with symptomatic Achilles tendinopathy[J].Foot Ankle Int,2007,28（5）:660-661,author reply 660-661.

[3] Maffulli N,Kader D.Tendinopathy of tendo Achilles[J].J Bone Joint Surg Br,2002,84（1）:1-8.

[4] Maffulli N,Kenward MG,Testa V,et al.Clinical diagnosis of Achilles tendinopathy with tendinosis[J].Clin J Sport Med,2003,13（1）:p11-15.

[5] Maffulli N,Khan KM,Puddu G.Overuse tendon conditions:time to change a confusing terminology[J].Arthroscopy,1998,14（8）:840-843.

[6] Maffulli N,Sharma P,Luscombe KL.Achilles tendinopathy:aetiology and management[J].J R Soc Med,2004,97（10）:472-476.

[7] Maffulli N,Testa V,Capasso G,et al.Results of percutaneous longitudinal tenotomy for Achilles tendinopathy in middle- and long-distance runners[J].Am J Sports Med,1997,25（6）:835-840.

[8] Rompe JD,Nafe B,Furia JP,et al.Eccentric loading,shock-wave treatment,or a wait-and-see policy for tendinopathy of the main body of tendo Achillis:a randomized controlled trial[J].Am J Sports Med,2007,35（3）:374-383.

[9] Sayana MK,Maffulli N.Eccentric calf muscle training in non-athletic patients with Achilles tendinopathy[J].J Sci Med Sport,2007,10（1）:52-58.

[10] Maffulli N,Testa V,Capasso G,et al.Surgery for chronic Achilles tendinopathy yields worse results in nonathletic partients[J].Clin J Sport Med,2006,16（2）:123-128.

[11] Molund M,Lapinskas SR,Nilsen FA,et al.Clinical and functional outcomes of gastrocnemius recession for chronic Achilles tendinopathy[J].Foot Ankle Int,2016,37（10）:1091-1097.

[12] Owens RF Jr,Ginnetti J,Conti SF,et al.Clinical and magnetic resonance imaging outcomes following platelet rich plasma injection for chronic midsubstance Achilles tendinopathy[J].Foot Ankle Int,2011,32（11）:1032-1039.

[13] Monto RR.Platelet rich plasma treatment for chronic Achilles tendinosis[J].Foot Ankle Int,2012,33（5）:379-385.

[14] Lim J,Dalal R,Waseem M.Percutaneous vs.open repair of the ruptured Achilles tendon-a prospective randomized controlled study[J].Foot Ankle Int,2001,22（7）:559-568.

[15] Giza E,Frizzell L,Farac R,et al.Augmented tendon Achilles repair using a tissue reinforcement scaffold:a biomechanical study[J].Foot Ankle Int,2011,32（5）:S545-S549.

[16] Webb J,Moorjani N,Radford M.Anatomy of the sural nerve and its relation to the Achilles tendon[J].Foot Ankle Int,2000,21（6）:475-477.

[17] Bluman EM,Chiodo C,Calhoun J.Acute repair of the Achilles tendon reupture:open and limited open[J].Foot Ankle Int,2013:713-726.

[18] Maffulli N,Tallon C,Wong J,et al.Early weightbearing and ankle mobilization after open repair of acute midsubstance tears of the Achilles tendon[J].Am J Sports Med,2003,31（5）:692-700.

[19] Chiodo CP,Glazebrook M,Bluman EM,et al;American Academy of Orthopaedic Surgeons.Diagnosis and treatment of acute Achilles tendon rupture[J].J Am Acvad Orthop Surg,2010,18（8）:503-510.

35 跨长屈肌腱转位的跟腱重建

Milap S. Patel, Mauricio P. Barbosa, Anish R. Kadakia

摘要：使用肌腱转位来治疗病理性肌力不平衡是矫形外科医生的基本技能。有关自体移植/同种异体移植重建的新概念被提及；然而，传统的肌腱转位恢复功能被证明是有效的。对于跟腱的重建，无论是慢性肌腱变性或者断裂，足跨长屈肌移位到跟骨是一种经过实践有效且可靠的方法，可以恢复患者的行走能力而无明显行走困难或疼痛。现代的固定技术允许单一的后切口入路使中足的并发症降低，绝大多数患者的跨趾跖屈力量降低最小。使用跨长屈肌腱用于跟腱重建是一种很好的选择，1 年后随访有良好的功能结果。然而，在高水平运动员中，考虑移植重建或使用腓骨肌腱可以避免跨趾跖屈力量丢失的并发症。

关键词：跨长屈肌腱，跟腱炎，跟腱重建，肌腱转位。

35.1 适应证和病理

- 跨长屈肌腱（FHL）转位用于跟腱的完全重建，或跟腱不全的加强。
- 在极少数情况下，FHL 转位可用于急性跟腱断裂无法进行一期修复的患者。这在止点性断裂的情况下是最常见的，大多数非止点性断裂适合保守治疗或手术修复。
- 慢性跟腱断裂后小腿三头肌挛缩，在大多数情况下难以获得直接修复。FHL 转位用于（V–Y 延长，翻转，同种异体移植）重建加强力量并提供新的血管床。
- 如果慢性跟腱断裂无法进行重建，则可以进行单独的 FHL 转位，据了解有 20%~30% 功能丧失。
- 严重的止点性和非止点性跟腱炎如手术清除超过 50% 的跟腱需要 FHL 转位加强。

35.1.1 临床评估

- 跟腱病理的临床评估已在第 32~ 第 34 章中详细描述过。
- 慢性跟腱断裂导致跖屈力量不足，除了影响运动活动之外，还明显影响走斜坡和楼梯的能力。日常生活活动中最大的困难可能发生在下楼梯时，致使跟腱无法产生足够的力量来控制下降。
- 跖屈动作存在，有胫后肌腱（PTT）、FHL、趾长屈长肌（FDL）、腓骨长肌和腓骨短肌（PB）的代偿，但跖屈力量仍较弱。
- 在选择肌腱进行转位之前，必须对 FHL 肌腱的完整性和力量进行临床评估。通过评估踝关节背伸跖屈时跨趾趾间关节跖屈强度来进行。在踝后面触诊有无触痛对于排除 FHL 撕裂或踝管内嵌压是很重要的。

35.1.2 影像学评估

- 在评估跟腱病理时踝关节的负重侧位 X 线片是很重要的：
  - 踝关节 X 线片可显示跟腱止点性撕脱骨折。
  - 跟腱内或跟腱止点明显钙化跟腱炎提醒外科医生可能需要进行 FHL 转位。
  - 在大多数情况下，鉴于跟腱疾病的软组织性质，X 线片将是无法诊断的。
- 磁共振成像（MRI）或超声可以提供额外的诊断价值，并在急性断裂中定位断裂水平；但这不是常规要求的：
  - 如果担心 FHL 肌腱病变或其完整性，可以使用此方法。
  - 在慢性/隐匿性的跟腱断裂中，MRI 将提供有关腓肠肌和比目鱼肌脂肪浸润程度的相关信息。
  - 如有明显超过 50% 的脂肪浸润，那么在不额外增加肌腱转位的情况下，单独重建跟腱将不太可能达到令人满意的临床疗效。
- 在肌腱变性的情况下，MRI 可用于分析肌腱的质量。当超过 50% 的跟腱异常可以预测需要的肌腱切除量时 FHL 转位是有益的。

35.1.3 非手术疗法

- 关于各种跟腱病理性疾病的保守治疗方案在第 32~ 第 34 章中有详细阐述。

35.1.4 禁忌证

- 依赖于踇趾运动的患者，如芭蕾舞女演员、足球运动员或排球运动员，可能会从腓骨肌腱增强而非 FHL 转位中获益。
- 4% 的患者会抱怨持续的平衡感缺失，这应该在术前进行讨论告知。

35.2 手术目的

- 恢复受影响下肢的跖屈力量达到功能性行走。
- 在重建跟腱（V-Y 延长，翻转，同种异体移植）的情况下提高跖屈力量以实现高水平运动。

35.3 手术优势

- 强度：
  - FHL 的强度是 FDL 的两倍，并且是比 PB 更强的跖屈功能。
  - FHL 与小腿三头肌在步态周期中同步，这有助于维持正常的踝关节生物力学性能。
- 解剖位置：
  - 接近跟腱，便于切取，可通过单切口进行。
- 血管：
  - 肌腱肌肉组织可以改善重建跟腱（V-Y 延长，翻转，同种异体移植）愈合的整体环境。
- 可行性：
  - FHL 具有非常低的内在疾病率，使其成为非常可靠的肌腱转位选择。
- 肥大：
  - 明确的数据显示肌腱转移后 FHL 肌肉肥大，随着时间的推移改善整体功能。

35.4 主要原则

- 俯卧位有利于 FHL 的切取和转位；如果需要也可以进行患侧肢体外旋的平卧方法。
- 紧靠 FHL 内侧的是胫后神经，以避免医源性损伤。

35.5 术前准备和患者体位

- 术前影像以确定肌腱变性或脂肪浸润（陈旧性断裂）的相对量，以确定可能需要进行 FHL 转位。
- 设备：
  - 单切口技术首选界面螺钉固定：

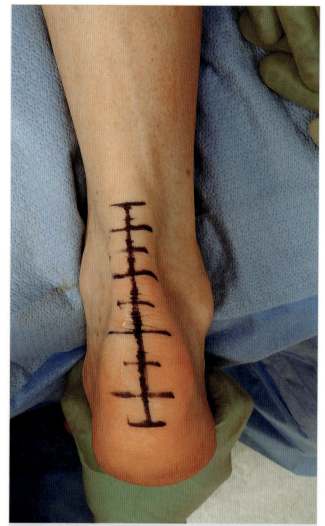

图 35.1 患者俯卧位正中切口。在止点性疾病的情况下，切口必须向远侧延伸，以确保切除止点部钙化的骨刺

   * 应提供合适的铰刀和界面螺钉，通常使用 6.5~7.25mm 的界面螺钉。
  - X 线检查：
   * 使用大型 C 臂透视机有助于确定跟骨骨隧道，并有助于移除任何跟骨结节部骨赘。
- 体位：
  - 患者俯卧位双足刚位于手术台外，便于切取和转位：
   * 如果患者不能俯卧，可以用沙袋或软垫便于患肢外旋。患肢脚部放置多个垫子将足摆放在"4"字位置，改善了脚的外旋体位。
- 如从中足取长段肌腱，这个位置可能是首选。但鉴于现有的固定方法，大多数情况下不需要长段切

取。
- 如果可能，首选区域麻醉。
- 笔者倾向于所有手术病例中几乎不使用止血带。如果要用止血带，请确保放置大腿止血带，并在患者仰卧时放置管道面向后，以防止与压力相关的皮肤问题。小腿部放置止血带将限制全部的肌肉活动和手术视野，因此不建议使用。
- 下肢消毒铺单于膝上。

35.6 手术技术

35.6.1 手术入路

- 俯卧位：
  - 在胫后动脉和腓动脉血管区域之间进行正中入路（图35.1）。
- 仰卧：
  - 在跟腱后缘偏前1cm处做一个基于内侧的切口，直视下偏外侧解剖分离。

35.6.2 外科手术：后踝部FHL切取

- 注意避免皮下与筋膜层的剥离，以尽量减少不必要的软组织创伤。然后切开筋膜，可以观察跟腱：
  - 在肌腱变性的情况下，可能存在粘连，消除筋膜和跟腱之间粘连直至正常组织平面。
  - 在显露FHL之前切除所有非活性组织（图35.2）。
- 将后深间室筋膜切开显露跟腱前面的FHL。

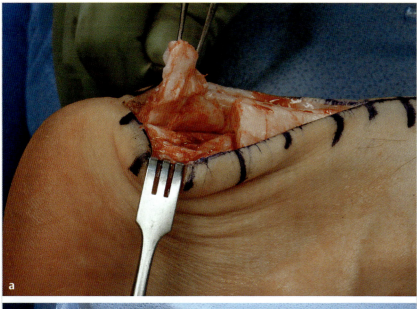

图35.2 a.切除所有非活性组织，确保最大程度减轻疼痛。b.随后扩大切除出现的缺损，需要FHL转位加强

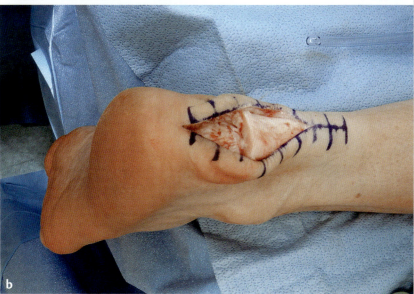

踇长屈肌腱切取

- 正确识别 FHL 至关重要，因为后部神经血管结构紧贴 FHL 的内侧走行。因此，解剖和暴露在 FHL 外侧边进行。
- 切开 FHL 鞘，沿着内踝后侧进入踝管解剖。FHL 肌肉在转变为肌腱之前向远端延伸至踝关节，是避免医源性损伤胫神经的另一个解剖特征。
- 识别出 FHL，用手指或直角牵开器牵住肌腹部并回拉。牵拉 FHL 时，可通过踇趾跖屈来再次确认（图 35.3）。
- 肌腱的远端显露，踝关节和踇趾最大限度地跖屈，同时在 FHL 上向近侧牵拉，以获得最大量的肌腱用于转位。
- 尽可能远端切断肌腱，以确保获得足够的长度。
- 从内侧到外侧切取肌腱，以避免损伤神经血管结构。
- 测量肌腱尾端的直径以确定准确的隧道尺寸：
  - 肌腱尾端用 0 号缝线锁边缝合以便于肌腱穿过骨隧道。

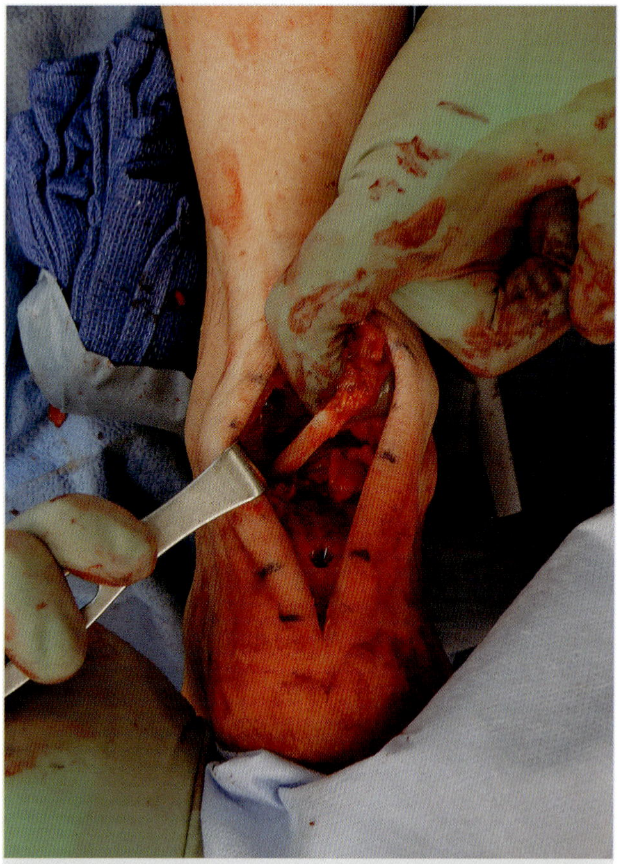

跟骨骨道

- 骨骼准备：
  - 切除任何的 Haglund 畸形或止点性钙化肌腱炎。在非止点性疾病或急性断裂的情况下，通常不需要这样做。
- Beath 针从跟骨后部紧靠原跟腱止点的前方。隧道应置于跟骨中央，以避免意外造成的内翻或外翻拉力。在远端，针应从结节的近端出口，以避免损伤足外侧神经（图 35.4）。
  - 使用中空专用铰刀创建骨隧道（图 35.5）。

近端肌腱固定

- FHL 可于剩余跟腱止点部的近端编织。在肌腱清创术后残留间隙的情况下，此方法使患者的跖屈力量最大化。

肌腱转位至跟骨

- 肌腱缝合线穿过 Beath 针孔并将针从足底拉出，使肌腱通过隧道（图 35.6）。
- 对缝合线施加牵拉力，将肌腱穿梭到骨隧道中：

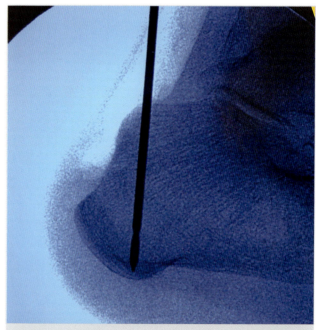

图 35.3　FHL 在胫神经的外侧被识别，在肌腱远端横切前用手指牵拉并维持张力可见肌腹部位较低，肌腱明显不同于胫神经

图 35.4　术中侧位 X 线片显示跟骨骨隧道建立在过度切除跟骨后上结节的情况下。在这个病例中，隧道在前面以便实现固定。注意下方的 Beath 针在结节中心内退出，以避免损伤足底外侧神经

35 跨长屈肌腱转位的跟腱重建

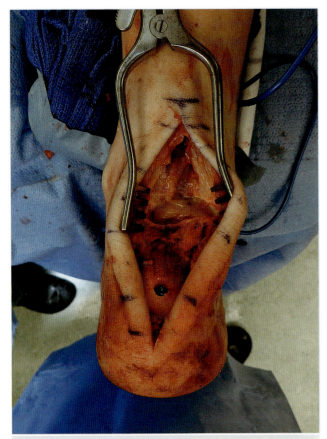

图 35.5 切除跟骨后上结节明显突出骨赘使跟骨背侧平滑。FHL 的隧道应紧贴跟骨皮质前方开始,以达到最大的固定强度

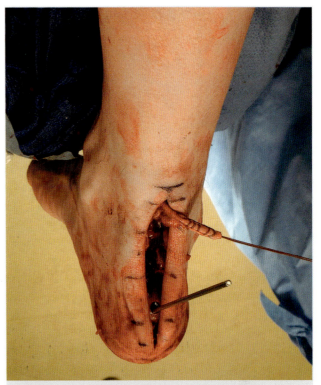

图 35.6 FHL 的缝合线穿过 Beath 针的孔眼,以便于转移到骨道

- 在有些情况下,可能存在肌腱长度过多,并且肌腱在远端牵移过程中可能被软组织阻挡:
  * 如果遇到这种情况行足底小切口,并对跟骨结节进行钝性分离,将肌腱拉过足底皮肤切口以维持适当的张力。

张力

- 离开足底的缝合线用持针器固定在所需的张力水平。持针器带线旋转可以增加肌腱上的张力:
  - 笔者的经验是在足跖屈 5° 时维持肌腱张力最大时固定。一旦牢固固定,能在 FHL 具有良好的张力且能够背伸到中立位(图 35.7):
    * 肌腱用界面螺钉固定。避免使用金属螺钉,以避免医源性切割肌腱的风险(图 35.8)。
    * 螺钉尺寸取决于肌腱直径;在大多数情况下,需要 6.5~7.25mm 的螺钉。考虑跟骨的松质骨特性,螺钉尺寸应略大于钻孔,相反在硬皮质骨中进行肌腱转移时应选择小螺钉。

35.6.3 外科手术:取长段 FHL

- 如果需要长段的肌腱,也可以从中足切取 FHL:
  - 鉴于单切口技术的可操作性和固定强度,这不是常规要求:
    * 但如果没有界面螺钉固定,或者外科医生喜欢将肌腱拉回近侧跟腱端,则需要切取长段肌腱。
- 在中足的足底内侧,行从距舟关节向远端第 1 跖趾关节延伸的单独切口。
- 在切口近端跨展肌下缘显露 FDL。从远端开始解剖分离,识别 Henry 结节。周边静脉血管丛分离和电凝,避免术后出血和血肿形成。切开构成 Henry 结节的组织,当 FHL 从深部穿过 FDL 并在 FDL 内侧止于远端趾骨时显露 FHL。
- FHL 和 FDL 之间存在斜腱束连接,必须切断以便完全游离 FHL。可以将 FHL 和 FDL 的远端残端缝合在一起,以最小化 FHL 屈曲远节趾骨关节损失

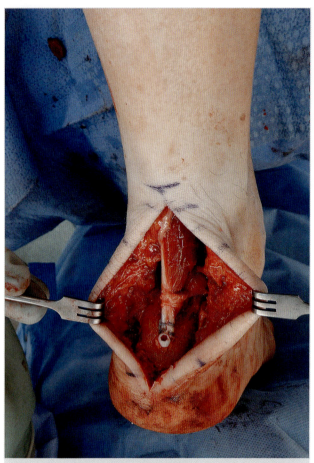

图 35.7 FHL 转位后界面螺钉固定后术中外观，肌腹位于或贴近跟骨结节处，如果可见明显肌腱，提示张力不够

的影响。单切口技术不需要这一点，因为肌腱位于交叉连接的近端，而 FDL 仍然能够向远端趾骨施加力量：

- 在显露中可能会损伤邻近足底内侧神经，最好通过远端横切 FHL，并在向近端拉动肌腱之前分离所有与 FDL 交叉连接来避免。
- 从后切口向近端抽回 FHL：
  - 固定可以通过在跟骨结节内横向钻孔并将肌腱用 0 号线在自身或跟腱残留末端上进行缝合。

35.7 技巧和要点

- FHL 筋膜近端松解以便将肌腱从深间室转移到浅层。
- 张力：笔者偏好在足跖屈 5° 位肌腱的最大张力时固定，同时术中能被动背伸到中立位。

35.8 误区及危害

- 胫神经损伤：
  - 通过深层解剖可以避免这种情况，在切取前识别 FHL 肌腹和肌腱部。
  - 在后切口拉动 FHL 的同时观察姆趾指间关节跖屈，以确认是肌腱，而不是相邻的胫神经。
- 长度不足：单切口可避免以这种并发症发生，应尽可能在踝管内远端切取肌腱。或者跟骨后结节切除过度可能需要更长的肌腱腱骨固定，但应尽量避免。如无法避免应该考虑长段切取。
  - 通过肌腱更加的前置，可以获得固定并补偿长度的不足。虽然这可能会实现骨性固定，但因肌腱太贴近踝关节旋转中心会丢失一些生物力学优势。
  - 必要时缝合锚钉也可用于补充或替换界面螺钉固定。
    *2 枚 3.5mm 锚钉可达到与界面螺钉相似的固定强度。
- 张力失败：可能是肌腱太长卡在跟骨下部或足底软组织。
  - 为避免这种情况，笔者建议双皮质钻孔并在足底做一个小切口，以便于拉紧肌腱。

35.9 术后治疗

- 术后立即将小腿固定在跖屈 20° 的夹板中，以最大限度增加后部皮肤软组织血液灌注量。患者保持不负重。
- 2 周：
  - 切口评估拆线。将下肢放置在一个带有两个 2.5cm 厚足跟垫的可控调踝运动（CAM）支具中，并保持不承重；允许合适的运动范围。
- 4 周：
  - 带有两个 2.5cm 厚足跟垫的支具承重。
- 6 周：
  - 进行评估以确保跟腱的完整性，并制订正式的物理治疗计划。允许单足负重，夜间不需佩戴。
- 8 周：
  - 过渡到没有任何足跟垫的情况下支具负重。
- 9 周：
  - 每只运动鞋内有 2.5cm 的足跟垫，以减缓压力。

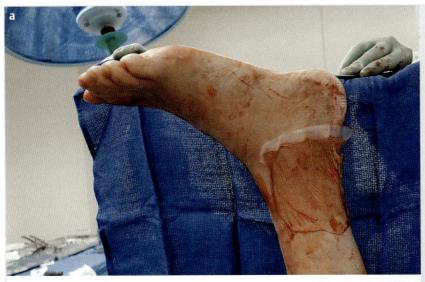

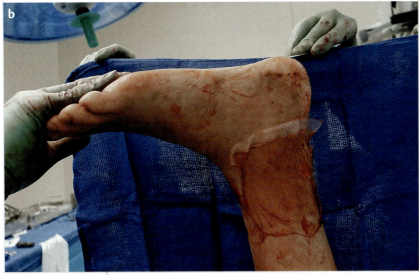

图35.8 术中肌腱转位后张力能维持足在5°~10°的跖屈位。a.足背部张力,前足底施加压力。b.足不应该超过中立位

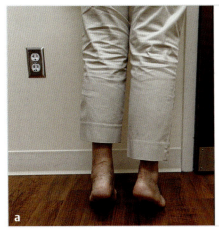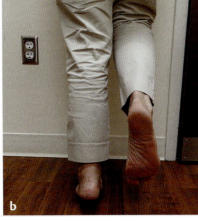

图35.9 慢性止点性跟腱断裂行单独FHL转位术后1年。患者能够进行双足跟上抬(a),单足跟上抬(b)。尽管患者能完成单足跟上抬,但患者可能无法进行剧烈的运动

- 11周:从鞋子上取出足跟垫。
- 12周:临床评估以确定修复的完整性:
  - 根据患者的需要继续进行物理治疗,并了解在某些患者中可能无法实现单足跟抬高。尽管如此,患者通常会在一般日常活动中取得良好的功能结果,但在跑跳方面可能会受到限制(图35.9)。

35.10 结果

- 多项小的临床回顾性研究证实,FHL转位术后可达到满意效果。

- Will 和 Galey 回顾了 19 例跟腱病患者行单切口 FHL 转位治疗的结果。
  * 他们研究最后一次术后复查 VAS 评分在术从 7.5 分减少到 0.6 分，同时平均 AOFAS 评分为 96.4 分。
- Martin 等证实，56 例止点性跟腱炎患者，行远端跟腱切除，FHI 转位术，术后患者满意度为 86%，无疼痛率为 95.5%。
  * 然而，注意到 30°/s 活动力量强度下降 28.6%，60°/s 时下降为 22.8%。
- Elias 等对 15 例陈旧性跟腱断裂患者进行了 V-Y 延长同时行 FHL 转位。
  * 联合手术重建，但在 60° 时出现了持续 22.3% 的力量下降，在 120° 时出现了 13.5% 的力量下降。
- Richardson 等评估了 22 例患者行单切口 FHL 转位技术后踇趾跖屈功能的影响。
  * 尽管远端趾骨下方的压力显著下降，但通过 SF-36 得分测量的患者功能和 AOFAS 的足踇指评分很高。笔者得出结论，实验室证明的功能丧失不影响临床效果。

参考文献

[1] Martin RL,Manning CM,Carcia CR,Conti SF.An outcome study of chronic Achilles tendinosis after excision of the Achilles tendon and flexor hallucis longus tendon transfer[J]. Foot Ankle Int，2005，26（9）:691-697.

[2] Maffulli N,Spiezia F,Longo UG,et al.Less-invasive reconstruction of chronic Achilles tendon ruptures using a peroneus brevis tendon transfer[J].Am J Sports Med，2010，38（11）:2304-2312.

[3] Schon LC,Shores JL,Faro FD,et al.Flexor hallucis longus tendon transfer in treatment of Achilles tendionsis[J].J Bone Joint Suirg Am，2013，95（1）:54-60.

[4] Oksanen MM,Haapasalo HH,Elo PP,et al.Hypertrophy of the flexor hallucis longus muscle after tendon transfer in patients with chronic Achilles tendon rupture[J].Foot Ankle Surg，2014，20（4）:315-317.

[5] Will RE,Galey SM.Outcome of single incision flexor hallucis longus transfer for chronic Achilles tendinopathy[J].Foot Ankle Int，2009，30（4）:315-317.

[6] Elias I,Besser M,Nazarian LN,et al.Reconstruction for missed or neglected Achilles tendon rupture with V-Y lengthening and flexor hallucis longus tendon transfer through one incision[J].Foot Ankle Int，2007，28（12）:1238-1248.

[7] Richardson DR,Willers J,Cohen BE,et al.Evaluation of the hallux morbidity of single-incision flexor hallucis longus tendon transfer[J].Foot Ankle Int，2009，30（7）:627-630.

第5部分 踝

36 距骨骨软骨损伤的关节镜下微骨折和钻孔治疗

Eric I. Ferkel, Richard D. Ferkel

36.1 概述
- 距骨骨软骨损伤（OLT）是一种不常见的踝关节损伤，常与踝关节扭伤、慢性不稳定和踝关节骨折等疾病有关。
- 实际上大多数距骨骨软骨损伤都是创伤性的。
- 距骨的内侧面最常受累。
- 大多数距骨骨软骨损伤部位都在距骨的穹隆部。

36.2 适应证
损伤面积 < 107.4mm² 和（或）损伤区域直径 < 10.2mm 的患者效果最佳。

36.2.1 临床评估
- 经常有踝关节扭伤病史。
- 以活动相关性疼痛和踝关节绞锁、打软腿为主诉。
- 非特异性临床检查：
  - 踝关节间隙存在压痛。
  - 压痛点可能与损伤部位不一致。

36.2.2 影像学评估
- 平片可能显示距骨骨软骨损伤周围存在骨折、游离体或囊变。
- 术前利用X线、MRI、CT充分评估骨软骨损伤情况，对于了解损伤的分期和对骨软骨、骨软骨下骨和骨的解剖、定位和病理很有帮助。

36.2.3 非手术疗法
- 支具固定。
- 适当调整运动。

36.2.4 可选的治疗方案
- 非手术治疗包括生物辅助、药物治疗及制动与持续规定范围内运动相结合。
- 伴或不伴钻孔、微骨折的灌洗和清创。
- 伴或不伴截骨的开放性踝关节切开手术。
- 急性骨缺损的修复。
- 自体骨软骨移植。
- 同种异体骨软骨移植。
- 基质诱导的自体软骨细胞移植（MACI）。
- 青少年软骨同种异体移植。
- 软骨细胞外基质同种异体移植。
- 金属关节表面置换。

36.2.5 禁忌证
- 损伤面积 >107.4mm² 或损伤区域直径大于 10.2mm。
- 骨软骨损伤下存在大的囊肿。
- 退行性关节疾病。
- 既往微骨折术后失败。

36.3 手术目的
- 重建距骨表面骨软骨解剖。

36.4 手术优势
- 完全关节镜下治疗。
- 符合适应证较高的成功率。
- 对后期其他治疗无影响。

36.5 主要原则
- 刺激骨髓，清除任何松动或不稳定的骨和软骨。
- 允许间充质干细胞在非囊变及较小的距骨骨软骨损伤区形成凝块以协助纤维软骨（Ⅰ型）和少量的Ⅱ型软骨形成。

36.6 术前准备和患者体位
- 从手术台上取下软垫，以便更好地进入后侧入路。
- 健腿置于软垫上，用绑带固定，足跟应该置于手术台边缘。
- 患者仰卧位，大腿稳妥放置在软垫大腿架上。

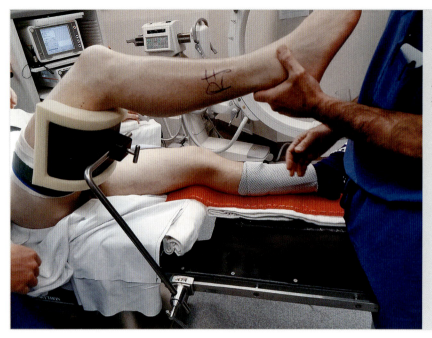

图 36.1 大腿稳妥放置在软垫大腿架上，大腿架通过钳夹固定在手术台侧杆上。止血带被置放在近端大腿附近，大腿架固定大腿处位于在腘窝近端以避免损伤神经血管结构

- 膝关节屈曲 65° 位固定，保持腘窝部自由不受压、髌骨和踝部正对天花板（图 36.1）。
- 止血带置于大腿近端。
- 大腿以大转子为标志。
- 关节内灌注用水悬挂在患腿一侧。
- 在患腿贴膜之前，先将腓浅神经标记出来。
- 牵引后，标出胫骨前肌、腓骨、胫骨/内踝。
- 止血带充盈程度根据外科医生偏好决定。
- 用无创的绳带牵引关节。

36.7 手术技术

36.7.1 设备

- 小型关节镜。
- 1.9mm、30° 镜头。
- 2.7mm、30° 和 70° 镜头。
- 2.9mm 相关套管系统。
- 2.0mm、2.9mm、3.5mm 刨削器、磨钻。
- 3.5mm、4.5mm 环形、杯形刮匙。
- 1.5mm 探针。
- 2.9mm、3.5mm 抓钳和篮钳。
- 2.9mm 骨压棒。
- 髓核钳。
- 微骨折锥。
- 小型微骨折锥。
- 克氏针（1.14mm 和 1.57mm），光滑带有尖部。
- 无创踝关节牵引系统，大腿架，可调式四极重力液压灌注系统。
- 22 号（3.81cm），18 号腰穿针。
- 10mL 有延伸管的注射器。
- 2~50mL 注射器。

36.7.2 麻醉

- 一般行腘窝阻滞麻醉，外科医生在手术快结束时使用 10mL 0.5% 丁哌卡因（无肾上腺素）行局部隐神经阻滞。
- 如果可能的话，患者应该完全被"麻痹"，以便更好地牵引关节。

36.7.3 切口 / 首选的入路

- 使用"穿刺扩张"技术来避免神经血管损伤。
- 前内侧入路：位于胫骨内侧、前方结构隐静脉和隐神经、胫前肌腱和踇长伸肌（图 36.2）。
- 前外侧入路：位于腓肠肌外侧，前方结构腓浅神经，趾伸肌腱，第 3 腓骨肌（图 36.2）。
- 后外侧入路：在跟腱外侧的软点处，在腓骨尖端上方 1.2 cm 处有腓肠神经和小隐静脉（图 36.3）。
- 经踝利用克氏针微骨折钻孔通过腓骨或胫骨入路进入距骨缺损。
- 建立前内侧入路，首先于胫前肌腱内侧插入 22 号

36 距骨骨软骨损伤的关节镜下微骨折和钻孔治疗

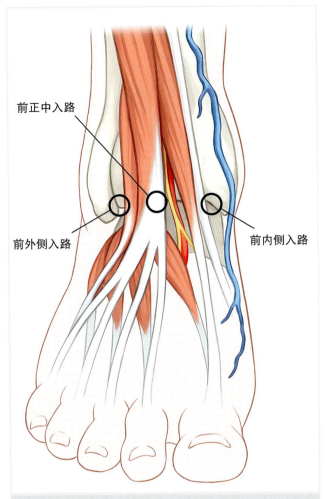

图 36.2 前内侧和前外侧入路是最常用的踝关节镜入路，前正中入路较少使用

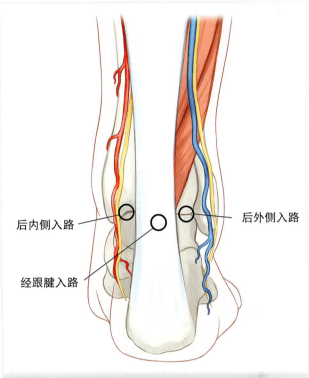

图 36.3 最初的踝关节镜后侧入路是后外侧入路，经跟腱或后内侧的入路很少使用

针，用手在外感受。针尖对准距骨穹隆上方，进入关节腔后，注入无菌生理盐水 10mL 之后评估回流和关节侧方扩张情况。
- 然后配合手部触诊，用一个 11 号手术刀在胫骨前肌腱做一个垂直的切口。
- 直接用蚊式钳进行解剖，然后插入带有关节镜管路系统的钝性套管。
- 一旦关节镜进入到关节腔内，首先使用 50mL 注射器和延长管从插管的侧口注入液体。
- 使用 22 号针来定位前外侧入路，并使用穿刺扩张技术进入关节并插入入水管路。
- 开始最初的关节评估，然后用一个 18 号的腰穿针在软点上做一个后外侧入路，如前面所描述的，同时通过 Harty 切迹检视。将针以 45°指向内踝，并刚好位于胫腓横韧带以下，直到有回流。
- 目的是将关节镜管路系统刚好放置在下胫腓后韧带

的内侧，并在胫腓横韧带的下方。
- 此时，将入水端切换至后外侧入路，按以下描述完成"21 点"探查。

36.7.4 "21 点"探查

根据 Richard Ferkel 的描述，诊断性踝关节镜的"21 点"探查要求外科医生在每个探查点时都要停下来学习研究患者的解剖。
- 对每个区域进行探查的顺序并不重要，因为外科医生对每个区域都要做到有效的彻底探查。

关节镜置于前内侧入路下（图 36.4）：
1. 三角韧带。
2. 内踝沟。
3. 距骨内侧。
4. 距骨中部、距骨穹隆。
5. 距骨外侧。
6. 距骨、胫骨、腓骨的三根分叉部，包括下胫腓前韧带。
7. 外踝沟，包括距腓前韧带。
8. 前侧沟。前内侧或前外侧入路可探查踝关节的中部、后部结构。

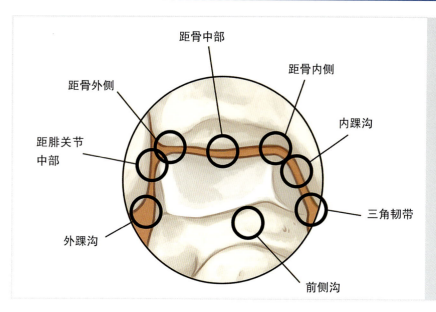

图 36.4 踝关节镜前方 8 点检查

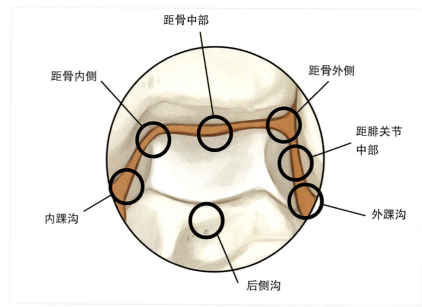

图 36.5 踝关节镜后方 7 点检查

9. 胫骨 / 距骨内侧。
10. 胫骨 / 距骨中部。
11. 胫骨外侧 / 距腓关节。

然后将前入路关节镜调至后方入路,去探查后方结构,包括有:

12. 下胫腓后韧带。
13. 胫腓横韧带。
14. 蹞长屈肌。

将关节镜更换至后外侧入路完成接下来的探查(图 36.5):

15. 后内侧沟。

16. 距骨后内侧。
17. 距骨后中部。
18. 距骨后外侧。
19. 距腓关节后方。
20. 后外侧沟,包括距腓后韧带。
21. 后侧沟。

36.7.5 清理术

- 清理不稳定的骨软骨和骨组织使其坚固,用刮匙、刨削器打磨软骨面。钙化的软骨层必须去除,以使凝块黏附良好,从而提高修复的机会。

36 距骨骨软骨损伤的关节镜下微骨折和钻孔治疗

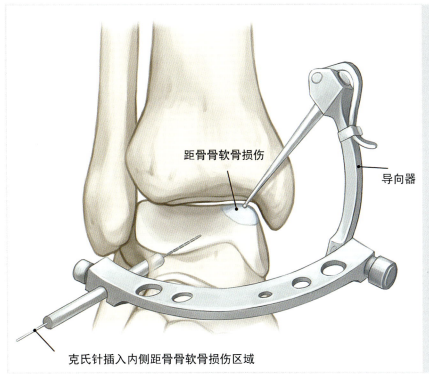

图 36.6 内侧距骨骨软骨损伤区域的经距骨钻孔。如图所示：使用微型矢量导向器将克氏针插入跗骨窦区，钻至内侧距骨骨软骨损伤区域

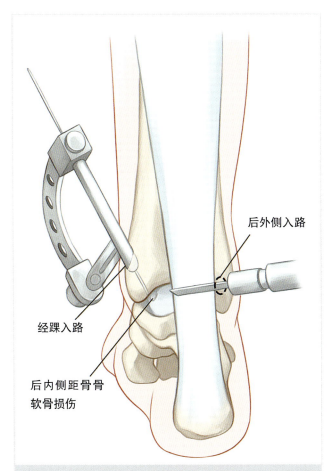

图 36.7 1 例右踝后内侧距骨骨软骨损伤的治疗。后外侧入路镜下可观察到骨软骨损伤区域，但钻头导向器是通过前内侧入路置入的

36.7.6 微骨折、钻孔

- 使用 1.6mm 细克氏针或者特选的克氏针进行微骨折钻孔处理，孔深 2~6mm，各孔间间距约 5mm。
- 可以通过后侧入路、经踝入路、经距入路来完成（图 36.6）。

36.7.7 生物制品辅助（疗效尚未被证实）

- 富血小板血浆。
- 骨髓提取物浓缩液。

36.7.8 闭创和固定

- 4-0 号尼龙线垂直褥式缝合。
- 带软垫的夹板或管形支具于背伸中立位固定。

36.8 技巧和要点

- 前内侧入路靠近胫前肌腱。
- 前外侧入路更偏中央侧。
- 去除手术台软垫，这样就可以很好地将脚踝与手术台隔开。
- 后外侧入路应刚好朝向距骨后外侧的软骨缺损区域，并位于胫腓横韧带的下方。
- 正确使用器械：30°~70° 镜头、刮匙和铲（图

36.7）。

36.9 误区及危害

- 神经与血管的损伤。
- 感染。
- 医源性软骨损伤。
- 关节纤维化。

36.10 并发症及相应处理

- 软骨移植手术（自体移植或同种异体移植）。

36.11 术后治疗

- 关节镜入路缝合口于术后7天拆线，并用胶条覆盖。更换为可穿脱的玻璃纤维支具或CAM靴，开始关节活动度练习。
- 术后前4周，患者应保持不负重，具体不负重时间取决于OLT的大小和位置，直到第5周能在靴或拐杖帮助下完全负重，第6周不需要靴保护能完全负重。

36.12 结果

- Clanton等观察了一批进行了微骨折处理的患者，这些患者的平均软骨损伤面积为70mm^2、Outerbridge分级为3级和4级。他们发现，平均随访时间为26个月的患者满意度为80%（8/10），其中如果患者既往行踝关节手术，满意度会大大降低。
- Van Bergen等对一批微骨折处理后的患者进行了12年的随访评估，结果显示78%的患者有良好的Ogilvie-Harris评分，其中94%的患者重返了工作，88%的患者恢复了体育活动。
- Ferkel等对他们的OLT患者进行了平均71个月的随访，发现72%的患者有良好的疗效。他们跟进了一个有17名患者的更小的亚群，并在5年前使用相同的方法对他们进行了评估，发现35%的患者的Ogilvie-Harris评分降低了一级，这表明长期随访中，某些病例的骨软骨损伤的微骨折处理效果可能会减退。
- 关节镜下清理术和骨髓刺激后的长期结果显示，在一组平均随访时间为118个月（范围：46~271个月）的患者中，76%的患者继续参加运动。然而，在术前的踝关节关节炎评分中值为8分，在最终随访中评分下降至4分。

参考文献

[1] Saxena A, Eakin C. Ariticular talar injuries in athletes: results of microfracture and autogenous bone graft[J]. Am J Sports Med, 2007, 35（10）:1680-1687.

[2] Hintermann B, Regazzoni P, Lampert C, et al. Arthroscopic findings in acute fractures of the ankle[J]. J Bone Joint Surg Br, 2000, 82（3）:345-351.

[3] Ramponi L, Yasui Y, Murawski CD, et al. Lesion size is a predictor of clinical outcomes after bone marrow stimulation for osteochondral lesions of the talus: a systematic review[J]. Am J Sports Med, 2017, 45（7）:1698-1705.

[4] Choi WJ, Choi GW, Kim JS, et al. Prognostic significance of the containment and location of osteochondral lesions of the talus: independent adverse outcomes associated with uncontaine, lesions of the shoulder [J]. Am J Sports Med, 2013, 41（1）:126-133.

[5] Choi WJ, Park KK, Kim BS, et al. Osteochondral lesion of the talus: is there a critical defect size for poor outcome[J]? Am J Sports Med, 2009, 37（10）:1974-1980.

[6] Chuckpaiwong B, Berkson EM, Theodore GH. Microfracture for osteochondral lesions of the ankle: outcome analysis and outcome predictors of 105 cases[J]. Arthroscopy, 2008, 24（1）:106-112.

[7] Ferkel RD. Foot and Ankle arthroscopy. 2nd ed[M]. Philadelphia, PA: Wolters Kluwer: 2017.

[8] Clanton TO, Johnson NS, Matheny LM. Outcomes following microfracture in grade 3 and 4 articular cartilage lesions of the ankle[J]. Foot Ankle Int, 2014, 35（8）:764-770.

[9] van Bergen CJ, Kox LS, Maas M, et al. Arthroscopic treatment of osteochondral defects of the talus: outcomes at eight to twenty years of follow-up[J]. J Bone Joint Surg Am, 2013, 95（6）:519-525.

[10] Ferkel RD, Zanotti RM, Komenda GA, et al. Arthroscopic treatment of chronic osteochondral lesions of the talus: long-term results[J]. Am J Sports Med, 2008, 36（9）:1750-1762.

[11] van Eekeren IC, van Bergen CJ, et al. Return to sports after arthroscopic debridement and bone marrow stimulation of osteochondral talar defects: a 5- to 24-year follow-up study[J]. Knee Surg Sports Traumatol Arthrosc, 2016, 24（4）:1311-1315.

37　距骨骨软骨损伤的关节镜下微骨折处理

Rocco Papalia, Guglielmo Torre, Vincenzo Denaro, Nicola Maffulli

摘要：关节镜下微骨折处理是用于处理距骨骨软骨损伤的一种常规、安全的手段，完成它不需要特别的专业技术，只要制订了良好的术前计划，术后就能有满意的结果。主要的关注点是软骨损伤的大小和定位，患者影像学特征、活动水平和年龄的恰当评估。还必须高度重视术后康复，以确保在患侧踝关节负重前微骨折部位完全愈合。

关键词：骨软骨，距骨，微骨折处理，骨髓刺激。

37.1　概述

骨软骨缺损在运动医学中常见，可见于膝关节、肘关节、髋关节和踝关节等主要关节。骨软骨损伤包括软骨的全层缺损，也混合有骨软骨下骨的损伤。距骨软骨损伤在一般人群中比较少见，但在运动员中越来越常见。距骨骨软骨损伤主要由外伤引起，但也可继发于缺血、异常骨化、遗传易感性和严重的骨关节炎。距骨骨软骨损伤会引起体育运动时的疼痛，也会导致行走、负重困难。一部分距骨骨软骨损伤是无症状的，因为各种不一样的主诉为影像学发现。因此，单纯影像学上的表现可能是一个偶然的发现，并不意味着需要手术。

37.2　适应证

- 最主要的适应证是小面积磨损的、非囊变的骨软骨损伤。
- 然而，在所有的病例中，对于存在老年性软骨软化、软骨磨损和骨软骨碎片不稳定情况的患者，建议关节镜下微骨折处理。
- OLT 的表面积 < 150 mm^2。
- 不接受非手术治疗的不稳定 OLT 患者。

37.2.1　病理

- 在运动活动中，足扭伤、暴力背屈、暴力跖屈、胫骨外旋是造成 OLT 的最常见的外伤机制。约 50%的踝关节扭伤和约 70%的骨折与骨软骨损伤有关。松质骨骨折影响周围区域的血管形成，因此骨软骨下骨受到影响，发展为 OLT。

37.2.2　临床评估

- 当单独的 OLT 出现时，常见的症状有关节疼痛、绞锁和僵硬，伴有踝关节的腔内积液和肿胀。由于这些症状是非特异性的，并且是踝关节外伤和扭伤的常见症状，OLT 通常未被确诊，因此也没有得到治疗。
- 一般来说，患者主诉负重时、行走时疼痛，而踝关节静息时无痛。这类疼痛是因负重时关节腔内压力增加而引起的。此外，踝关节扭伤的疼痛在 4~6 周内能自行缓解，持续性疼痛则通常与骨软骨损伤有关。
- 临床表现中有不明确的踝关节疼痛、肿胀通常是非特异的。患者可能主诉踝关节有不稳定的感觉，患者主观疼痛的位置往往与 OLT 的定位不相符。
- 在临床评估中，患者通常会有踝关节间隙的压痛，尤其是在病变部位。考虑到大多数病灶位于距骨的穹隆区域，而不是距骨前方，触诊时跖屈踝关节可能有助于将损伤部位暴露给检查者，使软骨损伤定位更准确。多数情况下，踝关节是稳定的，并没有韧带功能障碍的临床证据。尽管患者常有踝关节不稳定的主观症状，但是，确有一部分患者同时有踝关节不稳定和 OLT。这些患者同时有前抽屉试验时外侧韧带的临床松弛和踝关节疼痛，与 MRI 检查的相关性最强。

37.2.3　影像学评估

- 首先拍踝关节的标准正侧踝穴位负重位 X 线片。所有的病例里，可能看不到 OLT，但在距骨顶的损伤区域可能显像低密度影或游离体。
- 大多数病例中，需要进行额外的辅助检查来评估骨软骨损伤的生物活性和解剖外形。MRI 是最好的初步检查，用来确诊不明确的 OLT 或者用来证实 X 线片上的异常影，实际上就是病灶。通过 MRI 上的 OLT 侧出现骨髓水肿来证明。此外，MRI 还能有助于排除其他常见相关疾病，如踝关节外侧韧带撕裂、腓骨肌腱或胫后肌腱病变。然而，由于骨髓水肿的存在，在确定病变的具体大小时 MRI 是不准确的。骨软骨损伤的大小可能会影响治疗选择时，应增加一个 CT 检查，以确定骨软骨损伤的解剖、大小、定位和邻近 OLT 的微囊肿存在。

37.2.4 非手术疗法

- 保守治疗方案包括外固定，口服非甾体类抗炎药止疼，补充骨软骨成分（软骨素和氨基葡萄糖），关节内注射透明质酸或富血小板血浆，物理治疗和小腿肌肉锻炼。
- 然而，这些保守治疗并不能解决骨软骨的结构性损伤。当疼痛持续或在关节腔内检查到游离体时，需行关节镜手术。

37.2.5 OLT 分类

Ferkel 等提出了一种基于 CT 的骨软骨损伤分类（图 37.1），将损伤严重程度分为 4 个等级（表 37.1）。

各等级都有不同的预后和治疗。对于 1 级损伤，尽管骨软骨损伤没有被修复，但保守治疗可缓解症状和恢复功能。2~4 级损伤通常需手术治疗。尽管骨囊变被认为是 5 级损伤，但 Bristol 分类仍可以与 Ferkel 分类相媲美。MRI 显示，与外侧骨软骨损伤（34%）相比，内侧骨软骨损伤（62%）的概率更高。距骨中心也经常受累（80%），然而前后边缘受累不常见（分别是 6% 和 14%）。就损伤定位而言，距骨内侧骨软骨损伤与预后较差有关，统计学意义明显。此外，损伤面积大于 150mm² 的距骨骨软骨损伤与预后较差有关。此外，OLT 病程也影响预后。

表 37.1 OLT 的 Ferkel 分级

级	CT 表现
1	带完整壁的囊性病变
2a	囊性病变与距骨顶相通
2b	全层损伤伴重叠碎片
3	伴透亮影的无移位病变
4	游离体形成

与成年期或老年期出现的骨软骨损伤相比，在儿童期和青少年期出现的骨软骨损伤预后较好。

37.2.6 禁忌证

- 弥漫性踝关节炎。
- 大的囊变，V 型 OLT。
- 损伤表面积 >150mm²（相对禁忌证）。
- 脓毒性关节炎/踝关节感染。
- 复发的 OLT/既往微骨折术后失败患者。

37.3 手术目的

微骨折处理是一种骨髓刺激技术，用于诱导骨软骨下骨的出血，促进纤维软骨的形成。由于骨软骨是无血管的，不能期盼其自然再生。骨软骨的刺激可以释放骨髓和骨髓血中含有的生长因子，通过形成能成为纤维软骨的初级纤维蛋白网，促进软骨的修复。骨髓间充质干细胞的迁移也能达到这一目的。其迁移主要负责损伤部位的组织生长。纤维软骨开始成熟的平均时间为 6 周，尽管完全成熟出现在 12~24 周。纤维软骨成熟主要分为两个主要阶段，

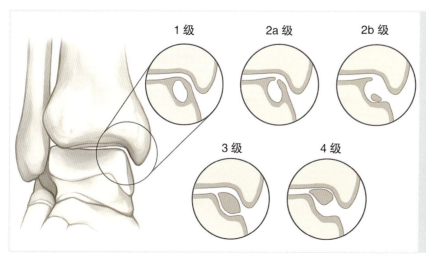

图 37.1 Ferkel 距骨骨软骨损伤分级。通过踝关节 CT 扫描分为 4 级（摘自 Ferkel 等）

最初的炎症阶段（1~2周）——纤维蛋白网的形成和生长因子的释放，以及随后的重建阶段（3~12周）——间充质干细胞增殖和组织结构建成。然而，纤维软骨并不具有原生关节软骨的物理、生化和生物力学特性，因为它的Ⅱ型胶原蛋白含量较低，而Ⅰ型胶原蛋白的含量较高。因此，病变部位仍然是关节的最薄弱的抗压部位。为了提高组织再生能力，一些学者主张术中在微骨折部位运用富血小板血浆或纤维蛋白胶，以进一步传递生长因子浓缩物。考虑到软骨环境不利于手术结果，在软骨软化、稳定的骨软骨碎片、周围软骨小磨损的病例中，应避免进行骨折处理，推荐行简单的清创术或射频消融术。此外，为了避免周围组织的热坏死，微骨折处理应优先于其他的有射频或钻孔的骨髓刺激技术。

37.4 手术优势

在用于骨软骨损伤的外科技术中，最常见的是微骨折处理，这是众多骨髓刺激技术中的一种；其他的有伴或不伴基质（ACI/MACI）的自体软骨细胞移植、骨软骨移植。再生医学专家正在开发用来输送干细胞或自体血液成分的水凝胶，用于骨软骨缺损的软骨再生。然而，微骨折处理仍然是骨软骨缺损治疗中最有效、最安全、最简单的技术。在本章节中，介绍了微骨折技术的概况和外科技术，并对文献中得到的结果进行了讨论。

37.5 主要原则

- 完整的诊断性踝关节镜检查。
- OLT 的适当评估。
- OLT 关节镜下清理至稳定的软骨边缘。
- 清除 OLT 基底的整个表面松动的骨与软骨组织。
- 微骨折孔应垂直于损伤基底。
- 微骨折孔深入软骨下骨 2~4mm（图 37.2）。
- 各微骨折孔之间需隔开至少 3mm（图 37.2）。
- 完成微骨折处理后，确保有足够的骨髓流出。

37.6 术前准备和患者体位

在适当麻醉诱导后，患者取仰卧位。一些学者提倡在患者大腿部位上支大腿架，以充分放松小腿肌肉。关节镜中可进行暂时的骨外牵引。关节镜液体泵有助于保持撑开关节，并在关节镜检期间保持最佳的液压，以使术野最大化。运用"穿刺扩张"技术建立标准前内侧、前外侧入路。前内侧入路应建立在离关节线约 1cm 处，胫前肌腱稍内侧的位置。在与其同样一个水平线上伸肌总腱的外侧建立前外侧入路。如果骨软骨损伤的定位需要从后方探查，

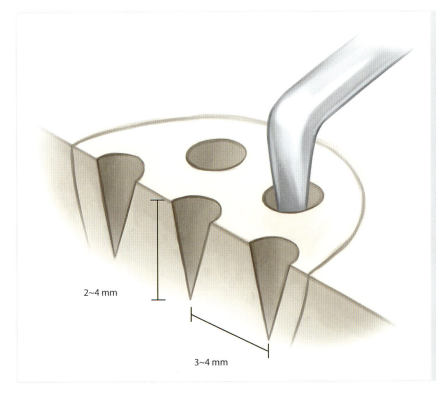

图 37.2 通常，微骨折孔深 2~4mm，各孔间间隔 3~4mm。在钻孔前，锥尖必须垂直于骨表面

则在略低于关节线、跟腱和腓骨肌腱之间的位置建立后外侧入路。进行踝关节探查需要一个 2.5mm 或 2.7mm 的 30° 角镜头关节镜。有时候 70° 角镜头也可能有用。在处理 OLT 之前，整个关节都应进行关节镜探查，以避免遗漏术前未检查出的额外关节内病变。

37.7 手术技术

骨和软骨的清理术是用刨削器进行的，如果需要进行部分滑膜切除术或者存在骨软骨缺损，还需要射频电极。如果关节腔内有游离体存在，镜下取出。将 OLT 周围的软骨处理至可见轮廓分明、边缘锐利的健康组织。用 5-0 的小型关节镜刮匙就可以在 OLT 边缘刮出锋利边界。应该仔细探查处理后的边缘，以确保健康的软骨在术后不会分层。随后完全清理骨床中残留的骨软骨碎片。然后用探针测量 OLT。微骨折处理开始时，关节腔内置入锥子，锥尖完全垂直于软骨下骨表面。微骨折钻孔前，可以使用不同角度的锥子或导向器来帮助获得垂直定位。另外，为了获得完全垂直的位置，可以在关节线上 1cm 水平、胫前肌内侧建立上内侧入路。习惯上，微骨折孔深 2~4mm，各孔间间隔 3~4mm。为避免微骨折孔早期出血，可以稍增加关节腔内灌注压力。通过这种方式，术者可以获得清晰、无出血的关节镜视野。在完成微骨折处理后，降低关节腔内灌注压力使骨髓出血，孔内可见小脂肪滴渗出。不放置引流，入路切口行标准缝合，轻柔压力绷带包扎。

37.8 技巧和要点

- 切口前，关节腔内注射 20~30mL 乳酸林格氏液可以用来牵开踝关节，这有助于在最开始关节镜置入关节腔内的时候保护软骨。
- 在做皮肤切口时，插入关节镜前，不要将锐器刺入踝关节囊内。不然关节腔内注射液体漏出，将导致关节腔内压力降低。
- 最开始时，应该将关节镜置入到与 OLT 位置正对面的入路里。这样能获得最佳的关节镜下视野，通过该工作入路可以直接探查 OLT。
- 在这些病例里，小型关节镜器械是必不可少的。膝关节用标准器械将会对踝关节软骨造成不必要的医源性损伤和过度的微骨折。
- 在关节腔 18 号针引流下，缓慢降低关节镜液体泵的压力，可以获得可控的关节腔内压力缩减，并能显示出微骨折孔的出血情况。

37.9 误区及危害

- 前外侧、前内侧和后外侧入路周围分别有腓浅神经、隐神经和腓肠神经的分支。为了避免这些神经分支损伤，必须非常特别表浅地使用 11 号手术刀做皮肤切口，然后用止血钳分离至关节囊，拉开这些神经分支至术野外。
- 微骨折孔应间隔充分距离（3~4mm），以防止相邻的孔聚结形成一个腔。如果发生这种情况，应刮除疏松的骨碎片至新的稳定的 OLT 基底，再重新进行微骨折处理。
- 如果锥孔中没有新鲜血或者骨髓渗出来，应重复操作，加大孔深至 4~6mm 以确保孔穿透软骨下骨。若骨髓细胞未能成功地在 OLT 基底上聚集，会阻止纤维软骨的形成，最终将导致微骨折处理失败。

37.10 并发症及相应处理

- 并发症同标准踝关节镜手术。包括腓总神经麻痹、浅表或深部感染和血栓。

37.11 术后治疗

术后使用踝关节支具或行走靴固定踝关节。虽然传统上提倡在术后康复初始阶段至少 6 周不负重，但对于无负重阶段的确切时间没有达成一致。最近的一项试验比较了因小的骨软骨损伤行微骨折处理术的患者的术后康复效果。该试验分为两组：术后 6 周内无负重组与术后 2 周内无负重、2 周后再负重组。最后随访的对比结果依据 AOFAS 评分来评价。在无负重期间，患者必须经常锻炼腿部肌肉，以避免肌肉萎缩，这与更长的恢复时间有关。因此，肌肉收缩舒张练习必须在手术后的第 1 天就开始。在经过一段时间的无负重或部分负重后，患者应逐渐进行患侧踝关节的负重转移锻炼。此外，正常步态和踝关节主动、被动 ROM 的恢复是重返运动的基础。术后 4~6 个月，患者应逐渐恢复正常活动。修复组织进一步达到成熟后，才能完全回归到身体接触性运动中去。因此可以在 8~10 个月时恢复全部体育活动。Ventura 等的回顾性调查报道了平均损伤面积为

$1cm^2$ 的 OLT 患者群的术后结果。在 4 年的平均随访中，该研究发现这些患者的 AOFAS 评分、Tegner 活动水平评估、Karlsson-Peterson 评分和 Sefton 量表有相当优异的提升。此外，术后 18 个月的 MRI 检查评估中显示有 27 名完全愈合的骨软骨损伤，9 名轻度骨水肿，仅有 2 名未愈合的骨软骨损伤。

37.12 结果

46 名 OLT 患者中有 44 名运动员进行了微骨折处理术，接受手术中的 42 名患者平均花了 15.1 周使运动水平回归到了伤前水平，这些患者的平均 AOFAS 评分从 54.6 分提高到了 94.4 分。这些患者与进行了自体骨移植治疗的 V 型损伤患者（Hepple 分类）比较中，两者无统计学差异。然而，在第二组中，回归体育活动的平均时间是 19.6 周。Chuckpaiwong 等研究报道小型损伤（<15mm²）的患者中无 1 例失败。该研究中还报道了，损伤面积 >15mm² 的患者未显示出成功结果，并在再手术后还是同样的失败结果（AOFAS 评分平均提升 17.2 分）。最近的一项对照研究显示，微骨折处理和软骨下钻孔的患者，其临床结果没有差异。平均术前 AOFAS 评分分别为 66.5 分和 66.0 分，分别提高到 90.1 分和 89.0 分。术后 VAS 评分和 AAS 评分均无明显差异，影像学和 MRI 检查显示损伤病情有改善。Osti 等报道了 15 名前职业足球运动员的踝关节镜和微骨折处理的结果，他们的 AOFAS 评分从 48 分平均提高到了 86 分。此外，Kaikkonen 评分也同样有提高，从 43 分提高到了 85 分，疼痛 VAS 也得到了改善。在 15 名患者中，8 名患者恢复到了能进行娱乐性的接触性运动，6 名患者恢复到轻型非接触性活动，1 名患者没有回归体育活动。

参考文献

[1] Vannini F,Costa GG,Caravelli S,et al.Treatment of osteochondral lesions of the talus in athletes:what is the evidence?[J].Joints, 2016, 4（2）:111-120.

[2] van Dijk CN,Reilingh ML,Zengerink M,et al.Osteochondral defects in the ankle:why painful?[J].Knee Surg Sports Traumatol Arthrosc, 2010, 18（5）:570-580.

[3] van Dijk CN,Reilingh ML,Zengerink M,et al CJ.The natural history of osteochondral lesions in the ankle[J].Instr Course Lect, 2010, 59:375-386.

[4] Thermann H,Becher C.Microfractures for osteochondral lesions of the talus,In:Wiesel SW,ed.Operative Techniques in Orthopaedic Surgery[J].Philadelphia,PA:Lippincott Williams & Wilkins, 2011:4222-4228.

[5] Mei-Dan O,Carmont MR,Laver L,et al.Platelet-rich plasma or hyaluronate in the management of osteochondral lesions of the talus[J].Am J Sports Med, 2012, 40（3）:534-541.

[6] Grambart ST.Arthroscopic management of osteochondral lesions of the talus[J].Clin Podiatr Med Surg, 2016, 33（4）:521-530.

[7] Choi WJ,Jo J,Lett JW.Osteochondral lesion of the talus:prognostic factors affecting the clinical outcoime after arthroscopic marrow stimulatiuon technique[J].Foot Ankle Clin, 2013, 18（1）:67-78.

[8] Ferkel RD,Zanotti RM,Komenda GA,et al.Arthroscopic treatment of chronic osteochondral lesions of the talus:long-term results[J].Am J Sports Med, 2008, 36（9）:1750-1762.

[9] Elias I,Zoga AC,Morrison WB,et al.Osteochondral lesions of the talus:localization and morphologic data from 424 patients using a novel anatomical grid scheme[J].Foot Ankle Int, 2007, 28（2）:154-161.

[10] Yoshimura I,Kanazawa K,Takeyama A,et al.Arthroscopic bone marrow stimulation techniques for osteochondral lesions of the talus:prognostic factors for small lesions[J].Am J Sports Med, 2013, 41（3）:528-534.

[11] Choi WJ,Park KK,Kim BS,et al.Osteochondral lesion of the talus:is there a critical defect size for poor outcum?[J].Am J Sports Med, 2009, 37（10）:1974-1980.

[12] Schenck RC Jr,Goodnight JM.Osteochondritis dissecans[J].J Bone Joint Surg Am, 1996, 78（3）:439-456.

[13] van Eekeren IC,Reilingh ML,van Dijk CN.Rehabilitation and return-to-sports activity after debridement and bone marrow stimulation of osteochondral talar defects[J].Sports Med, 2012, 42（10）:857-870.

[14] Ventura A,Terzaghi C,Legnani C,et al.Treatment of post-traumatic osteochondral lesions of the talus:a four-step approach[J].Knee Surg Sports Traumatol Arthrosc, 2013, 21（6）:1245-1250.

[15] Saxena A,Eakin C.Articular talar injuries in athletes:results

of microfracture and autogenous bone graft[J].Am J Sports Med，2007，35（10）:1680-1687.

[16] Chuckpaiwong B,Berkson EM,Theodore GH.Microfracture for osteochondral lesions of the ankle:outcome analysis and outcome predictors of 105 cases[J].Arthroscopy， 2008，24（1）:106-112.

[17] Choi JI,Lee KB.Comparison of clinical outcomes between arthroscopic subchondral drilling and microfracture for osteochondral lesions of the talus[J].Knee Surg Sports Traumatol Arthrosc，2016，24（7）:2140-2147.

[18] Osti L,Del Buono A,Maffulli N.Arthroscopic debridement of the ankle for mild to moderate osteoarthritis:a midterm follow-up study in former professional soccer players[J].J Orthop Surg，2016，11:37.

38 后踝关节镜

James D.F.Calder

摘要:2000 年 Van Dijk 首次描述了后踝关节镜技术,这项技术使充分观察后踝结构和安全地处理这些结构成为可能。自此以后,可以采用关节镜技术处理的后踝病变类型明显增多。本章节对这些病变进行了概述,同时介绍了如何采用关节镜技术通过微创切口和较小的软组织损伤来处理这些问题,从而更快地恢复活动和运动能力。

关键词:后踝,关节镜,撞击。

38.1 适应证和病理

- 后踝撞击(PAI)– 软组织或骨(OS 三角骨,撕脱骨碎片,游离体)。
- 跨长屈肌腱松解。
- 踝关节背伸受限(DF)的软组织松解。
- 骨软骨病变(OLT)的治疗。
- 跟腱(AT)病变 – 非止点性跟腱病变(NIAT)伴跖肌腱松解,合并 Haglund 畸形的跟骨后滑囊炎的止点性跟腱病变。
- 后足关节炎 – 距下关节(STJ)融合,以及存在前方软组织问题的后路踝关节融合(例如,外伤后)。

38.1.1 临床评估

- PAI 踝关节被动跖屈导致的后踝疼痛,伴或不伴限制性跖屈活动障碍。
- FHL 病变 – 踝后内侧疼痛,伴或不伴 FHL 活动时出现捻发音或"棘轮效应"。
- 踝背伸活动受限,通常在严重踝关节创伤(如踝关节脱位)后几个月出现。跟腱/腓肠肌无明显的挛缩,但踝背伸时出现阻挡,常伴有前踝关节疼痛,但影像学上前方未见明显的骨撞击。
- 距骨骨软骨损伤 – 活动时踝深部疼痛。
- 止点性跟腱病变 – 跟腱内外侧肿胀和压痛,有时可触及囊性包块。
- 后踝关节炎 – 后足周围肿胀和僵硬。重要的是评估与跟腱相关的软组织和瘢痕的情况,用于选择固定入路。

38.1.2 影像学评估

- 负重位 X 线片(前后位/侧位):距后三角骨在内旋 20° 侧位片上更容易被看到。踝关节前后 30° 位可显示距骨后 OLT。跟骨侧位可观察到跟腱内骨赘,这种情况可能不适合内镜切除,若有必要可建议行开放手术。
- 磁共振成像(MRI):用于 OCL 评估和软骨下骨活动性病理变化。可很好地显示踝后软组织撞击和 FHL 周围病变。距后三角骨和距骨后骨髓水肿提示导致踝后撞击的骨活动性病变(图 38.1),也可以识别腱鞘囊肿等病变(图 38.2)。跟腱的病理评估很重要,如果有明显的退行性改变,有多处部分撕裂、裂缝,或跟腱止点处部分撕脱,且单纯使用关节镜治疗 Haglund 畸形或跟骨后滑囊炎不成功时,则应该考虑采用开放手术。
- 计算机断层扫描(CT):对确认距后三角骨和撕脱碎片或游离体非常有用。距腓后下韧带撕脱的小碎片更容易在 CT 上显示(图 38.3)。
- 超声(US):可准确评估是否存在跟腱变性以及程度。

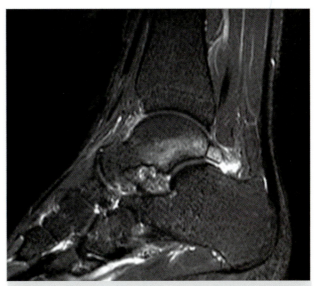

图 38.1 MRI 扫描显示在 OS 三角骨、软骨联合和距骨邻近出现骨髓水肿

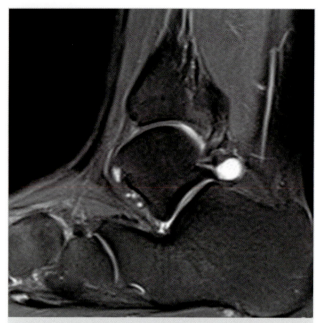

图 38.2　MRI 显示踝关节后侧撞击合并腱鞘囊肿

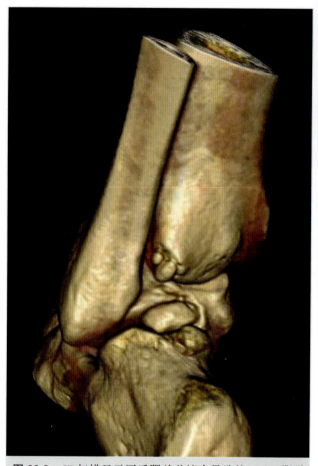

图 38.3　CT 扫描显示因后踝关节撞击导致的 PITFL 撕脱骨折

38.1.3 非手术疗法

- PAI 患者支具保护以防止过度跖屈，本体感受训练和力量加强练习以减少可能加重 PAI 症状的踝关节外侧韧带不稳定。在超声引导下局部注射皮质类固醇和局部麻醉药可能会缓解 PAI，甚至对软组织 PAI 的疗效更佳，但通常对骨 PAI（OS 三角区）的疗效只是暂时的，有报道称，多次注射局部麻醉药后，PAI 患者恢复时间更长，疗效更差。
- 骨软骨损伤、踝及后足关节炎，可通过活动方式的改变、止痛药物的应用、透明质酸注射缓解。
- 跟腱病理改变：可通过离心拉伸和力量练习、提踵、口服止痛药调整。对于止点性跟腱炎应避免过度离心背伸活动，以免加重对滑囊炎的刺激。体外冲击波疗法、超声引导下腱旁组织剥离注射（大容量注射不含皮质类固醇的局部麻醉剂）对腱旁组织炎伴非止点性跟腱炎有帮助。由于可能存在跟腱断裂的风险，超声引导下皮质类固醇注射治疗跟骨后滑囊炎是有争议的，但在没有明显跟腱变性的情况下可以考虑，注射后需要暂时用支具保护 2 周。
- FHL 病变：超声引导下皮质类固醇和局部麻醉药注射。
- 软组织挛缩：理疗、伸展和夜间夹板。超声引导下注射往往毫无帮助。

38.1.4 禁忌证

- 常规诊疗和血管评估。
- 创伤或手术导致的局部瘢痕组织（尤其重要的是瘢痕组织位于血供很差的跟腱组织周围）。
- 吸烟和糖尿病是跟腱手术并发症的危险因素，然而，内窥镜 / 后踝关节镜具有比开放手术微创的优点。

38.2　手术目的

- 减少疼痛或僵硬的症状。
- 可预期的、比开放手术提早回归活动。
- 减少开放手术引起的并发症的风险。

38.3　手术优势

- 清晰观察病变：用关节镜观察后踝关节比通过小切口更容易。

- 最少的软组织剥离和较少的瘢痕形成：提高了切口愈合，使康复开始得更早，恢复速度更快。

38.4 主要原则

- 使用标准的 4mm、30° 关节镜，使用的套管是 6mm，可以有充分的水流和清晰的视野。小关节可以使用 30° 的关节镜（2.7mm×67mm），但 2.9mm 套管，水流的限制较大，因此较难获得最佳的视野。笔者喜欢长的小关节 30° 关节镜（2.7mm×120mm），使用 4.6mm 套管可获得充足的水流和良好的视野（Smith & Nephew, Boston, MA）。
- 笔者建议要确保水流系统的压力维持在 35mmHg 以上。

38.5 手术技术

38.5.1 术前准备和患者体位

- 手术知情同意和正确的手术标记（为了避免在患者翻身时混淆手术部位，笔者始终坚持在患侧足跟部处画一个"X"）。
- 大腿止血带在摆放体位之前使用——翻转体位后使用会非常困难。
- 脊髓或全身麻醉。
- 患者半卧位变为"俯卧位"，手术的腿在最低位，减少全身麻醉过程中插管和麻醉药的使用，可以使用喉罩。在 3/4 旋转的位置放置一个支撑物来支撑胸部，但是骨盆应该平放在手术床上，这样足部才能垂直向下。应该用一个凝胶垫支撑在脚踝下，从手术床上抬起，足部位于床边沿处。重要的是要确保在手术过程中踝关节可以得到充分的背屈，而不受床沿的限制。

38.5.2 外科手术

后踝关节镜通用技术

- 确定后方入路区域：AT 的内侧和外侧（图 38.4）。
- Van Dijk 等所描述的入路的标准定位。
- 使用止血器通过后外侧（P/L）入口，采用推进分离技术触达距骨后突。寻找到第一个操作空间是非常重要的，因为手术偏差可能损伤内侧的神经血管结构或腓侧肌腱（图 38.5）。
- 插入关节镜头，然后用止血钳通过后内入口并垂直于关节镜头。一旦接触到关节镜，沿着关节镜的头端，在直视下，将止血器撑开，在后踝创造一个工作空间，可以在其中放置 4.5mm 或 5.5mm 的刨削头（如 Incisor or Bone Cutter blades, Dyonics, Boston, MA）。
- 确保刨削刀片正对着镜头，依靠吸力将组织以往复模式带入刨削刀片，来回清扫后踝/STJ 组织。通常，首先看到 STJ。在距骨后突表面清理组织，直到看到 FHL，始终保持刀片朝向镜头。
- 因此，关节镜放置在"关节外侧"，很少需要放在"踝关节内侧"。

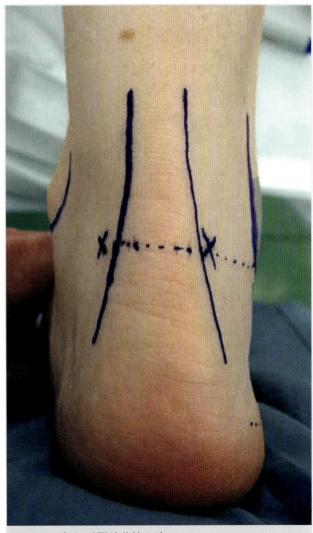

图 38.4 标记后踝关节镜入路

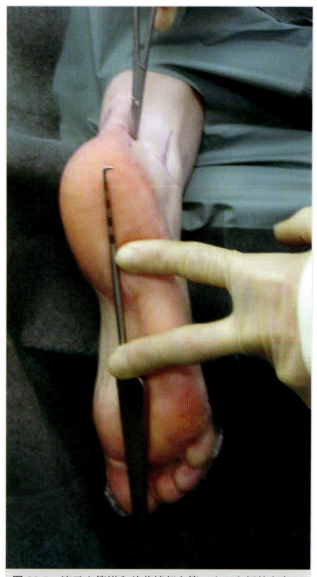

图 38.5　演示血管钳和关节镜朝向第一入口空间的方向

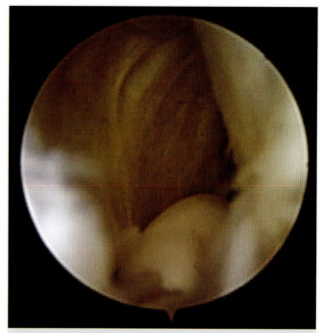

图 38.6　足姆长屈肌腱鞘内游离体

FHL 松解和三角骨切除

- 一旦观察到 FHL，要确保在其外侧操作，不超过 FHL 内侧，避免损害神经血管束。
- FHL 腱鞘可通过刨削刀或锐性切割工具进行松解。
- 有时游离体卡在 FHL 鞘内，引起 FHL 刺激和踝关节假性锁定。
- 可以从腱鞘远端（载距突下方周围）挤出，然后在关节镜下取出（图 38.6）。
- OS 可以通过关节镜去除。可以使用小骨刀或骨膜剥离器探查并打开纤维连接，确保能够整体切除。

踝关节 OCL 的治疗

- 后路踝关节治疗 OCL 或实施踝关节融合术需要切除后踝间韧带。可以通过 30°角关节镜旋转获得距骨后和胫骨表面的良好视野。
- 采用标准的清创和微骨折技术。

关节镜后足融合术

- 关节镜下距下关节融合术中，入口比踝后侧入路向远端下移 1cm，有助于刨削刀和器械沿关节后突面（从后向前倾斜）放置。在 X 线监视下，2 枚螺钉平行穿过关节进行融合。
- 从后关节镜入路可以去除 60% 的距骨后关节面，但大部分前关节面和胫骨前骨赘阻碍踝关节的背伸，为保证融合力线，可能需要额外的踝关节前方入口进行清理。虽然有许多螺钉复位的描述，但后踝入口是将提拉位置螺钉从胫骨 P/L 侧植入距骨颈的极佳入路，以确保距骨向后拉至胫骨后缘。然后用胫骨内侧和外侧的 2 枚交叉螺钉或者胫骨内侧的 2 枚螺钉来补充。

跟腱病变

- 内镜下切除 Haglund 结节需要穿过跟骨后囊进行软组织剥离，并切除跟骨后上结节和囊。可以使用 4mm 的 Acromioniser（Dyonics, Boston, MA）代替刨削刀。镜头入口和刨削刀入口可相互交换，确保切除跟骨的内侧和外侧边缘，术中使用影像学设备可以帮助评估是否切除了足够的骨质。不完全的骨切除可导致不良的结果。

- 在非止点性跟腱炎的关节镜治疗中，远侧－外侧入口与前文所述的后足关节镜相同，用止血钳向内侧穿透腱旁组织，然后在腱旁组织内进行清扫松解跟腱。第二入口放置在跟腱内侧边缘近端 6cm 处（图 38.7）。在镜下可以切除腱旁组织和跟腱之间的粘连，以及跟腱腹侧的瘢痕组织和新生血管。如果跖肌腱对跟腱有摩擦或压缩，则可以将跖肌腱切除（图 38.8）。

后方紧缩软组织松解治疗创伤后踝背伸受限

- 可进行先前描述的软组织切开，但范围比之前更广。整个 FHL 后鞘连同踝间韧带和胫骨后斜面均需切除，所有这些都可能导致踝关节僵硬。切除范围要广泛，以充分松解后部结构——此组织通常明显增厚，并逐渐变硬。

38.6 技巧和要点 / 专家建议

- 踝关节牵开有利于 OCL 的可视化。最简单的方法是使用商用脚踝带捆绑在踝部，然后用绷带连接

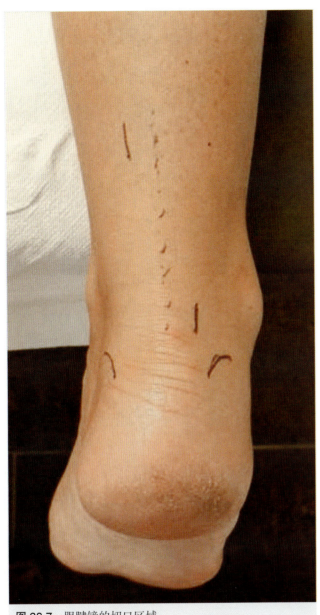

图 38.7 跟腱镜的切口区域

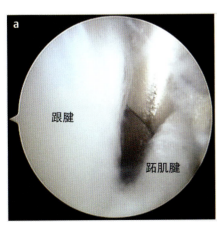
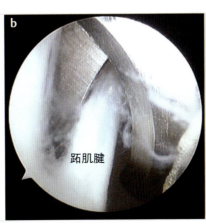

图 38.8 直视下分离跖肌筋鉴别跟腱（a）和跖肌腱（b）平面

在外科医生的腰部直线牵引。
- 在 OCL 治疗过程中，使用 2.7mm×120mm 的关节镜和直径 4.6mm 的套管的优势是保持足够的水流，在 OCL 治疗过程中，如果需要对踝关节进行牵引，并且需要进行真正的"关节内"关节镜检查，套管可以更换为 2.9mm，有利于进入踝关节内。
- 距骨后外侧处理，可将关节镜交换到后内侧入口能提供更好的视野。
- 在关节镜下距下关节融合过程中，可将斯氏针植入跗骨窦，然后通过敲拨打开关节，以更加容易处理关节表面。
- 在 Haglund 结节切除术中，远端后方骨突骨刚好在跟腱止点的近端，因此处理起来很困难。踝关节跖屈减轻了跟腱的张力并提供给刨削刀更多的空间来切除 Haglund 结节。
- 在非止点性跟腱炎的关节镜治疗过程中，可以上下活动踝关节，将病理组织带入刨削刀，并可以充分观察到肌腱。

38.7 误区及危害

- 胫神经血管结构损伤（确保足部垂直放置于手术台末端，入口方向准确，初始仔细剥离并识别 FHL）。
- FHL 副腱（通常位于肌腱后方）和趾长屈肌腱副腱也被描述过，这两种肌腱在解剖过程中都可能导致局部解剖混淆。
- 由于刨削刀方向不正确导致 FHL 损伤。
- 腓肠神经损伤。如果后外入口过于偏向外侧，腓肠神经的一个分支可能在入口处受损伤，患者应该能注意在足跟后外侧可能有一小块区域麻木。

38.8 并发症及相应处理

- 在融合过程中，尽管使用了斯氏针作为杠杆进行敲拨，但距下关节僵硬可能会使关节表面的清创变得困难，可能需要转换为开放手术。
- 如果跟骨骨折后"外侧壁爆裂"导致显著的腓骨下端撞击，首选开放的距下关节融合，因为清理外侧间隙可能很困难。
- 在严重的非止点性跟腱炎中，由于粘连，在腱旁组织和跟腱之间形成空间可能会有困难，需要将内侧切口延长后改为开放手术。

38.9 术后治疗

- 关节镜检查入口应用缝线缝合，重力的作用会导致关节液聚集在入口深面，如果不缝合就有窦道形成的风险。
- 用弹力绷带牢固固定 72 小时并将患肢抬高。穿戴弹力袜消肿 3 周。
- 除后足融合外，非负重活动 1 周，50% 负重活动 1 周，然后可以完全负重活动。鼓励术后立即进行趾趾活动，从 1 周开始在理疗辅助下进行踝关节活动。笔者经常开 1 个月的非甾体类抗炎药和质子泵抑制剂，以减少炎症反应和瘢痕组织/骨形成，避免术后出现关节僵硬。
- 在后足融合术后，避免使用非甾体类抗炎药，患者在术后 2 周不负重和 4 周 50% 负重后则可穿戴负重靴行走。

38.10 结果

- 关节镜下松解后踝撞击和跗外屈肌腱：平均 41 天后 95% 的患者回归职业运动。关节镜下比开放手术切除三角骨可更快地参加芭蕾舞训练（9.8 周，14.9 周，$P=0.001$）。
- 非止点性跟腱炎：有文献报道腔镜下松解、分离或切除跖肌腱可显著改善 AOS 和 SF-36 评分。
- 止点性跟腱病变：Jerosch 报道了 164 例患者接受内镜下跟骨成形术，155 例可获得优良的结果，同时系统地回顾报道了内镜下比开放治疗更好的结果。
- 后足融合：40 例患者行后路踝关节镜下融合术，术后 3 个月内愈合，所有患者均取得了良好的临床疗效。关节镜下 STJ 融合的并发症发生率很低，融合率在 91%~100%。

参考文献

[1] van Dijk CN, Scholten PE, Krips R. A 2-portal endoscopic approach for diagnosis and treatment of posterior ankle pathology[J]. Arthroscopy, 2000, 16（8）:871-876.

[2] Calder JD, Sexton SA, Pearce CJ. Return to training and playing after posterior ankle arthroscopy for posterior impingement in elite professional soccer[J]. Am J Sports Med, 2010, 38（1）:120-124.

[3] Witteveen AG, Hofstad CJ, Kerkhoffs GM. Hyaluronic acid and other conservative treatment options for osteoarthritis of the ankle[J]. Cochrane Database Syst Rev, 2015 (10):106-108.

[4] Henrotin Y, Raman R, Richette P, et al. Consensus statement on viscosupplementation with hyaluronic acid for the management of osteoarthritis[J]. Semin Arthritis Rheum, 2015, 45(2):140-149.

[5] Wijesekera NT, Chew NS, Lee JC, et al. Ultrasound-guided treatments for chronic Achilles tendinopathy: an update and current status[J]. Skeletal Radiol, 2010, 39(5):425-434.

[6] Odutola A, Clarke A, Harries W, et al. Clinical tip: semi-prone position for Achilles tendon surgery[J]. Foot Ankle Int, 2007, 28(10):1104-1105.

[7] Golanó P, Vega J, de Leeuw PAJ, et al. Anatomy of the ankle ligaments: a pictorial essay[J]. Knee Surg Sports Traumatol Arthrosc, 2010, 18(5):557-569.

[8] de Leeuw PA, Hendrickx RP, van Dijk CN, et al. Midterm results of posterior arthroscopic ankle fusion[J]. Knee Surg Sports Traumatol Arthrosc, 2016, 24(4):1326-1331.

[9] Wiegerinck JI, Kok AC, van Dijk CN. Surgical treatment of chronic retrocalcaneal bursitis[J]. Arthroscopy, 2012, 28(2):283-293.

[10] Batista JP, Del Vecchio JJ, Golanó P, et al. Flexor digitorum accessorius longus: importance of posterior ankle endoscopy[J]. Case Rep Orthop, 2015.

[11] Ballal MS, Roche A, Brodrick A, et al. Posterior endoscopic excision of os trigonum in professional national ballet dancers[J]. J Foot Ankle Surg, 2016, 55(5):927-930.

[12] Pearce CJ, Carmichael J, Calder JD. Achilles tendinoscopy and plantaris tendon release and division in the treatment of non-insertional Achilles tendinopathy[J]. Foot Ankle Surg, 2012, 18(2):124-127.

[13] Jerosch J. Endoscopic calcaneoplasty[J]. Foot Ankle Clin, 2015, 20(1):149-165.

[14] Tuijthof GJ, Beimers L, Kerkhoffs GM, et al. Overview of subtalar arthrodesis techniques: options, pitfalls and solutions[J]. Foot Ankle Surg, 2010, 16(3):107-116.

39 自体骨软骨移植

Yoshiharu Shimozono, Youichi Yasui, Andrew W. Ross, John G. Kennedy

摘要： 自体骨软骨移植（Autologous Osteochondral Transplantation，AOT）是一种骨软骨替代技术，目的是恢复关节软骨及软骨下骨的生物性能和解剖功能。这种方法非常适用于骨软骨损伤面积为 100~150mm² 或者存在囊性变。手术入路由损伤部位而定，充分地显露损伤区域对于获得最佳治疗结果是十分必要的。胫骨内侧或者外侧截骨均被用来显露损伤区域以便能够垂直植入移植物。经典的骨软骨移植物取自同侧股骨髁非负重区。浓缩的骨髓穿刺液可以被用来促进移植物与受区宿主组织及软骨的愈合。自体骨软骨移植术后的短期到中期的临床疗效令人满意。在运动员群体中，90% 的专业运动员恢复到受伤前的运动水平。供区并发症和术后囊肿形成已经被一些研究所报道。然而，供区膝关节疼痛并未表现出明显的影响，发病率报道小于 5%，大多数囊肿没有症状而且随着时间推移可以恢复。

关键词： 骨软骨损伤，踝关节，距骨，自体移植，踝关节截骨。

39.1 适应证

- 距骨骨软骨损伤（OLT）持续踝关节疼痛，保守治疗 3 个月以上。
- 手术技术概括地分为两类程序：修复性技术，包括骨髓刺激（BMS）；替代技术，包括自体骨软骨移植（AOT）。
- 两种手术技术分别被采用的临床标准如下所示：
  - 病损大小：

    大的骨软骨损伤：传统定义为损伤区域大于 150mm²，或者直径大于 15mm，适用于 AOT。然而，一项近期的系统性综述研究显示损伤面积大于 107.4mm² 或者直径大于 10.2mm，治疗的最佳选择是 AOT。
  - 前期失败的骨髓刺激术。
  - 囊性病损：

    合并大的囊性软骨下骨缺损的 OLT，虽然目前关于囊肿深度及尺寸仍然没有清晰的确定的标准，但 AOT 可能是其最理想的治疗方案。

39.1.1 病理

- 距骨穹顶软骨及软骨下骨的破坏。
- 实际上创伤性最常见。
- 年轻运动员中最常见。

39.1.2 临床评估

- 患者通常抱怨踝关节负重时疼痛：
  - 通常非负重状态时疼痛缓解。
- 临床上稳定的韧带复合体可能存在踝关节不稳定的症状。
- 在踝关节线存在压痛：
  - 压痛以及主诉疼痛的位置并不总是与病变损伤区域相一致。

39.1.3 影像学评估

- 负重正位、侧位、踝穴位片：
  - 在骨的病变区域存在阴影或者缺损。
  - 可以在病变区域内看到游离体或者碎片，或者游离体及碎片自损伤基底部分离。
- 磁共振（MRI）：
  - 对筛查 OLT 有价值。
  - 相关区域的骨髓水肿的存在证实了损伤部位的生物活性。
  - 确定病变区域大小或者其解剖结构，MRI 并不可靠。
- CT 扫描 – 轴向、冠状面和矢状面：
  - 是确定损伤区域大小和骨损伤结构的最佳手段。
  - 测量已存在的囊肿以及邻近 OLT 的微小囊肿非常准确。

39.1.4 禁忌证

- 类风湿疾病。
- Ⅱ 度创伤后踝关节炎或者损伤区域太大。
- 踝关节力线不良。
- 中到重度的并发症（糖尿病、自身免疫性疾病、活动性感染等）。

39.2 手术目的

AOT 的目标是恢复距骨关节软骨及软骨下骨的生物及解剖功能。为了达到这一目的，采用一个或多个具有相似机械力学、结构及生物化学特性的自体关节透明软骨的自体移植物取代破坏的软骨，即自体骨软骨移植。

39.3 手术优势

自体骨软骨移植这项技术的优势在于其能够使用具有活性的透明软骨和软骨下骨替换病损部位，而且不需要两阶段治疗。在骨髓刺激（BMS）操作程序中，术中对软骨下骨的破坏一直被关注。局部软骨下骨微环境在软骨修复中是不可或缺的。骨髓刺激术后获得的失败的功能结果有可能是由于软骨下骨的损伤造成。与骨髓刺激不同，自体骨软骨移植取代局部的软骨下骨，可以实现自体生物环境的恢复，最终获得满意的功能结果。

自体骨软骨移植有一些潜在的劣势，包括供区并发症、在处理距骨穹顶时可能需要截骨、供区与受区间不同的软骨生物力学以及软骨界面的区配性低。

39.4 主要原则

AOT 涉及圆柱形的骨软骨移植物，典型的移植物获取自同侧膝关节非负重区，为供区点。这些移植物被移植在距骨骨软骨缺损区，即受区点。典型操作的实施按以下步骤进行：

1. 胫骨截骨。
2. 准备受区，以便骨软骨移植物的植入。
3. 自同侧股骨髁采集骨软骨移植物。
4. 在距骨处理的受区点植入骨软骨移植物。
5. 固定胫骨截骨块。

39.5 术前准备和患者体位

很多种商业工具对于距骨的 AOT 是有效的。虽然很多种工具均是有效的，但是笔者更加倾向使用骨软骨自体移植系统（Osteochondral Autograft Transplant System, OATS; Arthrex, Naples, FL）。使用的芯体直径规格是 6mm、8mm 和 10mm。AOT 的基本工具包括受区测量器、受区采集器、供区采集器、顶棒。用来准备胫骨截骨以及暴露踝关节的标准外科工具也是必需的。截骨部位的固定需要准备克氏针、空心钻和螺钉（3.5mm/4.0mm）、X 线透视检查。钛金属螺钉是固定截骨部位的最佳选择，它能够允许进行术后 MRI 的评估，并且仅有微小的金属干扰。

全身麻醉或者蛛网膜下腔麻醉下，患者仰卧位。笔者喜欢使用大腿止血带。

39.6 手术技术

39.6.1 胫骨截骨

为了骨软骨移植物能够垂直植入受区以构建一致的软骨面，创建直接的入路是十分必要的。移植后移植物表面与受区软骨面可接受的不平整范围从 1.0mm 沉降到 0.4mm 抬高。

由于内侧距骨骨软骨损伤的大多数是位于距骨中心或者后方，采用内踝 Chevron 截骨能够提供充分暴露。首先，沿内踝正中做一皮肤纵向切口。然后，将胫后肌腱向一侧牵拉，并需特别注意避免神

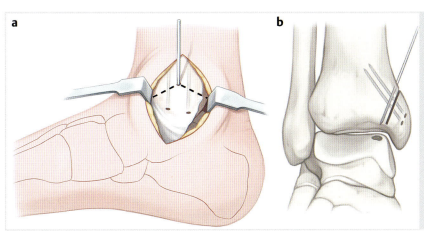

图 39.1 a. X 线透视 1 枚克氏针临时钻入以便显示截骨点。b. 注意需要使用骨刀完成最终截骨

经血管损伤。显露胫骨前缘内侧角以便建立截骨线的解剖学标志。需要注意的是尽量减少内踝骨膜的剥离。X线透视下1枚克氏针临时植入以确定一精确的截骨线（图39.1）。截骨线完全确定后，预先沿内踝平行钻2个孔以便后续行4.0mm钛螺钉进行解剖固定。然后使用摆锯进行内踝Chevron截骨。采用内踝Chevron类型截骨更受欢迎，是因为它能够提供适当的解剖对线、稳定的固定、大的骨接触面积利于更好的骨愈合以及视野充分。在软骨下骨平面摆锯停止使用，利用骨刀完成最后的截骨。截骨后的内踝利用三角韧带的铰链向跖侧反折，显露距骨穹顶的内侧面。笔者采用一牵张器维持视野（图39.2）。

外侧距骨骨软骨损伤经常位于距骨穹顶前方，这种情况允许采用前外侧入路踝关节跖屈位下显露，从而避免进行截骨。在损伤位于中心或者后方情况下，胫骨或者腓骨截骨是需要的。中心偏外或者后外侧损伤可以通过前外侧胫骨方块截骨进行显露（图39.3）。这种截骨优于腓骨截骨，因为它可以避免因腓骨截骨而需进行的外侧韧带复合体的重建。与

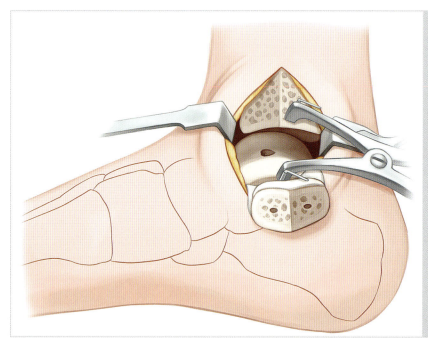

图39.2　使用牵张器显露距骨穹顶内侧面

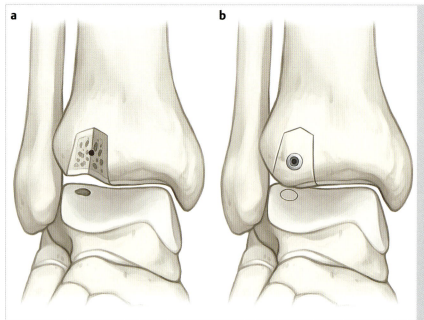

图39.3　a. 前外侧胫骨方块截骨。b. 骨软骨移植后截骨端最终的固定

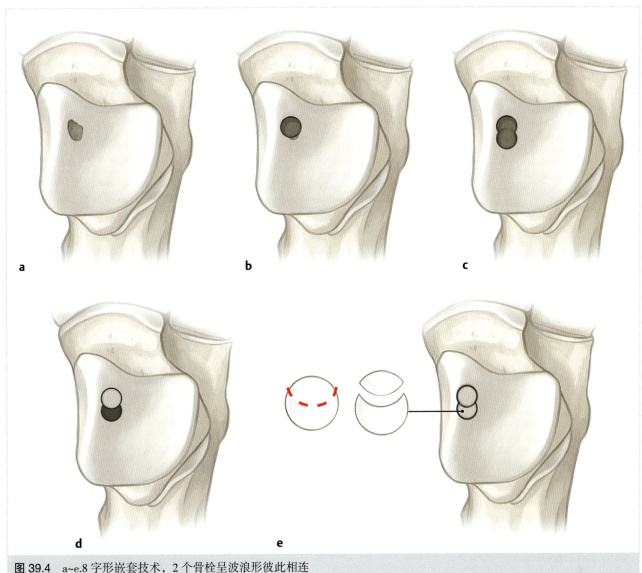

图 39.4　a~e.8 字形嵌套技术，2 个骨栓呈波浪形彼此相连

之前描述的内踝 Chevron 截骨类似，在截骨前要预先进行钻孔以便后续 4mm 钛螺钉解剖固定（图 39.3）。需要腓骨截骨的情况下，距腓前韧带和（或）跟腓韧带需要被松解。

39.6.2　进行骨软骨移植物植入受区点的准备

距骨上破坏的不稳定的关节软骨首先需要用刮匙和咬骨钳清除，直至围绕病损区可见一稳定和有活力的软骨缘。然后确定病损大小、随后的移植物大小以及需要的移植物数量。再选择合适尺寸的受区环钻置于距骨缺损部位。为了重建一光滑的软骨表面，保持受区采集环钻垂直于病损部位是十分重要的。如果有必要，外翻或内翻距骨可能有利于工具的植入。假如病损部位需要 2 个移植物植入，则可以采用 8 字形嵌套技术使 2 个骨栓呈波浪形彼此相连（图 39.4）。这项技术能够使空白区域最小化，以减少纤维软骨的充填。

病损去除后，受区点的基底部需要使用橡树果形状的钻头进一步加深 2mm，达到最终 12cm 深度的洞。此外也可以采用 OATS 系统的合适尺寸的受区采集环钻进行该步骤。需要注意的是环钻在进入病损区并达到选择的深度时保持垂直。然后用环钻顺时针或逆时针旋转 90°游离骨栓后将其移除。另外，受区点需要被仔细观察以确保任何的囊性病损均被移除。接下来，用一枚直径 0.11cm 的克氏针在受区点的洞壁上进行多处钻孔。此项操作可能潜在性地提高移植物和宿主受区组织通过受体提供的

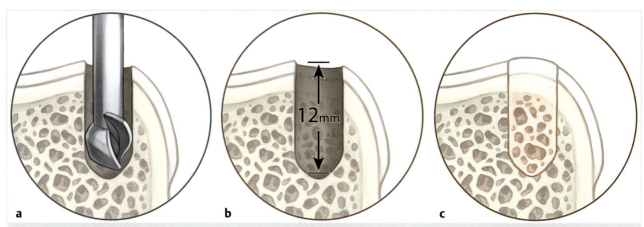

图 39.5 a. 橡树果形状钻头进一步加深。b. 使受区点较采集的移植物长 2mm。c. 这项技术可防止移植物植入受区过程中引起的不匹配

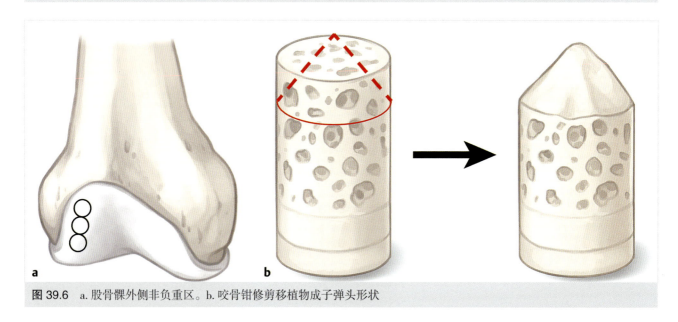

图 39.6 a. 股骨髁外侧非负重区。b. 咬骨钳修剪移植物成子弹头形状

神经血管通道进行整合。将橡树果钻头在距骨孔洞的底部制造成一子弹头形状。这将会提供移植物额外的稳定性以及通过愈合过程保持移植物表面一致（图 39.5）。

39.6.3 同侧股骨髁骨软骨移植物采集

供区骨软骨移植骨栓自同侧膝关节采集。笔者喜欢在外侧股骨髁界沟平面以上的非负重区进行采集（图 39.6）。外侧股骨髁提供的几何形态的变化与距骨穹顶更加接近匹配。髌骨外侧入路一小切口的关节切开术能够达到外侧股骨髁。供区环钻应该较受区环钻大 1mm，这样能够允许两者进行充分接触和压配。这步采集操作与距骨受区环钻骨移除操作一样，不同的仅仅是使用了供区环钻。骨软骨移植物采集后，进行移植物远端的松质骨测量，并使用咬骨钳修剪成子弹头形状以便与受区点相匹配（图 39.6）。然后，笔者喜欢将移植物浸泡在浓缩的骨髓穿刺液（concentrated bone marrow aspirate, CBMA）中，目的是提高骨软骨移植物与主体关节软骨的整合。

供区可以使用人工合成骨栓或者同种异体骨进行回植。这步操作可以允许骨和纤维软骨在供区点填充，减少额外的出血，预防潜在的关节血肿，最小化术后瘢痕形成。笔者之前使用 OBI TruFit 骨栓（Smith & Nephew, Andover, MA），但是目前使用同种异体骨，因为 OBI TruFit 骨栓已经从美国市场上

退出了。

39.6.4 骨软骨移植物植入受区点

将骨软骨移植骨栓移植入处理好的受区部位。在移植物植入之前，笔者在受区点注射浓缩骨髓穿刺液（CBMA）。移植物通过蚊式钳持握，其最高点做标记，同时围绕距骨骨软骨最高点同样做标记。然后骨软骨移植物被植入受区点，以便2处标记对齐（图39.7）。当移植物处于可接受的对齐状态时，用顶棒将移植物夯进最后对齐位置。假如移植物下沉，1枚克氏针可以作为操纵杆插入移植物下进行抬高。移植物的最终位置应该与周围的软骨表面对齐。

39.6.5 踝截骨固定

经截骨的内踝解剖复位到原来位置。一旦达到解剖复位，将2枚半螺纹松质骨螺钉植入之前的2处钻孔。1枚第三颗螺钉加垫圈用来获得坚强固定，并预防可能存在的内踝截骨端的近端移位（图39.8）。

39.7 技巧和要点

- 通过截骨获得距骨骨软骨损伤的充分显露是手术成功所必需的。应该垂直进入OLT。因此，在内侧病损的情况下，截骨应该能够充分地进入到OLT外侧区域的大部分。
- 移植点可以用橡树果形状的钻子进行，移植物远端用咬骨钳修剪成子弹形状以保持移植的一致性。
- 移植物植入后应该与周围自体骨软骨面齐平以获得最佳的结果。为达到这一点，移植物的最高点应对准周围距骨骨软骨最高点。
- CBMA被用来促进骨愈合以及移植物与宿主软骨的整合。
- 内踝Chevron截骨使用3枚钛螺钉固定，包括1枚横行螺钉用来预防固定期间潜在的移位。

39.8 误区及危害

- 在踝关节截骨过程中，摆锯在软骨下骨水平停止，最终的截骨完成应该使用锋利的骨刀而不是锯片。这样避免了关节面的破坏，同时可以保护胫后肌腱。
- 需要注意的是当采集完移植物进行外侧髌韧带修复时，修复太紧会导致髌骨运行轨迹不良，可能引起术后膝关节疼痛。
- 自体骨软骨移植物应该既不突出，也不下沉后低于距骨软骨水平。由于股骨外侧髁被发现其软骨比距骨骨软骨厚，放射线评估对关节软骨的对线可能产生误导。放射线上看到的移植平面通常低于

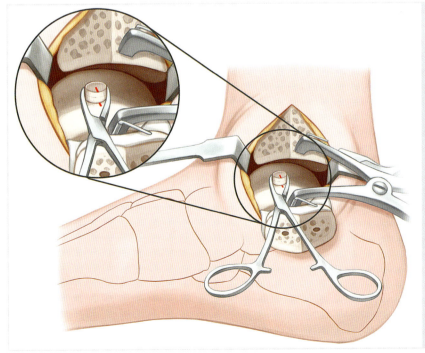

图39.7 蚊式钳轻柔地旋转移植物直到2处标记处在同一直线

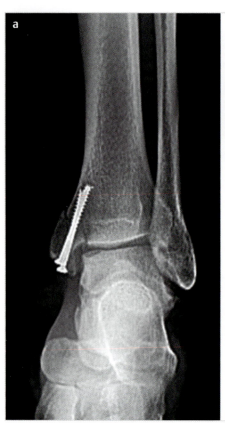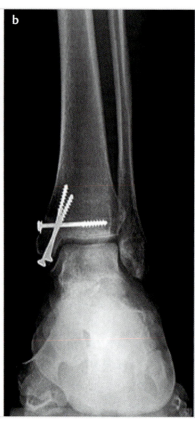

图 39.8 a.内踝 2 枚螺钉固定后术后移位。b.添加 1 枚横行螺钉预防这种趋势（图片使用获得 Kennedy and Murawski 的允许）

距骨穹顶，然而，这并不归因于软骨平面的不匹配。

39.9 并发症及相应处理

自体骨软骨移植后膝关节疼痛是一直被关注的并发症，但是供区发病率因术者不同而有改变。最近的研究报道了术后小于 5% 膝关节疼痛发生率会有良好的功能结果。供区膝关节疼痛似乎并不是需要术后长期关注的原因。患者 AOT 术后囊肿形成已经被报道高达 75%，但是短期到中期随访中发现移植物周围形成的囊肿并未产生显著的临床影响。

次要的并发症包括截骨部位畸形愈合、骨不连以及踝关节周围软组织撞击。Chevron 类型截骨相比直接内踝截骨提供了更好的稳定性及愈合潜能，能够减少畸形愈合及骨不连的潜在风险。

康复运动锻炼是非常重要的，它能预防软组织撞击，术后 2 周应该开始康复锻炼。假如发生了软组织撞击，物理治疗包括软组织深部按摩和体外冲击波治疗是有帮助的。

39.10 术后治疗

带有很好衬垫的夹板固定踝关节并禁忌负重。

术后 2 周，去除夹板，更换为 CAM 行走靴，继续保持非负重状态。在这一时间点，患者应该开始踝关节活动度锻炼。踝关节活动促进软骨代谢，减少软组织水肿以及瘢痕形成。术后 4 周开始负重，并以每天 10% 的重量增加量递增。接近术后 6 周达到全负重。假如出现截骨部位骨愈合表现，那么随即开始物理治疗。特殊运动的物理治疗考虑在 10 周左右进行。正常日常活动能够在 8~10 周恢复。通常需要 5~6 个月能够恢复到高要求体育活动。

39.11 结果

大约 85% 的患者获得了短中期满意的临床疗效。一项 85 例患者接受 AOT 治疗的临床报道了在平均 47 个月的随访后发现，足踝功能结果评分从 50 分提高到 81 分。这项结果通过形态学进行反映，采用一术后磁共振观察软骨组织修复平均评分，平均随访 25 个月的平均得分为 86 分。在运动员群体中，近期的一项病例报道 AOFAS 评分在 24 个月的最终随访中提高到 89.4 分。90% 的专业运动员已经恢复到受伤前的运动水平。术后 MRI T_2 加权相显示距骨穹顶曲率恢复，层级颜色与自体透明软骨相一致。

参考文献

[1] Chuckpaiwong B, Berkson EM, Theodore GH. Microfracture for osteochondral lesions of the ankle: outcome analysis and outcome predictors of 105 cases[J]. Arthroscopy 2008, 24（1）:106-112.

[2] Choi WJ, Park KK, Kim BS, Lee JW. Osteochondral lesion of the talus: is there a critical defect size for poor outcome? [J]. Am J Sports Med, 2009, 37（10）:1974-1980.

[3] Ramponi L, Yasui Y, Murawski CD, et al. Lesion Size Is a Predictor of Clinical Outcomes After Bone Marrow Stimulation for Osteochondral Lesions of the Talus: A Systematic Review[J]. Am J Sports Med, 2017, 45（7）:1698-1705.

[4] Yoon HS, Park YJ, Lee M, et al. Osteochondral autologous transplantation is superior to repeat arthroscopy for the treatment of osteochondral lesions of the talus after failed primary arthroscopic treatment[J]. Am J Sports Med, 2014, 42（8）:1896-1903.

[5] Ross AW, Murawski CD, Fraser EJ, et al. Autologous Osteochondral Transplantation for Osteochondral Lesions of the Talus: Does Previous Bone Marrow Stimulation Negatively Affect Clinical Outcome? [J]. Arthroscopy, 2016, 32（7）:1377-1383.

[6] Scranton PE Jr, Frey CC, Feder KS. Outcome of osteochondral autograft transplantation for type-V cystic osteochondral lesions of the talus[J]. J Bone Joint Surg Br, 2006, 88（5）:614-619.

[7] Fansa AM, Murawski CD, Imhauser CW, et al. Autologous osteochondral transplantation of the talus partially restores contact mechanics of the ankle joint[J]. Am J Sports Med, 2011, 39（11）:2457-2465.

[8] Kennedy JG, Murawski CD. The Treatment of osteochondral lesions of the talus with autologous osteochondral transplantation and bone marrow aspirate concentrate: surgical technique[J]. Cartilage, 2011, 2（4）:327-336.

[9] Kock NB, Van Susante JL, Buma P, et al. Press-fit stability of an osteochondral autograft: Influence of different plug length and perfect depth alignment[J]. Acta Orthop, 2006, 77（3）:422-428.

[10] Fraser EJ, Savage-Elliott I, Yasui Y, et al. Clinical and MRI donor site outcomes following autologous osteochondral transplantation for talar osteochondral lesions[J]. Foot Ankle Int, 2016, 37（9）:968-976.

[11] Savage-Elliott I, Smyth NA, Deyer TW, et al. Magnetic resonance imaging evidence of postoperative cyst formation does not appear to affect clinical outcomes after autologous osteochondral transplantation of the talus[J]. Arthroscopy, 2016, 32（9）:1846-1854.

[12] Flynn S, Ross KA, Hannon CP, et al. Autologous osteochondral transplantation for osteochondral lesions of the talus[J]. Foot Ankle Int, 2016, 37（4）:363-372.

[13] Fraser EJ, Harris MC, Prado MP, et al. Autologous osteochondral transplantation for osteochondral lesions of the talus in an athletic population[J]. Knee Surg Sports Traumatol Arthrosc, 2016, 24（4）:1272-1279.

40 同种异体移植物处理距骨骨软骨损伤：青少年软骨

Samuel B. Adams

摘要：青少年同种异体软骨颗粒移植（PJCAT）是一种使用纤维蛋白胶将多个新鲜的青少年同种异体软骨颗粒组织（1mm³大小）固定到距骨骨软骨损伤基底部进行软骨移植的技术。这种青少年新鲜软骨颗粒含有活性软骨细胞和细胞外基质。对于之前手术治疗失败或者有可能对骨髓刺激技术无效果的距骨骨软骨损伤应用PJCAT是一种可行的治疗选择。早期的随访报道显示患者症状改善。基础科学证据显示这项技术能够恢复透明软骨。PJCAT可通过全开放式、关节镜辅助下切开以及全镜下技术实施。目前使用青少年同种异体软骨颗粒处理距骨骨软骨损伤的证据、适应证以及手术技术将在本章节进行讨论。

关键词：青少年软骨，移植，骨软骨损伤，距骨，同种异体移植。

40.1 适应证和病理

- 原发性距骨骨软骨损伤（Osteochondral Lesion of the Talus，OLT）直径 >15mm 或者损伤面积 > 107mm²。
- 之前骨髓刺激技术治疗失败、症状持续存在。
- 当前，没有证据能够排除肩部损伤以及囊性病损。然而，这项技术很难恢复自体肩部解剖形态。

40.1.1 临床评估

- 前踝疼痛以及沿关节线的压痛：
  - 深部触诊时跖屈踝关节以暴露距骨骨软骨损伤部位。
  - 通常，但并不总是，压痛部位位于距骨骨软骨损伤（OLT）区域。
- 可能存在踝关节不稳定症状，但临床上检查踝关节稳定。

40.1.2 影像学评估

- 踝关节负重正位、侧位和踝穴位片：
  - 在距骨穹顶病损区域可以看到一处阴影或者缺损。
  - 可以看到在距骨骨软骨损伤的基底或者与之分离的骨碎片，尤其在急性骨软骨骨折中。
- 磁共振成像（MRI）：
  - 对筛查距骨骨软骨损伤有帮助。
  - 相关区域的骨髓水肿的存在证实了损伤部位的生物活性。
  - 确定病变区域大小或者其解剖结构，MRI并不可靠。
- CT扫描 – 轴位、冠状面以及矢状面：
  - 是确定损伤区域大小和骨损伤结构的最佳手段。
  - 测量已存在的囊肿以及邻近OLT的微小囊肿非常准确。

40.1.3 非手术疗法

- 活动调整。
- 非负重支具。

40.1.4 禁忌证

- 急性期的踝关节感染。
- 缺乏稳定骨性基底的大的深部囊性病变。
- 免疫功能不全：
  - 免疫缺陷性疾病。
  - 药物引起的免疫抑制。

40.2 手术目的

- 这项操作的目标是恢复距骨骨软骨损伤区的透明软骨（细胞以及细胞外基质）。被用来传送完整透明软骨至距骨骨软骨损伤部位的其他方法包括自体骨软骨移植和同种异体骨软骨移植是有限制的，然而无论哪一种方法均未提供青少年软骨。
- 基础科学数据支持使用青少年软骨。Adkisson 等比较了青少年和成人软骨细胞的成软骨活性。
  - 来源于青少年（<10岁）的软骨细胞较来源于成人的软骨细胞表现出更加显著的细胞外基质 [硫酸化糖胺聚糖（S-GAG）] 合成能力。
  - 此外，青少年软骨细胞的 S-GAG 合成能力比成人的高 100 倍。成人软骨细胞与青少年软骨细胞比较，学者的报道也显示了Ⅰ型和Ⅸ型 mRNA 的数量分别减少 100 倍和 700 倍。笔者推测基因表达的降低直接影响体内成体软骨细胞形成新生软骨的能力。
- 同样地，他们的研究也显示了青少年软骨细胞显著的生长速度，这种细胞群体在移植入异种的山羊模型后并未表现出不合理的免疫原性反应，提示青少年软骨细胞具有免疫豁免特性。

40.3 手术优势

- 手术操作相比其他的软骨置换操作具有更少的技术上要求：
  - 青少年同种异体软骨颗粒移植（PJCAT）不需要移植物像自体骨软骨移植或者同种异体骨软骨移植一样进行移植物的较高的匹配要求。
  - 不需要垂直进入距骨骨软骨损伤区基底部。因此，它不需要进行截骨（自体骨软骨或者同种异体骨软骨移植通常需要），能够在关节镜下实施或者通过前踝微创小切口操作。
  - 它是一种一期手术而不像自体软骨细胞移植（ACI）需要二期手术操作。
  - 不像自体骨软骨移植，没有供区并发症。
  - 移植物是现成的；因此，没有供体等待时间，通常同种异体移植就是这样。
  - 免疫反应（软骨被认为具有免疫豁免特性）或者疾病传播理论上极低，也没有临床文件记录。

40.4 主要原则

- 清理距骨骨软骨病损区，直至围绕病损区可见一稳定软骨缘以及一个稳定的骨质基底。
- 深入到软骨下骨板，但在移植物植入前需确保获得一干燥基底。
- 同种异体软骨移植物至少填充基底部 50%。
- 使用预先解冻的纤维蛋白胶，将移植物封闭在距骨软骨损伤区域。
- 在纤维蛋白胶完全凝实前，修整其表面与距骨穹顶关节软骨相匹配。

40.5 术前准备和患者体位

- 确定合适数量的软骨颗粒移植物进行预订是非常必要的。每个制造商，一个包装的 DeNovo NT 自然组织移植物（Zimmer Biomet, Inc., Warsaw, IN）被推荐用来治疗 2.5cm^2 病损表面面积，推荐填充率至少是病损大小的 50%（每个包装含有足够的移植物，能够密实地填充 1.25cm^2 表面面积）。实际操作中，笔者尝试几乎完全地填充病损区域至与周围健康软骨持平。开始操作前，检查包装的有效期。
- 患者了解移植物的来源并且愿意进行移植，这是十分必要的。目前，只有商品 DeNovo NT 自然组织移植物是这种手术的移植材料。遵照优良组织规范，这种产品的软骨颗粒自新生儿至 13 岁的捐赠者获得，但是，最典型的软骨颗粒组织是自 2 岁以内的新鲜尸体获得的。死胎或者胎儿组织同样被使用。每一份组织（每份组织来源于单一捐赠者）均进行标准的疾病筛查。
- 不管是开放手术还是关节镜技术（详述如下），患者处于仰卧位，同侧大腿近端放置衬垫，目的是保持足趾朝上指向天花板。
- 同侧大腿放置止血带。

40.6 手术技术

- PJCAT 可以通过关节镜或者开放手术实施。开放手术采用经典的前内或者外侧关节切开术。很少情况需要进行截骨，因为这项技术不需要垂直进入距骨软骨损伤区域。开放手术应该是由有经验的外科医生来实施。下面将对两种手术方法进行描述。

40.6.1 开放手术技术

- 即使可以采用开放手术技术，但笔者仍然推荐关节镜下诊断以确认病损部位以及大小，鉴别并治疗伴随的病理改变。
- 根据病损部位可以应用前内侧关节切开术（内侧病损）或者前外侧关节切开术（外侧病损）。
  - 前内侧关节切开术：
    * 沿胫前肌腱内侧经过踝关节做一纵向切口，切口内切开伸肌支持带。
    * 向外侧牵开胫前肌腱，沿皮肤切口切开关节囊。
    * 放入一深部组织牵开器，具有代表性的最适用的是 Gelpi 牵开器。
    * 跖屈踝关节以确定局部病损。
  - 前外侧关节切开术：
    * 沿第 3 腓骨肌外侧与腓骨前缘内侧之间做一纵

向切口。
- *注意鉴别并保护腓浅神经及其分支。
- *切开伸肌支持带，向内侧牵开第3腓骨肌，纵向切开踝关节囊。
- 不管采用哪一种入路，均需在关节囊内放入一深部组织牵开器。具有代表性的Gelpi牵开器最为适用。跖屈踝关节，直视下确定病损范围。
- 并不需要垂直进入病损部位，但是对于距骨骨软骨损伤的后部是需要进行清理的。如果需要另外的途径进入距骨骨软骨损伤的后部，则需要实施胫骨穹隆成形术。
  - 胫骨穹隆成形术：
    - *使用一把0.6cm弯骨刀，移除胫骨穹顶前方的前内侧或前外侧部分。于关节内放入一把Joker或Freer牵开器以保护距骨骨软骨免受破坏。需要小心注意的是，切除的胫骨远端前缘非关节部分的骨质不应该超过1cm。
    - *很小的穹隆成形术一般不需要进行修复。如果穹隆成形在任一方向达到1cm或者关节的结构完整性丢失，则使用1枚小的骨片钉进行固定。
- 可以使用Hintermann针式牵张器在胫骨和距骨颈部以克氏针固定后牵张获得额外的视野。
- 确认（图40.1a）病损区，并使用15号刀片、小刮匙清除病损形成一具有稳定的圆周形边缘（图40.1b）。
- 如果可能的话，在距骨肩部保留一内侧或者外侧软骨壁以便充填青少年软骨颗粒。
- 准备病损区基底。笔者更喜欢将基底深入软骨下骨板。这在用刮匙去除软骨时就可以实现（图40.1c）。假如软骨下骨板还没有被波及，则可以在冷盐水冲洗下使用微骨折器或者1枚1.2mm的克氏针进行微骨折处理。

移植物的准备以及传送

- 青少年软骨颗粒被包装在具有专利保护的软骨生长液内。为了正确地操作软骨颗粒，必须移除生长液。一手握住包装，竖直放置，顶端朝上。软骨颗粒将会沉入包装底部。自塑料包装顶端，插入一3.8cm针头并与10mL注射器相连接，抽吸生长液。这样可以避免软骨颗粒自针头吸出（图40.1d）。
- 接下来，完全去除锡箔包装，注意仔细用一海绵吸除所有残留的液体，并避免丢失软骨颗粒。纵向折叠锡纸，用剪刀修剪一端为窄的尖端，形成一槽形传送装置用于软骨颗粒传送。或者，小心剪除塑料包装的尾端至时钟1点处以充当传送装置（图40.1e）。
- 小心地将青少年软骨颗粒放入切口内。使用剥离子将颗粒压入OLT的基底部并直到完全覆盖（图40.1f,g）。
- 应用少量纤维蛋白胶封闭固定基底部的软骨颗粒（图40.1h）。
- 额外的软骨颗粒以及纤维蛋白胶采用逐层覆盖方式应用，直至病损区域完全被填充。
- 在纤维蛋白胶完全固化前，使用剥离子修整病损区纤维蛋白胶表面与周围持平。
- 另外，在纤维蛋白胶完全固化前，移除所有的牵开器，背伸踝关节，并向胫骨穹顶应用轴向加压应力塑形软骨颗粒填充区轮廓。保持这一姿势5分钟（图40.1i）。
- 助手帮助保持踝关节背伸，逐层关闭缝合关节囊、支持带及皮肤组织。切口包扎后应用支具维持。

40.6.2 关节镜技术

- 手术侧大腿放置一个把持支架以维持髋和膝屈曲。环绕足部使用无创牵开器，以便在移植软骨颗粒移植物时允许有足够的工作空间。
- 采用标准前内侧和前外侧入口实施常规关节镜手术。
- 花费一些时间仔细清除通道周围的滑膜以及关节囊，防止造成镜头以及移植物传送装置操作障碍。
- 仔细确认距骨骨软骨病损，使用标准或者环形刮匙清除软骨直至达到一稳定边缘（图40.2a,b）。与开放性手术一样，在肩部的内侧或者外侧保留一垂直的软骨壁以便填充青少年软骨颗粒。
- 临时关闭充盈管。这是需要手术医生评估工作通道软组织内陷情况，这种内陷可能干扰移植物的植入，再进一步清除通道周围软组织后恢复关节内充盈。
- 按照之前的描述准备移植物。
- 保持干燥的环境对于移植物的传送是十分必要的（图40.2c）。关闭充盈管，使用一小的抽吸导管

40 同种异体移植物处理距骨骨软骨损伤：青少年软骨

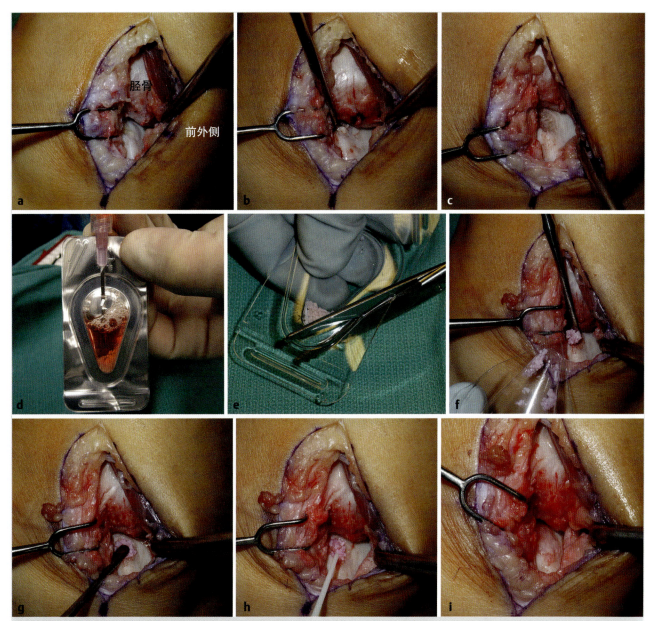

图 40.1　a. 采用前外侧入路关节切开术显露距骨骨软骨损伤 OLT。b. 应用刀片、刮匙清除距骨骨软骨病损。c. 笔者更喜欢将基底深入软骨下骨板。d. 竖直放置包装，软骨颗粒将会沉入包装底部。然后自塑料包装顶端，插入 3.8cm 针头并与 10mL 注射器相连接，抽吸生长液。e. 剪除塑料包装的尾端至时钟 1 点处以充当传送装置。f. 小心地将青少年软骨颗粒放入切口内，使用剥离子将颗粒压入 OLT 的基底部。g. 在 OLT 基底部使用剥离子分布并塑形软骨颗粒填充轮廓。h. 在青少年软骨颗粒表面应用纤维蛋白胶。i. 在关节内进一步操作或者关闭前允许纤维蛋白胶静置 5 分钟

以及关节镜刨刀排除关节内液体。
- 用一干燥的棉签吸收额外的液体后使用肾上腺素浸润的 WeckCel 海绵或者棉签完成止血以干燥病损区基底（图 40.2d）。

关节镜下移植物的植入

- 使用剥离子将移植物的 1/3~1/2 以逆行方式送入 2.7mm 关节镜套管的尖端，并与套管针一起凹陷在套管内。这样在套管通过入口通道时颗粒不会黏附到滑膜组织（图 40.2e, f）。
- 插入装填好的套管，一开始保持斜口面朝上（图 40.2f），然后当到达病损区时旋转套管使斜口面朝下（图 40.2g）。使用套管针将颗粒推入病损部（图 40.2h）。

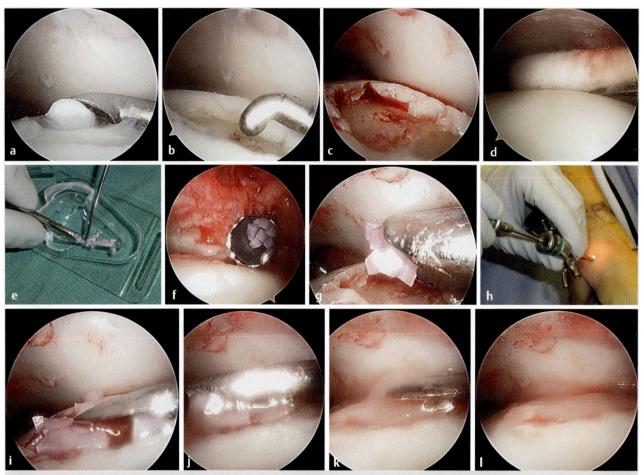

图 40.2 a. 仔细确认并使用刮匙清除距骨骨软骨病损。b. 确保清除后形成一稳定边缘。c. 无水关节镜下实施青少年软骨颗粒的传送。d. 小心地使用棉签吸除额外的液体。e. 在 2.7mm 套管内以逆行方式送入 1/3~1/2 的颗粒。f. 确保在传送过程中颗粒嵌入病损部位而并未附着于关节囊或者滑膜。插入的套管保持斜口面朝上。g. 在病损区上方时旋转斜口面朝下。h. 慢慢地在套管内插入套管针用来传送颗粒。i. 使用剥离子分布软骨颗粒并塑形。j. 应用纤维蛋白胶。k. 当放置纤维蛋白胶时用剥离子塑造其轮廓。l. 最终结构应该与周围软骨表面轮廓相匹配

- 移除套管，植入一剥离子或者探针在病损基底部以均等地分布移植物（图 40.2i）。
- 通过关节镜入口植入纤维蛋白胶头端，应用少量纤维蛋白胶。有时提供的纤维蛋白胶的头端太短，而且在通过关节镜入口通道时容易损坏，这种情况下，可以使用针头代替（图 40.2j）。
- 移植以反复分层模式进行直至病损区被完全填充。
- 在纤维蛋白胶静置期间使用剥离子对填充的软骨颗粒进行轮廓塑形（图 40.2k, l）。
- 移除牵开器，背伸踝关节。当纤维蛋白胶放置后维持这一位置。关闭关节镜入口并使用支具维持这一位置。

40.7 技巧和要点

- 确保在开始操作前解冻纤维蛋白胶。在需要纤维蛋白胶前立即快速地在热水中解冻，它会导致不利的操纵特性。
- 假如 OLT 的基底部需要植骨，则可以使用来自于胫骨穹顶成形产生的骨质。或者，可以使用环钻自跟骨、胫骨或者髂骨获取松质骨。
- 不管是开放手术还是关节镜手术，不要一次传送全部移植颗粒。假如传送装置（锡纸槽或者套管针）突然脱落，则所有的移植物颗粒都将不复存在。
- 额外备份一种可用的纤维蛋白胶传送方法是非常重要的，因为在应用纤维蛋白胶至缺损部位时容易造成堵塞。
- 在关节镜下传送过程中，出血能够引起视野问题以及移植物在病损基底部的黏附。因此，笔者并不推荐广泛的滑膜清理或者额外的操作，因为这样在准备同种异体软骨颗粒移植的干燥区时能够引

起过多的出血。
- 当为了关节镜下传送移植物而排空关节腔时，抽吸能够引起额外的血液进入关节。因此，在后外侧入口放入一16号计量注射器以吸收空气至关节腔内，避免额外的出血。

40.8 误区及危害

- 细致的解剖以及熟练的关节镜技术能避免神经损伤或者额外的软骨破坏。
- 笔者推荐对于首次使用 PJCAT 技术的术者通过开放方式实施操作。这是一种可以使用相关设备进行练习镜下清理，然后通过延长切口进行关节切开术来实施软骨颗粒的移植。

40.9 并发症及相应处理

- 手术前准确测量 OLT 大小并预订正确数量包装的青少年软骨颗粒（一袋或两袋）是困难的。这种产品通常非常昂贵，在大多数病例中，笔者仅使用一袋。PJCAT 技术相对很新，而且没有数据来确定哪一种指标更为重要：颗粒填充深度还是基底部完全覆盖程度。在没有足够的青少年软骨颗粒以同时达到深度及完全覆盖这两种指标时，笔者建议完全覆盖重要性超过填充深度。理论上，这可以更好地对病损基底部软骨下骨进行封闭。
- 小心不要将踝关节后凹处大部分的软骨颗粒弄得松散，因为这种情况没有紧急措施进行处理。这种情况应该发生于关节镜手术，一种办法就是转为开放性关节切开术，使用牵张装置查看是否能够将软骨颗粒位置还原。假如不能，那么关节腔需要进行彻底的灌洗。笔者建议在病损基底部行微骨折处理。术后与患者进行讨论是十分必要的，如果患者愿意，则可以计划实施二次 PJCAT 手术。

40.10 术后治疗

- 对于术后康复并没有一致意见。
- 笔者的术后康复程序如下所示：
  ○ 术后使用非负重支具2周。
  ○ 接下来的6周佩戴踝关节活动度可控的 CAM 靴，并逐渐负重。负重允许移植物在这一高度受约束关节内进行加压和塑形。患者可以进行主动的轻柔的踝关节运动。笔者对于病损位于前侧或者后侧的患者并不建议进行全范围的踝关节活动度训练，因为这些部位的病损并未直接覆盖在胫骨穹顶下。
  ○ 术后2个月，患者开始进行物理治疗。
  ○ 术后康复程序也依赖于诸如踝关节外侧韧带修复等的辅助手术操作。

40.11 结果

- 应用 PJCAT 治疗距骨骨软骨损伤的数据有限。
- Coetzee 等报道了一回顾性病例分析，23例患者（24踝）应用 PJCAT 治疗，平均随访16.2个月。
  ○ 平均病损面积 125mm^2（50~300mm^2），平均病损深度 7mm（3~20mm）。所有病损至少有一维度 ≥ 10mm。
  ○ 12例患者通过开放手术到达病损，3例患者采用关节镜方式，9例患者采用通过延伸扩大镜下入口方式。病损深度超过5mm者进行骨移植。
  ○ 术后结果评分与公布的采用骨髓刺激、ACI、基质诱导的自体软骨细胞移植等报道结果相似。

参考文献

[1] Adkisson HD IV, Martin JA, Amendola RL, et al. The potential of human allogeneic juvenile chondrocytes for restoration of articular cartilage[J]. Am J Sports Med, 2010, 38（7）:1324–1333.

[2] Adams SB, Yao J, Schon LC. Particulated juvenile articular cartilage allograft transplantation for osteochondral lesions of the talus[J]. Tech Foot Ankle Surg, 2011, 10（2）:92–98.

[3] Coetzee JC, Giza E, Schon LC, et al. Treatment of osteochondral lesions of the talus with particulated juvenile cartilage[J]. Foot Ankle Int, 2013, 34（9）:1205–1211.

41 新鲜异体骨移植治疗距骨骨软骨损伤

Mary Kate Thayer, Michael Brage

摘要： 距骨骨软骨损伤是关节软骨和软骨下骨缺损，常由早期创伤后导致。疼痛导致患者活动不便，严重影响生活质量。笔者将就新鲜异体骨移植治疗距骨骨软骨损伤进行讨论，该手术应用于合适的患者将有效地缓解疼痛，保留踝关节的功能。

关键词： 骨软骨损伤，距骨，新鲜异体骨移植。

41.1 适应证

- 适合进行外科手术。
- 距骨大范围的骨软骨损伤，面积 >107mm^2 或者直径 >15mm。
- 深部骨软骨损伤内部合并囊性。
- 距骨骨软骨损伤既往行关节镜下微骨折处理失败。
- 距骨骨软骨损伤既往行自体骨软骨移植或异体骨软骨移植失败（自体骨软骨移植术或幼儿软骨移植）。
- 损伤面积过大，不能取自体膝关节骨软骨。
- 距骨骨软骨损伤过大，患者合并膝关节严重关节炎或行关节置换。
- 患者不能接受自体骨移植取骨区残缺。

41.1.1 病理

- 距骨骨软骨损伤包括软骨和软骨下骨损伤，描述病理状况可基于位置和大小，是否稳定，是否移位。
- 常出现于小的损伤后，多见于早前扭伤踝关节的患者中。
- 距骨骨软骨损伤的确切病因尚不十分清楚，但是与急性创伤，反复的微小损伤，全身系统性因素，血管异常导致缺血坏死，解剖结构变异或下肢力线异常，先天性畸形有一定关系。

41.1.2 临床评估

- 视诊：查看有无急性损伤体征如肿胀或瘀斑。
- 触诊：检查病灶区域敏感性。
- 检查韧带：前抽屉试验、内外翻试验。
- 患者仰卧和站立时后足力线检查。
- 检查有无马蹄足。
- 检查稳定性、力线和挛缩非常重要，如果有上述情况需在行同种异体骨移植术前或术中畸形矫正，以免移植物受到异常的应力。

41.1.3 影像学评估

- 每位患者拍摄正位、侧位、踝穴位 X 线片，做好标尺，便于以后设计移植物大小（图 41.1）。
- 部分患者术前需行更细致的进一步影像学检查。
- CT 扫描提供更多骨的细节。
- MRI 可提供软骨和软组织状况（图 41.1）。

值得注意的是，CT 观察的距骨骨软骨损伤范围常小于术中发现，MRI 则相反。

41.1.4 非手术疗法

- 对无症状的距骨骨软骨损伤保守治疗需定期拍片检查。
- 对有症状的、急性、无移位的距骨骨软骨损伤可试行保守治疗，佩戴不负重石膏或支具。
- 小儿距骨骨软骨损伤选择手术治疗前应经过保守治疗。

41.1.5 禁忌证

- 内科因素禁忌任何外科手术。
- 任何部位的感染。
- 踝关节关节炎晚期，因新鲜同种异体骨移植不可能完全和永久改善患者关节状况。
- 通过矫正伴随畸形来改善移植物表面的过度受压：
  - 力线异常：胫骨穹顶部与胫骨轴线在任何方向成角 >10° 可能需要截骨矫正。
  - 踝关节不稳定。
  - 马蹄状挛缩。
- 相对禁忌证：外周神经病变和外周血管疾病。

41.2 手术目的

新鲜同种异体骨移植治疗距骨骨软骨损伤的目标是缓解疼痛，可负重活动，恢复日常活动。

需要注意的是骨软骨损伤过大，恢复到跑步是不现实的。如果是半距骨或整个圆顶部移植，进行

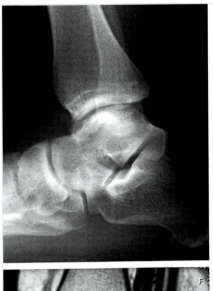
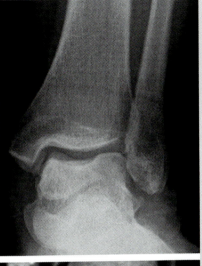
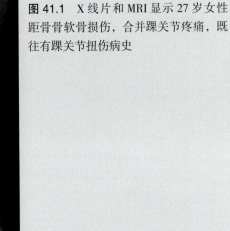

图 41.1 X线片和MRI显示27岁女性距骨骨软骨损伤，合并踝关节疼痛，既往有踝关节扭伤病史

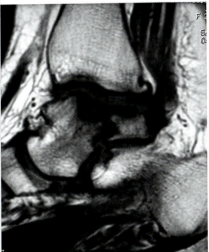
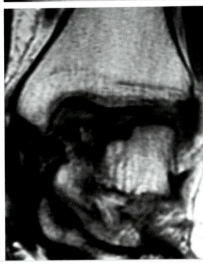

冲击性运动如跑步是不可能的。

41.3 手术优势

- 尽管有关距骨骨软骨损伤治疗的方式多种多样，但新鲜同种异体骨移植是缓解疼痛，改善功能的有效方式。新鲜同种异体骨移植提供可存活的细胞，不同于冷冻同种异体骨移植物的软骨细胞均死亡，此外，新鲜同种异体骨移植避免取骨供区的残缺，保留关节活动功能，整体圆顶移植可修复巨大的骨软骨损伤。

41.4 主要原则

- 清晰的术前计划：
  - 损伤区域完整影像，带标尺以测量规划。
  - 确保选择合适的患者。
  - 取得合适、大小匹配的同种异体移植物。
  - 根据损伤部位选择手术入路。
- 适当充分暴露缺损区域。
- 根据缺损区域准备新鲜同种异体移植物。
- 同种异体移植物放置和固定（如有需要）。
- 细致的软组织操作和缝合切口。

41.5 术前准备和患者体位

41.5.1 同种异体移植物的获取

根据X线片标尺的测量选择合适的移植物。在正位片距骨关节面下5mm测量距骨宽度。根据标尺修正可能存在的放大效应。可用距骨宽度来计算骨软骨损伤和移植物的大小（图41.2）。尺寸大小确定后，联系组织库获取新鲜同种异体移植物。与组织库加强联系以熟悉订购和获取移植物的程序是非常重要的。笔者曾与关节康复基金有良好的合作。

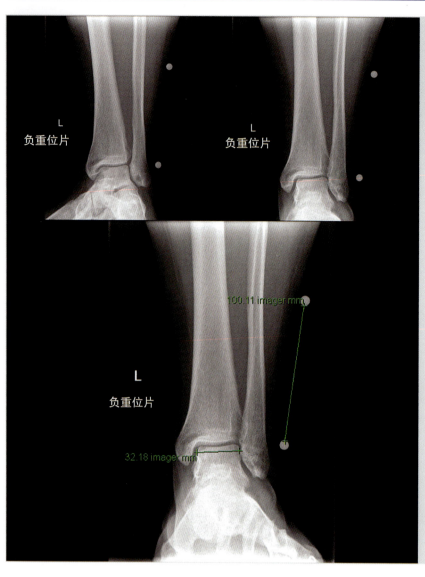

图41.2 X线片测量并规划术前计划

新鲜异体移植物在捐献者死亡后24小时内获取，必须在21天内进行移植。广泛筛选合适的捐献者大约需要2周时间，移植物从美国组织库协会认证的骨库获取。

41.5.2 体位

大多数患者采取仰卧位，可透视手术床，患侧臀部下垫垫，下肢置于斜坡上。可使用未消毒的止血带，常规消毒下肢和足部。

41.5.3 手术入路

治疗距骨骨软骨损伤有多种入路。应根据距骨骨软骨损伤部位选择入路，以直接暴露，处理距骨和实施移植。

- 内踝截骨入路：首先，在内踝近端行皮肤切口，切开皮下组织，暴露内踝，注意保护大隐静脉。完全暴露内踝后，截骨前预先用3.5mm皮质骨螺钉钻孔（图41.3a）。然后，在关节镜监视下行内踝截骨，由近端斜向穹窿顶角部截骨（图41.3b），截骨完成后，翻开即可暴露距骨圆顶内侧（图41.3c,d）。完成后利用预先钻螺钉孔固定内踝截骨（图41.3e,f）。

- 外踝截骨入路：首先，外踝腓骨表面皮肤标准切口，分离皮下组织，暴露腓骨，剥离前后侧骨膜。注意保护可能遇到的腓浅神经。在截骨之前选择好1/3管型板，预弯适应腓骨形状（图41.4a）。关节镜监视下截骨，在计划截骨的近端和远端各拧入1枚皮质骨螺钉后取出。摆锯45°角斜向距骨外侧肩部截骨（图41.4b）。腓骨可从切口中向后侧、向下方向翻转，保留少部分软组织附着利于术后

41 新鲜异体骨移植治疗距骨骨软骨损伤

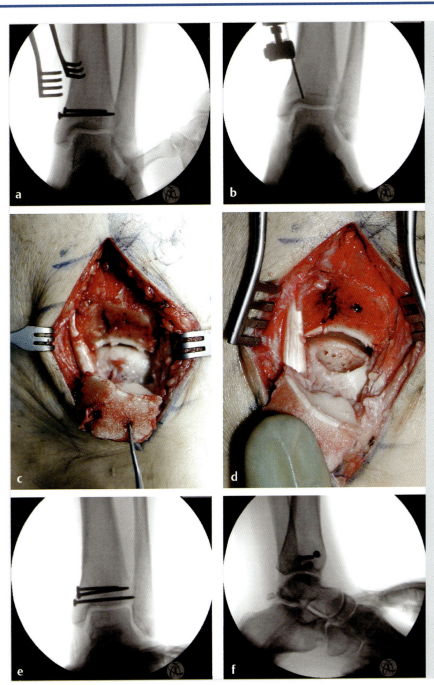

图 41.3 内踝截骨入路。a. 预先钻螺钉孔。b. 实施内踝截骨。c、d. 距骨内侧和病变缺损区域。e、f. 固定截骨

韧带修复（图 41.4d）。这样可暴露外侧距骨（图 41.4c）。移植结束后利用预弯的接骨板和钉孔固定腓骨截骨（图 41.4e）。

- 前侧入路：踝关节牵伸方法。首先安装踝关节牵伸外固定架以暴露距骨，钢针由内侧植入距骨、跟骨、胫骨，然后组装外固定架（图 41.5a,b）。将外固定架去除以便行前侧切口，接近中线，以标准方式经过关节、胫前肌腱和跗长伸肌腱之间的间隙进入。到达关节，切开关节囊，注意保护深部关节软骨，向内侧和外侧行骨膜下剥离，暴露整个距骨和胫距关节。重新安装外固定架，牵伸以深入观察病损区域。在牵伸状态下，可得到很好的暴露（图 41.5c）。

- 前外侧入路：Tillaux 骨块截骨。Tillaux 骨块截骨可提供距骨前外侧的可视窗口。踝关节前外侧入路可采用。踝关节前外侧皮肤切口，远端指向第 4 跖骨。保护腓浅神经，可能直接跨过手术切口。锐性切开前侧间隔表面筋膜，将前侧间隔内趾伸肌腱拉向中线。沿切口方向纵向切开关节囊。胫骨前外侧部分（Tillaux 区域）用 2 枚 3.5mm 皮质骨螺钉

第5部分 踝

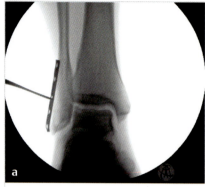
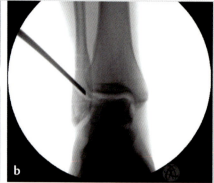

图41.4 外踝截骨入路。a.计划截骨和外侧接骨板放置。b.关节镜监视下实施外踝截骨。c.距骨外侧区域。d.复位截骨。e.外侧接骨板螺钉固定截骨

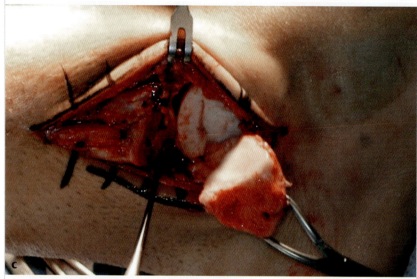

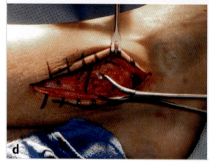
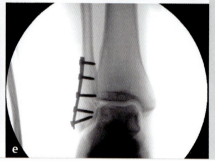

预先钻孔。去除螺钉后，用骨锯切除胫骨前外侧骨块，以完整的骨膜为铰链翻向外侧。暴露距骨，处理病损。

- 后踝截骨入路：可暴露后侧距骨。俯卧位，后外侧切口，沿腓骨后内侧缘切开皮肤，细致分离皮下组织，保护腓肠神经。分离腓骨肌腱与𧿹长屈肌腱之间间隙，切开关节囊，截骨尽可能垂直进行，为最后固定截骨块，预先用螺钉钻孔。然后截骨，将截骨块牵出切口。可以暴露距骨后侧（图41.6a,b）。移植到位后，用螺钉固定截骨块（图41.6c,d）。

41.6 手术技术

- 病灶清创：充分暴露后，清创为移植创造条件。对于某一部位的病损应尽量一整块切除以便作为模板。预制移植骨软骨块，应与清创后的缺损形态一致（图41.6b）。一般来说，软骨应清创至稳定边缘，植骨床打孔以利于骨愈合。
- 预制移植物：病损清创彻底后，准备移植物，对于10mm或更小的病损，从同种异体骨软骨移植骨块上切取合适的骨软骨块。单独一块比多块组合更好。骨软骨块可利用Arthrex马赛克成型工具进行

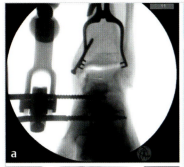
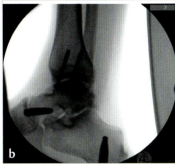
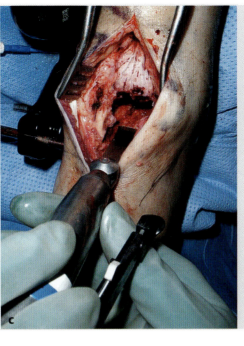

图 41.5 前侧入路和踝关节牵开示意图。a. 安装外固定架。b. 跨关节牵开。c. 暴露距骨前侧区域。

修整。经工具修整后可得到合适病灶缺损区域大小的移植骨块。对于大的缺损，一个移植骨块不够，需要定制移植物。清创切除的距骨可用来作为定制移植物的模板（图41.7a,b）。

- 植入移植物和固定：准备好移植物后，植入预备好的缺损区域。软骨面平整最好，避免移植物凸起或凹陷下去。移植的骨软骨块用顶压工具压实固定。如果植入后移植物仍松动，必要时用螺钉固定。对于大块移植物，用加压螺钉固定，然后用关节镜观察（图41.7c~e）。
- 截骨固定和缝合：移植物植入到位后，彻底冲洗伤口，闭合切口。如果行截骨，需复位截骨块，通过截骨线可靠固定，手术医生应尽量避免截骨部位发生骨不连（图41.3e~f、图41.4e、图41.6c~d）。以标准方式缝合切口，无菌敷料包扎，将衬垫良好的夹板固定足于中立位。

41.7 技巧和要点

- 术前准备很重要。选择合适患者，病情的完全检查，确实可用的同种异体移植物。
- 有多种入路选择，清楚地暴露病损最重要，应该选择最方便显露病损部位的入路。
- 术后护理包括限制负重和活动。警惕依从性差的患者，有任何异常应尽早行影像学检查。
- 对于截骨愈合和移植物存活状况需要长期随访。

- 如果移植后对于缓解疼痛无效也有其他途径。

41.8 误区及危害

- 暴露不佳会导致重建困难。
- 获取移植物的费用和运输后勤工作是繁杂的。
- 没有识别和治疗踝关节不稳定、力线异常和马蹄挛缩可能导致移植物异常载荷，最终失败。
- 拍片随访是保证骨愈合和避免移植物再吸收的关键。

41.9 并发症及相应处理

踝关节或距骨手术相关并发症包括：金属异物刺激，医源性损伤周围组织，切口愈合不良，深部感染。具体到不同入路可能存在截骨不愈合风险，清创前要良好地暴露距骨病损区域，便于进行移植。这常需要以截骨为代价，导致不愈合的风险。图41.8显示1例腓骨不愈合病例。此患者在截骨部位植骨后最终愈合。

除入路相关并发症之外，移植物相关并发症不容忽视。传播感染性疾病罕见但有一定风险，HIV感染的比率大致是1/160万。另一并发症是移植物吸收。2001年Gross关于新鲜同种异体骨移植治疗距骨骨软骨损伤的研究发现，9位患者中的3位拍片发现移植物碎裂和大于一半的移植物被吸收。这3位患者最终需要行踝关节融合。如果患者症状仍

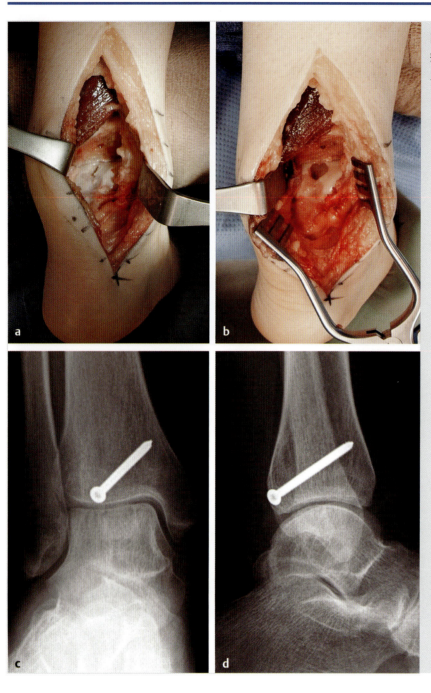

图 41.6 后踝截骨入路示意图。a. 距骨病损清创前。b. 清创后。c. 截骨固定后正位 X 线片。d. 侧位 X 线片

明显，关节置换或关节融合是可选择的挽救措施。

41.10 术后治疗

切口愈合后鼓励早期主动活动。负重则需延迟。对于整体距骨穹顶移植或半距骨移植病例，建议严格不负重 3 个月。对于小的移植物，不负重 6 周足够了，术后 6 周开始正规物理治疗，术后 6 个月恢复日常活动。

41.11 结果

新鲜同种异体骨软骨移植是治疗有症状的距骨骨软骨损伤的有效方法。新鲜同种异体骨软骨可重建距骨和关节软骨面，保留关节活动功能。治疗的目标如前所述是缓解疼痛，改善功能，避免供骨区受影响。文献报道多项研究表明移植术后患者 VAS 疼痛评分和功能测评得到改善。但仍有部分患者术后遗留疼痛，不满意。二次手术的原因包括异物刺

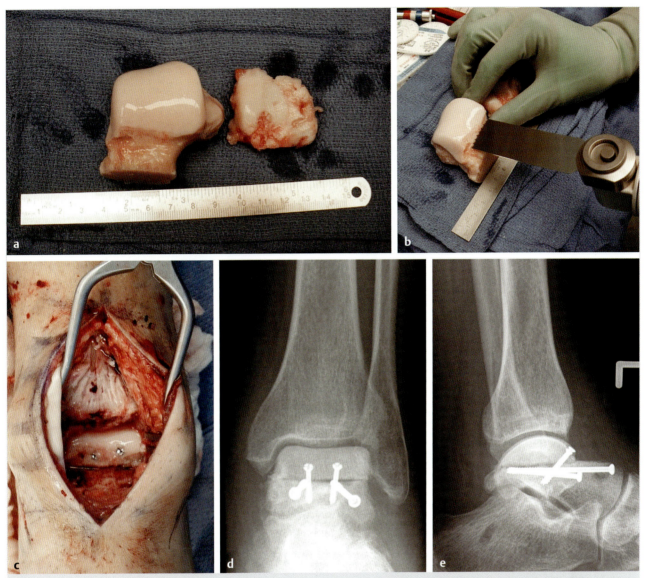

图 41.7 a. 比照切除的距骨和整个移植物切割适合患者的大块同种异体骨软骨移植物。b. 桌面上切割定制移植物。c. 植入移植物。d、e. 术后拍片

激,移植物吸收导致关节炎需行关节融合。Gross 关于新鲜同种异体骨软骨移植治疗距骨骨软骨损伤的早期报道 9 例患者中 4 例(44%)因异物刺激行内固定取出,3 例(33%)行二期融合术。这 3 例病例移植物显示吸收,踝关节继发关节炎改变。大部分患者术后有望恢复原工作和日常活动状态。Gross 研究中未行关节融合的 6 例患者均返回全职工作,其中 5 例患者活动不受限制。术前患者的活动水平和工作性质研究时应该被考虑,术前活动量比较大的患者可能需要设定不一样的治疗结果和目标。最近在对关于活动量大的美国军队人员进行骨移植的小规模队列研究,这部分人群结果改善大体上差别不大,但 VAS 评分和功能评分的改善不如患者的平均水平。对术后满意度的调查很有必要。

总之,新鲜同种异体骨软骨移植是治疗有症状的距骨骨软骨损伤的有效方法,可缓解疼痛,改善功能。此手术根据病损的大小和部位,技术上有一定挑战,术前应周密计划,术中应细致显露,并与患者充分沟通手术预期。术后应进行护理,使患者可恢复疼痛减少的、活动更自如的生活状态。

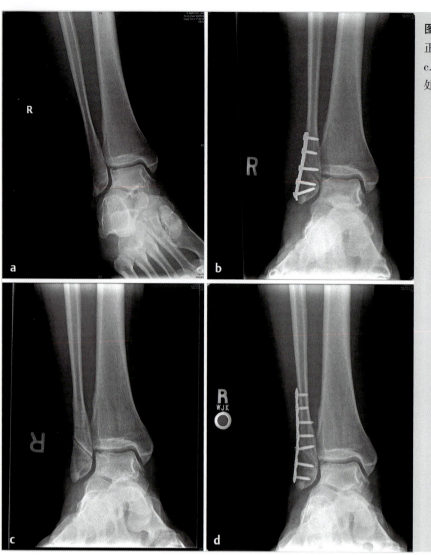

图41.8 a. 典型的距骨外侧骨软骨损伤正位片。b. 同种异体骨软骨移植术后。c. 腓骨截骨处不愈合并疼痛。d. 不愈合处植入异体骨后临床和拍片显示骨愈合

参考文献

[1] Schachter AK,Chen AL,Reddy PD,et al.Osteochondral lesions of the talus[J].J Am Acad Orthop Surg,2005,13(3):152-158.

[2] McGahan PJ,Pinney SJ.Current concept review:osteochondral lesions of the talus[J].Foot Ankle Int,2010,31(1):90-101.

[3] O'Loughlin PF,Heyworth BE,Kennedy JG.Current concepts in the diagnosis and treatment of osteochondral lesions of the ankle[J].Am J Sports Med,2010,38(2):392-404.

[4] Buck BE,Malinin TI.Human bone and tissue allografts. Preparation and safety[J].Clin Orthop Relat Res,1994(303):8-17.

[5] Gross AE,Agnidis Z,Hutchison CR.Osteochondral defects of the talus treated with fresh osteochondral allograft transplantation[J]. Foot Ankle Int,2001,22(5):385-391.

[6] El-Rashidy H,Villacis D,Omar I,et al.Fresh osteochondral allograft for the treatment of cartilage defects of the talus:a retrospective review[J].J Bone Joint Surg Am,2011,93(17):1634-1640.

[7] Hahn DB,Aanstoos ME,Wilkins RM.Osteochondral lesions of the talus treated with fresh talar allografts[J].Foot Ankle Int,2010,31(4):277-282.

[8] Orr JD,Dunn JC,Heida KA Jr,et al.Results and functional outcomes of structural fresh osteochondral allograft transfer for treatment of osteochondral lesions of the talus in a highly active population[J].Foot Ankle Spec,2017,10(2):125-132.

42 踝外侧韧带开放重建：改良 Broström 术

Jefferson Sabatini, Robert B. Anderson

摘要：Broström 于 1966 年首次描述慢性顽固性踝关节不稳的踝外侧韧带复合体的解剖修复。从那时起，对这种技术进行了大量的改良和改进。包括利用下伸肌支持带（改良 Gould 术）或腓骨短肌腱劈裂部分进行增强（Evans）手术，以及利用缝合锚钉来辅助重新附着到腓骨和最新的关节镜辅助技术。本章概述了 Broström-Evans 手术的适应证和技术，包括取得良好结果和避免并发症的技巧。

关键词：踝关节不稳，踝关节韧带重建，Broström 术，Evans 加强术，腓骨短肌劈裂技术。

42.1 适应证和病理

- 慢性踝关节外侧不稳：
  - 功能性：主观感觉不稳定或反复发作有症状的踝关节扭伤。
  - 机械性：超出生理性的踝关节运动/松弛范围。
- 保守治疗 3~6 个月后失败的患者并继续有功能性或机械性的踝关节不稳症状是外侧韧带重建的适应证。

42.1.1 临床评估

- 患者的临床病史和体格检查是踝关节外侧不稳定的诊断关键。患者通常呈现出足踝"打软腿"或感觉不稳的主观病史。患者偶尔会有疼痛合并不稳定，可能是由于伴随的关节内问题。询问病史时，患者会经常提及过去的某些时候踝关节扭伤或内翻损伤的病史。这种情况在就诊前就已发生很长时间，并且很常见。症状持续时间、扭伤的频率和以前的物理治疗或支具是将来治疗的重要决定因素。
- 体格检查外踝不稳定应首先观察负重力线。后足或踝内翻会增加患者内翻损伤的风险。第 1 跖列的过度跖屈可能促进这种内翻趋势。
- 触诊距腓前韧带（ATFL）、跟腓韧带（CFL）和下胫腓联合韧带。触诊腓骨肌腱、内踝和外踝、距骨的前外侧穹顶、跗骨窦、距骨外侧突、跟骨前结节以排除其他潜在的踝关节外侧疼痛疾病。
- 前抽屉试验和距骨倾斜试验是踝外侧不稳定的主要检查方法。前抽屉试验是距骨相对胫骨前移，同时辅以内旋。三角韧带完整，变成以内踝为旋转中心的旋转运动。踝关节跖屈位时 ATFL 限制距骨前脱位，CFL 是踝关节中立位前抽屉的主要约束。在这些位置进行测试可以提供哪些韧带结构功能不全。大于 10mm 平移或比对侧更大的 5mm 平移被认为阳性。距骨倾斜试验是踝关节和距下关节中立位相对于稳定的胫骨后踝内翻，与对侧相比差异明显或出现软性终末抵抗感应怀疑 CFL 松弛。

42.1.2 影像学评估

- 影像资料排除外侧其他来源疾病引起的疼痛，应作为病史和体格检查的辅助手段。
- 从负重正位（AP）、踝穴位和踝关节侧位片，可了解有无骨软骨病变或踝关节炎，以及踝关节和后足的整体力线。
- 前抽屉试验和距骨倾斜试验可以使用应力位 X 线片。在侧位距骨向前平移大于 10mm，或比对侧超过 5mm，被认为阳性。距骨倾斜应力试验 10° 或比对侧超过 5° 被认为阳性，也可在患者放松状态下行应力 X 线检查并且可能识别双踝不对称。
- 超声波动态检查可用于发现潜在的腓骨肌腱病变并能显示肌腱半脱位。
- 计算机断层扫描（CT）也可提供距骨骨软骨病变，距下关节骨桥、距骨外侧突和跟骨前结节的不愈合。与对侧相比，负重 CT 还可显示隐匿性下胫腓分离。
- 磁共振成像（MRI）可显示慢性踝关节外侧韧带的减弱或缺失。此外，对进一步了解腓骨肌腱病变、骨软骨病变和腓骨应力性骨折是有帮助的。

42.1.3 非手术疗法

- 本体感觉和腓骨肌力强化物理治疗是慢性踝关节不稳的非手术治疗的主要方法。在外科手术干预之前，应至少有 6 周的物理治疗。
- 踝关节支具，如有"系带"的类型，提供外踝部稳定，可以穿在鞋内。也可以使用足踝矫形器

（AFO）或双直立支具稳定足踝。

42.1.4 禁忌证

- 低需求患者或有严重并发症的患者应该采用支具保守治疗。
- 全身韧带松弛症如 Ehlers-Danlos 综合征是单纯韧带解剖修复的禁忌证，并且通常需要用自体肌腱、同种异体肌腱或人工韧带重建。
- 内翻畸形的患者应通过外侧跟骨截骨术（或 Dwyer 类型截骨术）和（或）第 1 跖骨背侧截骨术及外侧韧带重建术来防止踝关节不稳的复发。
- 需要大量跖屈运动和保持内翻的运动员，如芭蕾舞演员，不应行腓骨肌腱劈裂 Evans 加强术的 Broström 术。

42.2 手术目的

- 修复和重建踝关节外侧主要的静态装置（AFTL 和 CFL）。
- 为体育活动重建稳定的踝穴。
- 防止踝关节扭伤。
- 减少因踝关节反复扭伤发生退行性关节炎的风险。

42.3 手术优势

- 能够直视、评估和处理伴随的腓骨肌腱病变。
- 直接显示 ATFL、CFL 和伸肌支持带。
- 直接显露 ATFL 并能重新固定韧带于腓骨。
- 允许使用部分腓骨短肌腱加强重建。

42.4 主要原则

- 初始关节镜评估踝关节以排除或处理关节内任何病变。
- 将 ATFL 拉回到腓骨去皮质化骨床止点处。
- "盒式"缝合紧收 CFL 韧带。
- 利用腓骨短肌腱前 1/3 增强修复，在 ATFL 和 CFL 腓骨止点间腓骨通道使用界面螺钉固定。
- 额外使用伸肌支持带近端修复加强（改良 Gould 术）。

42.5 手术技术

笔者首选对大多数 Broström 术辅加肌腱 Evans 术（腓骨短肌腱前部 30% 的肌腱固定术）来增加踝关节内翻的限制。

42.5.1 患者体位

- 如果要同时进行踝关节镜检查，应将患者置于仰卧位并辅以关节镜腿部支架。
- 可以仰卧位同侧臀部下方垫垫进行踝关节韧带重建，垫垫过高产生倾斜侧卧位。
- 笔者偏好同侧臀部下方垫垫仰卧手术，特别是合并的其他手术。

42.5.2 手术入路

- 切口是从腓骨远端后侧走行，沿腓骨后缘弧形向前至第 4 跖骨（图 42.1）。

42.5.3 手术技术

- 首先在关节镜下处理踝关节内的病变。如果没有，那么方法如前所述。
- 切开皮肤后，使用解剖剪通过远端的皮下脂肪进行解剖，显露腓骨肌腱鞘。当心腓肠神经浅支。
- 锐性切开两个腓骨肌腱的腱鞘显露腓骨肌腱。切口沿腓骨肌腱下支持带（SPR）远端，并朝向第 5 跖骨基部的肌腱止点处（图 42.2）。
- 腱鞘显露在腓骨肌腱近端到 SPR，切口到腓骨近端 2cm 处。
- 仔细检查腓骨肌腱的病变程度并按手术指征修复。切除任何腱鞘炎性组织或过量低位肌腹部。
- 使用 15 号刀片在 SPR 远端的腓骨短肌腱上纵向切开 1/3。

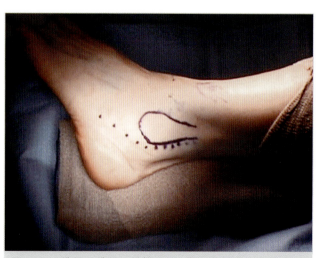

图 42.1　腓骨后腓骨肌腱体表处的标准弧线切口标记

- 使用 2 号尼龙线线性切割分离肌腱。
- 使用尼龙线往复切割分离并继续向肌腱远端分开，至第 5 跖骨基底部（图 42.3）。
- 接着使用止血钳从近端到远端在 SPR 下方将尼龙线穿过 SPR 近端。
- 继续使用尼龙线往复切割通过 SPR 的近端和向上达腓骨后部。
- 在近端切割出 1/3 宽度的肌腱以产生远端附着的肌腱移植物，将肌腱包裹在湿润的纱布中。
- 接下来快速切开远端穹隆的骨膜，使其边缘在其前部后面保持近乎垂直的方式（图 42.4）。
- 向近端锐性分离 1 cm 的腓骨骨膜瓣。
- 接着牵拉抬高骨膜、ATFL 和关节囊复合体作为骨膜套，此时能够轻易看到胫距关节，检查距骨外侧软骨磨损和病变。
- 使用咬骨钳，在腓骨远端去皮质化。
- 识别 CFL，从远端尖端、远端后侧经腓骨肌腱的深层远端到跟骨。它通常显示为两束。
- 使用不可吸收线水平褥式缝合。
- 现在将另一个水平褥式缝合线放在近端和远端尽可能再次解开。这种缝合应包住第一个缝合线（图 42.5）。
- 接下来，从腓骨远端前缘导针为界面螺钉钻孔（附着部位近似于 CFL 和 ATFL 之间的中间点）近端然后向后退出腓骨后部。笔者倾向于使用 Wright 医疗公司的界面螺钉系统（Wright Medical Inc., Memphis, TN）。
- 使用肌腱测量器确定肌腱的大小并钻出相应的钻孔尺寸，通常是 4mm。
- 将导丝用作 Beath 针，将其末端腓骨短肌腱通过腓骨孔道，确定它是否很容易在隧道中滑行。如果没有通过，将肌腱末端修剪到较小的直径（图 42.6）。
- 接着使 2-0 号不可吸收线通过腓骨近端骨膜到 ATF 袖套，袖套进针避免缝入组织过多，以防止过度推进。在肌腱移植物的两侧放置至少一根缝合线，移植物近端可能需要不止一根缝线（图 42.7）。
- 如果腓骨远端组织很差，可以使用一枚或多枚缝合锚钉置入腓骨远端的前缘。在这种情况下，会采用 ATFL 袖套组织进针更深一些来与早期创建的腓骨远端骨膜瓣重叠缝合。
- 在缝合 CFL 过程中将足保持在外翻、轻度外部旋转和跖屈。在缝合 ATFL 时维持外翻背伸和足推后位。
- 拉紧移植物并后向牵拉力复位距骨且保持在中立位。过度外翻的位置会导致痉挛和可能的距下关节关节炎。
- 放置界面螺钉，直到螺钉尾端进入腓骨远端前皮质部。这创造了对抗距骨内翻（图 42.8）。
- 将额外的肌腱移植物缝合到骨膜和筋膜后面。修剪任何多余的肌腱。
- 如果希望获得额外的稳定性，可以使用可吸收的 0 号缝合线（改良 Broström-Gould 术）将伸肌支持

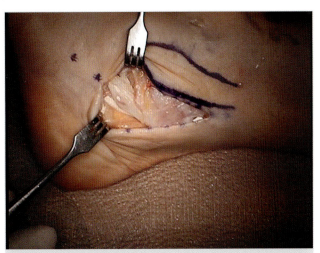

图 42.2 钝性分离皮下组织后，切开腓骨远端的腓骨肌腱鞘。可见肌腱的纵向撕裂

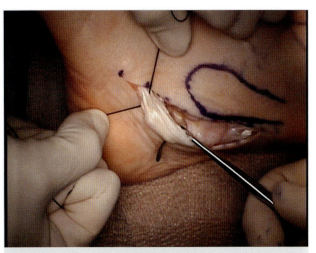

图 42.3 使用 15 号刀片纵向劈裂腓骨下支持带（SPR）远端腓骨短肌腱 1/3。使用 2 号尼龙线穿过肌腱后向远端往复切割分离肌腱

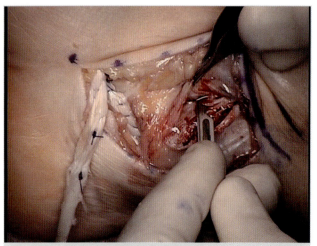

图 42.4 改良 Evans 腓骨短肌腱瓣建立后，斜切口（近前端至后远端）制成腓骨远端骨膜瓣，然后抬高全层骨膜瓣，此时能够看到胫距关节

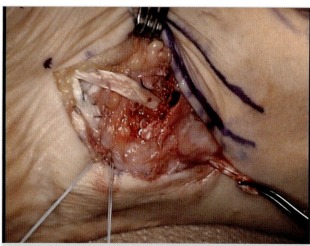

图 42.6 从腓骨远端距腓前韧带（ATFL）的足印区向近后端钻骨道，使用 Beath 针穿引肌腱

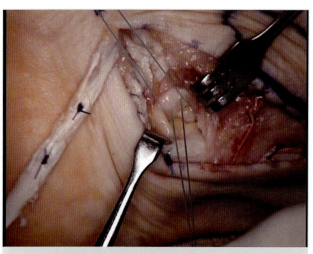

图 42.5 腓骨肌腱向后牵拉，跟腓韧带不可吸收线"盒式"缝合

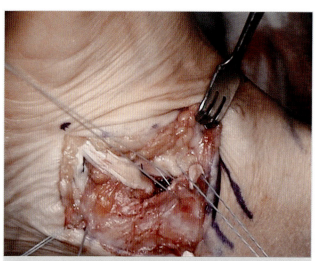

图 42.7 使不可吸收的缝合线通过腓骨远端骨膜瓣和距腓前韧带（ATFL）重叠以加强缝合

带缝合到腓骨远端的骨膜上。
- 使用 2-0 号可吸收缝合线间断缝合 SPR 近端腓骨肌腱上方的筋膜。
- 缝合 SPR 远端的腓骨肌腱鞘。
- 前抽屉试验和距骨倾斜试验确保踝关节最后稳定。
- 关闭切口。

42.6 技巧和要点 / 误区及危害

- 腓骨肌腱走行的纵向切口相比最初描述的 Broström 术的前外侧切口是首选，因为它允许处理相关的病变。
- 始终考虑腓骨肌腱半脱位和纵向撕裂的可能性。
- 如果没有肌腱不稳定，保留腓骨肌腱下支持带。
- 如上所述，在腓骨肌腱转位时避免在外翻固定。
- 对于依从性差的患者采用石膏固定。

42.7 并发症及相应处理

- 如果 ATFL 和外侧关节囊薄弱，不能提供牢靠的修复，可以使用同种异体或自体肌腱移植（即股薄肌）重建 ATFL 和 CFL（Colville 术或 Chrisman-Snook 术）。如果患者的腓骨短肌腱退化不能取用，可单独行 Broström-Gould 术或人工韧带加强术。
- 腓浅神经在 ATFL 前侧走行，如切口过度向背侧可导致损伤；腓肠神经在腓骨远端腓骨肌腱表面走行，在取腓骨肌腱时易损伤。
- 在腓骨前侧切 ATFL 而不是紧靠腓骨，能保留组织

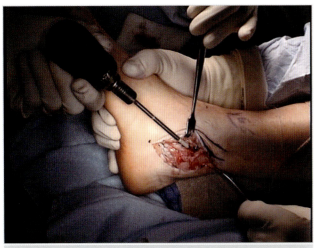

图42.8 Broström 外侧韧带修复术后，收紧腓骨短肌移植物并向后复位距骨维持中立位。放置界面螺钉至腓骨远端前皮质部

以便更好地行 Broström 术。
- 在收紧腓骨短肌腱张力时距骨越过中立位外翻可能严重限制后足运动，并可导致距下关节疼痛和关节炎。

42.8 术后治疗

- 门诊手术，患者在同一天回家。
- 患者在第2周进行第一次随访时拆线并将夹板转换为行走支具。
- 在4~5周时，患者穿戴高 CAM 走具行走。如果患者需要辅助关节运动，减轻足踝部感觉敏感或减少肿胀，可以行物理治疗。
- 在10周时，患者改为穿普通鞋。腓骨肌力强化和本体感觉训练。
- 3个月时，患者可以在跑步机或地面直线跑。
- 4个月时，允许患者在穿戴支具时行踝部有剪切力的活动。但肿胀和肌肉萎缩可能需要6~12个月才能解决。

42.9 结果

- 患者可以获得良好的结果，而且失败概率很低。
- Brodsky 等回顾了73例改良 Broström-Gould 外侧韧带重建没有辅助 Evans 肌腱加强术：
  - 平均随访5.3年，AOFAS 评分为95，但平均生理功能评分在 SF-36 量表（健康调查简表）中仅为84%。
- 2015年一项对19名改良 Broström-Evans 术患者平均8.7年的随访的回顾性研究显示腓骨肌肌力轻微减弱，无不稳定复发或需要再次手术的进行性有症状距下关节炎。
- 与非手术侧相比，除了踝关节内翻活动范围减少41%，其余平面踝关节活动度与对侧无差别。

参考文献

[1] Brodsky AR, O'Malley MJ, Bohne WH, et al. An Analysis of outcome measures following the Broström-Gould procedure for chronic lateral ankle instability[J]. Foot Ankle Int, 2005, 26 (10):816-819.

[2] Colville MR. Surgical treatment of the unstable ankle[J]. J Am Acad Orthop Surg, 1998, 6 (6):368-377.

[3] Colville MR, Marder RA, Zarins B. Reconstruction of the lateral ankle ligaments. A biomechanical analysis[J]. Am J Sports Med, 1992, 20 (5):594-600.

[4] Girard P, Anderson RB, Davis WH, et al. Clinical evaluation of the modified Broström-Evans procedure to restore ankle stability[J]. Foot Ankle Int, 1999, 20 (4):246-252.

[5] Hect PJ, Cummins JS, Taylor DC, et al. Modified Broström and Broström-Evans procedures. In Operative Techniques in Orthopaedic Surgery[M]. 2nded. Philadelphia, PA: Wolters Kluwer, 2016.

[6] Hsu AR, Ardoin GT, Davis WH, et al. Intermediate and long-term outcomes of the modified Broström-Evans procedure for lateral ankle ligament reconstruction[J]. Foot Ankle Spec, 2016, 9 (2):131-139.

43 关节镜下 Broström 术

Jorge I. Acevedo, Peter G. Mangone

摘要：当前的生物力学和临床结果表明，关节镜下踝关节外侧韧带修复正成为慢性外踝不稳定手术治疗的一种被越来越可接受的方法。传统稳定外踝的方法采用开放的修复或重建方法。外侧韧带复合体的距腓前韧带和关节囊解剖结构在关节镜下可视，并能实施镜下修复技术。笔者描述了其适应证、优势和关键点及技巧与要点，以及如何避免潜在的陷阱。自 2007 年以来一直使用这种技术，发表了解剖学、生物力学和临床数据，并取得了与传统开放技术相同的结果。

关键词：关节镜，Broström，外踝韧带修复，踝关节不稳，踝关节扭伤。

43.1 适应证

- 有症状的慢性踝关节外侧韧带不稳定经正规保守治疗失败的患者。

43.1.1 病理

- 踝关节外侧韧带的慢性劳损或撕裂导致踝关节反复扭伤或踝关节外侧不稳的症状。

43.1.2 临床评估

- 对踝和后足进行全面的体格检查。
- 重要的体格检查包括：
  - 力线：踝关节外侧韧带修复并高弓内翻足必须矫正，以减少复发的机会：
    * "躲猫猫"症。
    * 腓骨外旋。
    * 第 1 跖列僵硬性跖屈。
  - 肌力 / 肌腱评估：
    * 腓骨肌肌力测试。
    * 压痛可能提示肌腱撕裂。
    * 评估腓骨肌腱半脱位 / 脱位。
  - 不稳定：
    * 前抽屉试验。
    * 距骨倾斜试验。
    * 评估距下关节与踝关节不稳定。
  - 触诊：
    * 踝前外侧压痛。
    * 跗骨窦压痛。

43.1.3 影像学评估

- 踝关节负重位正位、踝穴位和侧位：
  - 评估踝关节力线是否匹配。
  - 评估骨软骨病变。
  - 评估退行性关节间隙变窄：
    * 如果足够严重，患者可能不适合外侧韧带重建。
  - 评估外生骨赘：
    * 胫骨远端：通常是前外侧 > 前内侧。
    * 距骨颈：通常位于背内侧。
- 应力 X 线片（根据需要）：
  - 前抽屉试验。
  - 距骨倾斜试验。
  - 手动与 Telos 架试验。
- CT 扫描：
  - 评估骨软骨病变。
  - 评估关节内游离体。
  - 评估退行性变化。
  - 评估胫骨远端和距骨背内侧的骨赘。
- MRI：
  - 评估关节内病变如骨软骨病变和游离体。
  - 评估关节外病变，如腓骨肌腱撕裂。

43.1.4 非手术疗法

- 物理治疗的重点是本体感觉、平衡和腓骨肌力训练。
- 足踝护具。
- AFO 支具（更严重的踝关节不稳定患者使用）。

43.1.5 禁忌证

- 结缔组织疾病：
  - Ehlers–Danlos 综合征。
  - Marfan 综合征。

- 病理性肥胖。
- 高要求患者（相对禁忌证）。
- 先前Broström术失败（相对禁忌证）。
- 先前失败的其他关节（例如肩部）韧带/关节囊重建的手术。
- 无法矫正的足跟内翻畸形。

43.2 手术目的

- 修复踝关节外侧韧带复合体以增加稳定并减轻疼痛。
- 返回到病前的活动水平（包括体育活动）。

43.3 手术优势

- 较小的微创切口技术优势：
  - 比当前开放技术更短的操作时间。
  - 减轻疼痛。
  - 减少肿胀。
  - 改善美容外观。
  - 成功率与（如果不是更好）传统开放手术相同的临床结果。

43.4 主要原则

- 在关节镜术前标识肌腱神经走行和安全区。
- 对外侧沟进行彻底的清创/去除瘢痕组织，外踝前面和腓骨远端尖端放置第1枚锚钉部位全显露。
- 放置第1枚锚钉后，在放置第2枚锚钉之前从第1枚锚钉线中穿过以避免锚钉线缠绕。
- 缝线穿过腓骨远端尖端皮肤软组织至少15mm以附带伸肌支持带（IER）。
- 无须踝关节牵伸，保持踝中立背伸轻度外翻，并把后抽屉应力施加于踝缝线收紧打结。

43.5 术前准备和患者体位

通过应力X线片（手动或机械应力设备）可以确定是否行关节镜修复或开放式肌腱加强来提高踝关节外侧韧带稳定。可能需要MRI或CT扫描来评估额外的关节内或关节外病变，例如骨软骨病变、外生骨赘和腓骨肌腱撕裂。

术前标记外踝区域的解剖标志和"安全区"。将腓骨肌腱的上缘、远端踝尖和腓浅神经（SPN）中间分支在皮肤上勾勒出来。使用跟骨外侧结节识别IER，踝背伸中立位应距离腓骨尖端15mm（图43.1a，b）。

患者仰卧在手术台上，在大腿近端应用带衬垫的止血带，软垫放在踝下以便牵引，或者选择应用大腿固定器保持髋部屈曲60°，使用非侵入式牵引器。

43.6 手术技术

关节镜下的Broström修复通常在区域性腘窝阻滞下进行，同时麻醉监护（MAC）。隐神经阻滞是完成前内侧通道所必需的，也可以选择使用全身麻醉。

在韧带修复之前，标准的前内侧和前外侧踝关节镜通道用于镜下初始诊断并治疗伴发的关节内病变。对外侧沟彻底清理也是必要的，以便清楚地看到腓骨前部并避免前外侧软组织撞击。探查腓骨远端尖端的所有边界，腓骨前面去皮质化利于腱骨愈合。

使用标准的前内侧通道观察踝关节外侧，将第1枚锚钉钻孔后插入，通过标准的前外侧入口，高出腓骨远端1cm（图43.2）。这个位置位于外踝ATFL上束起点处。将缝合线通过前外侧入口引出，然后

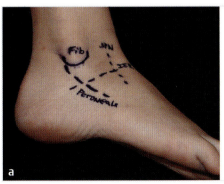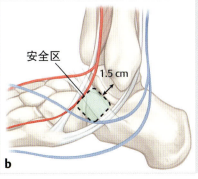

图43.1 a.术前标识。b.解剖标识和"安全区"示意图

用锋利的过线器（使用"由内到外"或"从外到内"技术）通过外侧韧带复合体从安全区退出皮肤外。第一根缝线刚好穿出腓骨肌腱上缘，而第二根缝线从第一次缝线的背侧/前方 1cm 处穿过 IER（图 43.3）。

一旦第一组缝合线通过，第 2 枚锚钉在第 1 枚锚钉上方 1cm（通常低于腓骨前面的距骨穹顶水平处钻孔插入（图 43.4a，b）。第二组缝合线通过前外侧入口，类似于第一个缝线组（使用"由内而外"或从外向内"技术"），沿着 IER 的走行，两根缝合线间隔 1cm 分开（图 43.5）。注意确保出线点在腓浅神经中间支下缘和安全区内。

此时，在每组的 2 根锚钉线之间行 3~4mm 的切口以便将锚钉线从皮下层牵出（图 43.6a，b）。小关节镜钩/探针用于锚钉线的皮下牵出。如果担心神经卷入，可以使用小型牵开器牵开皮下组织并确保锚钉线位于腓浅神经深层。

如果怀疑有腓骨肌腱病变，锚钉线在肌腱病变处理后再行打结。不是采用大切口，笔者更喜欢行腓骨肌腱镜检查或辅助小切口以评估和修复肌腱。然后将踝保持中立背伸轻微外翻用后抽屉应力维持

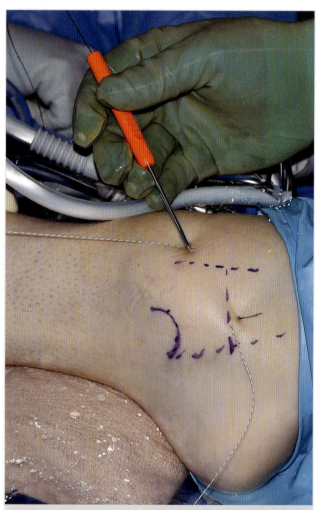

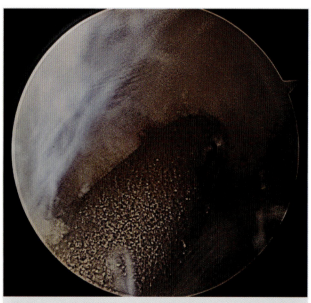

图 43.2 前内侧通道显示第 1 枚锚钉止点/钻孔处套管放置的位置

图 43.3 第一根缝线从外侧韧带复合体后的腓骨肌腱上缘穿出和第二根缝线用过线器穿出（由内向外技术）

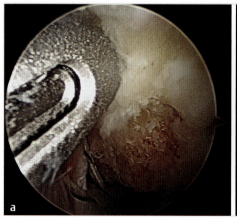

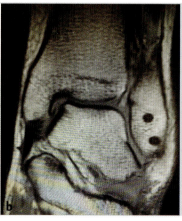

图 43.4 a. 前内侧通道显示用于钻孔/插入第 2 枚缝合锚钉的套管的位置。可见到第 1 枚锚钉缝线下方通过外侧韧带复合体。b. 术后磁共振成像（MRI）显示腓骨远端的锚钉

位置后锚钉线打结。两组锚钉线分别用标准外科结或关节镜滑结。

打结后用手行踝关节前抽屉试验和距骨倾斜试验,以确定是否有任何残余松弛。如果需要额外收紧修复,第二缝线排(缝合桥)在主锚钉近端附加锚钉。在修复期间的任何期间,外科医生都可以恢复在不损害最终结果的情况下采用开放技术。

43.6.1 由内向外过线技术

由内向外过线技术基于通过前外侧通道过线器穿过外侧韧带复合体,而其余技术部分不变。使用前内侧通道观察,尖锐的过线器沿着距骨外侧面和前外侧通道带出的缝线间进入。过线器穿过外侧韧带复合体在距腓骨至少1.5cm处穿出并在"安全区"内(在腓骨肌腱和SPN之间)。如果使用微型缝线拉索(Arthrex产品),内部环线将留在原位同时退出拉索手柄。然后使用该导线穿梭锚钉线。每个锚钉需要单独的缝线拉索通道。完成第1枚锚钉两个锚钉线之后,将第2枚锚钉缝线如前所述以类似的方式完成过线。

43.6.2 由外向内过线技术

由外到内过线技术通过由与内到外的过线技术皮肤的相同的入口进入关节。在关节镜下观察缝线过线器横向穿过皮肤、皮下组织、IER和外侧韧带复合体。如果使用缝线拉索,则环线进入关节内,并通过关节镜抓钳从前外侧通道带出。然后使用环线将每个锚钉线从关节内穿过软组织并退出皮肤。后续步骤遵循前面的描述。

43.7 技巧和要点

- 术前通过MRI评估腓骨肌腱。如果怀疑存在腓骨肌腱病变,可以采用开放手术或关节镜下Broström术同时辅以小切口腓骨肌腱探查和修复。
- 对外侧沟进行彻底的清创/清理瘢痕组织,并能使外踝前面和远端尖端完全可视。
- 放置第1枚锚钉后,在第2枚锚钉之前将锚钉线如上穿过皮肤以避免锚钉线缠绕。
- 使用关节镜探钩通过足外侧锚钉线中央的小切口过线。

43.8 误区及危害

一些指导原则可以帮助避免潜在的陷阱。
- 如在手术中使用了牵引器,应在缝线打结前松解。
- 严格遵守安全区域可以避免损伤SPN和腓骨肌腱。

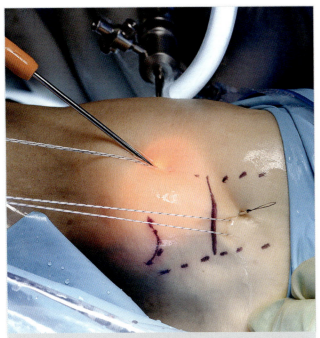

图43.5 第一组缝线从外侧韧带复合体后的腓骨肌腱上缘穿出皮肤和用过线器通过前外侧通道穿出的第2枚锚钉缝线外侧视图(由内向外过线技术)

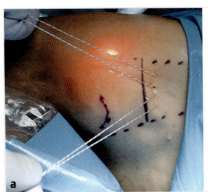
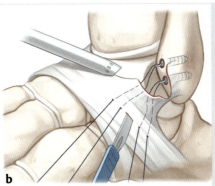

图43.6 a.沿着下伸肌支持带的弧线离开皮肤的所有4个锚钉线的外部视图。b.显示通过外侧韧带复合体的两组锚钉线和组之间行3mm切口

- 应在锚钉放置之前识别腓骨远端内外侧，避免锚钉关节滑到外侧面。
- 避免套管成角（上/下）并保持与第1枚锚钉方向水平，以避免与远端锚钉位置相互影响。
- 在初期使用透视检查有助于识别锚钉位置。
- 锚钉线打结后用血管钳分离皮下组织与深筋膜来避免因打结形成的过紧皮肤。

43.9 并发症及相应处理

关节镜Broström修复的潜在并发症主要是术中损伤或有关肌腱神经的卷入。在建立前外侧通道或穿过外侧韧带复合体的锚钉线有损伤SPN风险。这可以用一个小牵开器放置在辅助切口内提拉皮下软组织，以便锚钉线位于神经深部。使用安全区标识指导未观察到肌腱卷入，在手术过程中的任何时候如果医生无法进行关节镜修复，可以改行小切口或标准的开放式韧带修复。如果手术完成但是修复不够紧，"第二排"锚钉可以放置在腓骨远端尖端近端3cm处。缝线从皮下通过并在近端锚钉所在的水平处行1cm切口打结。或者使用缝合带或同种异体肌腱加强修复。根据笔者的经验，这很少见但有时也需要，用于术前预判不充分的韧带质量太差或严重的松弛。

43.10 术后治疗

术后护理类似于开放手术。然而，笔者发现使用关节镜下Broström术与传统的开放式技术相比，因为肿胀和疼痛减少，患者早期可以加大活动范围并在支具保护下负重。

术后2周内，敷料和短腿夹板保持原位，不允许承重。在10~14天后切口拆线。从第2~4周，允许患者在靴子助行器中承受50%的负重。在避免内翻的同时，鼓励进行轻度的运动训练。在第4~6周，过渡到系带式踝支具支撑，患者进展到完全负重。继续进行背伸/跖屈训练。6周后，开始正式的物理治疗，腓骨肌力强化和运动康复训练。踝支具保护至12周。术后半年后可从事运动和更高的活动量。

43.11 结果

与既定目标一致，患者和医生可以期待关节镜下踝关节外侧韧带修复产生稳定、无痛的踝，允许恢复到病前活动，包括竞技运动，这与传统的开放技术相同或比它更好。2009年Corte-Real等发表研究的初步报告支持这些结论。

自这份初步报告以来，已有同行文献中发表的多项研究证明关节镜下踝关节外侧韧带技术如果不是更好效果的话，至少与传统开放技术有相同的临床结果，最近，Yeo等发表了第一篇前瞻性随机对照全关节镜外侧韧带修复与开放式技术的比较。笔者确定术后1年两种手术之间没有差异。

自2011年以来，作者发表了多项研究，详细介绍这类关节镜下外侧韧带双锚钉修复技术患者预后。迄今为止，该手术是唯一具有解剖学、生物力学和临床数据等同于传统的开放技术结果的已发表技术。

参考文献

[1] Yeo ED,Lee KT,Sung IH,et al.Comparison of all-inside arthroscopic and open techniques for the modified Broström procedure for ankle instability[J].Foot Anjkle Int, 2016, 37（10）:1037-1045.

[2] Acevedo JI,Ortiz C,Golano P,et al.Arthro Broström lateral ankle stabilization technique:an anatomic study[J].Am J Sports Med, 2015, 43（10）:2564-2571.

[3] Corte-Real NM,Moreira RM.Arthroscopic repair of chronic lateral ankle instability[J].Foot Ankle Int, 2009, 30（3）:213-217.

[4] Acevedo J,Mangone P.Arthroscopic lateral ankle ligament reconstruction[J].Tech Foot Ankle Surg, 2011, 10（3）:111-116.

[5] Acevedo JI,Mangone P.Arthroscopic Broström technique[J].Foot Ankle Int, 2015, 36（4）:465-473.

[6] Nery C,Raduan F,Del Buono A,et al.Arthroscopic-assisted Broström-Gould for chronic ankle instability:a long-term follow-up[J].Am J Sports Med, 2011, 39（11）:2381-2388.

[7] Giza E,Shin EC,Wong SE,et al.Arthroscopic suture anchor repair of the lateral ligament ankle complex:a cadaveric study[J].Am J Sports Med, 2013, 41（11）:2567-2572.

44 "Internal Brace"韧带加强术

Gordon M. Mackay, William J. Ribbans

摘要：本章将介绍使用 Internal Brace 进行韧带解剖修复时的手术决策和注意事项。Internal Brace 韧带修复术后能够早期活动，并加强韧带强度。这种经验所建立的原则导致成功应用于其他足部和踝部韧带，包括三角韧带、弹簧韧带和下胫腓韧带以及其他部位包括膝、肩部、肘部和手部。其优势是减少外科并发症和避免术后制动产生的不良影响，这已经改变了患者的体验。30 多年来，对于韧带损伤继发的急慢性踝关节不稳采用同种异体或自体移植重建已有使用。依照 Internal Brace 原则和技术的发展，笔者成功地运用进行韧带修复。

关键词：踝关节不稳，距腓前韧带，加强，Internal Brace，纤维绳。

44.1 适应证

Broström 行解剖学修复取代非解剖学修复，被认识到，即使在慢性不稳这种情况下，有可能利用损伤的韧带来修复（图 44.1）。考虑直接软组织修复潜在强度较弱的担忧，由 Gould 改良联合伸肌下支持带（IER）的游离边缘缝合以加强修复。

已有许多不同的方法和技术来加强踝关节外侧韧带强度。

使用 Broström 技术修复外侧韧带导致最初结构比自身韧带强度弱得多。相反，大部分患者未能通过传统的非解剖学方法恢复到受伤前的运动水平，这些报道在一些论文中出现高达 50%。

笔者的 Internal Brace 技术反映了这种情况，侧重于解剖学上加强距腓前韧带（ATFL；图 44.2）。制动本身的不良影响可能被低估了。只有恢复 ATFL 等效的自身完整韧带强度才能够立即活动。

建议外科医生将他们首选的 Broström 技术与 Internal Brace 结合使用，以优化结果。单独 Broström 的生物力学强度不足以有力地支持早期活动。在最近的一项生物力学研究中，解剖修复的失效载荷为 68N，腓骨缝线锚钉的失效载荷为 79N。两者都明显弱于完整的 ATFL（161N）。

实施众多技术的外科医生明确认识到需要加强修复。Broström 技术是应用广泛的手术方式。

使用腓骨骨膜瓣，IER 或少部分研究者报道的腓骨短肌腱加强外侧韧带重建。这可能导致其他相关并发症，且仍需要术后保护。

Broström 修复加强或在某些情况下用同种异体肌腱替代，如先前修复失败，高度松弛和长期不稳定。最近的一篇论文与完整的 ATFL 生物强度进行了对比，显示与完整的 ATFL 154N 相比，同种异体半腱肌有相似的极限负荷 171N。不幸的是，这种无活性组织在早期重塑期间会衰减。

Internal Brace 加强了 Broström 修复，确保重建

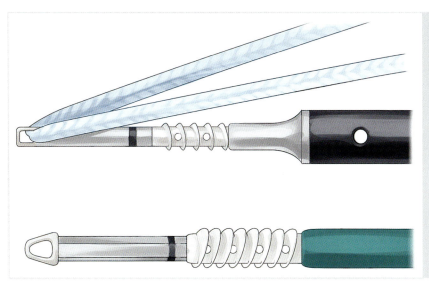

图 44.1 腓骨侧固定的带线带 3.5mm 生物复合材料锚钉（上）。距骨侧固定的带线带 4.75mm 生物复合材料锚钉（下）

的初始力量足以安全地活动。

44.1.1 Internal Brace

Internal Brace 由本章作者（Gordon M. Mackay）研发并且用于损伤后的韧带和肌腱增强修复。

Internal Brace 结构包括线带和两枚生物复合材料锚钉。

外侧韧带复合体的解剖学和生物力学特性以及恢复稳定性的各种相关外科手术的原理由 Tom Clanton 医生的团队研究通过验证。科罗拉多州韦尔市的 Steadman Philippon 研究实验室的 Clanton 及其同事发表了一系列论文。这些论文的结论是，直接软组织解剖缝合或锚钉固定没有足够的强度支持早期活动（图44.3），可使用加强技术支持早期活动所带来的生物力学优势。

Internal Brace 联合 Broström 技术失效的平均极限载荷（251N）显著高于自身 ATFL（154N）并得出结论："ATFL 和线带加强至少与在新鲜冷冻的

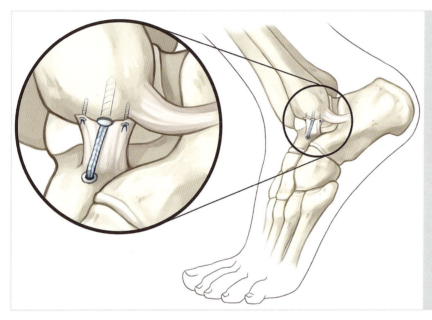

图 44.2　Internal Brace 模拟距腓前韧带（ATFL）解剖

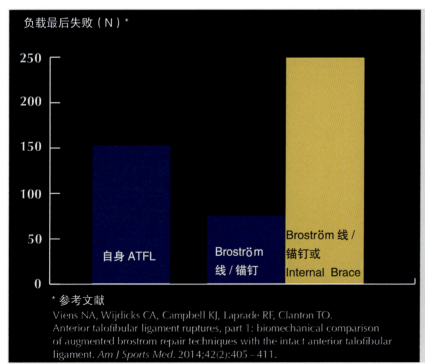

图 44.3　单独锚钉线修复不足以恢复距腓前韧带（ATFL）的固有强度，但 Internal Brace 在术后即能恢复固有强度

尸体模型 ATFL 一样强度和坚固。""通过线带加强 Broström 的修复强度，对于全身韧带松弛，体重指数过大的患者或精英运动员，或移植重建不可行时可能有价值。"

44.1.2 专家选择

从患者的角度来说，笔者认为患者韧带修复后几乎无理由受到不必要潜在的制动风险。

最初认为 Internal Brace 的好处，仅限于上述列出的类型，但是对于有明显并发症的患者则更加适合，例如糖尿病、肥胖等患者，还有不能安全使用拐杖的患者，甚至是急性创伤的患者。

44.1.3 临床评估

- 大多数患者有慢性或反复踝关节外侧韧带不稳定和扭伤的病史。
- 疼痛通常见于急性扭伤，但不是踝关节不稳的常见症状。
- 患者可能在 ATFL 前面至腓骨远端有压痛。
- 踝关节的临床不稳定可通过前抽屉试验和内翻应力试验检查。
- 应评估患者的伴随疾病如腓骨肌腱功能障碍，高弓内翻足力线异常，或距骨骨软骨病变（OLT）。

44.1.4 影像学评估

- 标准负重 X 线片评估后足力线，游离体或 OLT，陈旧性骨折 ATFL 腓骨距骨起止点异常。
- 磁共振成像（MRI）很少被运用，除了在功能性（非机械性）不稳定模棱两可的情况下，或评估相关病理，尤其是疼痛为主要表现症状（症状超过不稳定的临床表现）。

44.1.5 非手术疗法

- 腓骨肌力加强和本体感受训练的物理治疗。
- 支具固定。
- 改变活动方式。

44.1.6 禁忌证

- 任何接受踝关节外侧韧带重建的患者都是 Internal Brace 增强术的适应证，除非：
  - 手术部位有活动性感染。
  - 过敏或对线带材料有反应的病史。

44.2 手术目的

- 恢复 ATFL／踝关节外侧韧带的生理强度（载荷至失效）。
- 允许早期负重和踝关节活动。
- 允许快速恢复功能并最大限度地减少肌肉失用性萎缩。
- 限制固定时间，减少 DVT（深度静脉血栓形成）/肺栓塞的风险（图 44.4）。

44.3 手术优势

在进行 Broström 手术时，Internal Brace 的使用不应被视为解剖修复的替代或不太精确的手术。然而，联合的足够强度允许术后早期活动。Internal Brace 手术能促进早期活动，韧带愈合和恢复理想功能，并且应该可以应用于所有韧带。

线带具有良好的安全记录。笔者深知它具有良好的生物相容性，9 年多使用 75 万个以上，仅有 0.0001% 的滑膜反应报告。

44.4 主要原则

- 标准 Broström 外踝韧带重建。
- 首先在 ATFL 距骨足印区行 Internal Brace 固定。
- 在腓骨固定前线带合适张力。
- 最后腓骨 Internal Brace 固定。

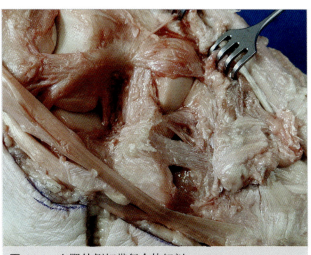

图 44.4　左踝外侧韧带复合体解剖

44.5 术前准备和患者体位

44.5.1 麻醉准备

手术依外科医生和患者的偏好选择全身麻醉、椎管内或区域阻滞，使用大腿或小腿止血带，常规在止血带之前运用抗生素。

44.5.2 关节镜和手术计划

如果术前临床评估和影像学评估确定潜在的关节内病变，则进行踝关节镜检查。皮肤标记用于标记腓骨、腓浅神经（SPN）和腓肠神经的走行。

44.6 手术技术

44.6.1 手术切口

可以使用弧形的纵向切口（图44.5b）或弧形的横向切口（图44.5a）。如果要结合腓骨肌腱手术，纵向切口应该更位于后方和下方。

44.6.2 软组织准备

仔细解剖皮下脂肪并止血后，辨别IER的游离边缘和活动。深层仔细分离踝关节囊、ATFL和跟腓韧带（CFL）。笔者选择单独分离它以确保能直接地修复，在关节囊组织较稀薄时提供可修复层，例如，在相当大的撕脱骨片情况下，如果需要的话在IER和关节囊之间提供组织平面以便通过Internal Brace加强。

关节囊和ATFL通过锐性解剖以弧形切口切开。必须注意不要使这个切口太远，特别是深层的游离体，允许足够组织长度以便修复。必须注意避免向前偏离太远以防止对浅腓神经造成伤害。笔者的后侧标记是腓骨肌腱鞘，如怀疑肌腱损伤就可以探查。

如果需要额外的组织，则将腓骨骨膜切口边缘开始从远端向近端升高并反折。

仔细切除任何游离体，注意保护关节囊和ATFL的完整性以利后续重建。腓骨远端用锉刀和咬骨钳去皮质化来增强韧带愈合。检查CFL确定其完整性。

44.6.3 Internal Brace 在距骨颈定位

Internal Brace 插入点位于距骨边缘的非关节面ATFL的止点。踝足处于中立位，导针平行足底偏内45°的方向避免进入跗骨窦或踝关节。

距骨与矢状面成45°钻孔。如果最初不熟悉ATFL止点的位置，可以在距骨颈水平进行更广泛的解剖允许直接显示这个标识。钻孔应用4.75mm的金属锥敲击出来。

将穿有线带的4.75mm生物复合材料钉插入距骨孔并固定在骨道里。将Internal Brace线带IER深层但位于关节囊和韧带浅层，近端引出以便于腓骨固定。

笔者建议首先进行距骨固定，或者将金属锥留在原位以方便后面距骨骨道定位和方向。在这种情况下，近端首先固定完成，包括Internal Brace线带到腓骨。距骨固定作为最后一步，确保线带的正确张力。

理论上，将线带固定于较软的腓骨，其机械性能较弱，但此种固定仍然有很大的强度，两种先后

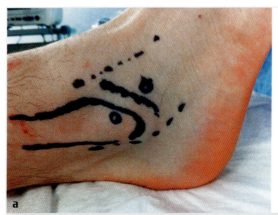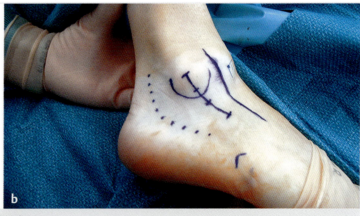

图44.5 a.腓骨远端1cm处前外侧切口。b.外踝至跗骨窦切口

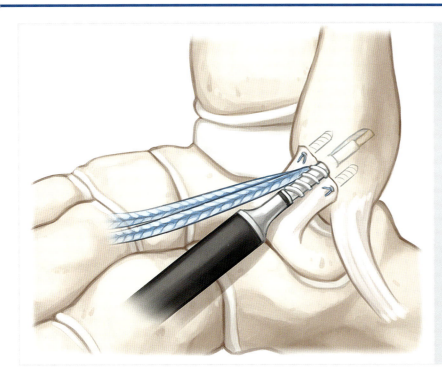

图 44.6 将 Internal Brace 线带固定于腓骨

固定方式都取决于外科医生的偏好。Internal Brace 的固定点应在标准 Broström 修复之前直视下钻孔。

初始距骨固定能最终简化腓骨固定手术。

它最大限度地减少了软组织肿胀的影响，并便于张力调整。然后可以将线带用作韧带修复。

44.6.4 Internal Brace 在腓骨定位

在 ATFL 的腓骨起点处大约距离腓骨尖端 14mm 处钻一个 2.7mm 的孔（图 44.6）。使用 3.5mm 金属锥锥孔以帮助螺钉放置。

44.6.5 标准 Broström 手术

在放置 Internal Brace 之前，完成 Broström 手术后将带线带的锚钉固定到腓骨远端。

接下来决定锚钉的数量和位置。如果要修理 CFL，可以将 Arthrex FASTak 装有 2-0 号纤维线的 2.4mm 锚钉在其腓骨的尖端上 5mm 处固定。将另外一枚或两枚锚钉放置在腓骨远端关节囊和 ATFL 的附点，Internal Brace 位置的前面。通过线带的张力将韧带和关节囊重新附着到腓骨。

可以将 Internal Brace 放在 ATFL 上最初固定或作为最后一步，这取决于医生的习惯。

44.6.6 Internal Brace 腓骨侧固定

足中立位，将 1 枚带有线带的 3.5mm 生物复合钉插入准备好的腓骨骨道。估计腓骨和距骨之间条带的长度，线带可通过带孔的锚钉调整长度。

收紧时 Internal Brace 附着的线带张力很重要，因为外科医生都知道，软组织通常在踝关节外翻时缝合时张力大小不好掌握。线带过紧可能会限制术后正常的踝关节运动，理论上的应力遮挡，导致 Broström 愈合较差。相反，线带过松将丧失 Internal Brace 的生物力学优势。测量 ATFL 的解剖长度与建立的长度适合一致。这非常重要，可以让 Internal Brace 充当安全带而不是人工韧带。可以通过在锚钉收紧之前在线带和下面的组织之间放置止血钳的尖端来评估检查。手术允许出现在正常解剖结构稳定情况下的最小松弛，这是手术成功的关键。

44.6.7 最后缝合

固定后切断多余的线带。可以 IER 近端游离缘缝合到关节囊上，必要时将骨膜瓣与 IER 重叠缝合。最后行踝关节活动检查，冲洗后关闭切口。

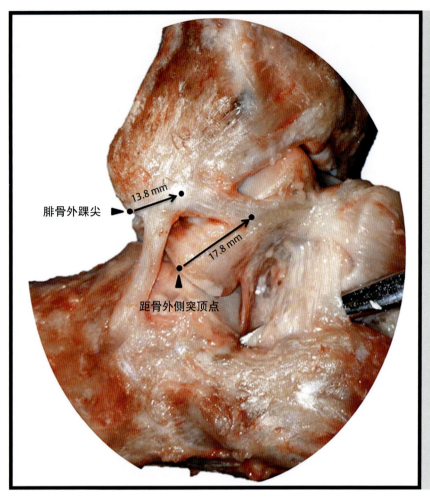

图 44.7 如 Clanton 解剖所示的距腓前韧带（ATFL）

44.7 技巧和要点

- 如果对 ATFL 止点有任何疑惑，可将足摆在中立位，它的点等于从腓骨尖画水平线，相当于如 Clanton 所描述的刚离开关节面垂直距离高度的中点（图 44.7）。
- 当完成距骨颈骨道，跗骨窦探针用于确保骨道盲道没有侵入跗骨窦的上壁。
- 完全敲入距骨以避免螺钉断裂。
- 外科医生确定张力是否合适的方法，可以使止血钳的尖端处于锚钉紧固之前的线带和下面的组织之间。这说明张力是合适的，是在正常的解剖结构稳定的同时保持了最小的松弛度。
- 踝于中立位时收紧腓骨侧锚钉。

44.8 误区及危害

- 请勿过度拧紧 Internal Brace 线带。Internal Brace 线带是 Broström 手术的加强，本身不是韧带重建。
- 如果过度拧紧，Internal Brace 线带不会随时间牵伸，通常看到的是过紧韧带和肌腱修复。
- 确保骨道不要偏心放置，避免从腓骨或距骨切割。这将导致 SwiveLock 锚钉固定和 Internal Brace 失败。如果发生这种情况，应重新钻孔并插入一个新的锚钉固定。
- 腓骨骨道的位置应位于 Broström 术锚钉之间，确保在钻孔过程中不会损伤锚钉。

44.9 并发症及相应处理

- 感染。
- 神经激惹。
- 过紧。
- 非解剖学位置。

44.10 术后治疗

为日间或一日病房手术。踝部敷料包扎。资深作者（Gordon M. Mackay）术后没有使用支具，佩戴舒适合适的活动靴允许术后立即部分承重，戴支具的目的是保护切口而不是保护修复。术后按流程抗血栓治疗。术后2周拆线行物理治疗。

康复计划

患者术后2周可正常步态行走，如果切口愈合良好，则能够恢复水上活动，骑自行车，从8周开始可直线运行。有些患者从第3周或第4周开始反重力跑步可以承受50%的负重运行。术后8~12周恢复身体接触项目需进行单独评估。初时返回比赛时建议患者佩戴足踝护具或踝带，可缩短回归运动和工作一半的时间。

44.11 结果

即使患者无运动要求，但所有患者早期都取得非常满意的结果。早期活动、减轻疼痛和早期功能恢复是其可分享的经验。

患者行 Internal Brace 和 Broström 手术的数据采用基于独立验证的手术疗效评价系统（Arthrex，那不勒斯，佛罗里达州）结果。足功能指数（FFI）和足踝功能评分（FAAM）从术前到术后2年显示评分显著提高。最早回归职业体育的是英超橄榄球员在术后8周进行全场比赛，没有滑膜炎的报道。

所有体育运动员患者都在12周后重返运动。代表一系列不同的运动类型，唯一报道的并发症是浅表切口感染。

这些数据目前尚未发布。

44.12 结论

本章节反映了骨科进展中的深刻变化。30多年来，对于继发于韧带损伤导致的急慢性踝关节不稳定，骨科公认的方法是进行重建术。Internal Brace 加强术让笔者重新关注恢复正常的解剖结构及相应功能。它支持修复的韧带早期活动，同时加强自身组织强度和愈合。只有在修复和加强后组织未能充分愈合失败时才应进行重建。

参考文献

[1] Mackay GM, Blyth MJ, Anthony I, et al. A review of ligament augmentation with the internal-Brace™: the surgical principle is described for the lateral ankle ligament and ACL repair in particular, and a comprehensive review of other surgical applications and techniques is presented[J]. Surg Technol Int, 2015, 26:239–255.

[2] Waldrop NE Ⅲ, Wijdicks CA, Jansson KS, et al. Anatomic suture anchor versus the Broström technique for anterior talofibular ligament repair: a biomechanical comparison[J]. Am J Sports Med, 2012, 40（11）:2590–2596.

[3] Viens NA, Wijdicks CA, Campbell KJ. Laprade RF, Clanton TO. Anterior talofibular ligament ruptures, part 1: biomechanical comparison of augmented Broström repair techniques with the intact anterior talofibular ligament[J]. Am J Sports Med, 2014, 42（2）:405–411.

[4] Acevedo J, Vora A. Anatomical reconstruction of the spring ligament complex: "internal brace" augmentation[J]. Foot Ankle Spec, 2013, 6（6）:441–445.

[5] Gilmer BB, Crall T, DeLong J, et al. Biomechanical analysis of Internal Bracing for treatment of medial knee injuries[J]. Orthopedics, 2016, 39（3）:e532–e537.

[6] Lubowitz JH, MacKay G, Gilmer B. Knee medial collateral ligament and posteromedial corner anatomic repair with internal bracing[J]. Arthrosc Tech, 2014, 3（4）:e505–e508.

[7] Smith JO, Yasen SK, Palmer HC, et al. Paediatric ACL repair reinforced with temporary internal bracing[J]. Kness Surg Sports Traumatol Arthrosc, 2016, 24（6）:1845–1851.

[8] Heitmann M, Dratzidis A, Jagodzinski M, et al. Ligament bracing-augmented cruciate ligament sutures: biomechanical studies of a new treatment concept[in German][J]. Unfallchirurg, 2014, 117（7）:650–657.

[9] McWilliam JR, Mackay G. The Internal Brace for midsubstance Achilles reutpres[J]. Foot Ankle Int, 2016, 37（7）:794–800.

[10] Mackay GM, Ribbans WJ. The addition of an "Internal Brace" to augment the Broström technique for lateral ankle ligament instability[J]. Tech Foot Ankle Surg, 2016, 15（1）:47–56.

[11] Broström L. Sprained ankles. Ⅵ. Surgical treatment of "chronic" ligament ruptures[J]. Acta Chir Scand, 1966, 132（5）:551–565.

45 异体半腱肌踝外侧韧带重建加强术

Steven M. Raikin

摘要：慢性踝关节外侧韧带不稳定康复失败通常需要手术修复。直接解剖修复技术（Broström-Gould 术）已证实具有良好的长期结果。但在某些情况下，无法直接修复，患者韧带质量或潜在的畸形会导致较高失败率。在这些情况下，利用同种异体半腱肌腱进行解剖重建可以增强局部修复。这避免了对先前描述的取患者腓骨短肌腱（Chrisman-Snook术）的损害，将削弱踝关节外侧的动态稳定装置。另一个优势是利用生物组织增强局部组织的稳定，以提高理想的功能和稳定性。

关键词：踝关节不稳，半腱肌，同种异体移植，加强，高弓内翻，韧带松弛。

45.1 适应证

- 改良 Broström 类型的解剖修复手术失败后。
- 取腓骨短肌腱的非解剖重建后复发畸形。
- 由于全身韧带不稳定导致局部韧带损伤（Ehlers-Danlos 综合征）。
- 严重的踝关节内翻畸形（负重位 X 线片：距骨内翻倾斜角 > 30°）局部韧带组织完全丧失。
- 严重的后足内翻畸形伴有踝关节外侧韧带不稳定。
- 伴严重的腓骨短肌腱撕裂考虑踝关节的动态稳定性需要重建，使用同种异体肌腱重建增强将是有益的。

45.1.1 病理

- 踝关节外侧韧带不稳定。
- 踝关节反复扭伤。
- 相关病理学（如前上所述）不能采取直接解剖修复。

45.1.2 临床评估

病史

- 反复踝关节扭伤。
- 既往物理保守治疗失败。
- 全身韧带松弛的病史/家族史：
  - Ehlers-Danlos 综合征。
  - Marfan 综合征。
  - 复发性关节不稳定（肩、髌骨等）。
- 既往手术重建的病史。

检查

- 踝关节外侧韧带不稳定：
  - 前抽屉试验阳性。
  - 内翻应力试验阳性。
- 可能存在先前手术修复的瘢痕。
- 尽管充分地治疗，但仍存在腓骨短肌功能障碍、疼痛、无力。
- 评估相关的高弓内翻畸形。
- 全身韧带松弛的评估：
  - Beighton 得分 > 6 分（总分 9 分）。

45.1.3 放射学评估

- 拍摄踝足负重位 X 线片：
  - 大多情况下可能是正常的。
  - 评估高弓内翻畸形（源于后足或前足）。
  - 距骨内翻倾斜角 > 30°（踝关节无额外内翻压力）。
- 磁共振成像（MRI）：
  - 评估相关病理学：
    * 腓骨肌腱病变。
    * 距骨骨软骨病变。
    * 踝/后足关节炎。

45.1.4 非手术疗法

- 物理治疗重点是腓骨肌力训练和本体感觉训练。
- 支具固定：
  - 半刚性踝关节稳定矫形器（ASO）支具对这些严重的不稳定病例通常不够。
  - 刚性踝足矫形器（AFO）；Arizona 支具或模制踝足矫形器（MAFO）支具。
- 改变活动方式。

45.1.5 禁忌证

- 免疫抑制（同种异体移植的高风险）。
- 手术部位的活动性感染病史。
- 建骨隧道的骨量不足（通常是腓骨）。
- 严重的踝关节炎需要关节融合术（此类患者不适合行踝关节置换术的同时行韧带重建）。

45.2 手术目的

- 踝关节外侧韧带复合体的持久稳定。
- 保持踝关节功能和运动范围。
- 防止踝关节不稳定复发。

45.3 手术优势

- 可以使用新鲜冷冻同种异体移植物。
- 大多数医疗机构可以获取使用。
- 无须免疫配型或交叉配对。
- 无供区影响。
- 能解剖定位骨隧道，并行韧带重建。

45.4 主要原则

- 骨隧道的解剖定位：
  - 距腓前韧带（ATFL）足印区在距骨。
  - ATFL 止于腓骨。
  - 跟腓韧带（CFT）止于腓骨。
  - CFT 附着于跟骨。
- 同种异体半腱肌移植物长度足够。
- 界面螺钉固定于骨道。
- 踝外翻位同种异体肌腱最大张力度固定。
- 手术可以单独实施，也可以结合韧带解剖修复。

45.5 术前准备和患者体位

- 侧卧或飘浮位，同侧臀部下垫楔形垫或豆袋。
- 可以小腿或大腿上止血带。
- 根据需要联合其他手术。

45.6 手术技术

- 重建的手术切口显露取决于相关术式：
  - 如是初次手术，如遇 Ehlers-Danlos 综合征，已知其韧带质量缺陷，可以采用经皮手术入路。使用 4 个小切口，第一个切口在 ATFL 距骨的足印区，第二个切口在腓骨远端前侧 ATFL 止点处，第三个切口在腓骨远端后侧，第四个切口在跟骨外侧跟腓韧带（CFL）止点处（图 45.1a）。
  - 如果需要腓骨肌腱或外踝关节显露，通过腓骨后侧沿着腓骨肌腱走行的弧形切口进行手术。掀开皮瓣以显露 ATFL 和 CFL（图 45.1b）。

45.6.1 移植准备

- 可以使用不同的同种异体肌腱，应该至少 20cm 长，半腱肌的长度是最理想的。
- 在使用之前将同种异体移植物解冻并浸泡在抗生素溶液中。
- 肌腱末端锁边缝合成管状（图 45.2）。
- 可吸收线缝合肌腱末端成圆钝头样，防止穿过骨隧道时磨损和通过受阻。
- 缝线留够长度以通过骨隧道拉紧肌腱。
- 笔者通常在植入前手动预张紧肌腱，但这种必要性仍然存在争议。
- 利用测量肌腱各端的厚度和已知的直径测量系统

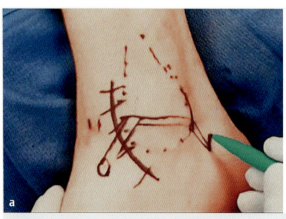 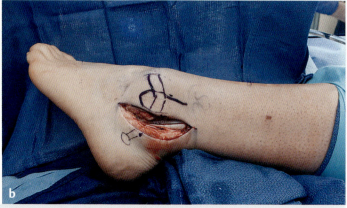

图 45.1　a. 初次手术切口规划，距腓前韧带（ATFL）腓骨止点前小切口。b. 当需要修复腓骨肌腱时，行扩大的外侧切口

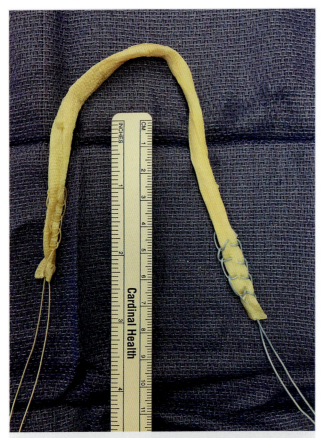

图 45.2 同种异体半腱肌足够长度末端锁边缝合

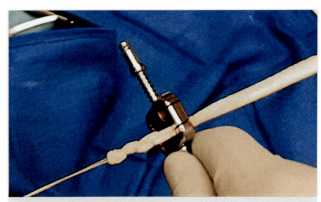

图 45.3 测量肌腱尾端的直径

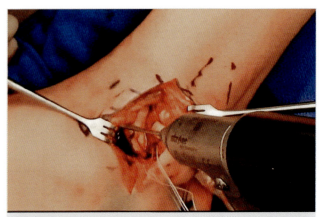

图 45.4 距骨隧道通过距腓韧带（ATFL）在距骨的足印区 Beath 针来定位建立

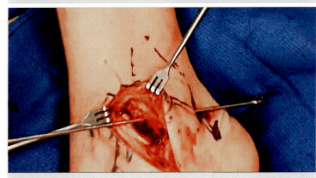

图 45.5 腓骨隧道通过距腓前韧带（ATFL）在腓骨止点的 Beath 针来定位建立

（图 45.3）。

45.6.2 建立骨道

- 无论是开放还是经皮，同种异体移植肌腱穿过 3 个骨隧道。
- 最初 Beath 针从外向内穿过距骨颈 ATFL 止点足印区（图 45.4）：
  - 可直视或在透视下定位。
  - 紧贴距骨滑车穹顶软骨面远端的前侧，接近 ATFL 附着的足印区。
- 根据肌腱直径，然后使用匹配尺寸的铰刀沿 Beath 针钻孔：
  - 肌腱必须能够自由通过所选择的肌腱直径骨隧道。
  - 在大多数情况下，肌腱一端薄一端厚。较薄的一端通常易通过 5mm 骨隧道或应修剪以便于通过这个直径隧道。
  - 然后在距骨颈 ATFL 止点足印区沿 Beath 针钻一个直径 5mm 的隧道。
- 再在腓骨远端沿 Beath 针钻第二个骨隧道（图 45.5）：
  - 通常直径也是 5mm 的隧道。
  - 隧道在 ATFL 腓骨止点部位由前钻入，并向后在 CFL 止点和距腓后韧带腓骨止点之间钻透腓骨并穿出。出口处是腓骨远端相对无韧带附着区，可以在预钻孔前用克氏针定位来确定。
  - 腓骨单隧道尽可能避免了骨道部骨折和固定丢失，但须注意不要破坏腓骨皮质部（图 45.6）。
- 重建的 ATFL 相对于 CFL 约为 130°。虽然这并

45 异体半腱肌踝外侧韧带重建加强术

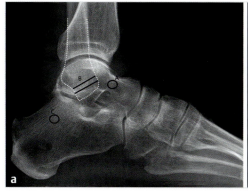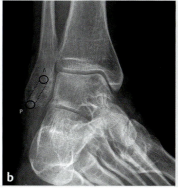

图 45.6 侧位片（a）显示距骨中的距腓前韧带（ATFL）足印区（A）；腓骨道指向后下方（B），跟腓韧带（CFL）跟骨止点处（C）。踝穴位（b）中，可以看见骨道在腓骨内，以防止切割。隧道从前上部（A）延伸到后下部的 CFL 止点处（P）

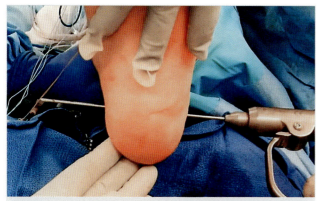

图 45.7 建立跟腓韧带（CFL）附着部肌腱的跟骨骨道

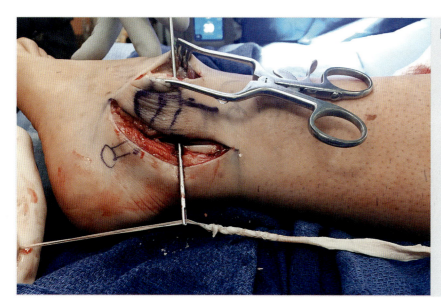

图 45.8 Beath 针将肌腱穿过腓骨骨道

没有真正重建 CFL 腓骨止点处，但它允许在腓骨中创建直的单骨道。
- 第三个骨道在 CFL 跟骨止点部穿过跟骨（图 45.7）：
  - 取肌腱移植物的较厚端，并且同种异体肌腱移植物的直径尺寸合适。
  - 必须注意确保骨道没穿入距下关节。
  - 跟骨通常可建立 8mm 骨道。

45.6.3 穿肌腱和固定

- 肌腱开始从后向前穿过腓骨骨道（图 45.8、图 45.9）。
  - 腓骨骨道未行螺钉固定。
- 然后将肌腱的窄端由外侧向内侧从距骨骨道牵出。

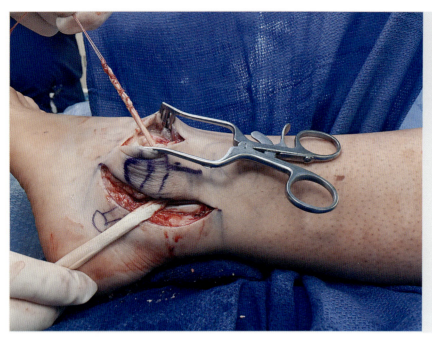

图 45.9 肌腱可在腓骨骨道内无障碍滑动并计划固定于距骨[重建距腓前韧带（ATFL）]以及跟骨[重建跟腓韧带（CFL）]

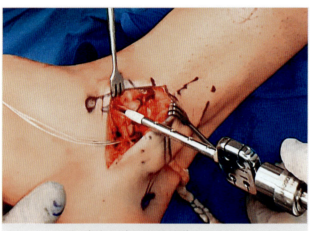

图 45.10 界面螺钉固定于距骨骨道

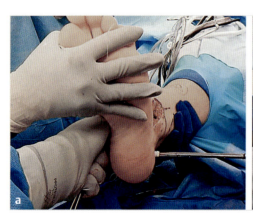
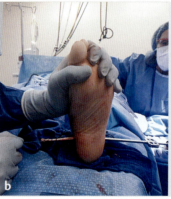

图 45.11 踝关节保持在中立背侧外翻位（a），同时将肌腱拉紧界面螺钉固定（b）

- 使用界面螺钉将肌腱固定在距骨骨道中（图 45.10）。
  - 界面螺钉的尺寸比骨道大 0.5mm。
- 肌腱是在腓骨肌腱下通过的，重建 CFL：
  - 如果伴有腓骨肌腱半脱位，则肌腱可位于腓骨肌腱外侧以限制腓骨肌腱的活动异常。
  - 然后将肌腱穿过跟骨道通过一个小的内侧切口无障碍牵出。
- 踝关节轻微背伸外翻位（图 45.11a）：

- 距骨必须位于踝穴中立位，其在踝关节不稳定或高弓内翻时经常是前半脱位。
- 在跟骨隧道内侧最大限度牵引拉紧肌腱。
- 从外侧放置第二个界面螺钉获得跟骨固定（图45.11b）。
- 将内侧过长的肌腱皮肤深部切断。
- 切口闭合后，肢体夹板轻微背伸外翻位固定，非负重固定6周。

45.7 技巧和要点

- 术前检查同种异体肌腱以确保足够的长度和质量可用。
- 将同种异体肌腱的部分组织送培养以确保存在无污染。
  - 在抗生素液中浸泡并解冻。
- 在跟骨骨道固定前完成其他相关手术。
- 确保肌腱末端（较厚的一端）缝线在拉紧时有足够强度。
  - 肌腱的可吸收线长度足以通过距骨通道。
  - 需要2号或更粗的缝线用于跟骨侧调节张力。
    * 缝线强度不足可能会在拉紧时断裂。
- 可以行解剖学（Broström型）修复与同种异体肌腱加强相结合。
  - 在这种情况下腓骨骨道刚好定位于ATFL止点前面。
  - 通常不使用锚钉，如使用时应确保锚钉没有进入或破坏腓骨通道，或无锚钉损伤肌腱的风险。

45.8 误区及危害

- 真正的ATFL和CFL韧带是宽扁结构，使用同种异体移植肌腱无法真正重建。肌腱圆粗大的结构可确保重建时有足够的力量。
- 创建骨道时必须小心：
  - 距骨隧道须位于距骨的中心，以防止切割和固定失效。
  - 腓骨骨道须位于腓骨的中心，周围有足够的骨骼以防止骨折且肌腱能轻松穿过骨道。
    * 如果腓骨小，5mm的骨道会导致骨折，肌腱应更细小以允许通过较小的骨隧道。
    * 这可能导致移植失败，在少许病例中应谨慎。
- 肌腱应从可靠的美国组织库协会（AATB）设施获得，并应对传染病和细菌进行测试有无污染。

45.9 并发症及相应处理

- 手术的并发症很少见，只有以下并发症：
  - 切口愈合并发症。
  - 感染：
    * 同种异体肌腱相关感染非常罕见。
  - 肌腱切割骨道或隧道骨折导致稳定的失败。
  - 肌腱迟发性牵伸导致失败可能会出现：
    * 特别是如果相关的高弓内翻畸形没有被矫正。
  - 腓肠或腓浅神经损伤：
    * 暂时麻木。
    * 没有运动减弱的影响。
    * 可能导致长期麻木或高敏感性。

45.10 术后治疗

- 患者短腿石膏固定不负重6周：
  - 同种异体肌腱组织需要比局部组织修复更长的稳定时间。
- 6周后支具保护下负重：
  - 如行相关骨手术，负重下地可能会延迟。
- 物理治疗在6周开始：
  - 行腓骨肌力加强和本体感受训练。
  - 术后12周前避免内翻动作。
- 在12周时，患者更换为护踝支具运动鞋：
  - 允许物理治疗，开始轻微内翻并持续加强力量。
- 18周时无须支具。
- 可逐步参加能耐受的体育活动，但半年内避免侧向剪切力的活动。

45.11 结果

- Dierckman和Ferkel1评估了33例采用单独同种异体半腱肌重建的踝稳定术：
  - 术后平均38个月随访患者100%的完全满意。
  - 美国骨科足踝外科协会——后足（AOFAS-AH）评分从平均值60.3分至87.5分显著改善（$P<0.0001$）。
  - 视觉模拟评分（VAS）疼痛评分从7.3分降至1.9分（$P<0.0001$）。
  - 31名患者中的22名（71%）返回或是比受伤前Tegner活动水平低一级的水平。

- 在应力 X 线片上，距骨倾斜度从平均 14.3° 降至 3.1°。
- Jung 等平均评估了 66 个踝，平均随访 22 个月：
  - AOFAS-AH 平均评分从 71.0 分提高到 90.9 分（$P<0.05$）。
  - 平均 VAS 疼痛评分从 5.5 分降至 1.3 分（$P<0.05$）。
  - 平均 Karlsson-Peterson 评分从 55.1 分提高到 90.3 分。
  - 距离倾斜角从 14.8° 降低到 3.9°。
  - 肌腱是否预张临床结果没有显著差异。
- Wang 以及 Xu 等回顾了患者经皮同种异体半腱肌韧带重建：
  - 平均 AOFAS 分数平均从 71.1 分增加到 95.1 分（$P<0.001$）。
  - 应力 X 线片距骨倾斜角显著改善，平均值从为 14.0° 降至 3.8°（$P<0.001$）。
  - 无论是否使用同种或自体异体半腱肌，结果均未见差异。
- Miller 等回顾了 29 例因先前解剖韧带修复失败，全身性韧带松弛或距骨重度倾斜和（或）高弓内翻畸形而行同种异体半腱肌重建术。
  - 中位足踝运动能力（FAAM）运动评分从术前 41.7 分增加到术后 95.2 分（$P<0.001$）。
  - VAS 从术前 8 分降至术后 1 分（$P<0.001$）。
  - X 线片显示除 1 名患者外，其他所有患者的异常均得到矫正。
  - 没有患者发生继发性关节炎。
  - 3 名患者有轻度持续不稳，采取保守治疗。
  - 在最后一次随访中，28 名患者中有 25 名表示非常满意或好，3 名一般。
  - 没有患者需要翻修手术。

参考文献

[1] Dierckman BD,Ferkel RD.Anatomic reconstruction with a semitendinosus allograft for chronic lateral ankle instability[J].Am J Sports Med，2015，43（8）:1941-1950.

[2] Jung HG,Shin MH,Park JT,et al.Anatomical reconstruction of lateral ankle ligaments using free tendon allografts and biotenodesis screws[J].Foot Ankle Int，2015，36（9）:1064-1071.

[3] Wang B,Xu XY.Minimally invasive reconstruction of lateral ligaments of the ankle using semitendinosus autograft[J].Foot Ankle Int，2013，34（5）:711-715.

[4] Xu X,Hu M,Liu J,et al.Minimally invasive reconstruction of the lateral ankle ligaments using semitendinosus autograft or tendon allograft[J].Foot Ankle Int，2014，35（10）:1015-1021.

[5] Miller AG,Raikin SM,Ahmad J.Near-anatomic allograft tenodesis of chronic lateral ankle instability[J].Foot Ankle Int，2013，34（11）:1501-1507.

46 踝关节开放融合术

Meshal Alhadhoud, Mark Glazebrook

摘要：开放性踝关节融合采用保留腓骨的 Z 形截骨（FSZO）技术，与截除腓骨相比，由于保留了腓骨外侧结构维持踝部力线，增加了踝关节融合的稳定性。踝关节负重关节面良好的显露有助于术者对关节面彻底清理和更好地矫正任何先前存在的畸形，减少畸形愈合和不融合率。保留腓骨的解剖结构允许将来选择全踝关节置换翻修术，熟悉的外侧入路更方便安全。这些潜在的益处表明，保留腓骨的踝关节融合术能够证明在治疗终末期踝关节炎的优势或至少具有与其他手术方式同样的治疗效果。

关键词：保留腓骨，Z 形截骨，踝关节融合。

46.1 适应证

- 踝关节炎：
  - 最常见为创伤后关节炎。

46.1.1 临床评估

- 为了明确诊断和成功地治疗，必须详细询问病史，然后系统全面地体格检查，确定主要关节功能障碍。通常，患者会抱怨前踝疼痛，短时间的步行或长时间站立疼痛增加，但休息后减轻。仔细的病史记录应包括了解以前的踝关节骨折、Pilon 骨折、踝关节脱位、踝关节扭伤和距骨骨软骨病变。系统性疾病包括类风湿关节炎、系统性红斑狼疮，也可以引起踝关节炎，但不如创伤后关节炎常见。
- 检查踝关节是否有任何先前的手术瘢痕、肿胀和畸形。
- 内外侧关节间隙的触诊会引起疼痛；可以触诊到关节周围的骨赘。
- 踝关节屈伸运动范围减小，通常被动运动伴疼痛。
- 长时期的关节炎、内翻或外翻畸形形成并且会发生步态异常。
- 需要进行神经血管检查。

46.1.2 影像学评估

- 负重 X 线片包括前后位、侧位和踝穴位，后足力线有助于评价畸形的严重程度。

46.1.3 非手术疗法

- 改变运动方式。
- 支具。
- 注射（皮质类固醇和透明质酸）。
- 药物（镇痛和抗炎药）和营养补充剂（软骨素和葡萄糖胺）。
- 患者教育。
- 物理疗法。
- 鞋子改造（摇椅底）和鞋垫。
- 减轻重量。

46.1.4 禁忌证

- 活动性感染。
- 进展期 Charcot 关节病。
- 全身状况或循环差的患者。

46.2 手术目的

近来在对踝关节融合术患者的长期随访中，中足和后足关节炎的发病率有所增加。这导致一些外科医生将踝关节融合术选择为全踝关节置换术，如果腓骨缺如，这是关节置换手术禁忌的。本章描述了一种保留腓骨的 Z 形截骨（FSZO）技术，旨在保护踝关节的解剖结构，同时提供良好的显露便于畸形的矫正和坚强的稳定固定。

46.3 手术优势

外侧入路治疗踝骨折是足踝医生最熟悉的方法。它提供了良好的显露，可以矫正畸形和稳定的固定，同时避免位于前方和内侧的神经血管结构。外侧入路保留了前踝部软组织以便于后期踝关节置换术。

46.4 主要原则

- 踝关节扩大的外侧入路。
- 腓骨的 Z 形截骨术。
- 将内侧 1/3 的腓骨用作骨移植物。
- 显露所有关节面。

- 使用骨凿处理关节面。
- 首先从距骨侧拧入螺钉以实现融合部位良好的加压。

46.5 术前准备和患者体位

- 与患者就风险、疗效等进行公开告知踝关节融合术的局限性。
- 病史和体格检查确定是否适合手术。
- 还应检查患者踝关节同侧以上是否有下肢畸形，如有须首先矫正。
- 通过足踝负重正侧位 X 线片确定是否先前存在畸形或骨折，若存在需要同时治疗。

46.6 手术技术

- 患者侧卧位，使手术肢体向上，这有利于轻松显露踝关节，避免在手术台平卧位可能会干扰外科医生的操作。
- 此外侧卧位也提供了冠状位和矢状位良好的后足力线，这对于踝关节融合理想位置至关重要。
- 大腿上止血带，充气为 350mmHg。患肢准备，使用聚维酮碘进行消毒之前用肥皂水擦洗。
- 切口紧贴腓骨外侧面，起于跗骨窦区远端，然后在初始切口向近端弧形扩大约 10cm（图 46.1）。
- 沿腓骨切开皮肤和皮下软组织，注意不要损伤神经血管结构。
- 沿腓骨前后边缘轻轻地分开软组织，以便放置牵开器显露腓骨截骨的位置（图 46.2）。
- 使用带有细长刀片的微型摆锯（图 46.3）沿着腓骨矢状面上纵轴做 2cm 切口，从 2~3cm 开始到靠近踝关节。第二次截骨从腓骨的冠状面开始（图 46.4），从而将腓骨分成远端部分和近端部分。
- 使用后部软组织铰链将腓骨的远端部分向外旋转，从而良好地显露踝关节负重面（图 46.5）。使用椎板牵开器牵开右踝关节（图 46.6）。
- 将关节融合部位距骨穹顶和胫骨远端平台通过使用骨凿、咬骨钳和联合刮匙去除任何残余的关节软骨。
- 使用 2mm 钻头高速磨除骨面的所有软组织和软骨使融合面去皮质化（图 46.7）。
- 然后将这些骨质颗粒化，必要时混合使用骨移植替代物并移植到关节融合部位。
- 踝关节融合术在适当位置（90°背侧，5°外翻，轻微地外旋）使用 7.3mm 半螺纹空心螺钉固定。

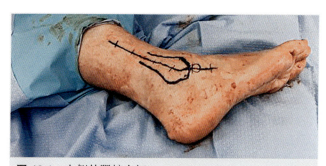

图 46.1 右侧外踝扩大切口

图 46.2 左踝矢状面沿腓骨长轴 Z 形截骨

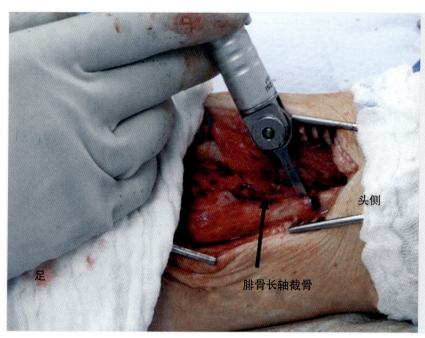

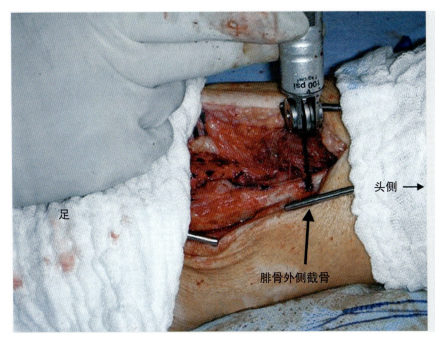

图 46.3 左踝腓骨 Z 形截骨近端外侧面冠状面截骨

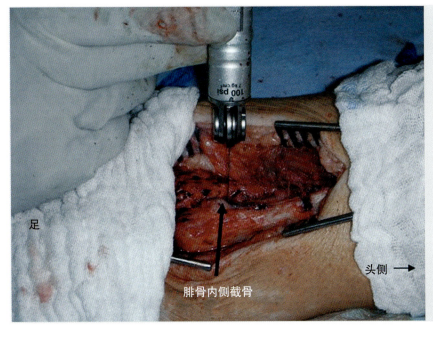

图 46.4 左踝腓骨 Z 形截骨远端内侧面冠状面截骨

- 第 1 枚螺钉从跗骨窦较高部位距骨斜向进入融合部位并指向胫骨的内侧边缘。第 2 枚螺钉近融合部位 3cm 胫骨外侧边缘斜向跨融合部位进入并指向距骨体内侧壁，避免螺钉过长进入距下关节（图 46.8）。
- 一旦获得足够的固定，通过术中透视检查来确定内植物和融合位置。
- 腓骨截骨处复位并以接骨板固定，使用皮质和松质骨螺钉。
- 冲洗并关闭切口。用 1.0 Vicryl 深层缝合和 2.0 Vicryl 皮下缝合，并用钉皮钉缝合皮肤。
- 使用加压敷料，止血带放气，小腿后侧用石膏和 U 形夹板固定。术后 10~14 天拆线，检查切口后管形石膏固定。

46.7 技巧和要点

- 采用腓骨 Z 形截骨的踝关节外侧扩大入路，有助于完全显露踝关节。
- 切除腓骨内侧 1/3 并颗粒化可作植骨用。
- 使用骨凿清除内踝部软骨后距骨轻度内移，使其更好地融合在胫骨平台下面的理想位置。
- 用 2.5mm 钻头去除硬化软骨下骨增强血运重建。

第5部分　踝

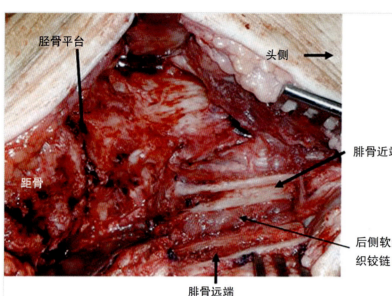

图 46.5　打开腓骨 Z 形截骨外侧面显露左踝关节外侧面

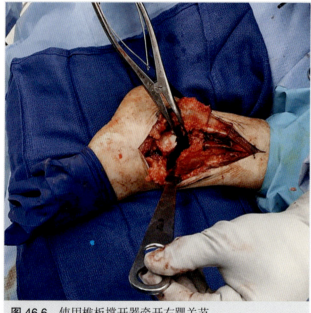

图 46.6　使用椎板撑开器牵开右踝关节

- 融合位置是矢状面的中立位，外翻 5°，外旋 5°~10°。该外旋必须与对侧正常生理踝关节对称。
- 外翻畸形从关节面外侧面多些截骨更好矫正畸形，而内翻畸形从关节的内侧多些截骨以矫正畸形。
- 首先从距骨螺钉开始以获得融合部位更多的加压。

46.8　误区及危害

- 避免在 Z 形截骨术期间截断腓骨并确保矢状截骨水平位于腓骨中间。

- 腓骨 Z 形截骨术后外旋解剖下胫腓联合时特别避免腓动脉损伤。
- 避免使用高速磨钻处理关节面；它会引起局部骨坏死，可能会延迟愈合。
- 避免去除过多的软骨下骨；骨头表面应均匀平整，以避免融合位置不正。
- 避免踝内翻或过度外翻。
- 避免马蹄足，特别是高弓或前足跖屈。
- 避免胫骨前外侧至距骨后内侧的螺钉进入距下关节；在此手术阶段建议透视。

46.9　并发症及相应处理

46.9.1　早期并发症

- 麻醉风险和与患者健康相关的风险。
- 融合位置异常。
- 浅表切口感染或切口裂开。
- 神经血管损伤，尤其是腓浅神经。

46.9.2　晚期并发症

- 不愈合，尤其是吸烟者。
- 畸形愈合。
- 固定失败。
- 晚期感染。
- 邻近关节炎：
  ○ 距下关节。
  ○ 中足。

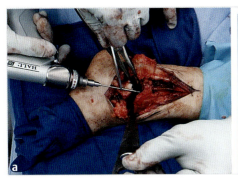
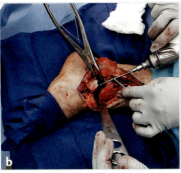

图 46.7　a. 使用 2mm 克氏针钻孔处理右踝胫骨关节面。b. 使用 2mm 克氏针钻孔处理右踝距骨关节面

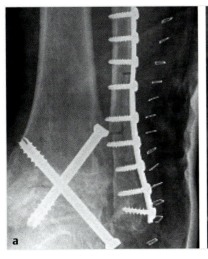
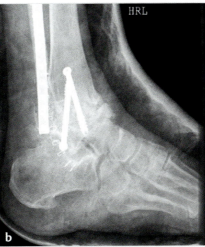

图 46.8　a、b. 行保留腓骨 Z 形截骨（FSZO）术后正侧位片，使用交叉空心螺钉踝关节融合固定接骨板固定 Z 形截骨

46.10　术后治疗

- 住院 1~3 天，术后 10~14 天门诊访视拆线并更换石膏。
- 患者不负重 6 周，然后更换为可活动行走靴，每周逐渐增加体重的 25% 负重率，直至完全负重。
- 之后 6 个月依患者疼痛和肿胀情况调整负重活动方式。

46.11　结果

- 研究接受 FSZO 踝关节融合患者术前和术后 6 个月的临床数据。加拿大骨科足踝外科协会踝关节炎的外科治疗结果研究显示无并发症病例记录。
- 与踝关节融合 6 个月后评分相比，平均全踝关节骨关节炎评分显著改善（$P<0.001$）。
- 美国骨科足踝外科协会展示从术前到术后 6 个月评分明显改善（$P=0.01$）。
- 足功能指数从术前评分到术后 6 个月评分统计上无显著提高的差别（$P=0.06$）。
- 在 36 项简表调查（SF-36）身体或心理健康分量表中术前和术后值无明显区别。

参考文献

[1] Daniels T, Thomas R. Etiology and biomechanics of ankle arthritis[J]. Foot Ankle Clin, 2008, 13（3）:341 - 352, vii.

[2] Thomas RH, Daniels TR. Ankle arthritis[J]. J Bone Joint Surg Am, 2003, 85-A（5）:923 - 936.

[3] Lee W-C, Moon J-S, Lee HS, et al. Alignment of ankle and hindfoot in early stage ankle osteoarthritis[J]. Foot Ankle Int, 2011, 32（7）:693 - 699.

[4] Singh VK, Javed S, Parthipun A, et al. The diagnostic value of single photon-emission computed tomography bone scans combined with CT（SPECT-CT）in diseases of the foot and ankle[J]. Foot Ankle Surg, 2013, 19（2）:80 - 83.

[5] Glazebrook MA, Holden D, Mayich J, et al. Fibular sparing Z-osteotomy technique for ankle arthrodesis[J].Tech Foot Ankle Surg, 2009, 8（1）:34 - 37.

47 Salto Talaris 假体全踝关节置换

Mark E.Easley, Matthew Stewart, Andrew Harston

摘要：Salto Talaris 踝关节假体是一种固定平台假体，用于治疗晚期踝关节骨性关节炎，目的是缓解疼痛，恢复力线，保留踝关节活动。本章将逐一讲解应用 Salto Talaris 假体进行全踝关节置换手术步骤、术中技巧以及能最大提高临床疗效，降低术后并发症的要点。本章同时强调了术前准备、手术的难点及陷阱，出现问题后的补救措施以及术后康复方法。

关键词：Salto Talaris 假体，全踝关节置换，踝关节成形，踝关节炎，创伤后踝关节炎，踝关节骨性关节炎，固定平台，技术指南。

47.1 适应证和病理

- 该手术用于治疗晚期继发于骨性关节炎、创伤性关节炎及炎性关节炎的胫距关节退行性病变。

47.1.1 临床评估

- 术前详尽评估包括踝关节的既往创伤史，或其他少见病变如炎性关节病变、痛风及感染史。查体包括步态分析，踝关节与距下关节活动度及神经血管检查。详细了解踝关节既往手术史、软组织条件、踝与足的力线非常重要，有助于制订术前计划时考虑可能进行的其他附加手术，如取出内固定、平衡韧带、矫正马蹄畸形或其他重建手术（截骨及肌腱转位）。

47.1.2 影像学评估

- 通过一系列的负重踝关节及足的正侧位评估关节病变，预测假体组件大小，了解距骨顶部形状，计划可能的附加手术，如取出内固定及矫形重建手术。
- CT 扫描可用于评估患者移植部位的骨量情况及囊性病变。

47.1.3 非手术疗法

- 调整日常活动。
- 理疗。
- 非甾体类抗炎药。
- 调整穿鞋，换弧形底鞋。
- 应用踝足支具固定以缓解机械应力。
- 类固醇激素注射。

47.1.4 禁忌证

- 踝关节活动性感染或周围骨感染。
- 缺乏足够软组织覆盖。
- 过于肥胖。
- 骨量不足。
- 畸形严重。
- 患者想做踝关节融合。
- 丧失保护性感觉/神经性关节病。
- 骨坏死。
- 严重血管病变。

47.2 手术目的

- 减轻踝关节疼痛，恢复力线及软组织稳定。

47.3 手术优势

- 可能保留或恢复踝关节活动。
- 避免踝关节融合失败风险。
- 获得比踝关节融合后更优的步态动力学。
- 避免或减轻邻近关节继发病变。

47.4 主要原则

- 制订细致的术前计划，发现及避免手术可能遇到的困难，包括准备进行可能的附加手术矫正力线及稳定踝关节。
- 仔细处理软组织。
- 为了保留骨量及为假体植入提供足够骨，尽量减少截除骨。
- 熟悉器械操作，保证手术高效完成。

47.5 术前准备和患者体位

47.5.1 建模

笔者在术前并不常规建模，原因是：他们会在最初胫骨截骨时选择较小的截骨导板（1号或0号），避免一开始就截除过多的踝部骨块。当需要决定最终胫骨假体大小时，他们会先插入试模，然后拍摄术中侧位片了解从前向后的假体覆盖情况。他们认为在这个平面上确保假体覆盖是非常重要的，这能保证胫骨基板在后侧皮质获得足够的支撑。此时如果有必要增加截骨，可以很容易地根据需要用摆锯从内向外增加截骨宽度。对距骨而言，放置1~3号距骨假体时最初都应用同样的截骨导板。这意味着直到最初的截骨完成后，再最终确定假体的大小。在术中判断踝关节是"紧"还是"松"非常重要。如果踝关节比较"松"，可以切除少一些骨块（上下面），这样放置距骨组件常常较小。这个原则可以为患者放置最适合大小的胫骨和距骨假体。

47.5.2 麻醉

- 可选用长效区域阻滞麻醉和（或）全身麻醉，术前应用抗生素预防感染。区域阻滞麻醉通常选择留置腘窝导管，配合单剂量的腓肠神经阻滞。

47.5.3 体位

- 仰卧，将双足放于可穿透射线的桌上。
- 手术侧臀部垫高，将足放于中立位，防止过度外旋。
- 推荐应用大腿止血带。
- 备好大C臂透视机，将其放置于手术侧，与桌面平行。
- 在手术侧踝下方可选择放置厚毛巾垫或定制的骨泡沫材料，这样可以让手术侧肢体高于对侧，有利于拍片。

47.6 手术技术

47.6.1 显露：踝关节前方入路

- 在前踝正中标记一条10~12cm纵向切口线，从胫骨脊外侧一横指处向下纵向延伸至第2趾蹠间。
- 切开皮肤，在筋膜上方显露并保护腓浅神经，将神经牵向外侧。
- 切开伸肌支持带，纵向切开踇长伸肌腱腱鞘。将踇长伸肌腱牵向外侧，将鞘管内胫前肌腱牵向内侧。在踇长伸肌腱下方外侧可见神经血管束。显露并保护好神经血管束后，沿其内侧直接用刀切到骨面，

遇到交叉静脉时可电凝处理。将内外侧皮瓣向近端及远端牵拉。
- 纵向切开前踝关节囊，牵开两侧皮瓣充分显露踝前内外侧沟，在踝关节平面放置自动牵引器。

47.6.2 放置胫骨对线导向器

- 平行胫骨机械轴放置对线导向器（图47.1）并与踝关节保持旋转中立位。用钻孔钉将导向器近端固定于胫骨结节。在结节上方切一小口，预钻孔后放置钻孔钉。
- 将导向器通过中间孔安装于胫骨结节钻孔钉上，导向器与胫骨结节间应保持二指宽距离。导向器远端应与胫骨穹顶齐平，在冠状面上应放置于胫骨穹顶正中。可以从15mm开始（0号位）调整导向器高度，允许向近端稍微推移。
- 导向器远端用钻孔钉通过内侧孔固定于胫骨（导向器应放置于干骺端中心）。

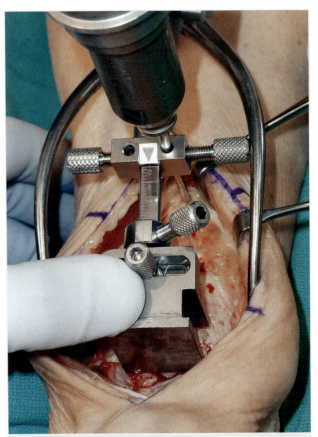

图47.1 放置外部对线导向器。注意如何用导向器控制截骨平面（装配螺钉A），从内向外方向（装配螺钉B），控制旋转（装配螺钉C）

47.6.3 调整对线导向器

- 通过透视及直视下检查明确对线是否合适，确定胫骨组件大小，通过外部对线导向器及截骨导板确定截骨平面（图47.2）。
- 内翻/外翻调整对线：保持导向器远端位于胫骨穹顶平面，拍摄胫骨正位片以确定截骨方向垂直于胫骨机械轴。如果截骨方向需要调整，可通过近端钉孔调整导向器位置。
- 截骨平面：推荐的截骨平面距离胫骨穹顶最短为9mm（考虑胫骨组件厚度及最薄聚乙烯衬垫厚度）。用装配螺钉A将导向器从胫骨穹顶水平向预定截骨平面推移（如果导向器放置于0号位置，最多可向近端推移15mm）。当推移至预定截骨高度时，拧紧装配螺钉，固定截骨位置。
- 旋转：目标是将对线导向器放置于内外踝之间中线上。将旋转夹具放置于导向器远端，从关节臂上穿过钻孔钉。保持踝关节旋转中立位，检查钻孔钉是否与第2趾对线一致。拧紧装配螺钉锁定旋转。
- 冠状面对线：将对线导向器推移至内踝沟处。旋转夹具从内侧到外侧也有一系列孔，孔的大小与相对应假体型号一致（0号、1号、2号和3号）。当导向器位置调整合适时，拧紧装配螺钉B，将其固定于踝的中内侧。
- 将截骨模块放置于导向器，截骨模块大小应该与术前计划一致，术中操作到最后一步时还要再次验证。
- 侧位斜坡：在侧位片上对线导向器放置要平行于胫骨前方斜坡，如果需要调整导向器倾斜度，可以通过近端钻孔钉升高或降低导向器。

47.6.4 胫骨截骨

- 一旦确认截骨导向器放置正确，就在其最上方内、外侧孔内打入2枚固定钉，锤击外露固定钉直至与导向器边缘平齐（用于截骨时保护内外踝免受摆锯切割）。准备纵向截骨，沿着远端剩余4个装配孔钻孔，钻孔深度应穿透双层骨皮质（单纯钻孔而不放置固定钉）。
- 确认所有装配螺钉都已经被拧紧，用摆锯做胫骨水平面截骨，注意不要让摆锯穿透胫骨后侧皮质。将距骨模块滑开，用小骨刀或小摆锯完成纵向截骨，取出胫骨远端骨块。

47.6.5 放置距骨固定钉

- 在胫骨对线导向器远端放置距骨固定钉装配导向器。在固定钉放置过程中维持踝关节于背伸中立位，足于旋转中立位，通过导向器装配孔钻孔并放置固定钉（图47.3）。

47.6.6 距骨后侧截骨

- 通过距骨固定钉放置合适大小的距骨顶截骨导向器，一个导向器适合0号假体，另一导向器适合1号、2号及3号假体。应用适合最大号的导向器可以避免撞击内外踝（图47.4）。
  - 记住最终放置的距骨组件大小必须和胫骨组件大小一致，或比胫骨组件小一个型号。
- 通过拍摄侧位片确定，截骨导向器翼板与距骨顶齐

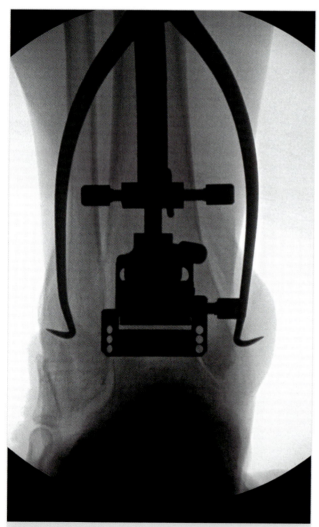

图47.2 通过术中透视明确截骨模块大小

47 Salto Talaris假体全踝关节置换

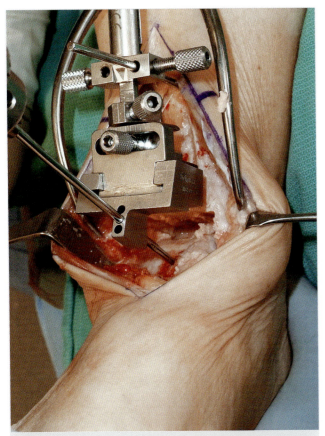

图 47.3 放置距骨固定钉装配导向器。重点是最后距骨位置与导向器位置有关。图示植入固定钉过程中维持踝关节于背伸中立位,足于旋转中立位

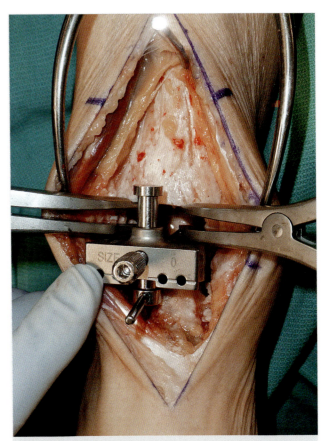

图 47.4 放置距骨顶截骨导向器

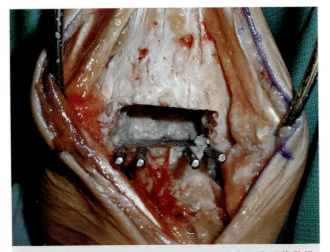

图 47.5 图示距骨顶截骨后(此时已经移除距骨顶截骨导向器),如何通过 4 枚固定钉确定距骨截骨平面

平。通过截骨导向器 4 个装配孔钻孔并植入固定钉,每枚固定钉需要从距骨顶后方关节面穿出。

- 由 4 枚固定钉确定距骨上方截骨平面。将距骨顶截骨导向器从固定钉移除。再分别用纱条牵引内

外踝,避免它们在截骨过程中被摆锯切割。用摆锯在距骨顶截骨,截骨线与 4 枚固定钉齐平(图 47.5)。

47.6.7 距骨前斜面截骨

- 用咬骨钳清除距骨颈周围全部骨赘,在距骨顶截骨面放置距骨前斜面导向器(将距骨定位隔板插入前斜面导向器的矩形窗内)。足踝应保持背伸及旋转中立位。导向器柄应该与第 2 趾对线一致以控制旋转。通过 X 线侧位片确定放置位置。胫骨前方皮质应与距骨定位翼板上方校准线一致,前斜面截骨导向器位置应与距骨顶部截骨平面齐平。一旦确认位置良好,就可以钻孔并用螺钉固定前斜面导向器。

- 将距骨定位翼板从前斜面导向器上取下,插入前斜面切槽绞刀。用绞刀对距骨前方斜面扩孔,然后把绞刀翻转 180°,完成对距骨前斜面表面扩孔,取下绞刀及前斜面导向器,用咬骨钳清理距骨前

斜面上的粗糙不平处（注意清理内外侧边缘）。

47.6.8 距骨侧方截骨及准备距骨栓

- 将侧方截骨导向器放置于距骨截骨表面。导向器上有从内向外刻度尺。刻度尺的翼板应朝向外侧，保持翼板尖与距骨外侧齐平。同时应将翼板放置于距骨前后斜面的顶部。用关节牵开器及固定钉维持导向器位置。将内外定位刻度尺取下，用钟形锯在距骨上环形截骨，准备距骨栓。当钟形锯往深部碰到坚硬组织时停止截骨，将它取下后安放固定栓，进一步稳定导向器（图47.6）。
- 通过导向器用摆锯完成距骨侧方截骨，取下固定栓及导向器，充分冲洗以清理关节内碎屑（图47.7）。

47.6.9 放置试模

- 将距骨试模组件敲击到位（图47.8、图47.9）。
- 将胫骨试模基板与聚乙烯试模组件固定在一起，形成一个试模组合件。这个组合件厚度为8~11mm，

将它放置到位。胫骨试模组合件上方有一条刻度线，这条线应该与胫骨前方皮质对线一致。用X线侧位片评估试模放置位置，确保在准备距骨沟槽之前，胫骨试模基板位置与胫骨远端截骨面齐平。

47.6.10 准备距骨龙骨及安装假体

- 在胫骨基板前部最下方钻孔，打入固定钉固定试模（钻孔时将手顺足趾方向倾斜以避免后方向上滑脱）。钻第二个孔，然后用7.9mm钻头钻龙骨孔，将小骨刀或摆锯插入钻孔以完成龙骨尾。用一把带刻度骨刀测量龙骨的厚度及深度，最后用导向锉刀在前方凹槽远端打出斜面，让胫骨假体位置能与远端胫骨截骨面一致。
- 在直视及X线侧位透视下将最终距骨假体敲击放置到位。

在后面桌上将最终胫骨基板与聚乙烯组件用装配钳组装为一体。在直视及X线侧位透视下将胫骨假体组合敲击装配到位（图47.10）。

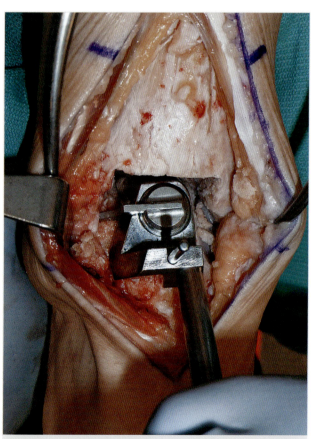

图47.6 决定如何放置距骨侧方截骨导向器，通过带翼刻度尺在距骨建立准确的内外向平面

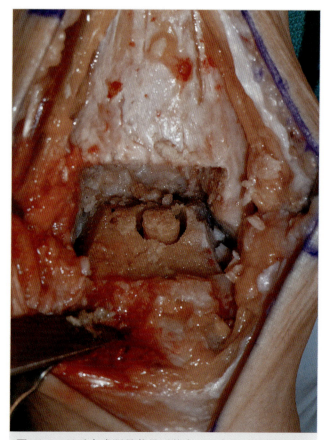

图47.7 显示完成距骨截骨后状态。注意距骨外侧斜面及居中的距骨栓

47 Salto Talaris假体全踝关节置换

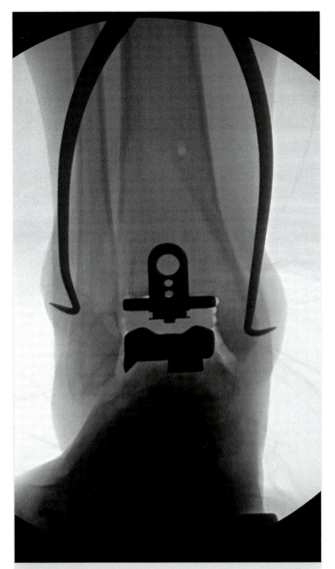

图 47.8 踝关节正位透视试模组件放置情况。注意假体与胫骨内侧皮质间有一个间隙（预防内踝应力性骨折）

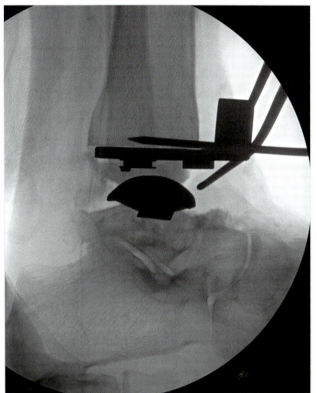

图 47.9 侧位片看试模组件。注意固定针方向朝上，防止最终假体向后上方滑脱

47.6.11 关闭切口及术后处理

逐层缝合关节囊、伸肌支持带、皮下组织及皮肤。缝合支持带后，常规放置负压引流。打短腿石膏维持踝关节中立位。

47.7 技巧和要点

47.7.1 2015年装配工具升级

- 胫骨截骨模块：不同以往的胫骨截骨导向器需要钻孔后垂直截骨，截骨模块导向器在内外侧均有凹槽，方便使用摆锯截骨。
- 距骨顶后侧截骨导向器：不用在截骨时先打入4枚

固定钉导向了，新的导向器有一个水平凹槽来引导截骨。在凹槽两侧分别有一个钉孔，用于稳定导向器并防止摆锯向两侧过度截骨。
- 前斜面截骨导向器：升级后的导向器上有额外的钉孔提供稳定性。
- 距骨外侧截骨及距骨栓截骨：外侧斜面截骨及距骨栓截骨都通过距骨试模完成。合适大小的试模向距骨两侧延展，长度不超过距骨内外侧边缘。试模上有一激光标记点，它与前后斜面截骨顶点一致，确保在矢状面上位置正确。通过直视及X线侧位透视确定试模位置后，用1枚钉固定。可以用关节牵开器提供进一步稳定性。钟形锯通过试模截骨。试模上有一侧方截骨凹槽，允许窄摆锯或往复锯进行侧方斜面截骨。

47.7.2 显露：踝关节前方入路

- 切口长度应该足够允许在胫骨远端干骺部打入固定钉，切口远端应延长至距骨颈。
- 仔细分离软组织，避免粗暴牵拉皮肤，避免损伤血管神经结构以致皮肤坏死。

305

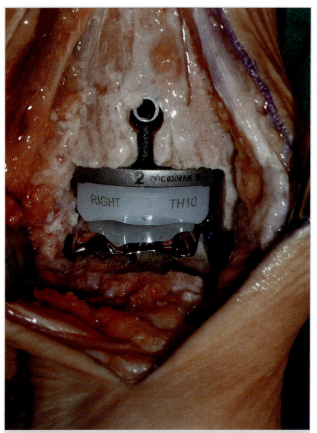

图 47.10 最终假体放置形态。注意胫骨组件为 2 号，距骨组件为 1 号，以及聚乙烯衬垫（厚 10mm）

- 在皮肤上预先用笔标记出腓浅神经走行，方便术中辨识。
- 笔者喜欢通过𝜇长伸肌腱腱鞘显露深部组织，也可以通过胫前肌腱腱鞘显露，但切开𝜇长屈肌腱腱鞘后切口关闭更好，可以避免术后肌腱粘连。
- 当分离皮下组织时，可用一把中号骨膜剥离器帮助显露。
- 存在内翻畸形时常需要松解内侧三角韧带，维持距骨于踝穴中央。这一工作可以通过一把 15 号刀片或小骨刀完成。
- 用咬骨钳或 12cm 直径的骨刀将胫骨及距骨前缘所有骨赘清除，用往复锯及摆锯组合显露胫骨穹顶，从这里进行胫骨截骨。

47.7.3 放置胫骨对线导向器

- 在内踝沟处放置一把小骨刀，用它作为打入结节钉参照物。在钻孔前让助手检查钻的方向是否与骨刀对线一致。
- 将导向器远端放于胫骨穹顶平面时，可以将一把骨刀放于关节内，把导向器向下移接触到骨刀，然后把导向器远端离开胫骨远端 1~2mm，这为设定旋转、对线及截骨平面带来便利。

47.7.4 调整对线导向器

- 截骨平面：伴有韧带松弛患者，截骨 8mm。
- 旋转：可以在内踝及外踝间隙打入固定钉作为参照，确保旋转夹具安装于内外踝之间的中线。
- 确定假体大小及内外侧位置：分别在内外侧 1 号孔打入固定钉，评估截骨覆盖情况；拔出固定钉，打入其他号孔，调整上下位置，直至对预估的假体大小满意为止。
- 确定假体大小：选择不影响内外踝的最大号假体，通过直视及 X 线侧位透视评估。有几种方法：
  ○ 在截骨模块内侧孔中打入 1 枚钉，通过直视及 X 线侧位透视检查确保没过多截到内踝。
  ○ X 线正位透视，应该看到截骨模块上全部六孔，对应胫骨截骨宽度。这也可以显示截骨模块冠状面对线情况（内外翻）。
  ○ 通过截骨模块近端内侧及外侧孔打钉固定，取下模块，透视正位并结合直视，确保截骨宽度合适。
- 确定截骨量：在截骨模块凹槽中放一锯片，通过 X 线侧位透视检查截骨量及截骨斜面方向。
  ○ 该系统自带向前倾斜 3° 模块。通常要求截骨面方向与机械轴方向一致，所以要将这个倾斜模块取出来。这需要通过调整近端固定钉将对线导向器向上移动几毫米。

47.7.5 胫骨截骨

- 为了避免损伤后方血管神经束，向后方截骨，停止摆锯，查看后侧骨块是否留有足够余地，然后再向后截几毫米，再次查看。重复这个动作，直至刚好截透后方骨皮质。
  ○ 如果需要，可以用一把小拉钩为后侧血管神经束提供额外保护。在内踝后方做一小切口，切开胫后肌腱腱鞘，放置小牵开器。
- 插入一把 1.9cm 直径的弯形骨刀，完整去除胫骨远端骨块。如果做不到，就联合用往复锯、咬骨钳及 90° 弯形刮匙将碎骨块彻底取出。
  ○ 这一步骤通常容易取出前 2/3 的胫骨骨块。做完距骨顶截骨后，再取出后侧剩余的 1/3 骨块。此外，可以用一把关节牵开器撑开后再取出骨块。

47.7.6 打入距骨固定钉

- 这个步骤非常重要，因为距骨的最终位置与打入的这枚固定钉有密切关系。通过 X 线侧位透视确定钉的位置及角度。

47.7.7 距骨后方截骨

- 如果距骨双侧磨损不均匀，可以用一把骨刀或骨剥从磨损最少的一侧距骨去除残余的关节软骨。这样能让距骨截骨导向器双侧翼板与距骨顶两侧贴合紧密。如果距骨顶有大块骨缺损，翼板有相应 1mm、2mm 及 3mm 补偿。
- 可以用两个关节牵开器，如椎板撑开器，将导向器的两个翼板固定于胫骨顶。关节牵开器起到杠杆作用，一侧置于翼板，一侧置于胫骨截骨面。

47.7.8 放置试模

- 这时候可以评估踝关节稳定性及活动度，明确是否需要调整聚乙烯垫片厚度，或是否需要做额外软组织松解（三角韧带松解、外踝韧带重建、跟腱延长或腓肠肌松解）。

47.7.9 准备龙骨及装配最终假体

- 在装配时插入手柄将假体组件向上顶到骨面，确保胫骨假体基板与胫骨截骨面之间完全平整。在打入假体过程中，可以将手移向足的方向，保持骨与假体维持良好接触。
- 用之前截骨后留下的碎骨块填塞到龙骨栓周围植骨。

47.8 误区及危害

- 避免胫骨截骨太宽，以免发生内踝骨折。
- 做所有截骨时都应该充分将软组织拉开，避免肌腱损伤或截到内外踝。
- 去除胫骨远端骨块时，不要用工具以内踝作为撬拨支点，避免造成医源性骨折。
- 放置试模时，要确保内外踝沟处没有撞击。如果有撞击，就用咬骨钳或往复锯仔细清理踝沟。
- 如果有骨囊肿，需要植骨。骨囊肿常发生于距骨侧。
- 如果术前 X 线片发现距骨扁平，担心安装距骨假体组件时骨量可能不够，笔者推荐应用 Salto XT 系统，在距骨上允许做单一扁平截骨。

47.9 并发症及相应处理

- 医源性内踝骨折可以像处理创伤性骨折那样，用 2 枚螺钉平行固定。注意螺钉固定方向需要尽可能远离假体位置，以便后续放置假体。
- 如果关节内有术前存在的可疑感染，术中取冷冻切片，有必要时可放置带抗生素间置物。
- 笔者推荐在术前手术同意书中写上踝关节融合的选项，因为在一些罕见情形下，术中可能发现并不适宜做踝关节置换。这些情形包括：距骨巨大囊性变或骨丢失，无法对假体提供足够的骨性支撑。

47.10 术后治疗

- 需要给患者打上衬垫良好的短腿石膏，术后第二天在患者能承受的前提下穿石膏鞋负重。
- 术后 3 周拆线，可以将石膏换成行走靴，并开始关节活动训练。
- 术后 6 周复查 X 线片。

47.11 结果

- 患者术前咨询时，可以告诉他们术后能显著改善疼痛及提高生活质量。他们可以参加一些对踝关节要求较小的体育活动（如游泳、登山、打高尔夫球及滑雪），但要避免对踝关节要求很高的活动（如慢跑或其他需要跑跳的运动）。最近 15 年的研究表明，踝关节置换临床疗效很好，假体生存率、患者满意度及临床评估都很好。笔者在一项研究中发现，踝关节术后短期随访，假体生存率为 96%，AOFAS 后足评分、疼痛评分及功能评分均较术前显著改善（图 47.11、图 47.12）。Bonnin 等发现踝关节置换术后中期随访，假体生存率为 92%~98%，疼痛评分和功能评分改善趋势一致。虽然与髋关节或膝关节置换相比，踝关节置换术相对不够成熟，但手术疗效还是很好的。随着外科医生手术经验的不断提高，假体设计创新的不断发展，踝关节置换前景广阔。

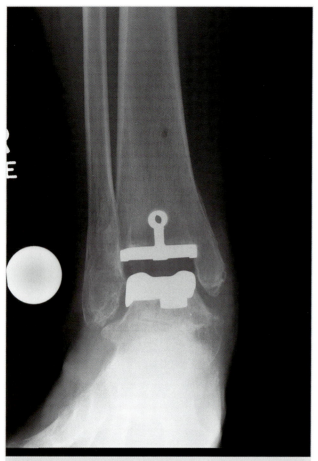

图 47.11　术后 1 年踝关节正位片

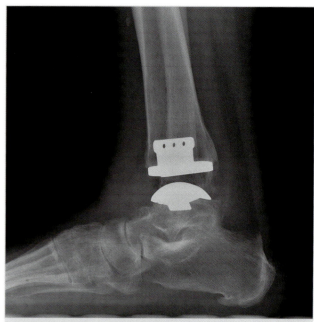

图 47.12　术后 1 年踝关节侧位片

参考文献

[1] Colombier JA, Judet T, Bonnin M, et al. Techniques and pitfalls with the Salto prosthesis: our experience of the first 15 years[J]. Foot Ankle Clin, 2012, 17（4）: 587-605.

[2] Halloran JP, Parekh SG. Salto-Talaris Total Ankle Arthroplasty: features, surgical technique, and results. In: DeOrio JK, Parekh SG, eds. Total Ankle Replacement: An Operative Manual[M]. Philadelphia, PA: Lippincott Williams & Wilkins, 2014.

[3] Schweitzer KM, Adams SB, Easley ME, et al. Total ankle arthroplasty with a modern fixed-bearing system: the Salto Talaris Prosthesis[J]. JBJS Essential Surg Tech, 2013, 3（3）: e18.

[4] Salto Talaris Surgical Technique Guide[J]. Edina, MN: Tornier, Inc.

[5] Bonnin M, Judet T, Colombier JA, et al. Midterm results of the Salto Total Ankle Prosthesis[J]. Clin Orthop Relat Res, 2004（424）: 6-18.

[6] Piriou P, Culpan P, Mullins M, et al. Ankle replacement versus arthrodesis: a comparative gait analysis study[J]. Foot Ankle Int, 2008, 29（1）: 3-9.

[7] Schweitzer KM, Adams SB, Viens NA, et al. Early prospective clinical results of a modern fixed-bearing total ankle arthroplasty[J]. J Bone Joint Surg Am, 2013, 95（11）: 1002-1011.

[8] Singer S, Klejman S, Pinsker E, et al. Ankle arthroplasty and ankle arthrodesis: gait analysis compared with normal controls[J]. J Bone Joint Surg Am, 2013, 95（24）: 191-192.

48 STAR 假体全踝关节置换

David I. Pedowitz

摘要：STAR 假体是一种活动平台假体，它能维持踝关节生理活动，并能减小骨与假体界面的应力。它是美国食品药品监督管理局（FDA）批准上市的唯一无水泥假体，它需要骨长入假体孔槽中。长期随访研究表明，STAR 假体能显著改善晚期胫距关节炎患者疼痛及踝关节功能。

关键词：全踝关节置换，踝关节成形，胫距关节炎，创伤后踝关节炎。

48.1 适应证和病理

- 该手术用于治疗晚期退变性、创伤后性及炎性胫距关节炎。

48.1.1 临床评估

- 胫距关节疼痛。
- 患者负重时出现关节疼痛。
- 可以同时伴有或不伴有明显的踝关节、中足或后足畸形。
- 踝关节矢状面活动减少。

48.1.2 影像学评估

- 足踝负重 X 线片上可有以下发现：
  - 胫距关节面不匹配。
  - 踝关节内或关节外畸形。
  - 后足畸形及其对踝关节的影响。
  - 骨量丢失。
  - 距骨塌陷或缺血性坏死。
  - 有内固定存留影响假体放置，手术时需要取出。
  - 距骨向前或向后半脱位。
  - 邻近关节（距下、距舟关节）退变。
- 磁共振成像（MRI）：
  - 用于怀疑距骨缺血坏死时。这时候可能不适宜做关节置换。
- 计算机断层扫描（CT）：
  - 当 X 线片发现距骨囊肿或骨软骨病变时，可用 CT 评估骨量。
  - 当距骨有塌陷或有陈旧性骨折时，用 CT 评估距骨形态，有助于术中选择合适的距骨假体，也可以预估是否需要植骨。

48.1.3 非手术疗法

- 支具制动。
- 调整日常活动。
- 调整穿鞋，换弧形底鞋；矫形鞋垫。
- 药物治疗：类固醇激素注射，透明质酸注射及抗感染治疗。

48.1.4 禁忌证

- 骨量不足以支撑假体，尤其距骨侧。
- 距骨广泛缺血坏死。当距骨坏死区超过 30%，踝关节置换应特别谨慎。
- 严重的神经性病变。
- 活动性感染。
- 以前曾经感染是手术相对禁忌证，当潜伏感染能基本上排除后，可以考虑踝关节置换术。
- 患有精神疾病或有心理社会障碍的患者术后难以遵嘱训练。
- 吸烟是相对禁忌证。笔者不会给吸烟者做踝关节置换。
- 糖尿病控制不佳，血糖超过正常值者，术后并发症发生率特别高。
- 体重指数（BMI）超过 40。文献报道这类患者髋膝置换术后并发症增高，然而对踝关节置换尚无硬性要求。一些外科医生把它作为相对禁忌证。

48.2 手术目的

- 能无痛行走，行走时不用佩戴支具。
- 踝关节内外肌力平衡，跖行足，冠状面无内外翻畸形。
- 维持胫距关节功能性活动。
- 保护邻近关节，避免应力过度集中及潜在的退行性病变。

第5部分 踝

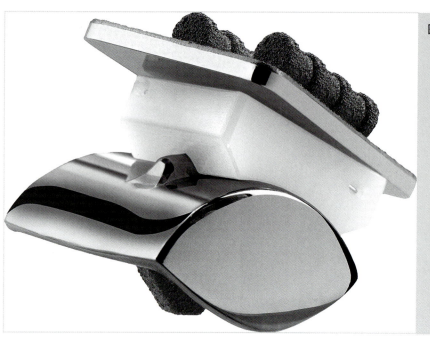

图 48.1 STAR 假体

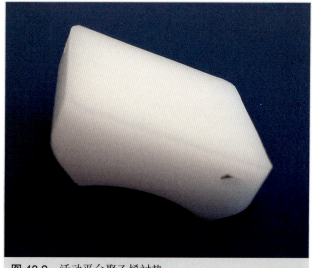

图 48.2 活动平台聚乙烯衬垫

48.3 手术优势

- 美国市面唯一三件式设计假体（图 48.1、图 48.2）。
- 美国 FDA 批准的唯一无水泥固定踝关节假体。
- 距骨内外侧表面再建，允许在内外踝沟一定程度病变时安放假体，而无须做踝沟彻底清理。
- 胫骨表面重建范围很小，为将来可能进行的翻修手术预留了足够骨量。
- 截骨长度仅有 12mm。
  活动平台假体允许：
  ○ 建立踝关节活动轴。
  ○ 侧方应力及旋转应力可以通过平台表面分散开，避免了假体 / 骨界面应力过度集中。
- 在正式放置假体前，距骨组件试模窗允许确认距骨组件与距骨结合情况。

48.4 主要原则

- 在胫骨远端及距骨近端截骨时必须与地面 / 足的跖侧平行，这样假体才能被安装平衡。
- 可通过踝上截骨或踝关节截骨矫正关节外畸形。
- 所选择假体应该尽可能多地覆盖外露骨面。
- 多试几次不同大小的聚乙烯衬垫，争取做到最佳关节稳定性和最佳关节活动相结合。
- 在关节置换术接近完成时，应该评估是否需要加做跟腱延长或腓肠肌松解术。

48.5 术前准备和患者体位

- 手术间备好术前足踝负重正侧位 X 线片。
- 患者仰卧，手术侧臀部垫高以达到术侧下肢旋转中立位，此时踝关节和髌骨都朝向天花板。
- 患者双足距离手术台远端 50cm。
- 常规 C 臂透视机（不是小 C 臂）应该放置于手术对侧，屏幕要靠近术台的头侧，避免术中图像受到遮挡。
- 可选用全身麻醉或硬膜外麻醉，通常辅以腘窝阻滞或留置腘窝导管，以加强术后镇痛。
- 放置大腿止血带。
- 如果没有禁忌，术前应给予 2g 二代头孢菌素或氨基糖苷类抗生素预防感染。
- 术前可以用氯己定刷手,然后用含酒精消毒剂涂抹双手。

48.6 手术技术

- 在胫前肌与踇长伸肌腱之间做一长约 15cm 左右纵向切口,注意保护腓浅神经及前方深部血管神经束(图 48.3)。
- 切口太短将无法放置胫骨对线导向器。
- 胫骨对线导向器放置方向与胫骨在冠状面与矢状面机械轴及解剖轴平行,用钉固定于胫骨结节。

- 假体旋转轴应与第 2 趾方向对线一致。
- 如果胫骨没有畸形,远端胫骨截骨应与机械轴及解剖轴垂直。
- 在胫骨截骨时要确保截除足够骨块,并保留足够的内踝骨桥。
- 用一把与假体大小一致的距骨截骨模块测量距骨大小。要点是确保有最大的骨面接触,而假体不要悬于骨上方。
- 通过一截骨导向"基准"进行距骨截骨。"基准"是工程用词,意为参照标准。要点是当放置或移除不同的截骨夹具时,不要移动导向基准,这样在准备距骨时,就不会改变截骨平面。
- 在做距骨外侧斜面截骨时,要注意往复锯锯片的角度和锯的深度,这样可以避免切掉距骨外侧突。
- 一旦选择好了合适大小的假体,插入胫骨假体组件时要注意将手往下压,避免后侧向上滑脱(图 48.4)。
- 胫骨假体悬在前方很常见,可以接受。

48.7 技巧和要点

- 当从 X 线侧位片上确定了胫骨截骨高度,就应该再从正位片上确定截骨平面,保证预留足够内踝,防止骨折。
- 发现内踝骨桥太窄,立刻打入内踝螺钉。
- 治疗畸形:
  - 保证胫骨距骨截骨与足底平行。
  - 通过三角韧带松解、外踝韧带重叠缝合,或(和)应用大号聚乙烯衬垫,保证踝关节内外平衡。
  - 当假体组件安装后平衡,并平行于负重平面时,可以考虑矫正残留后足畸形或根据情况做腓肠肌松解。
  - 在一些情形下,当矫正了关节面不匹配,后足畸形可以得到矫正,无须再加做手术。
- 当决定胫骨假体大小时,笔者认为假体覆盖很重要。当所需假体大小位于两个号码之间时,他们会选择大一号的假体:
  - 在距骨侧发现骨结合平面有缝隙存在时,可以利用距骨前斜面截骨时剩余的碎骨块,将它们填塞到假体周围。
  - 从前方对骨面管形孔洞植骨,将假体牢牢固定于胫骨。

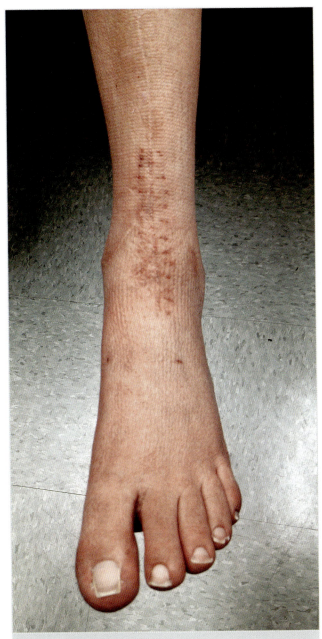

图 48.3 前踝置换陈旧切口

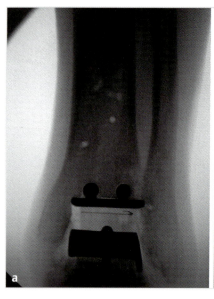
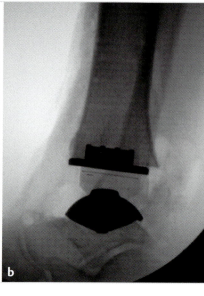

图 48.4 STAR 假体全踝置换术后 X 线片复查。a. 正位片。b. 侧位片

48.8 误区及危害

- 如果内踝骨折了，应从前方切口进去复位后经皮螺钉固定。
- 在放置好假体前不要在术中测试踝关节活动度。如果没有一个负重面，距骨颈内侧与内踝间异常撞击，可导致内踝背伸骨折。

48.9 并发症及相应处理

- 缝合皮肤切口时，用缝合针比用订皮器好。当切口出现问题，立刻做局部处理并请整形外科医生会诊。
- 如果踝关节置换失败，应该尝试翻修手术。如果因为局部感染或骨量太少不宜做翻修手术，可以考虑胫距跟融合术。
- 并发症：
  - 内踝骨折：根据情况选择固定（图 48.5）。
  - 活动平台脱位：因为胫骨假体组件与聚乙烯衬垫是相对分开的，各自独立活动，所以有垫片向前或向后脱位的可能性。笔者尚未发现任何后脱位，在非常罕见的情形下，尤其当聚乙烯衬垫碎裂时，可向前方半脱位。还好衬垫内有两根钢丝，可以在 X 线透视下看见。当发现垫片脱位，需要急诊立刻翻修。
  - 如果胫骨及距骨骨质不能长入假体，可以导致假体松动、移位及假体置换失败。骨与假体接触不良，假体下方骨缺血坏死以及患者吸烟，都可能导致并发症出现。补救手术可以选择全踝关节假体翻修成形术或胫距融合。当残留距骨无法支撑翻修假体时，或无法进行单纯踝关节融合时，可以考虑做胫距跟融合。
  - 假体周围感染对于所有假体置换手术而言都是灾

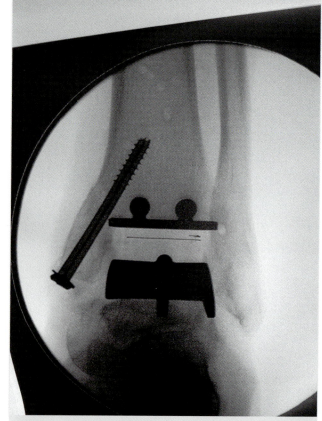

图 48.5 此患者内踝骨桥狭窄，导致术中内踝骨折，用 2 枚 4.0mm 空心螺钉固定骨折

难性后果。目前大家对于早期或晚期固定及治疗还没有统一建议。然而，参考发生于髋关节或膝关节置换术后的感染，早期感染时可以冲洗并更换聚乙烯垫片，慢性或晚期感染可以先取出假体，植入骨水泥间置物，静脉应用抗生素控制感染，然后再分阶段再次植入关节假体。

48.10 术后治疗

- 切口放置负压引流，24小时后拔除。
- 患者用支具固定于跖屈中立位，术后2周内免负重。
- 术后2周拆线。
- 术后2周穿可控踝关节活动（CAM）靴，在可以忍受前提下开始负重锻炼。
- 术后6周开始正规康复训练。

48.11 结果

- 最近研究表明STAR踝关节置换术后假体中期生存率为78%~90%（术后随访时间7.5~10年）。
- 不同研究中翻修率有差异，多与随访晚期金属假体松动有关。
- 缺乏对活动平台假体长期随访研究，但这种假体的设计和疗效都很成功。

参考文献

[1] Mann JA, Mann RA, Horton E. STAR™ ankle: long-term results[J]. Foot Ankle Int，2011，32（5）:S473–S484.

[2] Kerkhoff YR, Kosse NM, Metsaars WP, et al. Long-term functional and radiographic outcome of a mobile bearing ankle prosthesis[J]. Foot Ankle Int，2016，37（12）:1292–1302.

[3] Jastifer JR, Coughlin MJ. Long-term follow-up of mobile bearing total ankle arthroplasty in the United States[J]. Foot Ankle Int，2015，36（2）:143–150.

49 Cadence 假体全踝关节置换

David I. Pedowitz, Selene G. Parekh, Timothy R.Daniels

摘要：Cadence 假体全踝关节置换系统是一种固定平台假体，它的特点是截除距骨很少，可以防止腓骨撞击。这种假体可通过标准前踝入路进行放置，并可以通过调整前倾或后倾聚乙烯衬垫，在矢状面上矫正距骨半脱位。

关键词：全踝关节置换，踝关节成形，胫距关节炎，创伤后踝关节炎。

49.1 适应证和病理

该手术用于治疗晚期退变性、创伤后性及炎性胫距关节炎。

49.1.1 临床评估

- 胫距关节疼痛。
- 患者负重时出现关节疼痛。
- 可以同时伴有或不伴有明显的踝关节、中足或后足畸形。
- 踝关节矢状面活动减少。

49.1.2 影像学评估

- 足踝负重 X 线片上可有以下发现：
  - 胫距关节面不匹配。
  - 踝关节内或关节外畸形。
  - 后足畸形及其对踝关节的影响。
  - 骨量丢失。
  - 距骨塌陷或缺血性坏死。
  - 有内固定存留影响假体放置，手术时需要取出。
  - 距骨向前或向后半脱位。
  - 邻近关节（距下、距舟关节）退变。
  - 距骨顶解剖形态。
- 磁共振成像（MRI）：
  - 用于怀疑距骨缺血坏死时，可能不适宜做关节置换。
- 计算机断层扫描（CT）：
  - 当 X 线片发现距骨囊肿或骨软骨病变时，可用 CT 评估骨量。
  - 当距骨有塌陷或有陈旧性骨折时，用 CT 评估距骨形态，有助于术中选择合适的距骨假体，也可以预估是否需要植骨。
  - 用于评估邻近关节退变。

49.1.3 非手术疗法

- 支具制动。
- 调整日常活动。
- 调整穿鞋，换弧形底鞋；矫形鞋垫。
- 药物治疗：类固醇激素注射、透明质酸注射及抗炎治疗。

49.1.4 禁忌证

- 骨量不足以支撑假体，尤其距骨侧。
- 距骨广泛缺血坏死。当距骨坏死区超过 30%，踝关节置换应特别谨慎。
- 严重的神经性病变。
- 活动性感染。
- 以前曾经感染是手术相对禁忌证，当潜伏感染能基本上排除后，可以考虑踝关节置换术。
- 患有精神疾病或有心理社会障碍的患者术后难以遵嘱训练。
- 吸烟是相对禁忌证。笔者不会给吸烟者做踝关节置换。
- 糖尿病控制不佳，血糖值超过正常。这类患者术后并发症发生率特别高。
- 体重指数（BMI）超过 40。文献报道这类患者髋膝置换术后并发症增高，然而对踝关节置换尚无硬性要求。一些外科医生把它作为相对禁忌证。

49.2 手术目的

- 能无痛行走，行走时不用佩戴支具。
- 踝关节内外肌力平衡，跖行足，冠状面无内外翻畸形。

49.3 手术优势

- 胫骨假体外侧经过特殊剪切，形态与正常腓骨沟一致，避免腓骨撞击（图 49.1）。

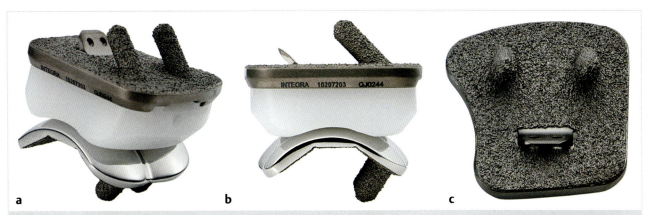

图 49.1 a~c. 装配好的 Cadence 假体。注意胫骨组件外侧经过剪切，形状与腓骨远端解剖形态相匹配，避免腓骨撞击

- 距骨侧截骨极少，能确保将来一旦翻修时有足够骨量支撑。
- 聚乙烯垫片可以前倾或后倾，有助于矢状面重建力线。
- 有关节间隙量尺，便于估计胫骨截骨量，确保在插入假体时胫骨截骨量足够。
- 用钉固定距骨，对距骨干扰很小，减少对距骨血运的影响。

49.4 主要原则

- 在前踝胫前肌与𧿹长伸肌腱之间做一纵向切口，注意保护腓浅神经及前方深部血管神经束。
- 胫骨对线导向器放置方向与胫骨在冠状面、矢状面机械轴及解剖轴平行。
- 假体旋转轴与第2、第3趾一致。
- 在胫骨远端及距骨近端截骨时必须与地面/足的跖侧平行，这样假体才能被安装平衡。
- 可通过踝上截骨或踝关节截骨矫正关节外畸形。
- 所选择假体应该尽可能多地覆盖外露骨面。
- 多试几次不同大小的聚乙烯衬垫，争取做到最佳关节稳定性和最佳关节活动相结合。
- 可以通过前倾或后倾聚乙烯衬垫调整矢状面对线。
- 在关节置换术接近完成时，应该评估是否需要加做跟腱延长或腓肠肌松弛。

49.5 术前准备和患者体位

- 手术间备好术前足踝负重正侧位X线片。
- 患者仰卧，手术侧臀部垫高以达到术侧下肢旋转中立位，此时踝关节和髌骨都朝向天花板。
- 患者双足距离手术台远端50cm。
- 常规C臂透视机（不是小C臂）应该放置于手术对侧，屏幕要靠近术台的头侧，避免术中图像受到遮挡。
- 可选用全身麻醉或硬膜外麻醉，通常辅以腘窝阻滞或留置腘窝导管，以加强术后镇痛。
- 放置大腿止血带。
- 如果没有禁忌，术前应给予2g二代头孢菌素或氨基糖苷类抗生素预防感染。
- 术前可以用氯己定刷手，然后用含酒精消毒剂涂抹双手。

49.6 手术技术

- 在放置外部对线导向器前平衡踝关节。
- 用关节间隙量尺估计胫骨截骨量。
- 先在内踝沟处安放截骨导向器，评估导向器放置的正确位置。
- 放置"天使之翼"，确保将它放置于软骨下骨平面，而不是踝关节面（图49.2）。
- 从截骨导向器上获知胫骨最初大小。
- 在胫骨内侧截骨时，用往复锯将"点连成线"。
- 如果距骨假体大小介于两个号码之间，应选择小的号码，以避免撞击。
- 有时根据患者解剖，注意到胫骨前方斜面可能导致胫骨组件基板外侧过于突出。在这种情况下，可以考虑用磨钻去除1~3mm的胫骨前内侧缘，让胫骨基板能往后放。
- 放置胫骨最终组件时，确保基板平行于胫骨截骨面（图49.3）。

- 如果距骨有前后半脱位，可以用倾斜的聚乙烯衬垫进行调整，确保距骨对线良好（图49.4）。

49.7 技巧和要点

49.7.1 治疗畸形

- 关节匹配畸形：
  - 胫骨和距骨截骨方向与足底平行。
  - 通过三角韧带松解、外踝韧带重叠缝合，或（和）应用大号聚乙烯衬垫，保证踝关节内外平衡。
- 关节不匹配畸形。

49.7.2 踝关节内翻畸形

- 切开关节后，在关节内侧放置一把椎板撑开器。
- 如果距骨表面与胫骨表面平齐，此时不用做任何其他处理。
- 如果距骨表面不与胫骨表面平行，考虑以下处理方法：
  - 内侧三角韧带松解或内踝上截骨。
  - 改良Broström手术。
- 踝关节内翻畸形一旦得以矫正，继续行踝关节置换。
- 如果合并马蹄状内翻足，根据需要考虑骨性、软组织及肌腱转位手术。

49.7.3 踝关节外翻畸形

- 切开关节后，在关节外侧放置一把椎板撑开器。
- 如果距骨表面与胫骨表面平齐，此时不用做任何其他处理。
- 如果距骨表面不与胫骨表面平行，考虑以下处理方法：
  - 外侧韧带松解。
  - 三角韧带重建。
- 踝关节外翻畸形一旦得以矫正，继续行踝关节置换。
- 如果合并平足畸形，根据需要考虑骨性、软组织及

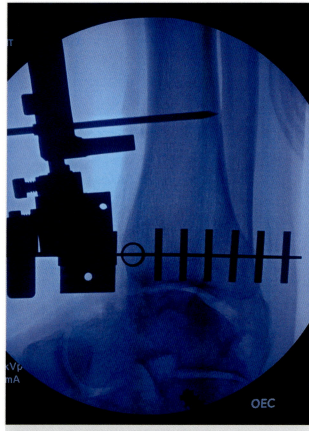

图49.2 通过术中透视评估胫骨截骨情况

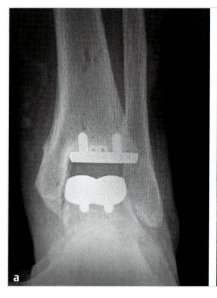
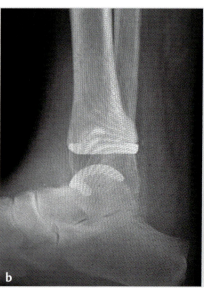

图49.3 a、b.假体最后装配完毕。注意胫骨假体组件的后翼与胫骨后缘正好齐平。在X线正位片上，合适的胫骨假体组件装配后，看起来好像与腓骨之间撞击。这是因为假体前方较宽，与胫骨下缘的解剖形态一致

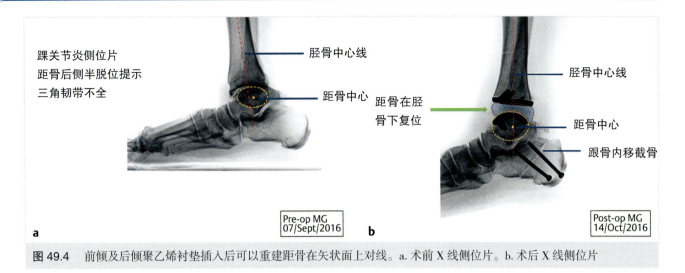

图 49.4 前倾及后倾聚乙烯衬垫插入后可以重建距骨在矢状面上对线。a.术前 X 线侧位片。b.术后 X 线侧位片

肌腱转位手术。

49.8 误区及危害

- 放置距骨截骨导向器时，确保踝关节处于中立位，否则组件放置可能过度跖屈或背伸。
- 在放置好假体前不要在术中测试踝关节活动度。如果没有一个负重面，距骨颈内侧与内踝间异常撞击，可以导致内踝背伸骨折。
- 如果担心内踝骨桥太窄，应打入内踝螺钉。

49.9 并发症及相应处理

- 内踝骨折：根据情况选择固定方式。
- 如果胫骨及距骨骨质不能长入假体，可以导致假体松动、移位及假体置换失败。骨与假体接触不良，假体下方骨缺血坏死以及患者吸烟，都可能导致并发症出现。
- 假体周围感染对于所有假体置换手术而言都是灾难性后果。目前大家对于早期或晚期固定及治疗还没有统一建议。然而，参考发生于髋关节或膝关节置换术后的感染，早期感染时可以冲洗并更换聚乙烯衬垫，慢性或晚期感染可以先取出假体，植入骨水泥间置物，静脉应用抗生素控制感染，然后再分阶段再次植入关节假体。

49.10 术后治疗

- 切口放置负压引流，24 小时后拔除。
- 患者用支具固定于跖屈中立位，术后 2 周内免负重。
- 术后 2~3 周拆线。
- 术后 2~3 周穿可控踝关节活动（CAM）靴，在可以忍受前提下开始负重锻炼。
- 术后 6 周开始正规康复训练。

49.11 结果

由于产品刚刚上市，该假体目前尚无长期随访观察数据。

50　预制截骨模板的 INFINITY 全踝置换

Steven L. Haddad

摘要：全踝关节置换术是公认的和有效的治疗终末期踝关节炎的技术。在 20 世纪 90 年代和 21 世纪初的经验中，随着第 2 代假体的长期随访，外科医生可以通过骨溶解和过度切除的骨骼来识别失败率，从而降低植入假体的沉降率。然后在翻修中提倡较低位置的假体（尤其是距骨部分），来保证最大限度地保留距骨。INFINITY 假体可以在保证关节稳定的同时，尽量减少距骨截骨。通过与距骨界面的接口，增加了冠状面曲率半径来增加其稳定性。植入的精确度通过预测系统得到提高，并且允许外科医生在进入手术室之前仔细地计划手术（减少手术时间），最小化对术中透视的需要。在手术前选择大小合适的假体可以防止过多的术中截骨（以及随后可能出现的踝关节骨折），同时允许适当的矢状面覆盖，使下沉的风险降到最低。本章概述了通过 INFINITY 预测系统改善全踝关节置换的方法。介绍的小技巧有助于外科医生最大限度地提升手术效率，提前预估可能出现的问题，以减少医生在手术中出现影响手术的情况。术后康复方案指导患者在不影响手术切口的前提下早期下地活动，最终恢复踝关节的功能。

关键词：踝关节炎，全踝关节置换术；INFINITY 假体，预制系统

50.1　适应证

- 踝关节终末期骨性关节炎。
- 对侧踝关节融合。
- 后足融合、严重的相邻关节骨性关节炎。
- 正常的骨密度（非神经性的 /Charcot 骨质破坏）。
- 踝关节融合合并有症状的邻近关节关节炎。

50.2　病理

- 踝关节炎主要来自于以下 3 种疾病：原发性骨性关节炎、创伤性骨性关节炎以及系统性关节炎（类风湿性、银屑病性等）。
- 过去一度认为踝关节置换必须避免重大的术前畸形、韧带松弛以及骨缺损等，但现在认为所有的病理状态都可以通过有计划的踝关节置换来矫正（一次或二次矫正）。

50.2.1　临床评估

- 术前需观察患者站立位踝关节及后足的力线失稳，拍摄下肢全长片评估胫骨内翻或膝外翻的情况（图 50.1）。
- 术前必须测量并评估所有的畸形以拟订手术计划，足部的结构力线要在应力位下充分被评估，是高弓内翻足还是扁平足。
- 被检查者站于地面，测量负重情况下背伸以及跖屈角度，以提高准确性。
- 从后方观察足跟的力线情况，嘱患者行单足提踵试验以评估跟腱和胫后肌腱（以及踝关节稳定性）。
- 患者取坐位，医生对患者行神经系统体格检查以评估神经疾病，评估前后方脉搏情况和毛细血管再充盈时间以评估血管情况，如果任何检查有问题，需行进一步检查。
- 术前要特别记录切口的位置，尤其是在创伤后病例中，这可能决定手术安全性及踝关节前切口入路的位置。术前评估皮肤条件以及愈合能力，记录并评估肿胀情况，决定是否加压包扎来减小这种病理状态（同时可减小手术切口的张力）。
- 记录前足畸形有助于足部力线的评估。
- 最后，通过步态评估来确定足外旋、镇痛模式以及踝关节置换的可能性，这有助于改善患者步态。

50.2.2　影像学评估

- 通过足踝部应力位平片不仅可以了解骨关节炎和畸形的严重程度，而且还可以了解足部骨骼的力线情况（图 50.2）。笔者通常还加拍一个后足的应力位平片以帮助术中对于畸形的矫正。
- 笔者更倾向于选择踝关节 CT 来评价踝关节和邻近关节骨性关节炎的情况而不选择 MRI，是因为 CT 不仅对于骨关节炎的情况有更好的显示，还能对踝关节内部的骨质状况（骨囊肿的位置以及假体植入时截骨量的需要）有个更好的显示。

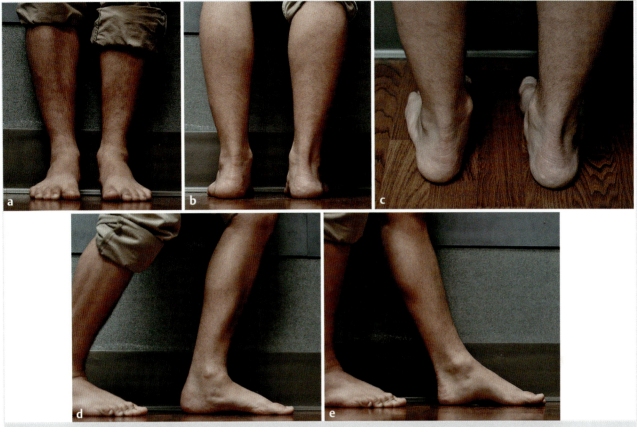

图 50.1 评估所涉及的患有左侧血友病性踝关节炎的患者的临床比对。a、b.评估站立力线并与对侧（右侧）进行比较。c.评估内翻/外翻足跟的后足力线。d、e.为比较目的而测量屈曲/伸展

- 笔者更倾向于选择超声（相比较于 MRI）来评价软组织的情况，因为超声是动态的可以识别挛缩的软组织以在术中及时进行松解或者修补。
- 此外，对于预制模板切割块引导设计，必须根据协议格式 CT 扫描，包括同侧膝关节和踝关节，以确定肢体的机械轴和解剖轴。

50.2.3 非手术疗法

- 支具治疗（Arizona 支具或者其他常见的非关节足踝矫形器）。
- 诊断性或者是治疗性的激素注射治疗（最好是在 X 线引导下），注射间期不少于 4 个月。
- 物理治疗的作用有限，实际上可能会恶化踝关节炎的症状。

50.2.4 禁忌证

- 既往深部感染/骨髓炎，虽然应评估先前感染的时间性质，但在某些情况下，在踝关节置换之前进行的骨活检可能确定残留的感染过程。
- Charcot 关节病以及神经性骨破坏可导致假体松动以及失败的概率增加（糖尿病不是禁忌证，即使是轻微的周围神经病变）。
- 严重的骨缺损。INFINITY 假体是一种切迹假体，因此需要充足的骨移植来重建支撑结构。

50.3 手术目的

- 缓解疼痛，不仅缓解走路疼痛，更要解决夜间静止时候的深部疼痛。
- 改善踝关节活动度，现在是可以通过踝关节置换来实现的目标。
- 降低踝关节周围关节继发性骨性关节炎的概率。
- 改善术前关节炎状况下的步频和步幅。
- 重新在无痛情况下行非对抗性运动，比如徒步、滑雪以及打高尔夫球等。

50.4 手术优势

- INFINITY 假体是一种低序列假体，目的是为了保留足够多的骨质以便将来翻修时有足够的骨质（避

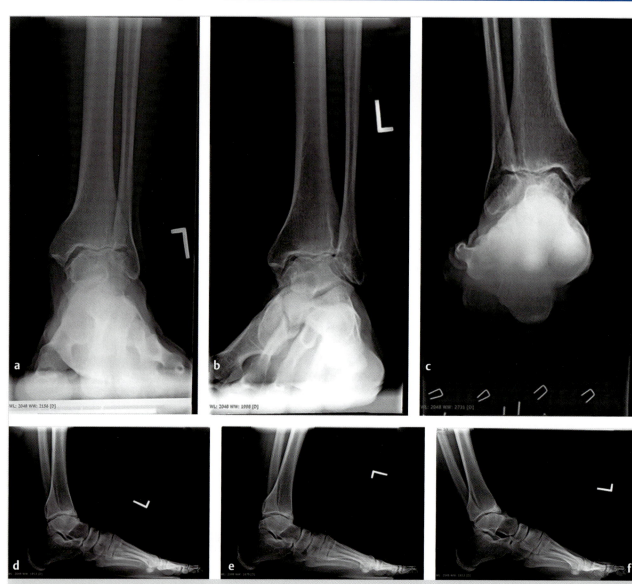

图 50.2 评估同一患者的放射力线。a、b.前后位和榫眼视图以评估踝关节的力线。c.站立轴向跟骨视图以评估关于胫骨和距骨的足跟位置。d.站立外踝/足侧视图以评估高弓足或扁平足和畸形顶点,以便进行完全的矫正。e、f.屈曲/伸展应力位,以准确测量术前活动范围

免使用骨间骨块导致踝关节融合术失败)。

- INFINITY 假体是固定轴,多方面稳定,有助于踝关节不稳定患者。
- 聚乙烯 – 距骨组件界面沟几何形状使得 INFINITY 假体具有冠状面上的稳定性,这可以使得清理的时候更加彻底,因而增加了踝关节活动度并且降低了踝部的疼痛。
- 这个预测系统能够使得术前准备更加充分,可以在术前精确判断假体的位置,避免术者术中出现髓内髓外的对线错误。而且术者可以不用切口就能了解假体改善畸形的情况以及能引起晚期假体下沉的骨囊肿的位置。最后,还可以在术前确定术中需要切除的硬化骨质所在位置。

50.5 主要原则

- 正中切口。
- 有限性暴露由于保留骨的植入物。
- 预测系统。
- 减少对透视的依赖。
- 减少术中假体植入花费的时间。
- 简化胫骨段的准备,单次切除,单次髓内钉固定。
- 简化距骨端准备,通过可视后方结构切口,一个导向器同时行距骨前方、后方截骨。
- 胫距关节假体型号不匹配会导致关节松动。

50 预制截骨模板的INFINITY全踝置换

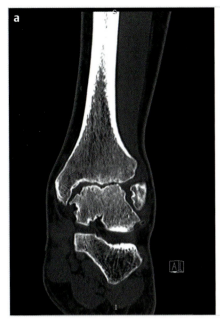
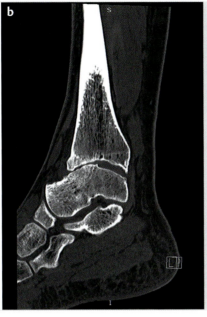

图50.3 a、b.用预制模板协议获得的CT包括全踝扫描和膝关节扫描

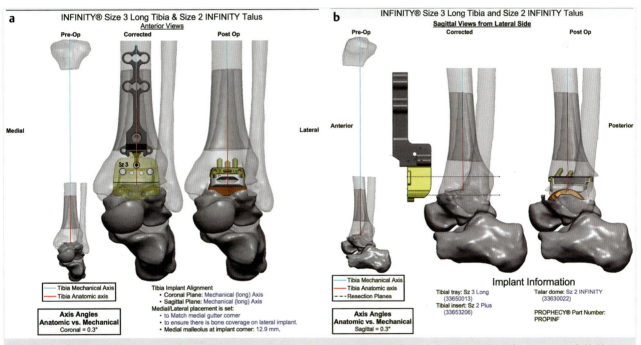

图50.4 为相关患者制造的术前预测报告示例。该报告说明了植入物的冠状尺寸（a）和矢状尺寸（b），允许外科医生对假体的尺寸和位置进行术前调整

50.6 术前准备和患者体位

- 标准的踝关节负重位X线片。笔者也通常会准备负重位踝关节屈伸的X线片，足部负重位X线片以及一个后足负重位X线片（了解足部的序列以及截骨的需求）。
- 术前检查包括：预测系统的CT扫描（图50.3），可以综合分析膝关节及踝关节确定其下肢力线，这些可以用来指导术中的胫骨及距骨截骨导航。术者术前一定查看术前计划并确定计划（图50.4），仔细研究术前计划，因为这对术中所有的重要决定很重要，包括假体型号、力线、截骨量以及需要解决的困难等。笔者还为该公司提供了负重位平片，以增加力线的知识基础。
- 如果怀疑有血管功能减退的问题，术前必须进行动静脉血管彩超检查。若确实存在，则需加做动脉波谱图（尤其是创伤后关节炎患者）。
- 患肢侧臀部需用臀挡固定，使踝关节处于中立位置

（防止内外旋），足跟靠近手术台尾端，同侧手术床尽可能靠近手术器械台。
- 透视机器要放在患肢侧，器械护士在患肢对侧。

50.7 手术技术

- 采用前正中入路，切口长度 8~10cm。暴露腓浅神经并牵开保护。尽管多数情况下术者没必要暴露胫前肌腱或者鉧长伸肌腱，但是这样很难显露，所以，暴露的时候要保护好表面的筋膜和支持带以便修复。
- 横向牵开并从骨面剥离腓深神经和胫前动脉，以防止损伤。
- 术者需将胫骨远端所有的骨膜、骨痂以及纤维组织等彻底清除，以便于截骨导向器的安装（图 50.5）。
- 将截骨导向器按照术前既定的方案放置，胫骨端用克氏针固定，放置轴向导向针，透视检查导航的方向（图 50.6）。检查导航是否在中间或者是否有内外翻。确定好后，将其他 3 枚克氏针打入截骨导向器，并再次透视检查。
- 拿掉截骨导向器，沿克氏针放入预言系统的冠状面导向器（图 50.7），透视确定两个"牛眼"在导向器的中间位置，并且再次确定假体植入的位置是否正确。确保导向器的孔（代表胫骨托盘的角）不使得平衡棒转动，确定合适的型号。如果要同时行胫骨和距骨截骨，则在使踝关节处于中立位的同时使克氏针固定距骨导向器。
- 去掉冠状面导向器，沿克氏针放上截骨导向板（图 50.8）。将导向器槽针放在导轨中，并将所有针截平。然后，做锯切（胫骨/内侧/外侧，或同时

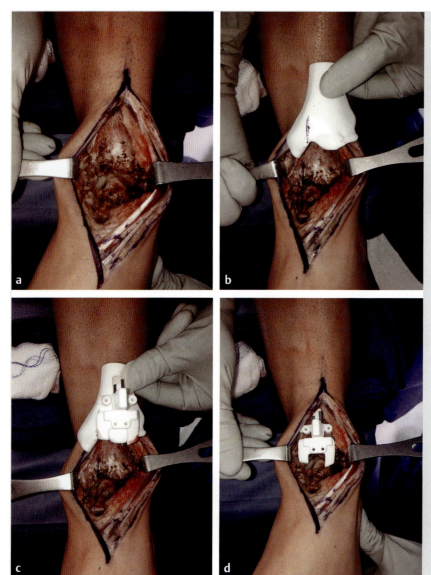

图 50.5 所有骨膜已经从远端胫骨移除（a）以允许切割块导向器的适当配合。远端胫骨（b）的模型用于比较切割块的放置（c）以提高最终安置的准确性（d）

50 预制截骨模板的INFINITY全踝置换

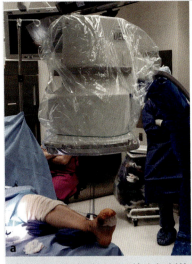
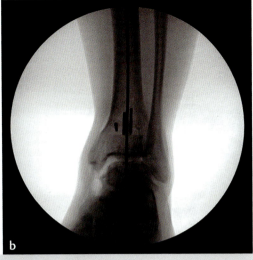
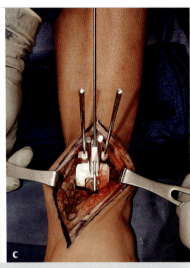

图 50.6 术中透视用于检查切割块引导位置（a），并且一旦确认它与术前报告匹配（b），则将引导件固定在所有4枚钉（c）的适当位置

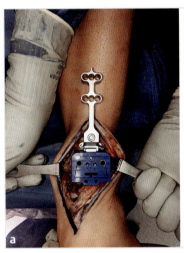
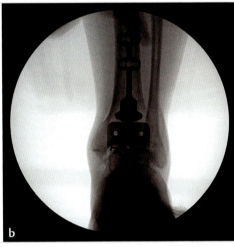

图 50.7 冠状面尺寸导向器设置到位（a）并在透视下检查（b）以进行准确定位（牛眼必须在导向器中居中以提高精确度）

做胫骨/内侧/外侧/距骨）除胫骨最近端的两个针外，拆下切割块导向器和所有针。

- 对于未偶联的切口，应剥去距骨上任何残留软骨和（或）纤维组织/瘢痕组织。将距骨导向器（切割块导向器）放在距骨颈上，用斜针固定，再用一个平行钉固定。在矢状位透视下检查距骨穹隆的切除边缘是否正确。然后放置第2个平行钉，取下斜钉，再将切割块放回剩下的两个钉中。更换导向针并切割距骨。取下切割块导向器并移除尽可能多的距骨。

- 将胫骨托试模（前后位尺寸）导向器放在胫骨近端中的两个钉上，并将导向器固定在先前的锯切口中。检查矢状位平片以确保导向器与胫骨齐平，并通过评估导向器中的"凹口"并确定其相对于患者切割线后胫骨的位置来检查尺寸（长度）（图 50.9）。拉开3枚胫骨钉（第1枚后部，然后是前部2枚钉）。

- 将胫骨导向器保持在适当位置，并将距骨组件尺寸导向器放置在距骨穹隆上（现在切割齐平），并检查矢状位成像以确保切入导向器的两个三角形对称可见（图 50.10）。将2枚前斜针放入本导向器中。然后去除所有组件（首先是聚乙烯试模，然后是胫骨托，最后是距骨试模）。

- 放入距骨截骨器，将固定的克氏针剪短（图 50.11）。直视下行距骨后间室截骨。将垂直销放入导向器中，然后拆下2枚斜针。将垂直的导针切短，并首先使用扇形导向装置，然后使用光滑导向装置扩开前间室。取下导针和距骨导向器，用往复锯和（或）咬骨钳清理任何残留的距骨。

- 将所有试模组件放入关节，并将踝关节置于一定的

323

第5部分　踝

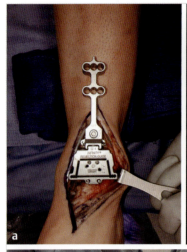
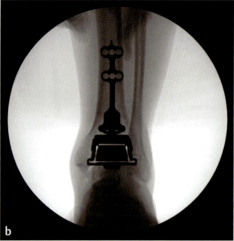

图 50.8　将切割块放置在先前钻出的线（a）上，并且可以在透视下再次检查放置的准确性和适当的切除边缘（b）。一旦沟槽钉到位，就可以安全地锯切（c）。此时应清除沟槽（去除骨骼撞击）（d），以确保真正的距骨活动

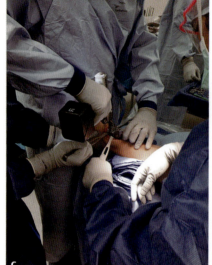
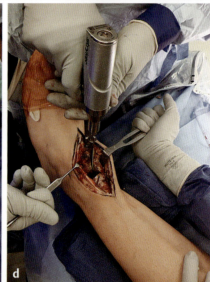

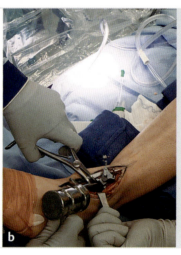

图 50.9　矢状位用于确认胫骨托与胫骨远端的切割表面齐平（a），然后拉伸胫骨钉（b）

运动范围内（图 50.12）。使用距骨试模确定合适的沟槽切除边缘。确保组件居中，再将斜导针穿过距骨导向器，然后钻 2 枚前距骨钉，移除所有组件。

- 胫骨试模安装开始时首先使用插入手柄和偏置胫骨托盘冲击器插入胫骨托盘。从撞击器开始向后，以避免向后平移胫骨托（使用纯轴向撞击），然后进行前部撞击。检查矢状位平片以确保胫骨托的位置。

50 预制截骨模板的INFINITY全踝置换

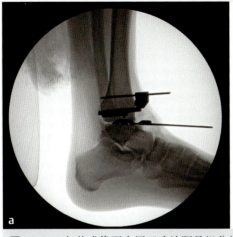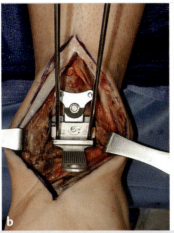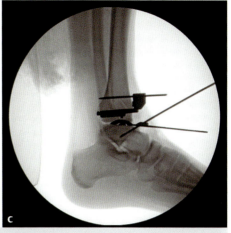

图50.10 矢状成像再次用于确认距骨组分的拟定矢状位置（a）。运动范围用于确定距骨的"最佳位置"。一旦确认（通过透视距骨试模中的完美"三角形"评估），将导向器固定到位（b、c）

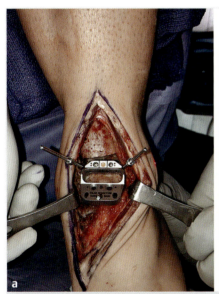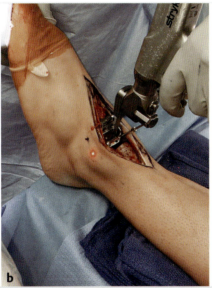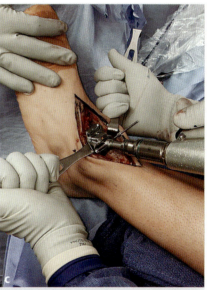

图50.11 将距骨截骨导向器底座固定并牢固固定（a）。在直视下进行后倒角切割（b）以避免后部结构损伤。对前斜面进行扩孔以确保更致密的皮质骨的准确性（c）

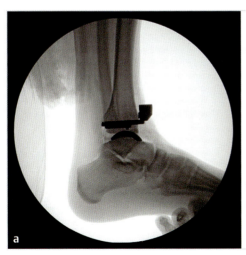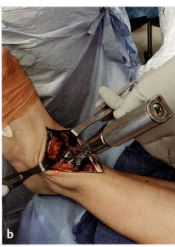

图50.12 矢状成像显示所有试模组件到位（a）。在钻距骨钉孔之前，通过运动范围放置脚踝以确保准确性（b）

325

- 手动将距骨组件放置在适当的位置，并与距骨穹隆撞击器撞击（图50.13）。再次确保在矢状位上就位。
- 试验不同厚度的聚乙烯模具，并选择提供适当韧带张力的厚度来稳定踝关节（图50.14）。使用附件螺丝上方的聚合物插入器组件，首先推动聚乙烯模具以接合锁定，然后使用螺旋回位机构将聚乙烯模具插入胫骨托（直到完全锁定）。很少有聚乙烯模具没有完全就位的，直的胫骨托盘冲击器用于完成锁定接合（图50.15）。
- 执行补充程序（跟腱手术、截骨术、韧带重建）。
- 关闭切口及术后处理（跟腱、截骨以及修复韧带等）。
- 关闭深部组织，然后用多股可吸收线逐层缝合胫前肌腱以及姆长伸肌腱表面的筋膜。皮下用单股可吸收线缝合（为减低刀口的张力）。用3-0号丝线间断缝合皮肤。

50.8 技巧和要点

- 使用电刀去掉胫骨远端所有的骨痂、纤维组织等。胫骨端清理得是否彻底是导向器能否按照术前预期放置的关键。
- 使用准备好的远端胫骨和距骨模型沿着切割块导向器来确定在原生胫骨/距骨上的适当定位。一旦导向器和试模配对，标记导向器的内侧和外侧边界，并将试模固定到原生骨骼，以在该原生骨骼上重现这些标记。这有助于将导向器定位在原生胫骨上。
- 冠状面导向器放置的时候，将牛眼放置在中间，然后轻轻向内旋转踝关节，使钻孔两侧对称。这可以给术者一个准确的假体内侧边界。再次确认外旋踝关节。
- 一定不要突然切割切入胫骨和距骨。神经血管复合体可位于胫骨后皮质的5mm范围内。轻轻切开后侧骨质。此外，确保在直视下所有的距骨切除在

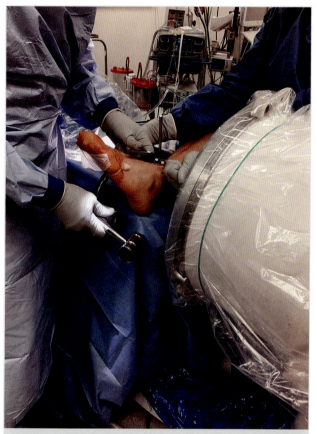

图50.13 最终组件的冲击首先使用偏移胫骨托盘冲击器进行

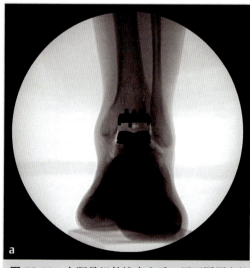
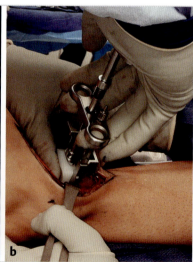
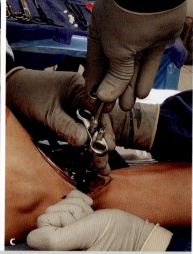

图50.14 在距骨组件撞击之后，用不同厚度的聚乙烯模具检查韧带张力（a）。所选择的聚乙烯模具首先通过"注射器"机构接合（b），然后是"螺旋回位"机构以接合锁定细节（c）

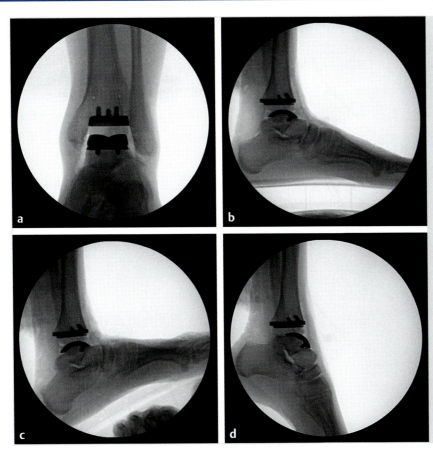

图 50.15 最终植入位置在冠状面（a）和矢状面（b）中。必须评估运动范围（c、d）以确定是否需要腓肠肌－比目鱼肌松解或 Hoke 三步跟腱延长

跖屈状态（除了耦合切口），尤其对于距骨后部倒角切割。通过踝关节最大跖屈角度下，外科医生可以观察到锯片穿透后距骨皮质（这可以避免切除已经是最后面的姆长屈肌腱）。

- 在使用距骨穹隆试模确定"最佳位置"之前进行沟槽切除。这将在确定"最佳位置"的同时允许增加运动范围，使评估更准确。鉴于该试模的曲率半径有限，这一点尤为重要。
- 确保轴向撞击胫骨托（相对于远端胫骨），最终胫骨托的后部平移（由于钉的定向）将使假体露出前胫骨皮质，增加胫骨组件下沉的风险。
- 在撞击期间，将骨刀放置于原生距骨之前和距骨组件前缘之间。将骨刀从上方拉出以防止距骨组件的前部被驱动到距骨颈中，使得假体足部弯曲。一旦组件在矢状面成像上处于正确的方向，使用没有骨刀的冲击器将其直接驱动到距骨中。
- 聚乙烯试模时，仔细检查韧带的松紧度（尤其是三角韧带）。韧带过紧会限制活动度，如果必要，可以松解腓肠肌或者跟腱。

50.9 误区及危害

- 确保初次胫骨截骨导向器的位置准确。甚至微小的误差可能导致力线的成角以至于最终假体的位置不佳或者踝关节截骨的不均。
- 假体各个面的大小都应合适，最关键的是矢状面要覆盖到胫骨的前皮质。而这通常会导致假体过长。
- 胫骨骨质不佳会导致胫骨假体的固定不牢靠。然而，胫骨假体需要相当的稳定性才行。
- 距骨初次截骨时截掉的骨质过多会使得距骨颈产生凹痕，会导致距骨颈的压力性骨折。
- 距骨假体充填过度（冠状面太宽）会导致沟槽撞击以及踝关节僵硬、疼痛。

50.10 并发症及相应处理

- 如果胫骨初始截骨导向针位置不佳，一定要拔掉，换一个地方调整力线后重新定位。因为截骨导向器必须精确到毫米，所以，不能在同一个地方再次定位，因为先前定位的洞会影响再次进针。

- 使用胫骨托盘试验中的螺旋拧紧机制，在原生胫骨上给出 1mm 的试验悬臂。然后，当拉削（并且具有撞击）时，轻微地后向平移仍将提供胫骨部件的完全前部覆盖。
- 在沟槽切除期间，不要切除到胫骨截骨的近端部分（靠近横向肢体）的内侧/外侧部分。该骨头必须保持由初始锯切口提供的宽度，以允许胫骨托的过盈配合。此外，可以在胫骨托钉周围使用骨水泥来帮助植入物稳定，并且仍然允许骨骼在前部和后部位置向内生长。
- 如果在最初的锯切过程中进行过度的骨切除，请不要使用 INFINITY 距骨。在 INFINITY 胫骨上使用 INBONE Ⅱ 距骨（由于相同的曲率半径和聚乙烯构型，它们是相容的）。如果做出了这个决定，可以使用正式的 INBONE Ⅱ 调整块切割导向器进行转换，以完成植入物的高度定位，或者将切割与所需的骨移除一起，以避免将植入物置于过大的张力下（过多切除 INFINITY，但对 INBONE Ⅱ 的切除太少）。
- 在大多数情况下，距骨组件比胫骨托小一个尺寸（不匹配），以便于进行侵入性的沟槽切除。这不仅可以增强运动范围，还可以消除后沟疼痛。这不会影响稳定性，但如果先前存在不稳定性（通常是外侧韧带），那么韧带修复（通常是改良的 Broström）是平衡踝关节假体所必需的。

50.11 术后治疗

- 术后第 2 天：开始加压包扎（图 50.16）。在笔者这里，是由理疗师来进行的，并同步进行一系列踝关节的被动功能锻炼。这可以降低踝关节周围的肌肉韧带等的挛缩。
- 术后第 2 周：切口愈合好时拆线并继续行被动踝关节运动的物理治疗。
- 术后第 4 周：如果踝关节置换的时候没有行关节截骨或关节融合，则开始负重拉伸练习。如果当时行韧带修复，则使用支具支撑。
- 术后第 6 周：如果当时行关节融合，则第 6 周行 CT 检查骨愈合情况，并着手开始行负重拉伸。患者可以尽可能地站并且原地踏步 10~20 步。
- 术后第 10 周：开始穿鞋子（没有行关节融合术的）。
- 术后第 12 周：若置换时行关节融合术，行 CT 检查愈合情况，并开始穿鞋子。如果置换时行韧带修复术者，视先前踝关节的稳定情况佩戴支具或者高帮鞋子直到术后 4~6 个月。
- 术后 6 个月、9 个月、1 年以及每隔 1 年都要行踝关节跖屈位、背伸位以及负重位 X 线检查以确定假体位置是否完好，踝关节周围是否有骨溶解等。任何怀疑有骨溶解的地方都应行 CT 检查确定缺损

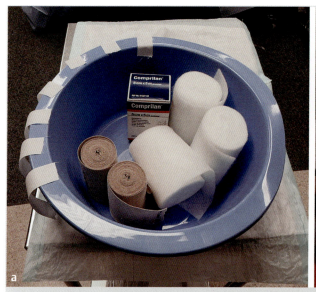
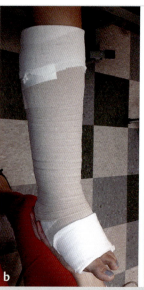
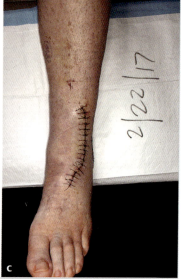

图 50.16 加压包扎所需的材料（a）。每 2~3 天更换敷料（b）以消除切口周围的术后水肿并减轻切口并发症（c）。该患者先前两次失败的全踝关节置换术使用了前外侧切口。这张照片是在翻修手术（×2）后的第 8 天，去除了加压包扎。注意旧切口的使用，并注意水肿（促进早期活动范围）

的位置及大小。对于损害植入物稳定性 [内踝，前皮质穿过胫骨和（或）距骨] 的区域中的病变可能需要早期骨移植。否则，可能会在 6 个月后进行第二次 CT 扫描。

50.12 结果

- INFINITY 假体是在 2.5 年前给外科医生使用的。在 INFINITY 假体的文献中没有短期、中期或长期的结果研究。在撰写本文时，笔者的个人使用涉及在 3.4 年的时间内植入 88 个 INFINITY 植入物（植入者可在国家和国际发布之前作为上市前试验的一部分提供给设计者）。笔者的"较低"数字是由于最初保留仅用于有限畸形或单阶段全踝关节置换术。现在已根据植入物在此初始阶段的耐久性和成功率进行了扩展。随着适应证继续扩大，2016 年进行了 42 次 INFINITY 植入。

- 在此期间，1 例假体因胫骨下沉需要在术后 4 个月进行早期翻修，1 例假体因骨溶解需要在术后 3.2 年进行骨移植。4 名患者需要通过内侧和外侧沟槽清创术释放后囊，以增加由于瘢痕组织和术后骨质过度生长的运动范围（所有 4 名患者术前均为创伤后关节炎患者）。

- 预言植入系统已经被各种研究者评论过。Hamid 等将患者特异性仪器（PSI）与标准（髓外引导）仪器进行了比较，以确保准确性和成本。本研究中的假体是 INFINITY 植入物。这些研究者发现两种植入系统在术后对齐方面都相同，但 PSI 每个病例比标准仪器能节省 863.00 美元。这种成本节约是基于通过 PSI 平均节省 38 分钟的操作时间，并且必须与报告和切割块导向器的公司开发成本进行权衡。因此，考虑到操作定价与创建仪器的定价一样可变，这项研究必须被视为机构特定的。

- 一项尸体研究评估了将种植体导向器（INBONE Ⅱ 的切割块导向器）置于术前报告预期位置的能力。该研究发现，在每个种植导向器进行 4 次独立试验后，所有平面的术前计划与术中导向放置之间的平均偏差小于 2°。

- 最近的一项研究评估了 29 个 INBONE Ⅱ 和 13 个 INFINITY 假体，根据术前报告评估术前和术后的力线以及 PSI 的准确性，以便将植入物置于拟定位置。该研究发现，无论术前畸形如何，该技术都允许外科医生将踝关节置于中立位。根据术前报告，术后负重力线视图记录了预测的冠状面和矢状面力线的 ±3°。对于胫骨托（100% INBONE Ⅱ，92% INFINITY）与距骨（76% INBONE Ⅱ，46% INFINITY），术前报告的预测性植入物尺寸更准确。在所有情况下，报告都比实际使用的植入物要大一号。这是有道理的，因为笔者通常缩小距骨以允许更激进的沟槽切除，并且设计报告的工程师不是临床医生，不像医生那样考虑关节炎情况下的脚踝运动范围。这强调了临床医生对术前报告的准确性和实用性做出最终决定的事实，并且必须将他或她的意愿传达给工程师以便放置完美的植入物。

参考文献

[1] Hamid KS,Matson AP,Nwachukwu BU,et al.Determining the cost-savings threshold and alignment accuracy of patient-specific instrumentation in total ankle replacements[J].Foot Ankle Int，2017，38（1）:49-57.

[2] Berlet GC,Penner MJ,Lancianese S,et al.Total ankle arthroplasty accuracy and reproducibility using preoperative CT scan-derived,patient-specific guides[J].Foot Ankle Int，2014，35（7）:665-676.

[3] Hsu AR,Davis WH,Cohen BE,et al.Radiographic outcomes of preoperative CT scan-derived patient-specific total ankle arthroplasty[J].Foot Ankle Int，2015，36（10）:1163-1169.

[4] Daigre J,Berlet G,Van Dyke B,et al.Accuracy and reproducibility using patient-specific instrumentation in total ankle arthroplasty[J].Foot Ankle Int，2017，38（4）:412-418.

51　Hintegra 全踝置换系统

Beat Hintermann, Roxa Ruiz

摘要：Hintegra 踝关节假体由 3 部分组成，4mm 厚的六角装载板能够完全覆盖胫骨截骨面。距骨组件的内侧半径比外侧半径小，呈圆锥形，在内侧和外侧各有一个 2.5mm 宽的轮毂，可以使距骨组件牢固地固定在聚乙烯衬垫上。聚乙烯模块衬垫厚度一般在 5~9mm。与现在其他的一些踝关节假体相比，平行的接口之间能够在冠状面提供内在的稳定性。Hintegra 踝关节独特的设计不仅使其能成为后足重建的一部分，还能校正踝关节上下的截骨、关节融合、韧带重建和肌腱转位。Hintegra 踝关节还能翻修全踝关节置换失败后关节融合术。由于较厚的胫骨平台和较平的距骨下关节面修复组件，Hintegra 踝关节可以使外科医生处理好骨缺损，这在翻修失败的病例中很常见。理论和非理念性研究已经证明了 Hintegra 踝关节在临床应用中的有效性，10 年生存率为 86%~93%。

关键词：全踝关节置换，Hintegra 踝关节，手术技术，适应证，禁忌证，设计，翻修成形术。

51.1　概述

- 在过去的 10 年，全踝关节置换逐渐成为骨关节炎终末期关节融合术的很有价值的全新选择。
- Hintegra 踝关节由 3 部分组成并且已经在 2000 年推向市场（还没有被美国食品药品监督管理局所承认）。
- 大量研究报道，10 年生存率为 86%~93%，获得了满意的结果。

51.2　适应证

- 原发和继发的终末期踝关节骨关节炎。
- 踝关节置换失败后的翻修。
- 踝关节融合失败后的翻修。
- 轻度或很低的运动需求。
- 后足或中足关节炎，双踝关节炎。
- 不愿意踝关节融合的患者。

51.2.1　临床评估

患者取站立位，完成对双下肢彻底的临床调查与评估：
- 力线。
- 有无畸形。
- 足的位置。
- 有无肌肉萎缩。

患者取坐位，双足自由垂于地面，完成下列评估：
- 明确现有畸形哪些是可以被矫正的。
- 踝关节和距下关节残存的活动度。
- 踝关节韧带稳定性和距下关节前抽屉试验和距骨倾斜试验。
- 旋后和外翻力（胫骨后肌和腓骨短肌的功能）。

51.2.2　影像学评估

- 标准的应力位 X 线片和力线视角（图 51.1）。
- CT 平扫评估骨质。
- SPECT-CT 评估邻近周围关节。
- MRI 评估血管分布。

51.2.3　非手术疗法

- 支具固定。
- 改变活动方式。
- 具有弧形底和足跟垫起的鞋；矫形鞋垫。
- 药物治疗：泼尼松注射液，玻璃酸注射液，抗炎药物。

51.2.4　禁忌证

相对禁忌证：
- 严重的骨质疏松。
- 免疫抑制疗法。
- 不断增加的体力运动需求（比如慢跑、网球、滑雪等）。

绝对禁忌证：
- 感染。
- 胫骨面或距骨面超过 1/3 面积的缺血性坏死。
- 不易控制的失稳和轴倾。
- 神经肌肉失调。

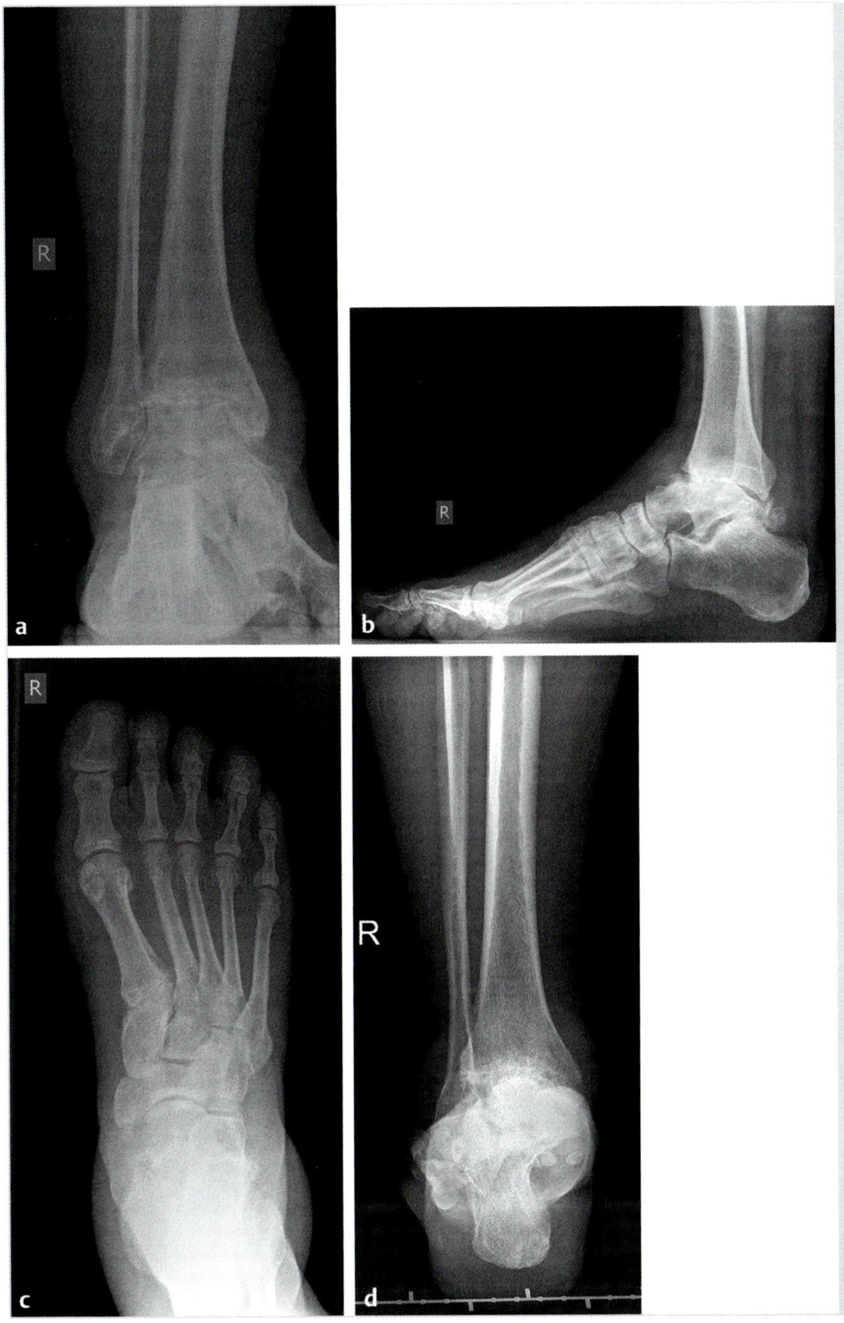

图 51.1 标准的应力位影像学片应包括：a. 踝关节正位片。b. 足、踝侧位片。c. 足正位片。d.Saltzman 位 X 线片

- Charcot 神经性关节病。
- 金属过敏或不耐受。
- 对运动的需求极高。

51.3 手术目的

- 在最少的截骨的条件下置换完全磨损的胫骨和距骨关节面。
- 尽可能地保留踝关节原有力学状态。
- 模拟植骨面的生理负载转移，从而保证组件之间长时间的稳定。

51.4 手术优势

- 简单而可靠的内固定。
- 不受限的三组件设备。
- 包含翻修移植物。

51.5 主要原则

- 踝关节前方入路。
- 安装和调整胫骨切除块，胫骨切开。
- 步进式距骨截骨。

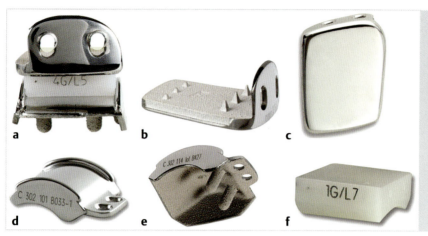

图 51.2 a.Hintegra 踝关节（前方视角）；b. 胫骨组件内侧视角。c. 底面视角符合解剖从而能完全吻合胫骨截骨截面和从环状面得到支持。d. 距骨组后内侧视角。e. 后底部视角是一个内侧有小弯曲的圆锥形部件。f. 聚乙烯衬垫前方视角

- 假体植入：距骨组件、胫骨组件、聚乙烯衬垫。
- 额外的步骤（如有需要的话）：对齐踝关节复合体；稳定踝关节复合体。
- 切口关闭。

51.6 术前准备和患者体位

51.6.1 器械（图 51.2）

- 胫骨组件设计：
  - 最大接触区域。
  - 生理负载转移。
- 距骨组件设计：
  - 解剖塑形。
  - 引导聚乙烯衬垫插入。
- 聚乙烯衬垫设计：
  - 完全覆盖距骨。
  - 最佳力学分布。
  - 最小形变力量。
- 表面重塑：
  - 最少量的截骨。
  - 影响血供较少。
  - 无应力遮挡。
- 最低的厚度：
  - 最小的应力。
  - 最少的脱位。

51.6.2 解剖

- 伸肌上支持带是踝关节深筋膜增厚形成的，走行于胫骨至腓骨包括胫前肌腱、鉧长伸肌腱、趾长伸肌腱。
- 前神经血管束走行于鉧长伸肌腱和趾长伸肌腱之间。
- 神经血管束包含胫前肌和腓深神经。

51.6.3 体位

- 患者双足置于桌子边缘。
- 将同侧背部垫起直到患足达到确切的朝上位置。
- 止血带绑于同侧大腿根部。

51.7 手术技术

51.7.1 术野显露

- 10~12cm 长的前正中切口暴露支持带。
- 沿着胫前肌腱外侧边缘切开支持带。
- 暴露远端胫骨，切开踝关节。
- 移除关节内游离体和骨赘。
- Hintermann 牵引器安装在前内侧，以便转移踝关节（图 51.3a）。

51.7.2 胫骨端截骨（图 51.3b,c）

- 胫骨结节作为近端参考，踝关节前外侧作为远端参考，定位棒确定胫骨截骨部位。
- 根据以下进行最后的调整：
  - 矢状面：定位棒移动到胫骨前缘的平行位置为止。
  - 冠状面：在用长钉预先固定限位块后，旋转胫骨截骨限位块直至合适的外翻力线和韧带张力。
  - 垂直调整：移动限位块直至理想的截骨高度。一般来说，胫骨关节面顶点上方 2mm 是最理想的

51 Hintegra 全踝置换系统

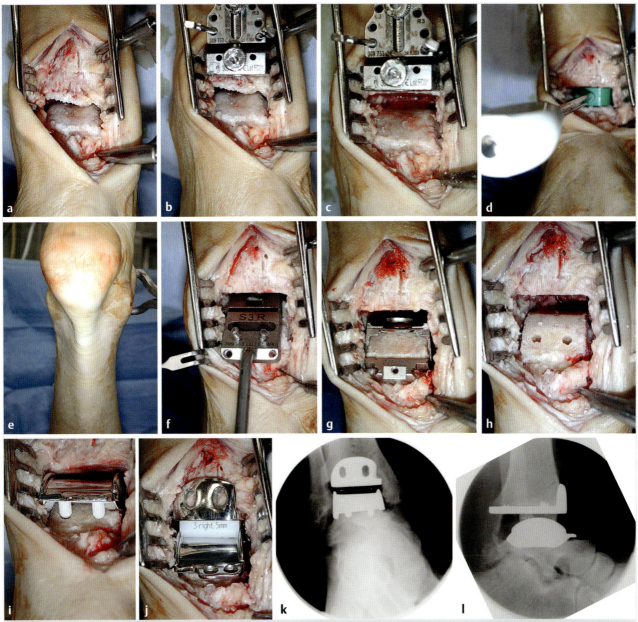

图 51.3 手术技巧：详细步骤见上文。a. 前内侧安装 Hintermann 牵引器暴露踝关节。b. 安装胫骨截骨器。c. 在胫骨截骨前对齐。d. 安装 12mm 厚的垫片，检查截骨的量和稳定性。e. 足的力线。f. 安装距骨截骨器。g. 完成截骨及清理凹槽后，放入距骨试验块，准备好前骨面。h. 钻出两个钉孔后完成最后的距骨截骨。i. 安装距骨组件。j. 安装假体。k. 正位 X 线片。l. 侧位 X 线片

截骨高度。
- 胫骨截骨引导器滑进限位块，撑开一个以便锯片进入的槽。这个槽的宽度限制了锯片的偏移，因此避免定位棒的碰撞和断裂。
- 用摆锯完成胫骨截骨。

51.7.3 距骨端截骨

- 距骨截骨块插入胫骨限位块中。
- 截骨块尽可能远离以便取得合适的侧副韧带张力。
- 足固定于中立位后，用 2 枚钉子固定截骨块。
- 用摆锯完成距骨截骨。
- 将 12mm 厚的垫片插入截出的关节间隙，代表胫骨组件和距骨组件的厚度及最薄 5mm 的嵌体。当足取中立位固定时，外科医生需要检查以下几点（图 51.3d）：
  - 是否截取了合适量的骨。
  - 调整的力线是否合适（图 5.3e）。
  - 内外侧稳定性是否合适。

- 取出垫片，用相同的钉子安装 Hintermann 牵引器。
- 距骨切除块的大小是确定的，不能大于胫骨组件一个号。
- 由于两个钩子在后面，距骨截骨器首先应被调节到距骨后表面，然后沿着距骨内缘对齐，1~2mm 的骨质会从距骨内缘被切除（图 51.3f）。
- 用 2~3 枚钉子固定距骨截骨器。
- 摆锯通过凹槽完成距骨后缘的截骨。
- 往复锯由距骨截骨器引导完成距骨内侧和外侧截骨。
- 用骨凿和咬骨钳清理内外侧槽。
- 完成前方截骨后，用电钻钻出钉孔（图 51.3g,h）。
- 清理后方组件残留的骨质和包膜。

51.7.4 组件安装

- 仔细检查骨面，若有囊肿，用刮匙刮出，填充骨头。
- 钉子可以使距骨组件滑进钻出的钉孔中；用锤子或撞击器使距骨组件贴合地安装在骨上（图 51.3i）。
- 胫骨组件沿着内踝安装直至与胫骨前缘贴合；可用锤子或撞击器使其贴合。
- 在用试验组件决定使用垫片的厚度后，安装和距骨组件配套的聚乙烯垫片（图 51.3j）。
- 强烈建议术中透视检查植入物的位置。

51.7.5 附加步骤

- 全踝关节置换以前：
  - 校正胫骨远端截骨（胫骨愈合不良角度偏差 > 6°）
  - 距舟关节融合（骨关节炎，关节失稳，固定畸形）。
- 全踝关节置换术后：
  - 跟腱延长（如果尽力使足背屈后背屈 < 10°）。
  - 外踝韧带重建（永久性的外侧失稳）。
  - 腓骨长肌转移至腓骨短肌（腓骨短肌功能不全）。
  - 校正跟骨截骨（永久的踝下畸形）。
  - 联合韧带的关节融合（不稳定的韧带联合）。
  - 校正第 1 跖列截骨（跖屈和背屈畸形）。

51.7.6 关闭切口

- 放置无负压的引流管，逐层缝合腱鞘、支持带至皮肤。
- 松松包扎避免皮肤受压。
- 用夹板固定踝关节于中立位。

51.8 技巧和要点

- 胫前肌腱下的软组织一般与神经血管束游离，因此被称为前踝安全区。
- 用锉刀牵引远端距骨时（置于胫距关节中心）最好在冠状面对齐，从而紧缩内外侧韧带。
- 踝内翻时，通常需要更多的胫骨截骨；反之在踝外翻时，和（或）高关节松弛时，建议更少的截骨。
- 若有疑问（比如胫骨前缘突出于两个标记之间），应选择更大号的胫骨组件。
- 若有疑问，也许可以选择更小号的距骨组件。
- 后囊应完全去除直到可见脂肪组织和肌腱组织，使其可以完全背屈。
- 外科医生尽力使足背屈，应改善植入物的固定，后踝残留的软组织挛缩应得到松解；如果背屈不能达到 10°，可以考虑跟腱延长。
- 通过术中透视可以探查任何残留的骨碎片或骨赘，它们是疼痛或活动限制的潜在因素。

51.9 误区及危害

- 注意不要在关节里将锯片伸得太深以免损伤胫神经。
- 如果以前的外科手术或外伤导致的瘢痕没有被注意，可能会发生关键部位的损伤。
- 截骨器放得太靠后会导致距骨组件没有足够的骨性支撑，因此会造成矢状面上的失稳。

51.10 并发症及相应处理

- 术后头几天过于激进的活动会导致软组织破坏。
- 原发或继发感染。
- 组件松动。
- 踝关节稳定性不足导致的机械性损伤：
  - 聚乙烯垫片错位导致的失稳。
  - 聚乙烯垫片安装不对称导致的轴倾。

51.11 术后治疗

- 术后 2 天更换敷料，去除夹板。
- 一般术后 2~4 天，切口条件干燥适宜时，可使用稳定的支具或助行器 6 周，保护踝关节不外翻、反转和跖屈。
- 患肢负重是可以接受的。一般在术后 1 周可以尝试完全负重。
- 足踝的康复计划在支具或助行器移除后就可以开始了，包括小腿三头肌的拉伸和强化。
- 术后 6 周开始第一次临床和影像学随访，检查切口愈合情况，检查骨性结合情况和植入物的位置（图 51.4）。
- 建议患者穿弹力袜 4~6 个月，避免下肢肿胀。

51.12 结果

- 779 例连续的 Hintegra 全踝关节置换患者中，722 例在（6.3±2.9）年后能够进行术后随访（2.0~12.2 年）。

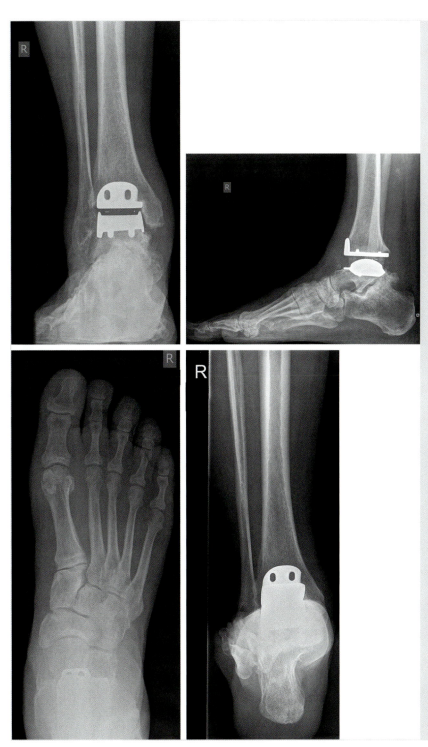

图 51.4 术后 1 年标准负重位 X 线片示踝关节力线平衡，内植物稳定

- 平均VAS疼痛评分从（7.2±2.4）分（5~10分）降低到（1.7±1.5）分（0~3分）（$P<0.001$）。
- 平均AOFAS后足评分从（39±20）分（15~78分）显著增长到（76±18）分（52~97分）（$P<0.001$）。
- 平均活动范围从22.5°±10.6°（11°~52°）显著增长到34.3°±9.4°（28°~56°）（$P<0.01$）。
- 35例踝（8.4%）在标准手术后平均3.2年（0.5~7.9年）需要翻修；27例全踝关节成形术翻修（6.5%；使用Hintegra全踝关节假体），8例关节固定术（1.9%；使用前双层电镀系统）：大多数的翻修用的是第一代羟基磷灰石单涂层假体（$n=17$），而不是第二代（$n=10$）或第三代（$n=8$）假体。
- 翻修的原因有以下几点：单侧或双侧组件的无菌性松动（$n=23$），距骨组件沉陷（$n=5$），囊肿形成（$n=2$），深度感染（$n=1$），难处理的失稳（$n=1$），引起疼痛的关节纤维化（$n=3$）。
- 在其余的380例踝中，16例（4.1%）在透视下可见假体组件；然而，没有任何1例能随着时间观察到透视的进展。
- 总体5年生存率为94%，总体10年生存率为84%。

参考文献

[1] Barg A, Knupp M, Henninger HB, et al. Total ankle replacement using HINTEGRA, an unconstrained, three-component system: surgical technique and pitfalls[J]. Foot Ankle Clin, 2012, 17（4）:607-635.

[2] Barg A, Zwicky L, Knupp M, et al. HINTEGRA total ankle replacement: survivorship analysis in 684 patients[J]. J Bone Joint Surg Am, 2013, 95（13）:1175-1183.

[3] Choi GW, Kim HJ, Yeo ED, Song SY. Comparison of the HINTEGRA and Mobility total ankle replacements. Short to intermediate-term outcomes[J]. Bone Joint J, 2013, 95-B（8）:1075-1082.

[4] Daniels TR, Younger AS, Penner M, et al. Intermediate-term results of total ankle replacement and ankle arthrodesis: a COFAS multicenter study[J]. J Bone Joint Surg Am, 2014, 96（2）:135-142.

[5] Gougoulias N, Khanna A, Maffulli N. How successful are current ankle replacements?: a systematic review of the literature[J]. Clin Orthop Relat Res, 2010, 468（1）:199-208-Review.

[6] Hintermann B, ed. Total Ankle Arthroplasty: Historical Overview, Current Concepts and Future Perspectives Berlin: Springer; 2004.

[7] Hintermann B, Barg A. The Hintegra prosthesis: why I designed it this way. In: Haddad S, ed. Total Ankle Replacement[J]. AAOS Monograph Serives, 2015:117-133.

[8] Hintermann B, Barg A, Knupp M, Vallderrabano V. Conversion of painful ankle arthrodesis to total ankle arthroplasty[J]. J Bone Joint Surg Am, 2009, 91（4）:850-858.

[9] Hintermann B, Valderrabano V, Dereymaeker G, et al. The HINTEGRA ankle: rationale and short-term results of 122 consecutive ankles[J]. Clin Orthop Relat Res, 2004（424）:57-68.

[10] Hintermann B, Zwicky L, Knupp M, et al. HINTEGRA revision arthroplasty for failed total ankle prostheses[J]. J Bone Joint Surg Am, 2013, 95（13）:1166-1174.

[11] Jung HG, Shin MH, Lett SH, et al. Comparison of the outcomes between two 3-component total ankle implants[J]. Foot Ankle Int, 2015, 36（6）:656-663.

[12] Lefrancois T, Younger A, Wing K, et al. A prospective study of four total ankle arthroplasty implants by non-designer investigators[J]. J Bone Joint Surg Am, 2017, 99（4）:342-348.

[13] Nery C, Fernandes TD, Réssio C, et al. Total ankle arthroplasty: Brazilian experience with the HINTEGRA prosthesis[J]. Rev Bras Ortop, 2015, 45（1）:92-100.

[14] Nigg BM, von Tscharner V, Stefanyshyn DJ, et al. Gait analysi in ankle osteoarthritis and total ankle replacement[J]. Clin Biomech（Bristol, Avon）, 2007, 22（8）:894-904.

52 Zimmer 金属骨小梁全踝关节系统

Alireza Mousavian, Lew C. Schon

摘要：Zimmer 金属骨小梁全踝关节代表了现今踝关节置换系统的新的方案。实用的外侧入路、腓骨截骨允许保留三角韧带和畸形矫正。外固定架的使用可以达到对位对线和稳定。保留骨的弯曲植入物遵循自然关节的轮廓。植入物的材料很特殊，包括多孔钽小梁金属和高度交联的聚乙烯。这项技术将涵盖术野暴露、腓骨截骨、挛缩松解、对齐、骨质稳定、表面布线、导轨钻孔、试验复位、假体植入、腓骨固定、外侧韧带的修复、切口闭合和术后管理。

关键词：外侧入路，腓骨截骨术，高度交联聚乙烯，钽小梁金属，弯曲植入物，对齐，外固定架。

52.1 适应证

- 有症状的踝关节炎。
- 对侧踝关节融合。
- 有症状的踝关节炎伴邻近关节炎。
- 踝关节畸形，包括腓骨畸形愈合或腓骨畸形。
- 踝关节矢状面畸形（包括前方或后方的移位）。
- 外翻畸形伴短缩或外翻腓骨。
- 内翻畸形伴腓骨内翻和三角韧带挛缩。
- 踝关节旋转畸形。
- 伴完整腓骨的之前踝关节融合。
- 外侧入路可能是前踝软组织受损患者的最佳选择。
- 既往骨折固定、外侧韧带重建或腓骨肌腱手术后的外侧瘢痕。
- 踝关节炎伴平顶距骨或低穹隆距骨。

52.1.1 临床评估

- 评估踝关节、距下关节和跗横关节的活动度。
- 测试肌肉力量及萎缩情况。
- 评估神经血管状态。
- 患者取站立位，评估下肢整体力线，尤其是足的力线。
- 观察患者步行以评估动态畸形和远端下肢病因学的机制。
- 确定是否有畸形。如果有，确定畸形是否可被矫正。
- 仔细评估踝关节错位的原因：内侧或外侧韧带的失稳，关节炎，挛缩和（或）由于神经系统导致的肌无力。是否有关节侵蚀导致的骨性畸形：胫骨、腓骨和距骨的骨折畸形愈合。
- 通过胫后肌腱评估扁平足。
- 通过腓侧肌腱病因学检查高弓内翻足。
- 记录以前的切口和外侧软组织的条件。确保在外侧入路时有足够的皮桥。
- 维生素 D 替代疗法优化患者到中等水平，对于维生素 D 低水平或缺乏的患者，每周使用 50000U 维生素 D，共 12 周。
- 对于患有风湿性疾病的患者，改善病情的抗风湿药和生物制剂的使用，术前和术后也许能降低感染和切口的并发症。

51.1.2 影像学评估

- 站立正位（AP）和踝关节的侧面视图，包括胫骨的下 2/3。通过足的 AP 视图可以识别隐匿畸形。在踝关节或腿部力线不齐的情况下，需要包括更近端的腿部视图和对侧的对比视图。
- 站立位的 AP 视图包括臀部、膝部和足部，有助于观察疑难的力线不齐情况。
- 站立位的跖屈和背屈侧位片。
- 后足和踝关节力线的 Saltzlman 视图。
- 通过 MRI 能发现平片不能发现的踝关节和（或）距下关节的关节炎；应评估韧带损伤。
- 断层扫描（CAT）能显示需要处理的骨缺损、骨囊肿或骨折不愈合。
- 通过锝铟标记的白细胞扫描评估感染。

52.1.3 非手术疗法

- 患肢支撑固定。
- 动态辅助设备：手杖，双拐，助行器。
- 活动量变化。
- 鞋子的变化：鞋底弧形凸出，足跟处加衬垫——矫形衬垫。
- 药物治疗：泼尼松注射液，玻璃酸注射液，抗炎药。

52.1.4 禁忌证

- 距骨急性缺血性坏死。
- Charcot 关节病。
- 局部或系统性感染。
- 严重影响远端肢体的神经血管疾病。
- 外侧皮肤条件差。

相对禁忌证

- 严重的骨质疏松或骨质受损。
- 免疫抑制疗法。
- 既往关节感染。
- 严重的不可重建的三角韧带功能不全。
- 内踝或腓骨缺如。

52.1.5 适应证争议

- 需考虑患者的体重指数（BMI）。
- 1号（最小）植入物的额定值为112kg。
- 年龄至少 <50 岁。

52.2 手术目的

手术目的为减轻疼痛，提高关节活动度，让遭受踝关节炎的患者获得更好的功能。遵循自然关节轮廓的条件下，植入物的表面经过铣削能够精确地和关节对位对线。所有的导致对线不齐的变量都能在这个系统里得到解决。术后10天内的早期关节活动和负重可以提高活动度，减少萎缩。

52.3 手术优势

Zimmer 金属骨小梁全踝关节代表了现今踝关节置换系统的典范转移，实用的外侧入路、腓骨截骨可以矫正腓骨畸形，而且能获得踝关节前、后、外侧的视野。

通常来说，这种手术方式可以保留三角韧带，并且矫正在冠状面、矢状面、轴面和旋转畸形。外固定架用于达到精确算法驱动的韧带修复。这个系统使用了耦合切除以达到最佳定位和内在稳定性。外部固定为精确引导的表面铣削提供稳定性。保留骨骼的弧形植入物遵循自然关节的轮廓并有从骨到金属的冠状导轨。植入物的材料很独特。骨接触面是多孔钽小梁金属。聚乙烯垫片是双髁的，并且高度交联以获得最大耐久性（纤连蛋白高度交联的聚FAI）。距骨穹隆是钴铬合金，带有双髁的匹配界面（图52.1）。

52.4 主要原则

关键原则是保留骨组织和恢复解剖力线及骨组织与软组织的完整性。腓骨截骨可以矫正伴随畸形。冠状面导轨和曲面对曲面稳定性保证植入物不移位。精确的畸形矫正随之可以获得软组织松解，跟骨、距骨、胫骨在所有面上的稳固。耦合骨切除术允许几何上的精确铣削植入物并与骨骼并置。

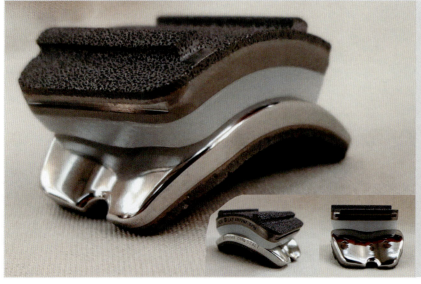

图 52.1　骨小梁金属部件——注意半圆形的双髁形状和多孔钽骨界面

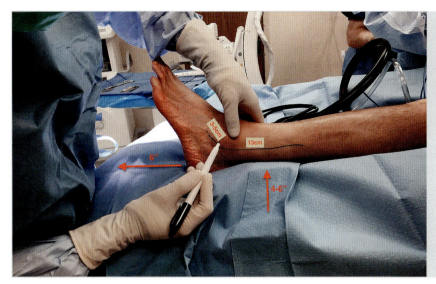

图 52.2 体位和切口：患腿置于手术台上，垫高 10~15cm，脚底距离手术台远端 15cm。沿腓骨后缘做 13cm 长的外侧切口，在跗骨窦上方 3cm 水平延伸

52.5 术前准备和患者体位

- 足跟应与手术台边缘相距 15cm，以便外固定架的安装。
- 保证有足够的空间使外固定架位于手术台的中央。
- 如果手术台不够稳定，则使用坚硬的板子防止外固定架移位。
- 同侧臀部垫高使骨盆抬起 15°~20°，使股骨双髁内旋 15°~20°，腓骨内侧轴平行于地面。
- 放置在手术台末端侧面的扶手保持对侧腿固定于手术台上，同时为患侧踝提供更多操作空间。
- 安置好对侧下肢，避免术中掉落于手术台下。
- 从手术台尾端到膝盖的位置放置一堆厚度为 10~15cm 并且长度和宽度足以支撑外架的折叠毯子。用胶带将其固定在手术台上。这样可以抬高患腿以便于术中 C 臂透视侧位而没有来自对侧肢体的遮挡。
- 大腿根部绑扎止血带。通常不充气。
- 调试好 C 臂透视机，术中多次透视正侧位。
- 由于术中行 C 臂透视，洗手前必须穿好铅衣。

52.6 手术技术

患腿尚未在对齐支架上：

- 沿着腓骨的后缘向上做一大约 13cm 长的切口，向远端延长绕过腓骨尖，沿跗骨窦做一 3~5cm 长切口（图 52.2）。这种切口可以更好地暴露前踝，并减少前踝的软组织回缩。
- 沿腓骨后缘打开鞘膜，并将骨膜瓣掀至腓骨前方（图 52.3a,b）。
- 在腓骨尖远端，保留下方和后方的骨膜，使上支持带保持完整（图 52.3a）。
- 掀起前方骨膜，从腓骨上横切距腓前韧带（图 52.3c）。
- 在胫动脉下方掀起远端胫骨 3~4cm 的前囊和骨膜。
- 继续将骨膜瓣置于踝关节前方，暴露内侧关节线。
- 在距腓前韧带和夹膜骨膜瓣的边缘放置缝线标签，以便于识别和关闭。
- 若无腓骨畸形，可使用 5 孔重建板。将螺钉置于截骨水平面上方以预计骨骼的轮廓。向远端测量并预钻 3 个孔（图 52.3e）。注意：如果外侧软组织较薄，则应使用半管状或走型板。
- 在腓骨上做一矢状面或冠状面上的斜向截骨。
- 切口的最远侧应在踝关节近端 1.5~2cm 处，以便为胫骨植入物的铣削和放置留出足够的空间。
- 首先将 0.45mm 克氏针倾斜地放在腓骨上，然后在 C 臂透视下评估和决定截骨的位置（图 52.3d）。
- 如果存在矢状位错位或无畸形，则在冷水降温下，用微矢状锯从近外侧到远内侧做一与腓骨长轴成 45° 的斜切（图 52.3f）。
- 另一种截骨术是在冠状平面中倾斜地进行，如 Weber B 型骨折。该截骨术可以做腓骨的延长或缩短以及矫正内翻或外翻畸形。
- 切割前方和后方的下胫腓联合韧带以移动腓骨。
- 使用中号骨剥将腓骨从胫腓联合处游离出来，以便可以向远端铰接（图 52.3f, g）。如果出现胫腓联合的部分骨性结合，则使用凿子将其取下。

第5部分　踝

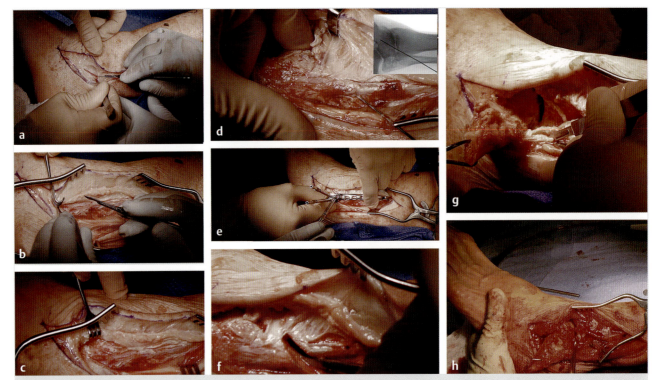

图 52.3　外侧入路：a. 沿着腓骨后缘切开皮肤、皮下以及骨膜，保留腓骨上支持带 1cm 的最远端附着。b. 向前剥离骨膜。c. 切除胫腓前韧带和胫腓前下韧带。d. 将克氏针放置于拟截骨的位置，并透视检查确定截骨面在关节线上方 1.5cm 处。e. 在截骨前（如果需要）勾勒出腓骨板。在截骨线上方钻一个孔并插入螺钉以完成与骨骼的对合。然后钻孔并测量 3 个远端孔尺寸。f. 腓骨截骨。g. 逐渐切割下胫腓联合韧带拨开远端腓骨块。保留跟腓韧带和距腓后韧带。h. 使用骨剥松解胫骨前囊和后囊

- 保证跟腓韧带、距腓后韧带的完整性。
- 在振动模式下用 1.6mm 克氏针将腓骨底靠足部钉入跟骨，这样它就不会在距骨后方阻碍槽刨机工作。用针帽弯曲、切割和覆盖克氏针。
- 将骨剥放入踝关节并在胫骨和距骨之间扭转以松解挛缩（图 52.3h）。使用骨剥松解后囊，方法是将其置于胫骨和距骨之间，并在关节后方从内到外滑动和转动骨剥。在之后的铣削期间，便于放置后部牵开器和保护后内侧结构。
- 必要时做内踝切口以去除骨撞击，尤其是在沿着内踝或内侧距骨颈的前方或远端的后沟处。
- 通过内侧关节切开术可以更容易地矫正严重的内翻畸形，松解浅表三角肌，并允许放置内侧椎板撑开器或针式撑开器（Hintermann 牵张器；图 52.4）。
- 深部三角肌很少（如果有的话），可以用此系统松解。

52.6.1　植入物尺寸

- 尚未使用外固定架时，用 Zimmer 深度计测量距骨的宽度。一直到距骨内缘。C 臂透视下确认合适的位置。确定可以使用最大植入物，没有任何内侧、外侧突出。在两种尺寸之间使用较小的测量值来保留更多的内踝骨量。
- 正位片确认植入物大小，虽然这很少影响决策。
- 一旦确定尺寸，用咬骨钳去除任何前方大的骨刺，并评估是否需要经皮跟腱延长或腓肠肌紧缩术。
- 如果仍有挛缩，可以在打外固定架时将脚置于 5°、10° 或 15° 的角度。

52.6.2　引导外固定架安装

- 将患腿放在外固定架中间，如 Zimmer 说明术所示，并与外固定架的长轴平行（图 52.5a,b）。
- 旋转内部踏板至适当的角度，使足的内侧缘与倾斜的踏板内缘平行（图 52.5c）。
- 要检查距骨内旋是否正确，将探头的宽而平的一端放在槽刨导轨内，并靠近距骨外侧前半部分。探头应该与距骨表面齐平。确保铣削塔足够紧，以最大限度地提高此步骤的精度。
- 使用 Coban 将足前掌固定在踏板上，确保脚柱没有

52 Zimmer金属骨小梁全踝关节系统

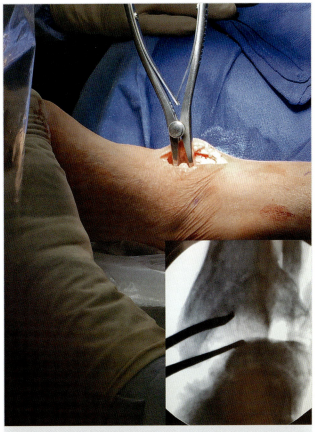

图 52.4 对严重的刚性内翻病例进行内侧切口并切除骨赘和插入牵张器或椎板撑开器以松解三角韧带

压入脚部。

- 尽量使患腿在外固定架中足够高，这样可以在拍摄清晰的侧位片时不受对侧肢体的影响。折叠的毯子有助于抬高患肢（图 52.5d）。
- 足跟置于休息位，但足跟与踏板之间 1~2cm 的空隙有助于在跟骨牵引下踝关节的分离（图 52.5a）。
- 术者可以将跟骨钉平行于距骨关节面放置，提前于外固定架或同时放置（图 52.6a, b）。
- 在跟骨钉收紧的过程中，C 臂透视几次。偏心地拧紧跟骨钉以使距骨保持在中立位。此时足跟应置于踏板上。
- 可以用不同钉孔的跟骨冲针壳来调整旋转移位。
- 应完成通过水平和垂直参考条来检查距骨和胫骨整体对齐的图像（图 52.6）。
- 将距骨钉穿过销钉放置在距骨柱上的夹子上。起始点应远离内踝尖端 1cm 和前内侧 1cm。
- 距骨钉在距骨颈的中下 1/3 的交界处开始。它从远端到近端以及从后到前成角，避开了距骨的穹隆（图 52.6c, d）。
- 正侧位片确定位置是否正确。

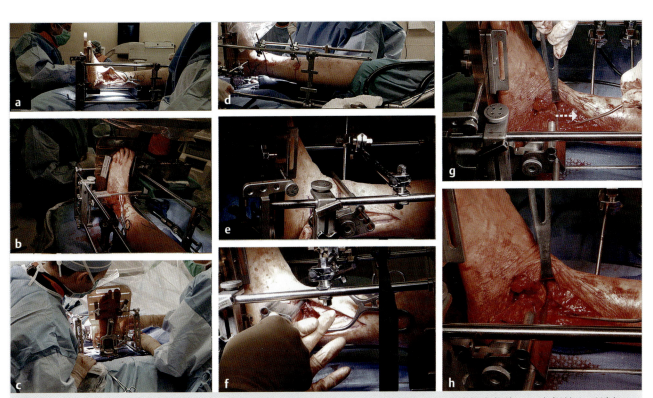

图 52.5 a、b. 放置小腿外固定架，长条在正侧位上均位于正中。c. 足内侧缘平行于踏板内侧缘。d. 内侧植入近端钉。e. 为了避免在矢状面上失稳，由前至后植入第 1 枚近端钉。f~h. 固定于横向碳棒上

341

- 距骨钉可用作"操纵杆",以进一步校正距骨力线。

52.6.3 切割导向器应用

- 将适当尺寸的切割导向器安装到横向切割导向组件上。将中心探头(平坦的一侧)放入胫骨两支架中,放在脚踝的前面。切割导向器可能必须向前提升以完成此操作(图 52.5e)。
- 胫骨对准杆应与胫骨的长轴对齐。透视产生的视差可以使这种决定具有挑战性。使用胫骨的外缘作为参考。
- 中心探针应平行于预计的距骨假体的关节表面。校准杆与中心探头成 90°(图 52.6a)。
- 进行最后的调整,确保在透视下距骨关节线与纵向杆水平或平行于水平杆。这可能需要调整/拧紧跟骨钉或操纵距骨钉。
- 将距骨钉锁定到距骨钉柱上。
- 现在做正位和矢状面透视。
- 如果踝关节存在任何矢状位上错位,最好将最远端的胫骨钉从前到后放置离关节约 5cm 的地方(图 52.5e)。没有这根胫骨钉可能无法保持校正位置。将该针放置于固定在框架前方的碳棒上。在矢状面的这种矫正期间,胫骨被抬高、压下或手动旋转以帮助实现矫正。向前拉动销钉或用 T 形柄向后推动销钉以微调。
- 在插入胫骨钉之前,可以通过调节外固定架近端内侧或外侧的角度来校正胫骨剩余的内翻或外翻力线。
- 当插入下胫骨钉时,助手应在胫骨上提供反作用力,以避免无意地后向平移。
- 将胫骨钉穿过外架的销夹,夹具夹紧,靠近其最终位置。这避免了在拧紧螺母期间胫骨的一些旋转。
- 最近端的胫骨钉总是从内侧往外侧植入(图 52.5d)。

52.6.4 设置正位体位

- 如 Zimmer 技术指南中所述,中心探针用于确定合适的关节线。
- 从位于锁定到位的镂铣机导轨的定位孔中开始,用探头找到距骨穹隆的顶点或高点(图 52.5g)。
- 解锁镂铣机导轨并沿着关节线追踪。该路径应该沿着关节线行进或对称地沿着该路径行进(例如,它可以接触中心顶点但是跟踪一个向前和向后对称量的弧线)。
- 接下来,将切割夹具向近端平移 1.5~2mm,接近解剖关节线(图 52.5g, h)。探头位于定位孔中,这通常相当于较低的胫骨边缘。当存在平顶距骨时,抬高关节线以恢复正常的力学机制可能需要在关节线沟上方近端处平移 3~4mm。这个位置最大限度地减少了距骨截骨量。
- 当探头向前和向后摆动时,一定要检查将切割距骨

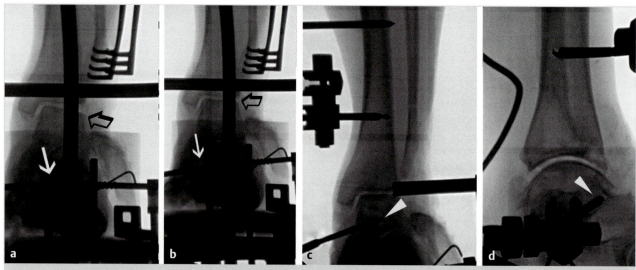

图 52.6 a、b. 调整跟骨钉可以操纵距骨表面的冠状面方向,跟骨钉(实心白色箭头)在内侧收紧,以矫正内翻的距骨(空心箭头)至中立位。c. 距骨钉(实心白色箭头)可用于精细调整距骨,使其平行于水平杆,然后调整胫骨力线并插入胫骨钉。d. 从前至后的胫骨钉用于矫正矢状位上的对位

颈的毛刺位置。太多的凹槽（超过3mm）意味着导向器可能在距骨上被设置得太差。
- 适当的前后位置已经被设置好。

52.6.5 截骨／去毛刺

- 一旦导轨锁定到位，就可以钻孔和翻边开始了。首先将钻孔块放在切割夹具上，然后使用中心距骨孔中的钻头从外侧向内侧钻孔（图52.7a）。
- 透视下检查钻孔的深度并设置夹头以便进一步钻孔（图52.8a）。
- 有时候钻头将会在较硬的距骨表面打滑。使用扳手的开口来抵消这种作用力（图52.7a）。
- 钻完距骨孔后，钻出胫骨孔。
- 然后放置毛刺切割导轨（图52.7b, c）。
- 将镂铣机放置在支撑于距骨的距骨孔中，并使用对侧塑料距骨试模来设置毛刺导轨深度。
- 在翻边过程中会产生大量的热量，应该在连续滴水降温下进行（图52.7c）。可以使用两个冲洗球进行滴水。也可以使用静脉注射袋连接管道来连续滴水降温。
- 必须在前方使用拉钩（图52.7d）。
- 在后方使用可塑的或Z形牵开器，用于保护软组织、肌腱和神经血管结构（图52.7c,d）。后方的牵开器必须小心地贴近放置在胫骨后和距骨的内侧方上，以保护肌腱和神经血管结构。
- 在进行内侧深入之前，必须在透视下检查镂铣机的深度。
- 更多地使用凿啄而不是清扫技术来去除毛刺，可以减少刮伤，特别是在坚硬的距骨上。
- 最初在距骨和胫骨的中央7/8处去除毛刺，最后留下最前部和后内侧。这是保护前后组织的最佳方法。
- 应该用骨钻切除距骨的最内侧面，以确保假体的正确贴合。
- 在铣胫骨侧时，再次检查深度以确保内踝没有受到损害（图52.8b）。
- 一旦完成距骨和胫骨铣削，除了前后1/8，使用咬骨钳去除胫骨骨架（图52.7d）。
- 然后用镂铣机铣削胫骨骨架的剩余部分。
- 现在有清楚的直视视野和最佳的收缩下，碾磨后部和最前部的胫骨与距骨。
- 移除骨骼后，用手指越过表面——它们应该是光滑的，并且远端内侧减压没有骨针会阻挡假体完全就位。

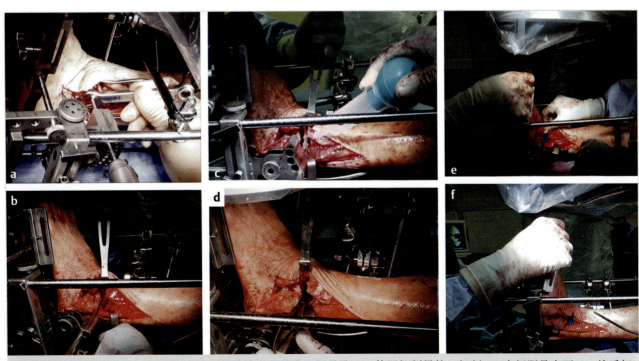

图52.7　骨表面准备：a. 放置钻孔导向器并钻出距骨孔和胫骨孔。b. 使用切割导轨，切割7/8中间距骨表面。c. 然后切开胫骨。d. 首先用咬骨钳取出胫骨架，通过胫骨路线完成。然后通过更好的可视化和收缩，完成更多的内侧距骨和胫骨的前路、后路。e、f. 放置试模并控制运动的测试范围

52.6.6 切割导轨槽

- 插入导轨。
- 如果插入导轨有困难，可能需要一定量的截骨。
- 摆动导轨以实现曲面对曲面的最终位置。
- 每个导轨都应该被独立设置。胫骨导向器应与胫骨前齐平，无后悬。距骨导向器应与承重轴线下的胫骨成 90° 角。
- 术中正侧位片以查看轨道孔是否在骨质中并检查前后位置（图 52.8c, d）。
- 将牵张器针放在导轨之间，使其压靠在表面上（图 52.8d）。
- 通过术中透视确保导轨孔完美对齐（参见 Zimmer 技术指南）。理想情况下，导轨应完全与胫骨和距骨齐平，尽管在距骨和距骨导轨之间通常可见 1mm 的可接受的间隙（图 52.8e）。
- 放置销钉以将导轨固定到胫骨和距骨，并钻出导轨孔。保留钻头上的骨质，以便以后在腓骨截骨部位使用。

52.6.7 试模和最终组件

- 拆下导轨孔并冲洗出空间。将踏板从外固定架上拆下并放置试模（图 52.7d, e）。评估外翻松弛度和适当的三角韧带的张力。如果有外翻应力引起的松弛，插入较大的聚合试模直至稳定。将脚踝置于一定的活动范围内（图 52.7d, e）。不要出现内翻应力，因为这可能会限制内踝活动。
- 在胫骨试模到位后，重新安装足踏板但不固定踏板，以使脚踝可以背屈。
- 对于永久的最终组件插入，首先要移除距骨试模。将最终的距骨组件（可控制尺寸，大小和方向）固定到支架上。
- 将距骨组件的内侧调整到插入部位。
- 推动并稍微调整距骨组件，确保将距骨组件固定在导轨孔中，使导轨沿其路径滑动而不会产生阻力——它必须与表面齐平。一旦将其安装在导轨孔中并前进 3~4 mm，再开始插入。助手应使踏板背屈以在插入期间给予距骨组件压力（图 52.9a, b; 图 52.10a）。如果植入物以一定角度进入，则重新开始。如果腓骨妨碍插入，则拆下植入物并用手持式冲击器完成。
- 接下来插入胫骨部件，在植入物就位 3~4mm 后，足底植入物背屈（图 52.9c，图 52.10b）。检查最终透视图像（图 52.10c，d）。

52.6.8 腓骨复位和切口闭合

- 复位腓骨并应用侧板。使用几种可缓慢吸收的缝合线修复距腓前韧带，例如 2-0 号 PDS 线或不可吸收的 0 号 Ethibond 线（图 52.9d, e）。推进并收紧伸肌支持带，将结固定到外侧远端腓骨上（图

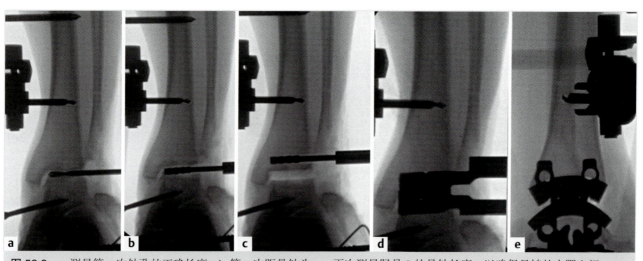

图 52.8 a. 测量第一次钻孔的正确长度。b. 第一次距骨钻头。c. 再次测量胫骨 2 的骨钻长度，以确保足够的内踝空间。d、e. 放置导轨并在其间插入尽可能大的 U 形牵张器。通过将导轨摆动到最终测量的曲线位置，确保导轨固定在骨头上。使导向器居中，使其不会向前或向后悬垂

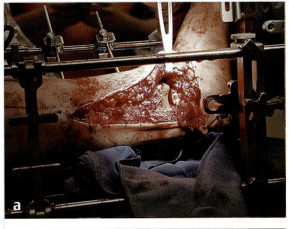
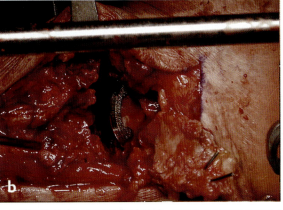
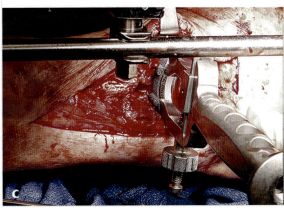
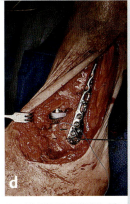
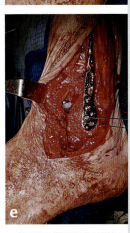
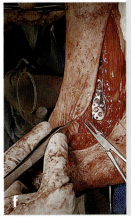

图 52.9　a. 移除距骨试模并将冲洗踝关节。b. 在胫骨试模合适时安装胫骨假体，然后取出胫骨试模冲洗胫骨面。c. 插入带有聚酯托盘的胫骨假体。d. 将腓骨复位并放置接骨板。用钻孔重新连接韧带组织和关节囊。e. 将韧带缝合到腓骨上。f. 现在将骨膜套管放在板上并重新连接到后部支持带上

52.9f）。支持带覆盖了大块的线结并加强韧带修复。

- 这可以在移除前侧横杆的外固定架中完成。
- 将从钻孔时保留的骨质植入到腓骨截骨的周围。
- 做最终的透视（图 52.11）。
- 在罕见的下胫腓联合不稳定的情况下可能需要联合螺钉或缝合纽扣装置。
- 关闭骨鞘膜。
- 关闭软组织和皮肤。
- 从髂嵴获得的浓缩骨髓在治疗结束时经皮注射。

52.7 技巧和要点

52.7.1 手术方法

- 如果手术部位存在切口，即使它们位于前部或后部，也应遵循旧切口。
- 使腓骨切口的远端足够近，以便有足够的空间插入假体。
- 如果后胫腓韧带保持完整，腓骨不会翻转。此时需要沿着胫骨的后外侧切割。

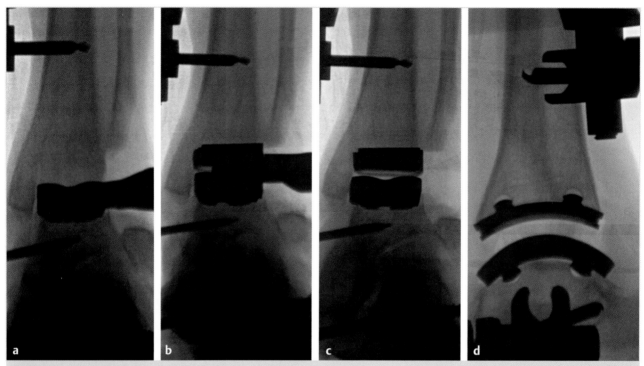

图 52.10　a. 插入距骨组件，同时保留胫骨试模。b. 接下来插入胫骨组件。c、d. 腓骨复位前最终冠状面和矢状面的透视图像

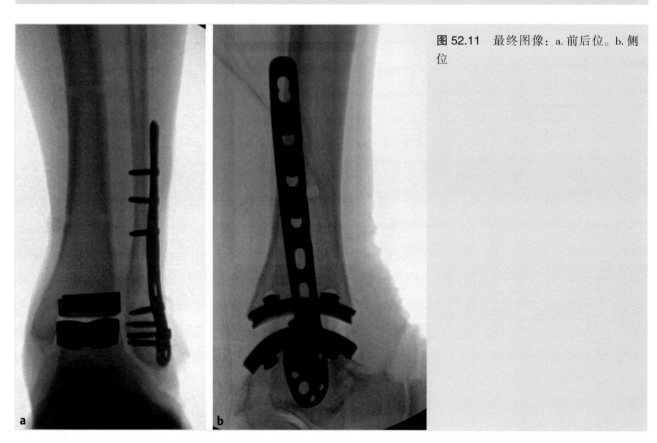

图 52.11　最终图像：a. 前后位。b. 侧位

- 将腓骨向远侧转动的替代方案是将其向后铰接。固定在腓骨或跟骨上的导线可以固定其位置。当囊性纤维变性（CF）不存在时，这是一种选择。当这样做时，在固定外架中将踝固定在 10°～15° 的马蹄足可以促进研磨期间后方距骨的暴露。
- 确保在胫骨后部和距骨颈前方有大约 1cm 的空间，

从而有有效的软组织收缩。

52.7.2 外固定架的应用

- 如果没有胫骨截骨，就没有明确的指导方针知道在外固定架内可以矫正多少畸形。
- 常规可以实现 35° 的骨性或韧带源性的外翻或内翻矫正。
- 矫正严重的骨性内翻时，可能需要使用凿子切除远侧外侧楔的楔形，以便在冠状面矫正距骨内翻。
- 矢状面上 2cm 的平移很容易被矫正。切除胫骨的前、后唇可能有助于这种矫正。
- 更近端的胫骨畸形可能需要胫骨截骨术。

52.7.3 应用切割导向器

- 使用 C 臂透视膝关节，扫描到踝关节。膝关节应与对准杆成 90°，并与踝关节平行。
- 腿部准确放置在外固定架中，矫正任何的踝关节力线失常，这一点至关重要。此时应做到一丝不苟，让它尽可能完美。
- 使用椎板扩张器分开踝关节，可以减少从胫骨和距骨上的截骨，但可能只有更严重的畸形需要这样做。
- 如果从侧面能很好地看到关节内侧，则可能不需要内侧关节切开术。
- 从距骨钉到下胫骨钉放置碳棒将确保畸形被矫正，并使结构更加坚固，以实现精确铣削。记住在放置试模和活动踝关节之前要移除它。
- 经常在两个平面中检查腿部的最终位置。在此阶段必须矫正踝关节的内翻和外翻成角以及矢状面半脱位。
- 可能需要内侧踝关节切开术以消除骨撞击，特别是在内侧沟或内踝尖。

52.7.4 设置正位片位置

- 确定切割导向器适当位置的最佳方法之一是确保不超过骨钻宽度的两倍，或从胫骨上取下 11mm。设置导向器后，将骨钻放入胫骨 1 孔中，该孔应在关节线上方一个骨钻宽度处。
- 将骨钻放在距骨孔中。如果位置正确，应移除大约 2/3 的距骨骨钻宽度。骨钻为 5.5mm，应去除约 4mm 的骨头。如果切除骨骼过多，则将导向器抬高 1~2mm。
- 用探头在胫骨孔内扫一扫，观察胫骨截骨与胫骨是否相对垂直。如果存在前倾，则夹具可以向后移动一点。检查此移动对距骨切割的影响。
- 执行胫骨孔内清扫时，拧紧 3 枚切割导向螺钉（2 枚固定近端到远端平移的固定螺钉和 1 枚确保前后移位的固定螺钉），以最大限度地提高精确度并最大限度地减少摆动。
- 没有证据表明距骨颈的切口是有害的。

52.7.5 骨切除和钻骨

- 在透视引导下推进钻孔。达到适当的深度后，重新安装夹头中的钻头。这会产生一个正深度停止，而不是在钻头上注视激光蚀刻线。钻出所有的距骨孔。用小扳手向下压钻头可以防止它在坚硬的距骨上打滑。
- 在透视引导下推进骨钻。
- 要注意在内踝不要去除太多骨质。如果有疑虑，请在外壳末端放置内踝螺钉。
- 记住胫骨近端狭窄。因此，胫骨的深度将比距骨和腓骨的深度浅几毫米。始终用 C 臂透视检查骨钻前进，以避免过度的内踝切除。
- C 臂透视下检查可塑性牵开器的位置，确保其足够靠内，以便在翻边时保护神经血管束。
- 始终使用正后位和侧位片评估最终的截骨。

52.7.6 切割导轨槽

- 确保外侧没有导轨的悬垂，否则腓骨将无法正常复位。如果胫骨内侧存在太多可能的折中，则会在腓骨中产生小的凹陷以适应外侧悬垂。
- 测量侧向导板和骨骼边缘之间的距离。这与插入最终植入物时应存在的距离相同。
- 胫骨导轨孔中的凹口应位于胫骨中心。不要将导板插入太靠内侧。
- 导轨孔的设计不能延伸到胫骨和距骨截骨的内侧边缘。

52.7.7 试模和最终组件植入

- 注意不要将植入物插入离内侧太远。如果有任何问题，请按照 C 臂透视机的插入过程进行操作。
- 插入植入物时对内踝施加压力，既施加反作用力又避免意外骨折。
- 在测试稳定性时，记住它完全脱离三角肌，并且腓骨切口没有横向稳定性。没有内翻压力。

52.7.8 腓骨复位和切口闭合

- 可能需要修剪腓骨截骨以获得完美的同位结构。如果可能的话，将拉力螺钉穿过板并穿过截骨处。
- 在患者开始进行截骨之前，预先钻出远端腓骨板孔可能有益处。如果存在需要矫正的内翻、外翻、旋转、延长或缩短腓骨的腓骨畸形，则该方法可能干扰接骨板最终的正确位置。

52.8 误区及危害

- 使用先前的切口，以尽量减少切口并发症。
- 保留腓动脉，不要在关节线上方 3~4cm 处解剖腓骨前方。
- 进行暴露和截骨时，保护腓骨肌腱免受伤害。
- 释放后囊允许牵开器向后放置以避免损伤神经血管束和胫后肌腱。
- 在铣削期间滴水降温。
- 前部使用甲钩。
- 检查距骨和胫骨水平的铣削深度。
- 不要做踝关节内翻应力，因为它可能使内踝骨折。
- 不要过度影响假体进入内踝。

52.9 并发症

- Schon 的系列：
  - 错位，3%。
  - 矫形失败，0。
  - 内踝骨折：术中 2%，术后 3%。
  - 腓骨延迟愈合，2%。
  - 不愈合，0。
  - 透亮，2%。
  - 神经血管受损，0。
  - 浅表切口延迟愈合：10%——用局部切口护理治疗。
  - 感染，4%。
- 100 名患者中，16 名患者返回手术室：
  - 3 例内侧踝关节骨切除术。
  - 1 例跟骨和楔形截骨术。
  - 4 例植入物拆除。
  - 1 例移位。
  - 3 例内踝骨折。
  - 2 例 I & D 交联珠感染。
  - 1 例没有 I & D 聚合物的腓骨板去除后感染。
  - 1 例膝下截肢术（之前有 8 次复杂手术）。

52.10 术后治疗

- 采用加厚的敷料，脚踝处于中立状态。
- 术后观察 2 周，此时拆除缝线并使用靴撑。
- 深度膝关节弯曲方案，从支架开始 10~14 天，每天 5 次，持续 20 分钟。
- 夜间使用夹板以保护重建的外侧韧带，并避免支架对外侧切口的压力。
- 在 6 周时，获得 WB 组的 X 射线，并且可以开始在靴撑中行走。
- 术后 6~8 周可停止使用支具，并在适当时开始物理治疗。
- 建议患者不要进行常规的内部或外部旋转运动，以免对踝部造成压力。
- 大多数情况下，夜间夹板在 3 个月后停用。
- 愈合在 3 个月时完成约 75%，在 6 个月时完成约 90%。
- 重要的是要提醒患者，需要长达 1 年的时间才能达到 99% 痊愈和使整个脚踝成为"被遗忘的关节"，并达到最大程度的改善。

52.11 结果

资深作者（Schon 博士）医治的前 100 名患者：
- 80% 的患者获得畸形矫正。
- 6~52 个月的随访。
- 在手术期间：
  - 11 例跟腱延长或腓肠肌松解。
  - 4 例腓骨肌腱重建，沟槽加深。
  - 5 例骨（跟骨、楔状骨、第 1 跖骨）切开术。
  - 3 例后足融合。
  - 36 例硬件拆卸。
  - 11 例内踝螺钉用于骨质较薄或有骨折风险。2 例非移位骨折。
- 结果：
  - 92/100 改善疼痛和功能。
  - 81/100 改进了关节活动度。

- 没有畸形矫正的损失。
- 没有骨折，2例延迟愈合没有手术就解决了。
- 4例感染：3例在保留植入物的情况下成功被治疗，1例膝关节以下截肢（畸形足经历了8次复杂术后感染）。
- 1例无症状的胫骨侧有透亮影。
- 1例有症状的胫骨和距骨侧有透亮影。

参考文献

[1] Barg A,Lyman M,Gililland J.Trabecular metal total ankle using transfibular approach[J].Foot Ankle Orthop，2016，1（1）:2473011416S00024.

[2] Bischoff JE,Fryman JC,Parcel J,Orozco Villasenor DA.Influence of crosslinking on the weat performance of polyethylene within total ankle arthroplasty[J].Foot Ankle Int，2015，36（4）:369-376.dio:10.1177/1071100714558507.Epub 2014 Nov 4.

[3] Bischoff JE,Fryman JC,Parcell J,et al.Influence of crosslinking on the wear performance of polyethylene within total ankle arthroplasty[J].Foot Ankle Int，2015，36（4）:369-376.

[4] Giannini S,Mazzotti A,Romagnoli M.A new ankle prosthesis model implanted with a lateral surgical approach:preliminary results at 18 months[J].Foot Ankle Surg，2016，22（2,Suppl 1）:96.

[5] Wentorf FA,Steven Herbst MD,Gillard D,et al.Kinematic evaluation of the ZimmerR Trabecular Metal™ Ankle using robotic technology.

[6] Pedowitz DI,Kane JM,Smith GM,et al.Total ankle arthroplasty versus ankle arthrodesis:a comparative analysis of arc of movement and functional outcomes[J].Bone Joint J，2016，98-B（5）:634-640.

[7] Sagherian BH,Claridge RJ.Salvage of failed total ankle replacement using tantalum trabecular metal:case series[J].Foot Ankle Int，2015，36（3）:318-324.

[8] Usuelli FG,Maccario C,Pantalone A,et al.Identifying the learning curve for total ankle replacement using a mobile bearing prosthesis[J].Foot Ankle Surg，2017，23（2）:76-83.

[9] Usuelli FG,Aaccario C,Manzi L,et al.Posterior talar shifting in mobile-bearing total ankle replacement[J].Foot Ankle Int，2016，37（3）:281-287.

[10] Usuelli FG,Manzi L,Brusaferri G,et al.Sagittal tibiotalar translation and clinical outcomes in mobile and fixed-bearing total ankle replacement[J].Foot Ankle Surg，2017，23（2）:95-101.

[11] Usuelli FG,Mason L,Grassi M,et al.Lateral ankle and hindfoot instability:a new clinical based classification[J].Foot Ankle Surg，2014，20（4）:231-236.

[12] Kumar NM,de Cesar Netto C,Schon LC,et al.Metal artifact reduction magnetic resonance imaging around arthroplasty implants:the negative effect of long echo trains on the implant-related artifact[J].Investr Radiol，2017，52（5）:310-316.

[13] Usuelli FG,Maccario C,Indino C,et al.Tibial slope in total ankle arthroplasty:anterior or lateral approach[J].Foot Ankle Surg，2017，23（2）:84-88.

[14] Goetz JE,Rungprai C,Tennant JN,et al.Variable volumes of resected bone resulting from different total ankle arthroplasty systems[J].Foot Ankle Int，2016，37（8）:898-904.

[15] Usuelli FG,Indino C,Maccario C,et al.Total ankle replacement through a lateral approach:surgical tips[J].SICOT J，2016，2:38.

[16] Netto CC,Maccario C,Tan E,et al.Early outcomes of a novel transfibular total ankle replacement system[J].Foot Ankle Surg，2016，22（2,Suppl 1）:87.

[17] Tan EW,Maccario C,Talusan PG,et al.Early complications and secondary procedures in transfibular total ankle replacement[J].Foot Ankle Int，2016，37（8）:835-841.

[18] Usuelli FG,Maccario C,Manzi L,et al.Clinical outcome and fusion rate following simultaneous subtalar fusion and total ankle arthroplasty[J].Foot Ankle Int，2016，37（7）:696-702.

53 胫距跟融合：髓内钉技术

Jacob R. Zide, James W. Brodsky

摘要：踝关节炎合并距下关节炎，踝关节置换术失败，Charcot关节炎伴踝关节塌陷，距骨骨坏死，踝关节和后足畸形伴骨缺损是手术治疗的难点。结合胫距跟关节融合术，利用加压，逆行髓内钉（IM）固定对于重建困难尤其合并明显骨缺损患者是一种强有力的技术。髓内钉装置是一种平衡负载装置，能提供良好的抗弯曲能力，归因踝关节和距下关节的加压而提高融合率。本章概述了植入技术和获得理想结果的技巧。

关键词：踝关节，距下关节，关节炎，胫距跟，踝关节融合术，距下关节融合术，骨丢失，缺血性坏死。

53.1 适应证

- 踝关节炎合并距下关节炎（退行性，创伤后或炎症性）。
- 伴有严重的踝关节和后足畸形（图53.1a~d）。
- 踝关节和后足部严重骨质丢失，伴有关节炎或畸形。
- 全踝关节置换术失败。
- 距骨缺血性坏死伴塌陷（图53.2a~d）。
- 先前的踝关节融合术失败。
- 先前的距下关节或三关节融合术后出现踝关节炎。

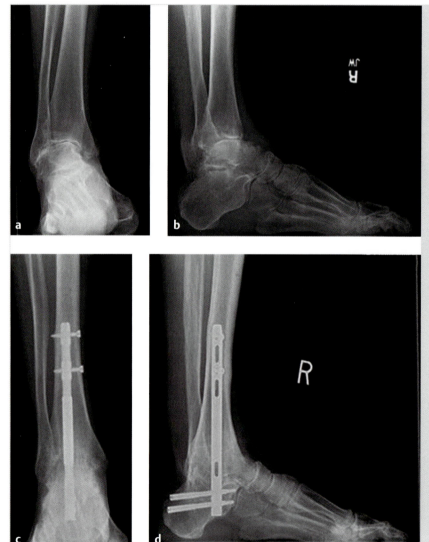

图53.1　a、b.正侧位片显示重度内翻性骨关节炎。c、d.胫距跟成功融合术后正侧位片

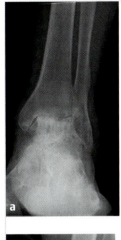
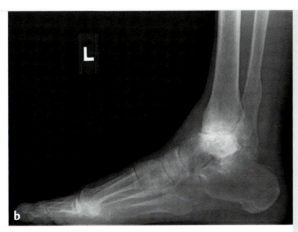
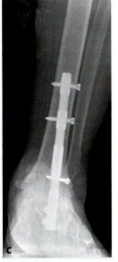
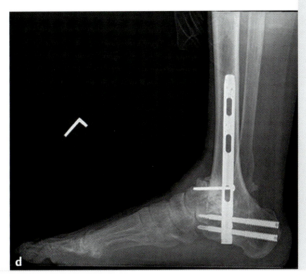

图53.2 a、b.正侧位片显示创伤后距骨骨坏死并距骨体塌陷。c、d.正侧位片显示胫距跟融合。此病例，距骨颈融合于胫骨前唇

53.1.1 临床评估

- 力线：对包括膝、踝关节和后足在内的下肢负重力线进行仔细的评估，这对于畸形矫正计划至关重要。还应评估相关的前足内翻/外翻。
- 皮肤：标识以前的切口，以便从原切口入路或完全避免。
- 血管：检查足背动脉搏动至关重要。弱或不可触及的搏动应行进一步脉血管检查（ABI和足趾压力）和（或）血管外科咨询。
- 神经系统：评估轻度触觉的感觉检查。重要的是要注意周围神经病变（无论是糖尿病，特发性还是其他疾病原因）。如果怀疑是神经病变，应考虑在神经病学专业咨询的情况下进行5.07g单丝Semmes-Weinstein检测。
- 动力：对踝关节肌力的评估，特别是与胫后肌和腓骨肌力有关的功能检查，因为可能需要软组织平衡来矫正内翻/外翻畸形。

53.1.2 影像学评估

- 足踝部负重正位（AP）、斜位和侧位X线片评估。
- 如果膝关节或胫骨存在相关的力线异常，应行负重下肢全长X线检查进行评估。
- 计算机断层扫描（CT），以充分评估关节内畸形和可能需要植骨的相关骨缺损。
- 后足轴位片可能有帮助。

53.1.3 非手术疗法

- 使用非处方的绑带式踝护具，定制踝足矫形器（AFO）或Arizona支具可以缓解疼痛症状。

53.1.4 禁忌证

- 外周血管疾病。
- 活动性感染，远端骨髓炎。
- 控制不良的糖尿病。
- 皮肤软组织条件差。

- 营养不良。
- 不能遵守术后非负重医嘱。
- 吸烟（相对）。
- 与感觉正常的患者相比，神经病理性关节病具有更高的不愈合或骨碎裂风险。

53.2 手术目的

- 缓解疼痛。
- 胫距和距下关节融合固定。
- 畸形矫正至恢复跖行足。
- 骨缺损后最大限度地重建肢体长度。
- 最大程度恢复活动。

53.3 手术优势

使用髓内钉（IMN）进行胫距跟（TTC）融合的主要优点是力学特性。髓内钉是一种平衡负载装置。与其他形式的内固定相比，具有更高的抗弯曲强度，增强旋转稳定性和动态加压能力。它可以实现对跟骨的远端固定，优于使用接骨板或单独螺钉固定。

在距骨体缺失的情况下，髓内钉是一种强有力的工具，与大块同种异体骨一起使用可以修复骨缺损；由于跟骨坚强固定，扩展了胫跟融合术的适应证。

53.4 主要原则

- 髓内钉不过是一种固定方式。
- 手术的关键和挑战是以下手术的技巧，特别是对于骨缺损和重度畸形的处理可能是困难的：
  - 融合面处理良好，具有良好的接触和匹配。
  - 在3个平面骨的力线正常。
- 植骨以修复缺损并增强愈合。
- 后足外翻（冠状面）、踝关节背侧（矢状面）、外旋（轴向平面）以及足相对于胫骨轴的平移，获取满意的力线。
- 足部相对于胫骨的某种程度的内移，有助于髓内钉的放置。

53.5 术前准备和患者体位

53.5.1 手术入路

根据医生的偏好，畸形的位置和类型，先前的切口和内植物以及软组织情况，可以有多种手术方法。

- 踝关节前入路联合距下关节的外侧入路。是大多数医生熟悉的关节入路。最适用于无严重内翻/外翻畸形的患者。
- 扩大的外侧入路适用于畸形严重，特别是外翻。可以取腓骨作为自体植骨。
- 当畸形轻微时，可以使用联合有限的前踝和距下外侧切口。
- 对前侧皮肤软组织条件差或距骨大的缺损，可选择俯卧位后侧跟腱正中劈开入路。在后一种情况下，从胫骨后部到跟骨结节间的植骨增强融合的力学稳定。踝部切除并作为自体植骨。术中后足力线评估较平卧位容易。
- 不常用的踝关节和距下关节内侧入路可以通过仔细解剖神经血管结构和内踝骨截骨来完成。

53.5.2 患者体位

- 如上所述，患者可取仰卧、侧卧位或俯卧位。
- 使用大腿止血带。
- 膝盖消毒在无菌区内以利于力线评估。
- 患足置于床尾便于髓内钉的放置和透视。

53.6 手术技术

53.6.1 关节准备

- 对于力线良好和足够骨量的患者可原位融合，锋利的刮匙和骨凿去除残余软骨、硬化骨。软骨下骨可以小心地移除以显露松质骨面，同时保留骨骼轮廓，或钻孔和（或）用尖锐的薄骨凿"鱼鳞样"处理。
- 为了获得良好的形态结构明显的骨质缺损需要更多的手术处理。显露松质骨并增加融合接触面，特别对需要结构性植骨是很有帮助的。
- 首先相对距骨外旋跟骨矫正后足外翻。距骨须位于胫骨远端平台中心下方，同时注意旋转和冠状面倾斜。
- 由于距骨缺血坏死导致骨丢失常需要缩短肢体，患者显示一致的良好临床结果。
- 如果骨缺损非常大，可以使用同种异体股骨头移植物，并增加含有干细胞系促骨生长的可塑性的骨材料有助于修复骨缺损。

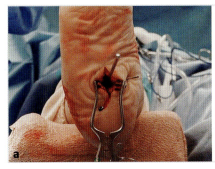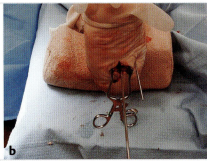

图 53.3 a、b. 患者右足。在准备关节融合术 2mm 克氏针（较细的内侧针）临时外周固定。正侧位透视定位导针（较粗的外侧针）位置合适后以便对髓内钉进行扩孔

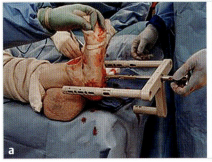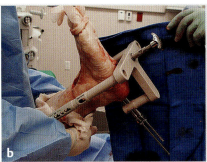

图 53.4 a. 透视下插入 PANTA 钉，用于放置跟骨锁定 / 位置螺钉。b. 在插入由后向前跟骨锁定螺钉之前，在跟骨和髓内钉中钻孔

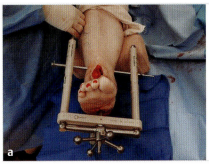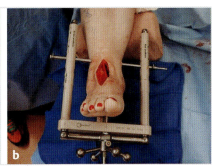

图 53.5 a、b. 金属"球门柱"夹具安装在可透射线夹具上。在加压装置使用之前，将加压杆穿过夹具和髓内钉的开槽部分

53.6.2 固定

- 一旦融合面处理完成并间隙内植骨，在准备髓内钉间使用斯氏针进行临时固定维持力线。针须位于外周，远离髓内钉的中心路径。
- 接下来，在踝关节 / 胫骨的轴线中心足底纵向做一 3~4cm 切口，跟骰关节近端 2~3cm。解剖分离软组织至跟骨是为了保护足底外侧神经。
- 对于髓内钉放置最重要的一点是导针进针点。插入点通常偏内以达到胫骨冠状面和矢状面的中心位置（图 53.3）。
- 如果导针在胫骨内偏外侧可通过切除部分内踝骨或距骨使距骨在踝穴内内移。
- 导针定位后，钻孔扩孔至比所选 IMN 直径大 0.5mm。
- 取下导针并插入髓内钉。笔者优选使用具有直接加压的髓内钉。首先远端固定，在跟骨纵向插入 2 枚螺钉（图 53.4）。
- 在使用加压夹具前人工加压。
- 一个或两个加压杆穿过髓内钉和夹具的开槽部分。通过骨固定的螺钉和加压杆间将跟骨与胫骨加压在一起（图 53.5）。
- 加压杆通常在达到最大加压后弯曲。
- 然后将近端锁定螺钉插入胫骨。
- 虽然大多数类型的髓内钉在距骨处有孔或滑槽供螺钉固定，但笔者几乎从不使用它们。最常见的并发症是任何旨在实现骨段两端融合的关节融合术骨段一侧不愈合。在 20 世纪，Charnley 表明通过加压可以提高关节融合率。通过在胫骨和跟骨间使用直接加压，距骨或大块同种异体骨在远近端形成"三明治"加压。螺钉拧入距骨部增加牵开或加压不均匀的风险，可能增加不愈合的风险。

53.7 技巧和要点

- 通过内踝沟清创和（或）内踝部或距骨骨切除距骨内移使足部与胫骨轴对齐。
- 距骨无螺钉固定获得踝关节和距下关节的同时加压，并防止牵伸。
- 长克氏针外周临时维持力线，多平面透视检查；留下插入髓内导针的位置。
- 在前侧入路多次手术，软组织条件差，严重骨损失情况下考虑后入路手术。
- 跟骨螺钉固定后在加压和放置胫骨螺钉之前植骨。
- 跟骨螺钉常从跟骨前结节内侧皮质部前移。不用担心此问题，并增加了远端固定的强度。

53.8 误区及危害

- 失败最常见的原因是融合面处理不充分包括骨接触不良或力线异常。
- 足相对胫骨内移不充分导致固定困难。
- 髓内钉近端迟发性应力反应或应力性骨并不罕见且不可预测，但通常通过制动或去除髓内钉后很容易解决愈合问题。

53.9 并发症及相应处理

53.9.1 骨不愈合

- 在内植物完好的情况下延迟愈合，可以使用外部骨刺激仪促愈合。
- 术后 6 个月显示不愈合且伴有症状，笔者建议行翻修术，骨不连处植骨。必要时更换髓内钉或动力化，或其他能提高加压愈合的固定方式。
- 在距骨缺血性骨坏死伴有症状的骨不连或同种异体股骨头移位失败，必要时考虑距骨摘除胫跟融合术。

53.9.2 感染

- 如果内植物存在急性深部感染，可通过彻底的外科清创和由感染病专家管理的静脉注射抗生素治疗。患者接受抗生素治疗直至融合并且可以移除髓内钉。
- 尽管在清创和抗生素治疗，内植物取除后仍存在复发性深部感染的情况下，可以行 Ilizarov 环形外固定架行胫距跟关节融合术。

53.9.3 失败

- 如果多次尝试融合失败，患者存在难治性疼痛或者有无法控制的感染，膝下截肢作为最终治疗选择。
- 近端应力性骨折：
  - 很少，并且最常见于感觉受损的患者，近端应力性骨折变为不愈合。通常使用从胫骨近端插入的髓内钉进行治疗。

53.10 术后治疗

术后患肢在带衬垫的夹板中不负重。术后 2 周第一次随访。2~4 周内拆线。患者使用短腿非承重支具 6 周，在此之后，患者被允许进行另外 4~6 周的进行性负重。随后换用可拆卸的靴子，然后进行步态训练和近端肢体强化的物理治疗。对神经性关节病患者强调保持不负重 12 周，有时甚至更长时间。

53.11 结果

Kile 等运用髓内钉胫距跟融合术，30 名患者其中 26 名表示满意度高。视觉模拟评分（VAS）疼痛评分从 8.3 分降至 1.7 分。

2013 年，Rammelt 等进行的一项多中心研究显示，38 例患者中融合率为 84%，总感染率为 5.3%。

Brodsky 等使用髓内钉证实了 30 例严重畸形患者的良好预后和畸形矫正。在他们的研究中，平均内翻/外翻畸形矫正为 13.2°，76% 患者取得小于 5°冠状面畸形的最终矫形效果。患者术后结果测量显示 VAS 疼痛量表（术前 6.5 分，术后 1.3 分），AOFAS 评分（术前 29.7 分，术后 74.3 分）和 SF-36 评分（术前 85.7 分，术后 98.8 分）有显著改善。并发症包括 1 例未愈合，3 例胫骨髓内钉近端的应力反应，3 例感染（1 例深度，2 例浅表）和 3 例暂时的足底感觉异常。

相关文献报道了在 TTC 关节融合术后步态参数的显著改善。Tenenbaum 等比较了 21 例 TTC 关节融合术患者术前、术后的步态特征。研究表明术后明显增加行走节奏和速度同时减少步态全支撑相时间。还表现出步态对称性的显著改善。

参考文献

[1] Asomugha EU, Den Hartog BD, Junko JT, et al. Tibiotalocalcaneal fusion for severe deformity and bone loss[J]. J Am Acad Orthop Surg, 2016, 24（3）:125-134.

[2] Brodsky JW, Verschae G, Tenenbaum S. Surgical correction of severe deformity of the ankle and hindfoot by arthrodesis using a compressing retrograde intramedullary nail[J].Foot Ankle Int, 2014, 35（4）:360-367.

[3] Charnley J. Compression arthrodesis of the ankle and shoulder[J]. J Bone Joint Surg Br, 1951, 33B（2）:180-191.

[4] Jeng CL, Campbell JT, Tang EY, et al.Tibiotalocalcaneal arthrodesis with bulk femoral head allograft for salvage of large defects in the ankle[J]. Foot Ankle Int, 2013, 34（9）:1256-1266.

[5] Kile TA, Donnelly RE, Gehrke JC, et al.Tibiotalocalcaneal arthrodesis with an intramedullary device[J]. Foot Ankle Int, 1994, 15（12）:669-673.

[6] McGarvey WC, Trevino SG, Baxter DE, et al.Tibiotalocalcaneal arthrodesis: anatomic and technical considerations[J]. Foot Ankle Int, 1998, 19（6）:363-369.

[7] Rammelt S, Pyrc J, Agren PH, et al. Tibiotalocalcaneal fusion using the hindfoot arthrodesis nail: a multicenter study[J].Foot Ankle Int, 2013, 34（9）:1245-1255.

[8] Shah KS, Younger AS. Primary tibiotalocalcaneal arthrodesis[J]. Foot Ankle Clin, 2011, 16（1）:115-136.

[9] Tenenbaum S, Coleman SC, Brodsky JW. Improvement in gait following combined ankle and subtalar arthrodesis[J].J Bone Joint Surg Am, 2014, 96（22）:1863-1869.

[10] Tenenbaum S, Stockton KG, Bariteau JT, et al. Salvage of avascular necrosis of the talus by combined ankle and hindfoot arthrodesis without structural bone graft[J]. Foot Ankle Int, 2015, 36（3）:282-287.

[11] Thomas RL, Sathe V, Habib SI. The use of intramedullary nails in tibiotalocalcaneal arthrodesis[J]. J Am Acad Orthop Surg, 2012, 20（1）:1-7.

54 胫距跟接骨板融合术

Clifford L. Jeng

摘要：踝关节和距下关节的关节融合是一种减缓关节疼痛，矫正畸形或提供稳定的手术。手术经腓骨入路完成，此入路为两个关节的处理提供了良好的视野。使用这种方法甚至可以对严重畸形良好的矫正。可以使用多个专用的胫距跟融合板系统，但也可以选择角接骨板或"倒置"肱骨近端锁定板来实现。

关键词：胫距跟，踝，距下，关节炎，关节融合术。

54.1 适应证

- 踝关节和后足关节炎。
- 踝关节畸形。
- 距骨缺血性坏死。
- Charcot 关节病。
- 全踝关节置换失败。
- 关节融合失败。
- 软瘫。
- 创伤。
- 类风湿关节炎。
- 肿瘤切除后重建。
- 骨髓炎。

54.1.1 临床评估

- 评估手术侧和正常对侧肢体站立位下肢力线有无异常和肢体不等长。
- 评估踝关节、距下关节和跗横关节，确定关节炎波及的关节和哪些关节需要融合。
- 如果没有可触及的足背动脉搏动，则通过无创动脉超声检查进行血管循环评估。

54.1.2 影像学评估

- 足踝负重平片，包括轴位片。
- 计算机断层扫描（CT）和磁共振成像（MRI），评估力线、骨量和缺血性坏死的存在。
- 白细胞标记的核闪烁扫描术，如果存在临床考虑，可以评估潜在的感染情况。

54.1.3 禁忌证

- 活动性感染。
- 局部软组织条件差。
- 骨量不足以维持内固定。
- 内科合并症。
- 术后不能维持非负重或顺从性差患者。
- 金属过敏。
- 相对禁忌证包括外周血管疾病，未控制的糖尿病和吸烟。

54.1.4 非手术疗法

- 支具固定。
- 改变活动方式。
- 摇椅鞋底和软垫鞋跟；矫形鞋垫。
- 药物：泼尼松注射；透明质酸注射；抗炎药物。

54.2 手术目的

- 胫距跟接骨板融合的目的是建立稳定、无痛的跖行足。

54.3 手术优势

- 接骨板固定相对于髓内钉的最大优势是跟骨上更多的固定点。
- 对足底神经造成伤害的风险较小，因为没有足底切口或扩孔。

缺点：接骨板固定的主要缺点是没有应力分散，如果发生骨不愈合，则螺丝最终会断裂。另一个缺点是如果发生切口愈合问题，则接骨板极可能波及感染并需要移除。

54.4 主要原则

- 适当的清创和踝关节、距下关节的关节面融合准备。
- 重建踝关节和距下关节的解剖力线，背伸中立（0°）和 5°~10° 外翻及 10° 外旋。
- 通过从跟骨到胫骨远端前侧的单独螺钉行踝关节和距下关节加压。
- 踝关节和后足接骨板坚强固定。

54.5 术前准备和患者体位

只要不需要额外的内侧手术，侧卧位进行此手术最容易完成。侧卧位评估力线可能会稍微困难一些，尤其是评估旋转力线。通过单独的内侧关节切开术更容易处理内踝沟或包括距舟融合术，仰卧或"斜侧卧位"位置也是可以接受的体位。如果需要，确保患者用腋窝辊充分填充，并在身体下面用海绵垫保护。考虑术中出血较多，应使用大腿止血带。腘窝或其他区域麻醉联合全身麻醉诱导可能对缓解术后疼痛会有帮助。手术侧肢体铺单于膝盖以上，以便术中融合力线的准确评估和必要时胫骨近端取骨。手术期间对侧小腿 TED 弹力袜和顺行加压装置可能对预防深静脉血栓形成有所帮助。术前静脉注射抗生素。手术过程中经常出现手术时间延长而增加麻醉剂。上 Foley 导尿管可避免膀胱过度膨胀。

考虑的解剖学问题

腓肠神经和腓浅神经在此入路。腓肠神经在跟骨结节远端上方，截除腓骨时腓浅神经在附近。由于骨间膜和下胫腓韧带相连移除腓骨有点困难。一旦移除了腓骨，找到并烧灼腓动脉，切开骨间膜时易损伤腓动脉。切口远端的腓骨肌腱可以保留或切除。切除腓骨肌腱没有长期的负面影响。两个大的骨性突起，距骨外侧突和胫骨的 Chaput 结节，干扰接骨板平放于骨面上。必须切除骨突部分，以便定位接骨板，这很重要，因为接骨板过高远端切口难以得到良好的关闭。距下关节的后关节面是明显的倾斜。可见中关节面的后内侧，同样处理最大化增加融合面积。内踝沟部处理可通过使用椎板撑开器和弯刮匙或通过单独的前内侧关节切开清理。整个手术中，小心不要损伤胫前和后内侧的神经血管束。

54.6 手术技术

54.6.1 手术入路

位于腓骨中间 15cm 的纵向切口。使用计划的内固定接骨板体表测量对腓骨近端的切口是有帮助的。通过皮下组织解剖以便识别腓浅神经和腓肠神经。腓浅神经在切口的近端从后到前走行。腓肠神经在切口远端跟骨结节上走行。腓肠神经从后到前与大隐静脉伴行。保护这些神经，然后直切到腓骨、距骨和跟骨的外侧面。显露腓骨和外踝骨膜下。手术刀识别下胫腓前韧带，然后使用骨剥或骨凿松解胫骨和腓骨之间的下胫腓联合和骨间膜。在切口近端使用 Hohmann 牵引器牵开切口以允许摆锯进行腓骨截骨。截骨术应采取横向或横切略微倾斜的角度，以避免皮肤触及骨尖部。继续松解骨间膜和韧带联合的剩余部分，直到腓骨游离并将其处理作为骨移植物。此入路通常找到切断的腓动脉并烧灼以防出血（图 54.1、图 54.2）。

54.6.2 显露关节

识别踝关节和距下关节。腓骨肌腱覆盖距下关节的后关节面，可以在关节准备期间牵开或切除。切除腓骨肌腱没有长期的负面影响。首先清理距下关节，用手术刀和咬骨钳清除跗骨窦内组织包括妨碍距下关节撑开的骨间韧带。使用骨剥插入距下关节并扭转以松解关节囊韧带。完成后，将带齿椎板撑开器插入跗骨窦撑开后关节面。进一步内侧清创可看到中关节面（图 54.3）。退出椎板撑开器并将其插入胫骨和距骨之间显露踝关节。如果太紧，骨剥可以从前向后松解关节囊，然后用手术刀松解关节周围的骨膜。小心不要过度剥离骨膜，否则会破坏胫距骨的血液供应，并影响愈合。骨剥再次进入踝关节并扭转以松解残余的关节囊。将齿形椎板撑开器插入踝关节内以完全暴露准备的关节（图 54.4）。

54.6.3 融合关节准备

移除踝关节和距下关节两侧关节软骨，包括踝关节内侧沟和距下关节中关节面。根据医生的偏好处理软骨下骨表面（钻孔、尺条状、羽化、毛刺样）。准备踝关节面的另一种选择关节是切除胫骨远端和距骨近端使其平行将足踝保持在平衡位置。虽然这对纠正严重畸形伴有挛缩的患者处理更快，但它会略微缩短肢体并且在技术上更难以将踝放置于中立位置。如果需要，可以行单独的前内侧切开以清理融合。对于柔韧性踝可以从外侧切口使用弯刮匙处理内踝沟。

54.6.4 骨移植

从同侧髂骨或近端胫骨获得自体移植骨。其他选

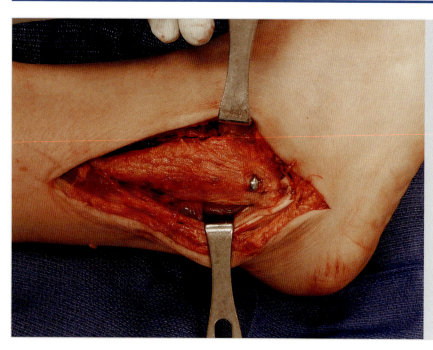

图 54.1 腓骨骨膜下剥离截骨并移除

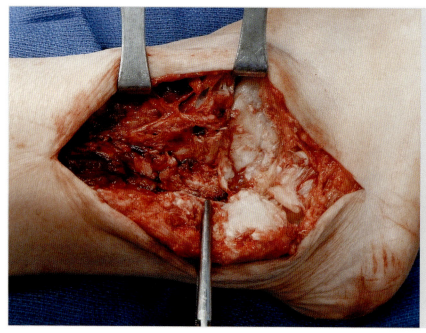

图 54.2 移除腓骨显露踝关节和距下关节

择是使用同种异体移植骨或骨移植替代品。将这些植入完全冲洗后的踝和距下关节（图 54.5、图 54.6）。

54.6.5 关节力线

将踝置于背伸 90°、5°~10° 的外翻，以及足部的旋转使胫骨嵴与第 2 足趾对齐的理想位置。此"理想"力线基于术前对侧肢体力线正常进行调整。此外，在肥胖患者中，足跟有意在轻位外翻度融合以避免步态外侧过多载荷。为避免胫骨下方的距骨前半脱位或后半脱位，Weber 复位钳可以使距骨外侧突位于胫骨轴线中心处。严重内翻畸形可能需要三角韧带和胫后肌腱的松解。将克氏针从跟骨通过距下关节和踝关节穿过胫骨的皮质并保持这个位置。临床和透视下检查最终位置（图 54.7）。

54.6.6 接骨板融合固定

- 首先在跟骨后放置 1 枚直径 7.0mm 轴向螺钉并穿过两个关节进入胫骨的皮质骨以加压融合部。矢状位平面通常位于从跟骨下结节进入胫骨前皮质。一些外侧胫距跟融合板设计允许包裹在跟骨下方

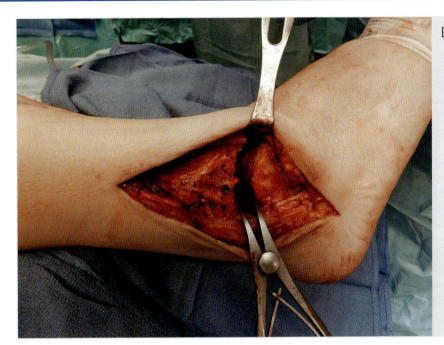

图 54.3 椎板撑开器在踝关节

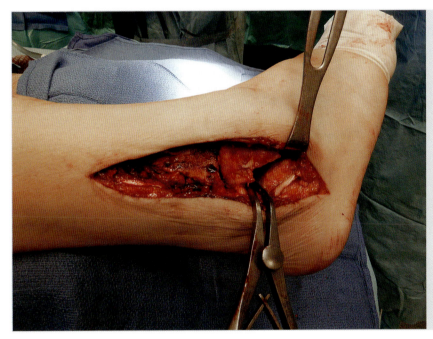

图 54.4 椎板撑开器在距下关节后侧显露准备的关节

远端螺钉孔插入轴向螺钉。
- 临时放置接骨板于骨面上，识别影响接骨板放平的骨性突起。用摆锯去除这些突起至接骨板能平放于骨面。这是至关重要的，因为如果接骨板突出会使手术结束时切口闭合困难。接骨板螺钉固定并透视检查接骨板与胫跟的力线。用螺钉首先固定接骨板远端跟骨侧。锁定与非锁定螺钉选择由骨骼质量决定。进一步通过近端胫骨骨干皮质部螺钉以动态压缩模式插入接骨板的近端孔中来获得加压。然后将剩余的螺钉固定，包括固定到距骨体内。术中 X 线检查用于最终检查力线和内植物满意位置（图 54.8~图 54.10）。

54.6.7 闭合切口

是否放置引流管取决于外科医生的偏好。至关重要的是缝合接骨板上的深层组织，如果有浅表切口坏死，接骨板也不会外露。封闭皮肤和接骨板之间的任何死腔避免形成大的皮下血肿。通常由于移除了腓骨皮肤在缝合时张力较少。但在严重的外翻病例中当畸形得到矫正时，皮肤张力会变得很紧。使用无菌加压绷带和石膏夹板固定。

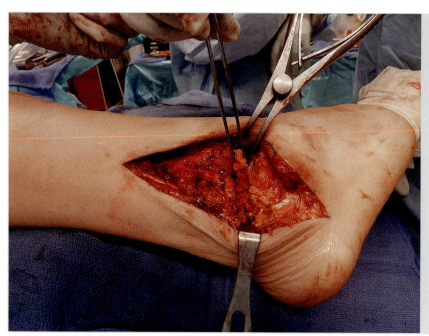

图 54.5 联合胫骨近端取骨和腓骨自体骨植骨于踝关节

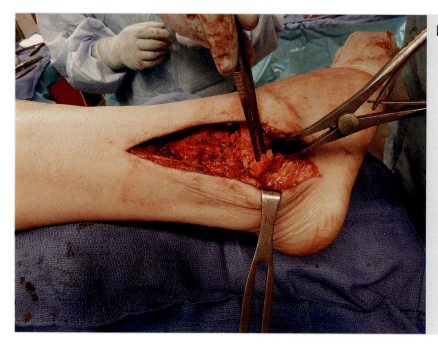

图 54.6 自体骨植骨于距下关节

54.7 技巧和要点

- 行此手术腓骨外侧必须有良好的皮肤和软组织覆盖。在患有严重外翻畸形的患者中，一旦畸形得到矫正，关闭切口时软组织的张力增加对于缝合会可能困难一些。
- 外侧入路避免伤害腓浅神经和腓肠神经。
- 在固定前，确保距骨在矢状面和冠状面上正确对齐。最多见的力线异常是距骨的前脱位或外侧脱位。
- 仔细处理融合面，包括去除所有关节软骨和软骨下骨钻孔。
- 添加自体移植骨或同种异体移植骨和（或）骨移植替代品促进融合。
- 通过移除胫骨的 Chaput 结节和距骨外侧突确保接骨板贴合。必要时使用摆锯或骨凿清除额外的骨骼突出区域。
- 在应用接骨板前，首先使用从后跟到胫骨前皮质部的轴向部分螺钉加压踝关节和距下关节。
- 仔细缝合接骨板上深层组织。一旦浅表切口裂开可以避免深部感染。

54.8 误区及危害

- 切口愈合问题。
- 感染。
- 神经损伤。
- 不愈合。
- 畸形愈合。
- 内植物引起的疼痛。

54.9 并发症及相应处理

如果接骨板固定失败,可以换为髓内钉或单独螺钉固定。如果这些方式都失败了,多平面外固定可用于保持融合。另外,在内固定稳定性被质疑的情况下,可以应用外固定来补充稳定。

54.10 术后治疗

术后 2 周更换夹板并拆线。膝下支具非负重制动 12 周。术后 12 周行 CT 扫描,以明确关节融合术后愈合情况。如果仅存在部分愈合,患者换为可活动的 CAM 支具并推迟不承重 1 个月。

54.11 结果

一些小样本例数文献报道了外侧接骨板固定取得令人满意的胫距跟融合率。Özer 报道 8 例患者的融合率为 87%,随访 32 个月没有任何固定失败的迹象。Kheir 等使用倒置 90° 角接骨板在 11 例患者的融合率为 91%。Ahmad 等使用倒置 3.5mm 肱骨近端锁定接骨板融合 18 例 Charcot 踝关节病,距骨缺血性坏死,神经肌肉疾病和关节炎。20 个月的随访中,94% 的患者成功融合,AOFAS 评分提高。

参考文献

[1] Chiodo CP, Acevedo JI, Sammarco VJ, et al. Intramedullary rod fixation compared with blade-plate-and-screw fixation for tibiotalocalcaneal arthrodesis: a biomechanical investigation[J]. J Bone Joint Surg Am, 2003, 85-A

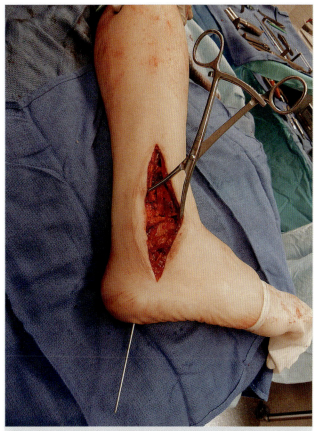

图 54.7 踝和距下关节复位至中立位并导针固定

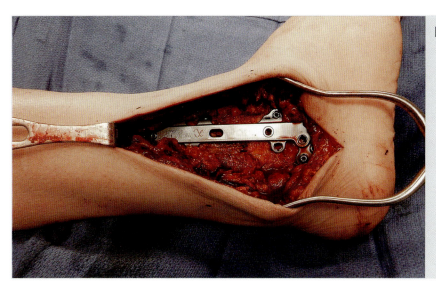

图 54.8 骨突切除后接骨板贴合良好

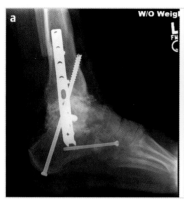 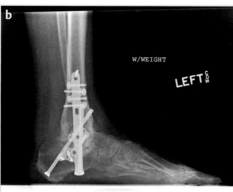

图 54.9　a. 接骨板胫距跟融合。b. 专用的接骨板胫距跟融合固定

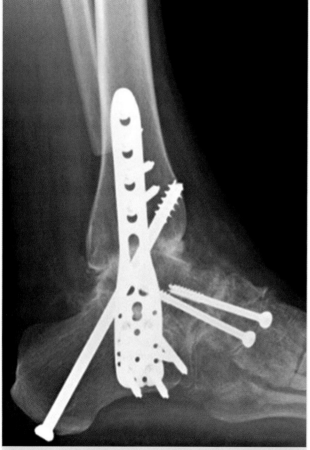

图 54.10　应用倒置的肱骨近端锁定接骨板胫距跟融合固定

（12）:2425-2428.

[2] Alfahd U,Roth SE,Stephen D,et al.Biomechanical comparison of intramedullary nail and blade plate fixation for tibiotalocalcaneal arthrodesis[J].J Orthop Trauma, 2005, 19（10）:703-708.

[3] O'Neill PJ,Logel KJ,Parks BG,et al.Rigidity comparison of locking plate and intramedullary fixation for tibiotalocalcaneal arthrodesis[J].Foot Ankle Int, 2008, 29（6）:581-586.

[4] Chodos MD,Parks BG,Schon LC,et al.Blade plate compared with locking plate for tibiotalocalcaneal arthrodesis:a cadaver study[J].Foot Ankle Int, 2008, 29（2）:219-224.

[5] Ohlson BL,Shatby MW,Parks BG,et al.Periarticular locking plate vs intramedullary nail for tibiotalocalcaneal arthrodesis:a biomechanical investigation[J].Am J Orthop, 2011, 40（2）:78-83.

[6] 6.Rausch S,Loracher C,Frober R,et al.Anatomical evaluation of different approaches for tibiotalocalcaneal arthrodesis[J].Foot Ankle Int, 2014, 35（2）:163-167.

[7] Ozer D,Bayhan AI,Keskin A,et al.Tibiotalocalcaneal arthrodesis by using proximal humeral locking plate[J].Acta Orthop Traumatol Turc, 2016, 50（4）:389-392.

[8] Kheir E,Borse V,Bryant H,et al.The use of the 4.5 mm 90° titanium cannulated LC-angled blade plate in tibiotalocalcaneal and complex ankle arthrodesis[J].Foot Ankle Surg, 2015, 21（4）:240-244.

[9] Ahmad J,Pour AE,Raikin SM.The modified use of a proximal humeral locking plate for tibiotalocalcaneal arthrodesis[J].Foot Ankle Int, 2007, 28（9）:977-983.

55 踝关节骨折

Trapper A.J. Lalli, Dane K. Wukich

摘要：踝关节骨折是骨科医生处理的最常见的骨折之一，约占全身骨折的 9%，在下肢骨折中仅次于股骨近端骨折而排名第二。踝关节骨折临床表现和损伤机制各不相同，其治疗方法也相当复杂。在治疗每个踝关节骨折患者前都应充分评估其骨折的具体特征，评估项目应包括骨的质量，骨折粉碎程度，骨折的压缩情况，有无合并其他骨折，软组织损伤情况以及患者的全身状况。详细的术前评估与计划，精细的手术操作与软组织保护是取得良好治疗结果的关键。希望本章内容介绍的技巧和要点能有助于医生取得满意的手术效果，帮助患者恢复最佳功能。

关键词：踝关节骨折，双踝，三踝，切开复位，内固定。

55.1 概述

病理 / 分型

- 按解剖部位分型：
  - 单纯内踝骨折。
  - 单纯外踝骨折。
  - 双踝骨折。
  - 三踝骨折。
  - Maisonneuve 损伤。
- Danis–Weber 分型：
  根据腓骨骨折内侧骨折线的平面进行分型：
  - A 型：下胫腓联合下型。
    * 横形撕脱性骨折，通常由踝内翻导致。
    * 大多数稳定不需要切开复位内固定。
  - B 型：经下胫腓联合型。
    * 斜形或螺旋形骨折。
    * 骨折可能不稳定，需要切开复位内固定。
    * 下胫腓韧带通常是完整的。
  - C 型：下胫腓联合上型。
    * 不稳定型骨折，通常需要切开复位内固定。
    * 下胫腓韧带断裂，通常需要固定下胫腓联合。
- AO/ATA 分型：
  - 44A：下胫腓联合下型。
  - 44B：经下胫腓联合型。
  - 44C：下胫腓联合上型。
- Lauge–Hansen 分型：
  该分型的表述分两部分，第一部分表述受伤时足所处的位置；第二部分表述受伤时踝关节的受力方向。每种类型的损伤都根据其严重程度再分为若干个亚型。
  - 旋后内收型（SA）：
    - Ⅰ：距腓前韧带撕裂或腓骨远端撕脱性骨折。
    - Ⅱ：内踝的垂直骨折，胫骨远端前内侧压缩。
  - 旋后外旋型（SER）：
    - Ⅰ：下胫腓前韧带扭伤。
    - Ⅱ：腓骨短斜形骨折（骨折线从前下到后上）。
    - Ⅲ：下胫腓后韧带断裂或后踝撕脱性骨折。
    - Ⅳ：内踝横形骨折或三角韧带损伤。
  - 旋前外展型（PA）：
    - Ⅰ：内踝横形骨折或三角韧带断裂。
    - Ⅱ：下胫腓前韧带损伤。
    - Ⅲ：下胫腓联合水平以上的横形粉碎性腓骨骨折。
  - 旋前外旋型（PER）：
    - Ⅰ：内踝横形骨折或三角韧带断裂。
    - Ⅱ：下胫腓前韧带断裂。
    - Ⅲ：踝关节平面上方的高位短斜形 / 螺旋形腓骨骨折。
    - Ⅳ：胫腓后韧带断裂或后踝撕脱性骨折。

55.2 非手术疗法

55.2.1 适应证

- 单纯的腓骨骨折，移位 <3mm：
  - 应力位 X 线片阴性。
- 单纯的无移位的内踝骨折或内踝尖撕脱骨折。
- 后踝骨折关节面受累 <25% 或移位 <2mm。

55.2.2 治疗方法

- 短腿石膏或可调式踝关节活动靴（CAM）制动。

55.2.3 临床评估

- 评估软组织是否完整。
- 评估血管神经状况。
- 通过体格检查评判三角韧带损伤并不可靠。

55.2.4 影像学评估

标准 X 线片

- 正位、踝穴位、侧位片。
- 应涵盖损伤部位的近端和远端关节：
  - 评估有无 Maisonneuve 损伤以及有无合并足部骨折。

重力位 X 线片

- 等价于人工应力位 X 线片。
- 用于区分 SER Ⅱ度与 SER Ⅳ度损伤的初筛工具。

外旋应力位 X 线片

- 术中应力位 X 线片用于评估三角韧带的功能：
  - 外旋应力下内侧间隙 >5mm 的可判断三角韧带深层断裂。

下胫腓联合评价

- 胫腓骨重叠部分减少：
  - 正常情况下正位片应 >6mm，踝穴位片应 >1mm。
- 内侧间隙增宽：
  - 正常情况下应 ≤ 4mm。
- 胫腓间隙增宽：
  - 正常情况下正位和踝穴位均应 <6mm。

影像学测量

- 胫距关节角：
  - 测量胫骨解剖轴线和通过内外踝尖端连线形成的夹角。
  - 外踝骨折的短缩移位可使胫距角增大。

55.2.5 禁忌证

- 患者疾病状况不能手术治疗。
- 受伤肢体的血供不佳。
- 手术部位软组织覆盖不良。
- 手术部位活动性感染。

55.3 手术目的

- 获得距骨在踝穴内的解剖复位与稳定。
- 确保距骨在踝穴内的移位 < 1mm：
  - >1mm 的移位能使胫距接触面积减少 42%。
- 踝关节稳定允许早期活动。

55.4 切开复位内固定的优点

- 有利于踝穴的解剖重建。
- 重建胫距关节的匹配。
- 坚强的骨折固定。
- 确保踝关节的早期活动。
- 预防踝关节创伤后关节炎的发生。

55.5 主要原则

- 治疗结果与解剖复位密切相关。
- 腓骨的长度和旋转必须恢复。
- 使用"硬币征"（Shenton 线）来确定合适的腓骨长度。
- 确保踝关节骨折的坚强固定，以利于踝关节早期活动。

55.6 手术技术

- 适应证：
  - 踝穴位 X 线片显示内侧间隙增宽至 >5mm。
  - 单纯的内踝或外踝移位性骨折。
  - 双踝骨折或等价于双踝骨折的损伤。
  - 距骨移位。
  - 开放性骨折。
  - Bosworth 骨折/脱位。
  - 合并下胫腓联合损伤。
  - 腓骨短缩。
  - 应力位 X 线片显示动态不稳定。
  - 胫骨穹隆部位边缘的压缩骨折。

55.6.1 患者体位

- 平卧于可透 X 线的手术台上。
- 手术肢体摆放在可透 X 线的垫单上。
- 将同侧髋关节处垫高，使其处于中立位置：
  - 如果需要固定内踝，垫子应拆除以便肢体外旋。

- 将4~5块消毒巾置于小腿远端下面，足跟的近侧：
  - 可以避免距骨前移。

55.6.2 手术入路

- 以腓骨骨折线为中心，通过腓骨外侧切口或紧贴腓骨后缘的切口显露腓骨远端（图55.1）：
  - 腓浅神经（SPN）在外踝尖端上方大约7cm的水平由后向前越过腓骨，如果手术切口需要到达此平面，需要对腓浅神经进行解剖、游离并加以保护。

55.6.3 操作步骤

- 外侧入路（图55.2）：
  - 皮肤应锐性切割和电凝止血。
  - 用血管钳钝性剥离暴露骨折端。
  - 要注意保护腓浅神经（SPN），尤其在切口近端。
  - 骨折端暴露后，应用手术刀剥离1~2mm的骨膜，以利于更好地对骨皮质进行复位。
  - 点状复位钳可以放置在骨折的近端和远端，用于显露骨折端。
  - 清理骨折断端的血肿及软组织（图55.3）。
  - 避免破坏骨折端的骨皮质，因为它们对骨折复位至关重要。
  - 骨折断端的血肿及软组织清理干净后，即可进行复位。
  - 点状复位钳可以用来把持骨折的近端和远端，配合旋前/旋后和内旋/外旋的动作可以复位骨折和恢复腓骨长度。足部的牵引和操作常常有助于

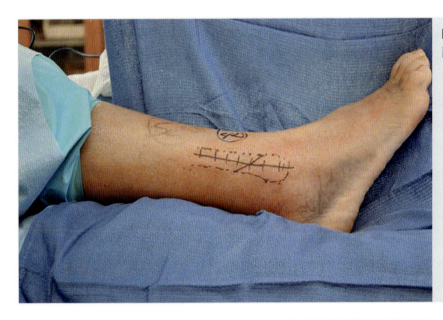

图55.1 手术部位皮肤切口标记线的侧面观

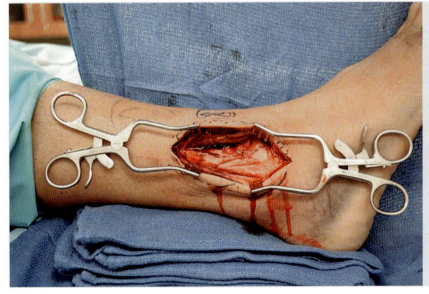

图55.2 牵开软组织，解剖出骨折端

骨折复位（图55.4）。
- 骨折复位后，点状复位钳继续维持骨折复位以利于放置内固定（图55.5）。
- 斜形骨折通常用 1 枚 3.5mm 拉力螺钉固定，然后再用全螺纹皮质骨螺钉和中和接骨板进行固定。拉力螺钉应垂直于骨折线，并通过 AO 技术完成（图55.6）。
- 较小的斜形骨折块可能更适合使用 2.7mm 拉力螺钉固定。
- 如果没有标准的拉力螺钉，可用 4.0mm 的松质骨螺钉代替。
- 腓骨远端外侧接骨板、螺钉必须单皮质固定以免穿透关节。
- 一般使用 1/3 管形接骨板，除非患者有骨质量差，极远端骨折，或糖尿病。在这些情况下，腓骨远端锁定接骨板是更好的选择（图55.7）。

- 内侧入路：
  - 沿胫骨内侧中线纵向切开显露内踝，越过内踝尖继续向远端切开 1~2cm，以便进入前丘。
  - 皮肤应锐性切开，并注意避开隐神经与大隐静脉。钝性分离、游离和保护神经血管束。
  - 确认骨折后，剥离骨折端 1~2mm 的骨膜，显露断端骨皮质，有助于骨折复位。
  - 必须充分掀开骨折部位，以便清除血肿和嵌入的软组织。
  - 骨折复位后以 1 枚直径 0.15cm 克氏针临时固定

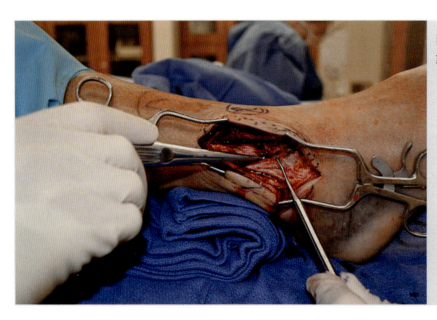

图 55.3 清除嵌入的软组织和血肿，暴露骨折端

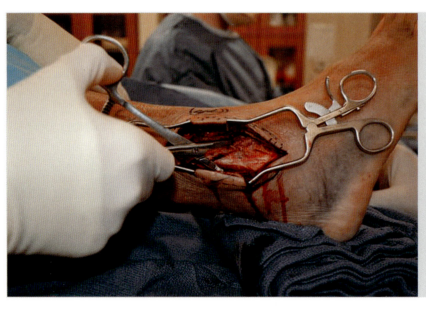

图 55.4 利用复位钳进行骨折复位

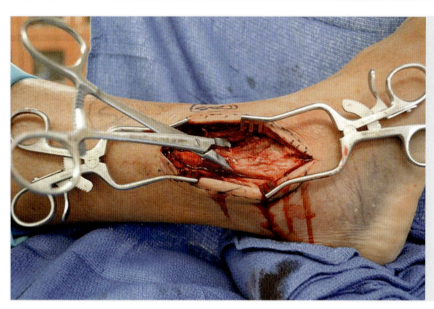

图55.5 利用复位钳复位外踝骨折已完成

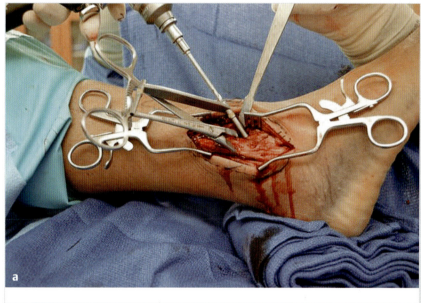

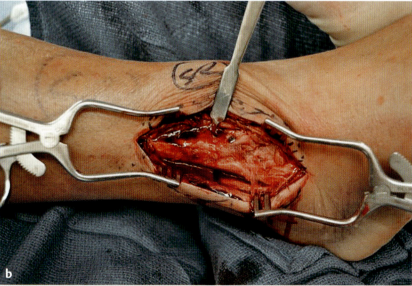

图55.6 a.拧入拉力螺钉。b.使用拉力螺钉固定外踝骨折已完成

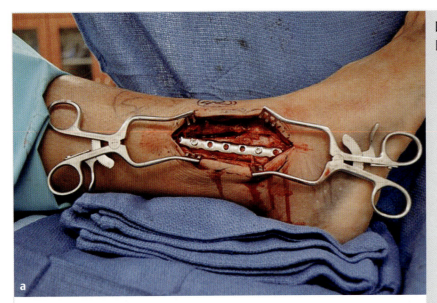
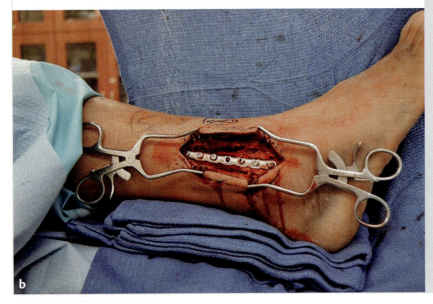

图 55.7　a. 内固定接骨板已放置。b. 内固定接骨板最终放置完成

维持复位，使用透视机确认复位，放置内固定。
- 首选的内固定技术是应用 2 枚 4.0mm 半螺纹松质骨螺钉进行固定的，通常需要 40~50mm 的长度，通过骨折线固定到胫骨远端干骺端。
- 这些螺钉在侧位片上应彼此平行，它们应该尽可能垂直于骨折线。前一枚螺钉应位于前丘，后一枚螺钉不应位于丘间沟的中心的后方，以免损伤胫后肌腱。
- 骨质量差的患者或骨折块太小，可考虑使用 1 枚螺钉加 1 枚抗旋转的克氏针进行固定。
- 骨质量差的患者的另一种选择是使用长的螺钉进行双皮质固定。
- 垂直剪切骨折可使用抗滑接骨板进行固定。
- 下胫腓联合的固定：

- 踝关节固定完成后应评估下胫腓联合的稳定性。可以通过透视下外旋试验进行评估。如果下胫腓间隙增宽超过 1~2mm，下胫腓联合就应该固定。
- 下胫腓联合应通过纽扣缝线或螺钉由外向内进行固定。
- 骨盆复位钳对于复位下胫腓联合非常有用。复位钳的一个尖端放置在腓骨远端，另一个尖端放在胫骨的前内侧面。在复位过程中，应避免将足跟放在床上，因为这样将会导致距骨向前移位，并可能会影响下胫腓联合复位。
- 下胫腓联合固定方法的选择是有争议的，没有哪种方法有明显的优势。通常应用 1 枚 3.5mm 全螺纹皮质螺钉穿过 4 层皮质骨固定下胫腓联合，螺钉应位于踝关节近端 2cm 处并平行于踝关节，

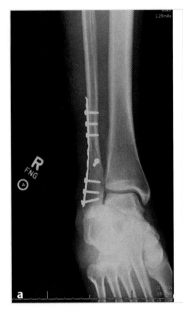 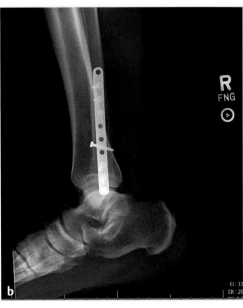

图 55.8 a.外踝骨折内固定完成后的踝穴位片。b.外踝骨折内固定完成后的侧位片。

  侧位向前成 20°~30° 夹角穿入。
  ○ 对于高水平运动员中，通常选择纽扣缝线而不是螺钉进行固定。
- 外踝（图 55.8）。
- 接骨板放置的位置：
  ○ 侧方接骨板：
    * 直外侧切口。
    * 拉力螺钉结合中和接骨板固定。
    * 严重粉碎性骨折应使用桥接接骨板技术。
  ○ 后侧接骨板：
    * 后外侧切口。
    * 抗滑技术：
      − 拉力螺钉结合中和接骨板固定。
      − 生物力学比侧方接骨板更强。
    * 缺点：
      − 腓侧的刺激症状。
    * 横形骨折：
      − 3.5mm 螺钉髓内逆行固定。
      − 需要剥离的软组织很少。
    * MIPO 技术：
      − 骨膜剥离较少。
- 内踝：
  ○ 拉力螺钉固定：
    * 4.0mm 松质骨螺钉。
  ○ 抗滑动接骨板：
    * 最适合固定垂直剪切应力骨折。
  ○ 张力带固定。
- 后踝：
  ○ 后内侧入路：
    * 最适合固定后内侧骨折。
    * 可以同时处理合并的内踝骨折。
  ○ 后外侧入路：
    * 可提供良好的手术视野。
    * 可以同时固定腓骨骨折。
    * 俯卧位操作。
  ○ 前后方向的螺钉固定：
    * 牙科刮匙可以帮助骨折复位。
  ○ 克氏针可以临时固定骨折块。
- 下胫腓联合损伤：
  ○ 最常见于 Weber C 型骨折。
  ○ 胫骨远端穹隆部 4.5cm 以内的骨折通常不需要内固定。
  ○ 腓骨的长度和旋转必须精确复位。
  ○ 治疗效果与解剖复位密切相关：
    * 畸形复位非常常见，发生率在 30% 左右。
  ○ 固定技术是有争议的（图 55.9）：
    * 螺钉的规格：3.5mm 还是 4.5mm。
    * 螺钉数量：1 枚或 2 枚皮质螺钉放置在关节上方 2~4cm 处，由后向前成 30° 角进入。
  ○ 螺钉固定还是纽扣缝线固定。
  ○ 穿透皮质骨层数：3 层或 4 层。
  ○ 螺钉取出还是保留：
    * 如果取出螺钉，应在 8~12 周内进行。
- 术后随访 1 年时，治疗效果是相似的。

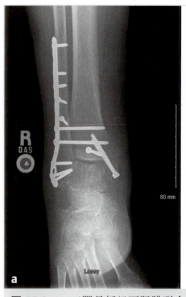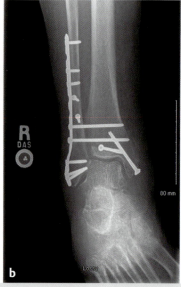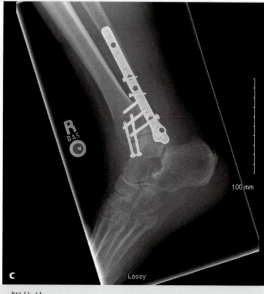

图 55.9　a. 三踝骨折经下胫腓联合固定完成后的正位片。b. 踝穴位片。c. 侧位片。

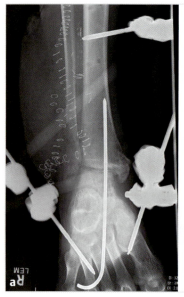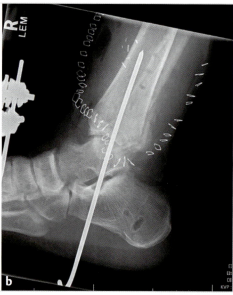

图 55.10　a. 糖尿病患者双踝骨折用斯氏针固定胫距跟关节，并结合外固定架固定完成后的正位片。b. 侧位片

55.7　糖尿病患者的踝关节骨折

- 技巧和要点：
  - 术前仔细评估神经血管状况。
  - 加强固定：
    * 多枚螺钉穿透 4 层皮质固定下胫腓联合。
    * 甚至在没有下胫腓联合损伤的情况下。
  - 更坚强的固定：
    * 小骨折块使用锁定接骨板。
    * 加压接骨板。
    * 可考虑使用斯氏针临时固定胫距关节（图 55.10）。
  - 在切口关闭前局部应用万古霉素。
  - 精细控制术后血糖水平：
    * < 11mmol/L。
- 术后护理：
  - 需要 2 倍非负重时间（8~12 周）。
- 并发症：
  - 畸形愈合、骨不连、固定失效的风险增加。
  - 感染。
  - Charcot 神经关节病。
  - 住院时间延长，住院死亡率增加。

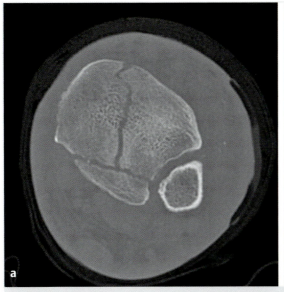
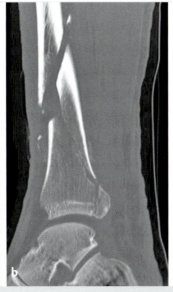
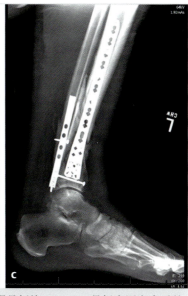

图 55.11 a. 轴位 CT 显示 Pilon 骨折的后踝骨折块。b. 矢状位 CT 显示 Pilon 骨折的后踝骨折块。c. Pilon 骨折内固定术后的侧位片

55.8 技巧和要点

- 如果没能复位外踝，一定要评估踝关节内外侧间隙。
- 固定下胫腓联合时，用布巾将腿抬高，以便于手能下降到适当的高度对下胫腓联合进行向前 30°方向的固定。
- 如果下胫腓联合固定术后内侧间隙仍明显扩大，可能内侧间隙有软组织嵌入，需要进行三角韧带修复。
- 如果内踝骨折块太小而不能用螺钉固定，可以用克氏针进行固定。
- 使用垫圈可以分散内踝螺钉的压缩力，在骨量减少时非常有用。
- CT 扫描对评估后踝骨折块的大小是非常必要的（图 55.11）。

55.9 误区及危害

- 避免损伤腓浅神经和腓肠神经。
- 粉碎性骨折避免使用拉力螺钉进行复位。
- 识别和处理胫骨边缘的压缩性骨折：
  - 植骨并使用内固定。

55.10 并发症

- 切开复位内固定总的并发症发生率在 5%~40%：
  - 开放性损伤、老年患者、胰岛素依赖型糖尿病、外周血管疾病和吸烟者的手术风险较高。
- 切口并发症：1%~18%。

55.11 术后治疗

55.11.1 术后处理程序

- 所有患者均不能负重并用塑形夹板保护。

55.11.2 第 0~2 周

- 休息，冷敷，抬高患肢。
- 如果切口无问题，术后 2 周拆除缝线。
- 移除夹板，改为短腿石膏或靴子保护。

55.11.3 第 2~6 周

- 多平面的髋关节功能锻炼。
- 躯干和上肢功能锻炼。
- 继续非负重状态。

55.11.4 术后 6 周访视

- 拍摄正位、踝穴位、侧位 X 线片，评估骨折愈合情况。
- 如果患者一直行石膏固定，6 周后改为可调式踝关节活动靴（CAM）。
- 开始弃拐行走。

物理治疗

- 术后 6~10 周应由穿可调式踝关节活动靴（CAM）逐渐过渡为完全负重活动。
- 恢复正常步态力学。
- 在所有平面进行最大范围的主动和被动活动。
- 踝关节等长和等张功能锻炼。
- 足内在肌功能锻炼。
- 本体感觉训练。
- 无影响心血管的工作。
- 水肿控制。
- 瘢痕按摩。

55.11.5 术后 12 周访视

- 拍摄负重位 X 线片。

物理治疗

- 从可调式踝关节活动靴（CAM）转变为踝关节支撑负重活动。
- 在所有平面中恢复全范围的运动。
- 加强足和踝的内在肌锻炼。
- 从泳池运动转变为陆地运动。
- 从线性运动进展到侧向和旋转功能运动。
- 从双侧进展到单侧超等长肌肉活动。
- 继续锻炼模式。

55.11.6 第 12~16 周

物理治疗

- 高级功能锻炼。
- 佩戴具有运动 / 工作特定功能的功能性支具。
- 术后第 1 年运动期间应佩戴功能支具。
- 继续 PRN 模式。

55.11.7 术后 6 个月随访

- 拍摄负重位 X 线片。
- 在竞技活动中继续佩戴支具。

55.11.8 术后 1 年随访

- 拍摄负重位 X 线片。

55.12 结果

- 1 年内，90% 的患者功能没有受限或仅在进行娱乐活动时受限：
  - 年龄小于 40 岁：很可能有大于 90% 的患者在 1 年内获得恢复。
  - 男性、ASA 评分 1 级或 2 级、未合并糖尿病的患者 1 年内可能获得更好的功能恢复。
- 预期延长恢复期：
  - 恢复期最多可达 2 年，以获得最大的功能改善。
- 受教育水平较低者、老年患者、饮酒、吸烟者患内踝骨折时预后较差。
- 创伤后关节炎：
  - 10 年后发生率 63%。
  - 10% 为严重关节炎。
  - 受伤时骨折合并脱位是发生远期创伤后骨关节炎的一个重要预测指标。

参考文献

[1] Court-Brown CM, Caesar B. Epidemiology of adult fractures: a review[J]. Injury, 2006, 37（8）:691-697.

[2] DeAngelis NA, Eskander MS, French BG. Does medial tenderness predict deep deltoid ligament incompetence in supination-external rotation type ankle fractures? [J]. J Orthop Trauma, 2007, 21（4）:244-247.

[3] Schock HJ, Pinzur M, Manion L, et al. The use of gravity or manual-stress radiographs in the assessment of supination-external rotation fractures of the ankle[J]. J Bone Joint Surg Br, 2007, 89（8）:1055-1059.

[4] Ramsey PL, Hamilton W. Changes in tibiotalar area of contact caused by lateral talar shift[J]. J Bone Joint Surg Am, 1976, 58（3）:356-357.

[5] Egol KA, Amirtharajah M, Tejwani NC, et al. Ankle stress test for predicting the need for surgical fixation of isolated

fibular fractures[J]. J Bone Joint Surg Am, 2004, 86-A (11):2393-2398.

[6] Bankston AB, Anderson LD, Nimityongskul P. Intramedullary screw fixation of lateral malleolus fractures[J]. Foot Ankle Int, 1994, 15(11):599-607.

[7] Siegel J, Tornetta P Ⅲ. Extraperiosteal plating of pronation-abduction ankle fractures[J]. J Bone Joint Surg Am, 2007, 89(2):276-281.

[8] Tenenbaum S, Shazar N, Bruck N, et al. Posterior malleolus fractures[J]. Orthop Clin North Am, 2017, 48(1):81-89.

[9] Gardner MJ, Demetrakopoulos D, Briggs SM, et al. Malreduction of the tibiofibular syndesmosis in ankle fractures[J]. Foot Ankle Int, 2006, 27(10):788-792.

[10] Hamid N, Loeffler BJ, Braddy W, et al. Outcome after fixation of ankle fractures with an injury to the syndesmosis: the effect of the syndesmosis screw[J]. J Bone Joint Surg Br, 2009, 91(8):1069-1073.

[11] Wukich DK, Kline AJ. The management of ankle fractures in patients with diabetes[J]. J Bone Joint Surg Am, 2008, 90(7):1570-1578.

[12] Wukich DK, Dikis JW, Monaco SJ, et al. Topically applied vancomycin powder reduces the rate of surgical site infection in diabetic patients undergoing foot and ankle surgery[J]. Foot Ankle Int, 2015, 36(9):1017-1024.

[13] Sadoskas D, Suder NC, Wukich DK. Perioperative glycemic control and the effect on surgical site infections in diabetic patients undergoing foot and ankle surgery[J]. Foot Ankle Spec, 2016, 9(1):24-30.

[14] Chaudhary SB, Liporace FA, Gandhi A, et al. Complications of ankle fracture in patients with diabetes[J]. J Am Acad Orthop Surg, 2008, 16(3):159-170.

[15] Miller AG, Margules A, Raikin SM. Risk factors for wound complications after ankle fracture surgery[J]. J Bone Joint Surg Am, 2012, 94(22):2047-2052.

[16] Belmont PJ Jr, Davey S, Rensing N, et al. Patient-based and surgical risk factors for 30-day postoperative complications and mortality after ankle fracture fixation[J]. J Orthop Trauma, 2015, 29(12):e476-e482.

[17] Basques BA, Miller CP, Golinvaux NS, et al. Morbidity and readmission after open reduction and internal fixation of ankle fractures are associated with preoperative patient characteristics[J]. Clin Orthop Relat Res, 2015, 473(3):1133-1139.

[18] Mak KH, Chan KM, Leung PC. Ankle fracture treated with the AO principle—an experience with 116 cases[J]. Injury, 1985, 16(4):265-272.

[19] Höiness P, Engebretsen L, Strömsöe K. Soft tissue problems in ankle fractures treated surgically. A prospective study of 154 consecutive closed ankle fractures[J]. Injury, 2003, 34(12):928-931.

[20] Egol KA, Tejwani NC, Walsh MG, et al. Predictors of short-term functional outcome following ankle fracture surgery[J]. J Bone Joint Surg Am, 2006, 88(5):974-979.

[21] Gougoulias N, Khanna A, Sakellariou A, et al. Supination-external rotation ankle fractures: stability a key issue[J]. Clin Orthop Relat Res 2010, 468(1):243-251.

[22] Regan DK, Gould S, Manoli A Ⅲ, et al. Outcomes over a decade after surgery for unstable ankle fracture: functional recovery seen 1 year postoperatively does not decay with time[J]. J Orthop Trauma, 2016, 30(7):e236-e241.

56 距骨颈骨折切开复位内固定

James C. Krieg

摘要：距骨颈骨折切开复位内固定术的目标是解剖复位和坚强内固定。常用手术入路为前外侧及内侧入路，复位及固定均可通过此双入路完成。内固定物包括拉力螺钉、位置螺钉、微板或组合应用。本节重点讨论距骨颈骨折的复位技术及内固定策略。

关键词：骨折，距骨颈，手术入路，复位，固定。

56.1 适应证

- 移位的距骨颈骨折。
- 无移位骨折为允许早期活动和无移位愈合。
- 常合并全身及局部的复合损伤，手术时机和手术切口需要联合考虑。

56.1.1 临床评估

- 踝关节周围肿胀和挫伤。
- 后足力线内翻。
- 注意骨折移位所致的皮肤张力升高，这可能导致皮肤缺血。
- 距骨体骨块后内侧移位损伤神经血管束的可能，仔细评估神经血管。
- 大约15%的损伤是开放性骨折。
- 高度警惕高能量损伤：
  - 有30%的移位骨折伴随内踝骨折。
  - 跟骨或Pilon骨折。
  - 骨盆或脊柱骨折。

56.1.2 影像学评估

- 影像学包括足的正侧斜位片及踝关节踝穴位片、正侧位片。
- 足的Canale位给出了距骨颈部的一个标准的前后位X线片。这是通过在线板上足内旋15°，X线射束对准距骨颈部的中心与垂直方向成角15°来完成的。
- 大多数情况下，推荐踝关节CT扫描，以确定移位和粉碎情况。

56.1.3 损伤机制

- 最常见为高能量损伤（机动车受伤；高处坠落伤）。
- 足在轴向负荷下的极度背伸。

56.1.4 保守治疗

- 无移位的骨折非负重石膏固定。
- 只要不存在手术禁忌，建议对所有移位的骨折进行手术复位和固定。

56.1.5 距骨颈分类

根据距骨周围关节匹配的情况，Hawkins分为4种类型。这种分型没有强调骨折粉碎或移位程度。

- Hawkins Ⅰ：距骨颈无移位的垂直骨折。
- Hawkins Ⅱ：距骨颈移位骨折伴距下关节的半脱位或脱位（踝关节正常）：
  - 其中Vallier等将Hawkins Ⅱ骨折分为ⅡA型（距下关节半脱位）和ⅡB型（距下关节脱位）。
- Hawkins Ⅲ：距骨颈移位骨折伴踝关节和距下关节脱位，但距舟关节仍保持完整（距舟关节正常）。
- Hawkins Ⅳ：距骨颈移位骨折伴踝关节、距下关节和距舟关节脱位。

Hawkins分型程度越高，距骨坏死和创伤后关节炎的风险也明显增加。

56.1.6 禁忌证

- 由于血管无法重建或严重的软组织/神经损伤而无法存活的肢体。
- 手术部位活动性感染。
- 疾病不稳定的患者。

56.2 手术目的

主要是获得骨折块解剖复位和坚强内固定。此外，在距下关节及踝关节内的骨折碎片必须清除，以防止迟发症状和退行性关节炎。在手术操作过程中始终要尽可能保护距骨的血供。这将有助于骨折的愈合，并降低距骨缺血坏死（AVN）的风险。

56.3 手术优势

由于距骨脆弱的血供环境，直接复位和坚强的内固定将大大增加骨折愈合的可能性。距骨是中足及后足间重要的连接结构，同时也是踝关节、距下关节和跗横关节的一个重要的功能组成，所有这些都是维持正常的足部功能所必需的。距骨形态的改变，尤其是畸形愈合，会严重影响足的外形和功能。

56.4 主要原则

- 双入路手术。
- 保护背侧软组织。
- 使用钳，操作杆等直接复位骨折块。
- 通过张力侧的骨块来评估复位。
- 通过影像学 Canale 位、踝穴位和侧位片评估复位。
- 通过双切口双柱固定。
- 简单骨折行螺钉固定。
- 可选择微板跨粉碎性骨折区域固定。

56.5 术前准备和患者体位

56.5.1 手术时机

- 一般来说，距骨颈移位骨折需外科急症处理。虽然笔者主张及时复位固定，但术前待软组织肿胀消退后手术比早期手术切口并发症更少、更安全。
- 手术时机与距骨坏死或术后创伤性关节炎发生概率无关。

56.5.2 准备和体位

术前诊断和手术计划需要足踝部影像学资料。在 X 线平片上通常能清晰地显示骨折特征。包括踝关节的踝穴位正侧位片及足的正侧斜位片。CT 虽相对于费用增加及辐射暴露，但可获得骨折更多信息是值得的（图 56.1）。同样不能忽视的是相当多的距骨颈骨折病例会合并局部和全身的损伤。例如，有些距骨颈骨折合并有距骨外侧突骨折，在 CT 扫描中可以更好地显示。

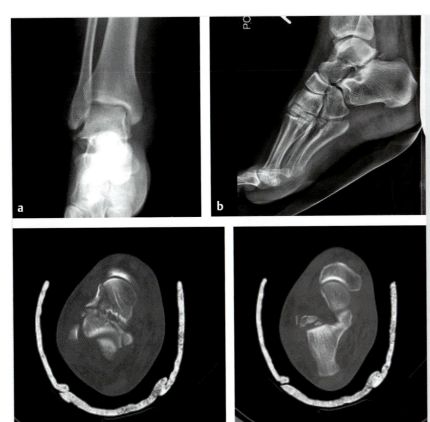

图 56.1 a、b. 距骨颈骨折踝穴位和侧位片。c. CT 横断面扫描显示粉碎性骨折。d. CT 横断面扫描显示距下关节骨软骨片

术前规划包括准备微板，各型直径的微型螺钉（3.5mm、2.7mm、2.4mm、2.0mm）。如果内踝截骨，需要准备微型摆锯。

放置合适的透视设备便于术中透视，有利于复位评估。需准备一个可透射线的手术台方便透视。为了避免对手术操作医生的干扰，可优先采用带有悬臂可透射线的加长手术台。

患者仰卧位，同侧髋关节垫高。一个完全可透射线的体位垫可以放置在同侧小腿的下方。这将有利于侧位透视且不必移动手术侧肢体。此外，一个无菌三脚架可以放置在膝关节下方，这将方便足跖屈位固定于手术台上。极大地方便术中透视。

56.6 手术技术

56.6.1 手术显露

绝大多数距骨颈骨折选择双入路手术，以充分复位和固定。这两种手术入路是同时使用的，手术入路顺序与手术结果无明显相关性。内侧入路从胫前肌腱和胫后肌腱之间显露，位于内踝前尖到达舟状骨的连线上，在手术切开之前，先做一个从内踝的前部延伸到胫骨后缘弧形标记线（图56.2a）。当需要行内踝截骨时，切口向近端延长，保护全层皮瓣。

深部切开包括三角韧带前方的踝关节囊。远端切开距舟关节囊，并向背侧显露，于骨膜下显露距骨颈的背内侧。然而，背侧骨膜下切开显露是有限的，需要仔细操作来保护背侧软组织，这些组织对于骨折片的血供是至关重要的。在近端部分切开时，踝关节囊和背侧软组织可以被安全地分离，从侧方直视下显露关节面。暴露部分包括距骨的关节穹顶部、距骨颈的背内侧皮质和头部的内侧。距舟关节

处行足外展，可以更好地显露距骨头部侧方。

外侧切口位于下胫腓关节远端与第4跖骨内侧或第3、第4跖骨交界的连线上。皮瓣需全层剥离，但要特别注意寻找和保护腓浅神经，这是经常遇到的。首先切开伸肌支持带，将趾长伸肌腱向内侧牵位，趾短伸肌牵向外侧（图56.2b），切除跗骨窦处的脂肪组织，骨膜下显露外侧皮质。在近端，踝关节囊被切开后，可以从前方清晰显露距骨外侧顶部。和内侧一样，背侧切口仅限于踝关节囊，以避免过度剥离影响距骨颈部骨块和距骨的其余部分背侧血液供应。

踝关节囊的外侧切口可沿距骨外侧面远端延伸至外侧突。外侧突偏跖底方向的解剖可显露距下关节后部。为便于显露，可切除距下关节囊和骨间韧带。距下关节经常有骨软骨碎片，切除这些碎片对于最大限度地减少它们对距下关节的影响是非常重要的。

56.6.2 复位

距骨颈骨折多发生于踝关节极度被动背屈和部分跖屈。这意味着颈部前内侧是压力侧，导致颈部这部分骨质粉碎性骨折。颈部外侧，有时是内下方，往往张力作用而产生一种单纯的骨折类型。复位应从骨折未粉碎区域开始。目的是利用骨折边缘的标志来指导这部分的复位。骨折边缘需要骨膜下剥离，以便使用这些边缘来识别骨折类型。一般来说，一个更垂直的裂缝会通过距骨顶部的软骨表面。在这种情况下，利用软骨表面的边缘作为骨折定位的标志有助于评估复位。简单骨折的骨折线复位后，可将注意力转向粉碎区。显然，多发的粉碎性骨折的病例更难准确复位。

在两个主要骨块进行操作，在距骨头和体部的

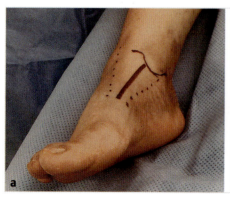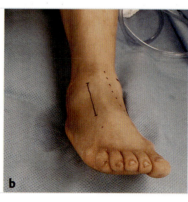

图56.2 a.计划内侧切口。b.标记外侧切口

任意一侧或两侧放置 2.5mm 的 Schanz 螺钉来方便对骨块的操作，其他有用的器械包括牙科器械和 Freer 骨剥器。畸形涉及一定程度的旋转和角度，这往往是隐匿的，对内侧和外侧骨折块要进行反复识别直到解剖复位。对于简单的骨折，一个点状复位钳（Weber 钳）可以帮助复位。一端位于内踝后部，避免损伤神经血管结构，另一端位于距骨头部。术中根据需要，可以反复调整。点状复位钳的齿也可以拉直，通过任何一个切口插入每个骨块的预钻的小孔中。通过两个切口的多个逆行克氏针来实现临时固定（图 56.3）。

56.6.3 术中复位评估

透视影像是评估复位的关键。熟悉正常解剖的知识有助于对复位的评估。前后位的距骨颈部的视图是在 Canale 视图上看到的。通过屈曲膝关节，将足平放在手术台上，使整个下肢内旋 15°~20°，并且 C 臂透视机在前后位水平对准距骨，可以容易地获得该视图。旋转和屈曲的目的是使跟骨从距骨后面移除，从而确保它们不重叠。这有利于看清距骨真实的轮廓以及距骨颈部的结构（图 56.4）。距骨的内侧边缘应该是平直的。典型的畸形包括内翻。

侧位片上，典型畸形为伸展畸形。距骨的轴线和第 1 跖骨的轴线应该在侧位图像上是平行的。事实上，距骨颈的轴线在正侧位影像上应该平行于第一跖骨。前、中关节面是距骨头骨片的一部分，而后关节面位于距骨体部骨片上。当复位准确时，侧位图将显示距下关节整体一致，能看到中后关节面（图 56.5）。在严重粉碎性骨折时，这可能是显示复位最好（或唯一）的重要标识之一（图 56.6）。

56.6.4 内固定

尽管后路螺钉内固定有力学上的优势，但多项研究已经证实了前路固定同样能提供稳定的固定。

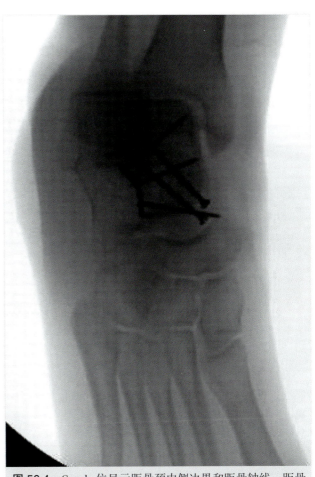

图 56.4 Canale 位显示距骨颈内侧边界和距骨轴线。距骨轴线应与第 1 跖骨共线

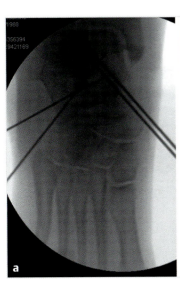
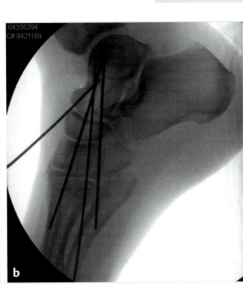

图 56.3 a、b. 多枚克氏针临时固定

前路固定的优点包括能够通过复位的途径放置固定。此外，前路途径能为螺钉和接骨板等内植物的联合固定提供更多选择也是前路途径的一个显著优势。

复位和临时固定后，外侧首先固定。多个螺钉对畸形的扭转和角度控制比单一螺钉更大。螺钉固定的选择，包括直径 4.0mm、3.5mm、2.7mm、2.4mm 螺钉。虽然小直径螺钉固定强度有限，但使用多个小直径螺钉可有效控制旋转及移位，提供更多稳定性。微板作为螺钉固定距骨颈外侧皮质的另一种选择，可以从距骨头的关节软骨到外侧沟。接骨板通常选 2.0mm 板，螺钉为 2.0mm 或 2.4mm。对于粉碎或远端骨折，可以使用 2.0mm 的 T 形接骨板，这样就可以在距骨头部骨片实施多点固定。

一旦外侧固定，足可以外展显露距舟关节，距骨内侧可放置多枚螺钉。可以使用 4.0~2.4mm 同样大小的螺钉。如果有任何粉碎，则不应使用拉力螺钉技术。而是先放置 1 枚位置螺钉，以防止可能发生的内翻畸形。如果内侧粉碎性骨折，可以放置一个内侧接骨板，然而，内侧接骨板的放置具有挑战性。必须避免在踝关节内放置接骨板。为了帮助获得近端固定，并避免关节内放置，可以将 2.0mm 的 T 形接骨板在近端横向放置。由骨缺损造成的空隙可以通过放置结构性移植物来处理，也可以从跟骨结节局部取骨植骨。

56.7 技巧和要点

笔者一直使用无菌三脚架装置辅助距骨颈骨折手术。这不仅极大地利于术中透视，而且还有利于术中足跖屈位的固定，这更容易判断距骨体的复位和内植物的位置。

在每个主骨折块中使用的操控杆是最好的辅助复位工具。微型外固定架（腕部用）中使用的 2.5mm 的 Schanz 螺钉是理想的工具。螺纹钻入骨内，杆足够坚固允许在任何平面上进行复位。

距骨体脱位复位是极难的挑战。尽管脱位的距骨体通常不能用闭合方式复位，但在急诊室应尝试闭合复位，有时能获得成功（图 56.7）。充分的镇静和膝关节屈曲对于复位是有帮助的。否则，一旦于急诊室复位失败，必须进入手术室，以避免皮肤坏死和神经血管的损伤。最后外固定架可以放置在胫骨和内侧楔骨之间以及在腓骨和第 4 或第 5 跖骨

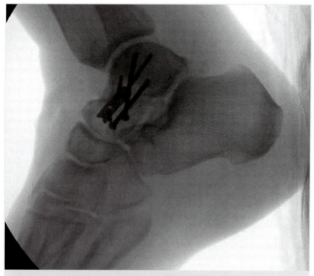

图 56.5　侧位片显示距骨颈的轴线与第 1 跖骨共线。此外，距下关节面匹配

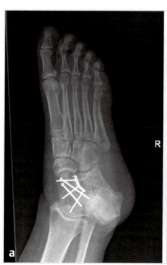

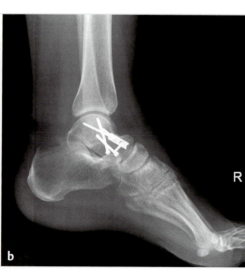

图 56.6　a、b. 术后 4 个月骨折愈合，患者康复

的基底部之间。外固定架撑开空间有利于距骨体的复位。偶尔脱位的距骨体被软组织缠绕，比如后方的胫后肌腱，这种情况往往需要切开复位。在这种情况下使用 Schanz 螺钉操纵杆，已经被证明是非常有帮助的。

螺钉最好分散放置。在内侧柱，它们总是放置在距骨的头部并且可以埋入软骨下骨（图 56.8）。有时，足外展不能充分暴露距骨头部。这可以通过使用一个小的咬骨钳去除舟骨结节部分，在许多患者中，这阻挡了对距骨头的显露。

56.8 误区及危害

依靠影像学复位很可能发生复位不良。由于这个原因，绝大部分距骨颈骨折应同时采用两种入路固定。最常见的畸形是内翻并背伸畸形。因此避免背内侧颈的短缩是至关重要的。

56.9 并发症及相应处理

骨折畸形和骨不连可明显损害足部功能。骨不连可以通过清理骨折部位、自体植骨和接骨板内固

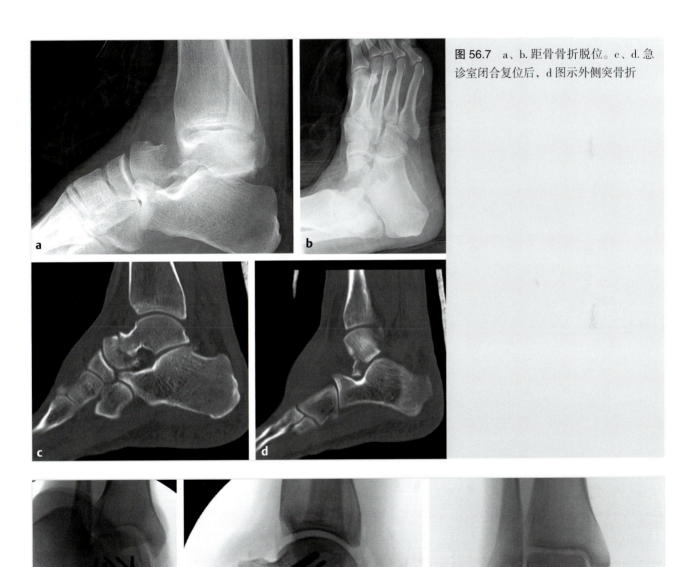

图 56.7　a、b. 距骨骨折脱位。c、d. 急诊室闭合复位后，d 图示外侧突骨折

图 56.8　a~c. 术中透视显示复位和多枚螺钉固定

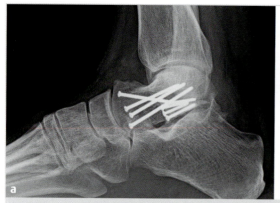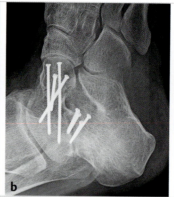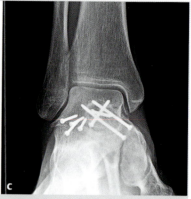

图 56.9 a~c. 距骨损伤后粉碎性骨折伴脱位，骨折术后 1 年愈合。患者距下关节与距舟关节早期关节炎

定来解决。畸形同样也可以采用类似的方法，诸如结构性三面皮质骨的髂骨移植。

距下关节炎是最有可能导致不良结局的原因，最好用距下关节融合术治疗。

距骨坏死和距骨体的塌陷是一个特别令人烦恼的问题，虽然可能存在多种重建策略，但没有一个是特别令人满意的解决方法。

56.10 术后治疗

初始踝关节中立位固定。2 周后患者可以更换为轻便的静息夹板，但前提是要严格注意患肢不负重。在此节点积极协助踝关节和距下关节在一定范围内活动一般是安全的，被动活动足趾可以减少内在僵硬。患肢负重延迟到 12 周，严重粉碎性骨折的情况下负重时间还需延长。

术后 6~10 周拍摄的 X 线片应仔细查看 Hawkins 征。这被视为距骨穹顶的软骨下的征象，也反映距骨体再血管化和无距骨坏死的表现。

56.11 结果

尽管文献支持对移位的距骨颈骨折进行紧急手术，但不是仅仅将外伤视为外科急症。随着对解剖复位和坚强固定的日益重视，骨折愈合率普遍提高，距骨坏死的风险也明显降低。粉碎性骨折内翻畸形愈合的风险仍然是一个值得关注的问题。这种损伤曾被认为可能对患者造成重大残疾，尽管关注的问题是在受伤后得到最佳的治疗，使手术的并发症最小。内植物的使用，大多数距骨颈骨折愈合是良好的，临床上经常遇到的问题往往会被重建的方案解决（图 56.9）。

2015 年一项 Meta 分析显示，随着高能量的 Hawkins 分型的增加，距骨坏死的总发生率为 31%。Vallier Hawkins 型 ⅡB 型（距下关节脱位）的骨坏死发生率明显高于 ⅡA 型（距下关节半脱位）骨折。

距下关节炎的平均发生率为 49%，但在随访超过 2 年的研究中，这一比例上升到 81%。

参考文献

[1] Vallier HA, Reichard SG, Boyd AJ, et al. A new look at the Hawkins classification for talar neck fractures: which features of injury and treatment are predictive of osteonecrosis? [J]. J Bone Joint Surg Am, 2014, 96 (3):192-197.

[2] Bellamy JL, Keeling JJ, Wenke J, et al. Does a longer delay in fixation of talus fractures cause osteonecrosis? [J]. J Surg Orthop Adv, 2011, 20 (1):34-37.

[3] Lindvall E, Haidukewych G, DiPasquale T, et al. Open reduction and stable fixation of isolated, displaced talar neck and body fractures[J]. J Bone Joint Surg Am, 2004, 86-A (10):2229-2234.

[4] Vallier HA, Nork SE, Barei DP, et al. Talar neck fractures: results and outcomes[J]. J Bone Joint Surg Am, 2004, 86-A (8):1616-1624.

[5] Dodd A, Lefaivre KA. Outcomes of talar neck fractures: a systematic review and meta-analysis[J]. J Orthop Trauma, 2015, 29 (5):210-215.

57　扩大外侧入路治疗跟骨关节内骨折

Brian S. Winters, Joseph N. Daniel

摘要：跟骨骨折是足部最常见骨折且治疗具有挑战。很多研究报道使用各种切开复位手术的方法来提高功能结果和减少创伤性距下关节炎的风险发生。掌握好适应证和细致的手术技巧，可以期待患者与非手术治疗相比获得良好的功能结果。本章将帮助指导读者评估跟骨骨折，确定适当的治疗，并成功完成开放复位内固定。

关键词：跟骨骨折，开放复位内固定，延长外侧切口，经皮，跗骨窦入路。

57.1 适应证

- 跟骨骨折是足部最常见骨折：
  - 闭合性骨折：83%。
  - 开放性骨折：17%。
- 解剖：
  - 体 / 结节：
    * 跟腱主要附着点。
  - 载距突：
    * 充当𝆏长屈肌腱的支点和支撑距骨颈。
    * 三角韧带和距跟韧带的附着点。
    * 包含在跟骨骨折前内侧骨块内。
      – 因此作为固定骨块的参考。
  - 前结节：
    * 与跟骰关节和距骨头相关节。
  - 后关节面：
    * 距下关节的最大关节面同时是跟骨主要负重面。
  - 前中关节面：
    * 通常前中关节面连成一体。
    * 中关节面位于载距突顶部。
- 损伤机制：
  - 关节内骨折（70%~75%）：
    * 后足垂直受力，如交通事故（MCV）或高处跌伤。
      – 关节压缩性骨折（图 57.1）。
      – 舌形骨折（图 57.2）。
- 关节外骨折（25%~30%）：
    * 跟骨结节骨折（图 57.3）：
      – 腓肠肌收缩导致跟腱附着处跟骨结节撕脱所致。
    * 载距突骨折：
      – 三角韧带或跟距韧带撕脱所致。
    * 前结节骨折：
      – 足跖屈内翻导致分歧韧带跟骨附着处撕脱和跟骰关节压缩性骨折。
      – 最常波及跟骰关节内骨折（约占 63%）。
  - 合并伤：
    * 腰椎损伤。
    * 同侧肢体远端损伤。
    * 对侧跟骨损伤。

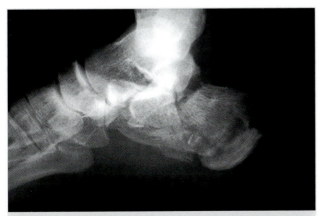

图 57.1　关节压缩性骨折

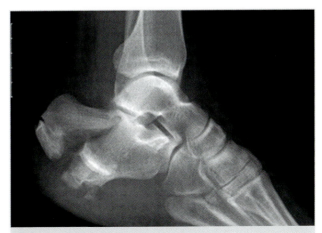

图 57.2　舌形骨折

57.1.1 临床评估

- 首先对涉及创伤患者应用创伤高级生命（ATLS）项目评估。
- 详细病史以便了解损伤机制，疼痛部位，意识丧失程度，交通事故中患者是否系安全带，安全气囊是否展开。
- 如考虑有骨科方面损伤，物理检查应初始检查皮肤的完整性来决定为开放或闭合性骨折。同时应对原先皮肤瘢痕和皮肤情况进行仔细评估。
- 如涉及供应肢体的动脉血管应触诊远端脉搏了解血管情况。
- 详细的运动和感觉检查。足踝部损伤出现无力和麻木常见，如果出现上述症状应高度怀疑损伤。
- 上述检查完成，需进一步评估足踝损伤。跟骨骨折伴随触诊时弥散水肿，瘀斑，肿胀以及后足的短缩/增宽/内翻畸形。踝关节应始终包括在检查中，以排除其他损伤，如腓骨肌腱脱位。
- 对腰椎、骨盆和双下肢也应评估有无损伤。

57.1.2 影像学评估

- X线：
  - 必须要拍的片子：
    * 足部前后位、斜位和侧位片提供充足信息明确跟骨骨折的诊断。
    * 踝关节的前后位、踝穴位和侧位片同样拍摄。
      - 前后位和踝穴位腓骨远端外侧"斑点"征提示腓骨肌腱脱位。
      - 通过前后位和踝穴位片？评估跟骨外侧壁膨隆导致的腓骨下撞击。
    * Harris 片（图 57.4）：
      - 跟骨轴位片。
      - 评估跟骨结节，后足宽度，内翻和是否涉及后关节面损伤。
      - 足最大背伸位，45°光束摄片。
  - 选择性拍片：
    * Broden 位。
      - 踝关节最大背伸位内旋 10°，20°，30°，40°。
      - 用于术中评估后关节面复位情况。
  - 测量：

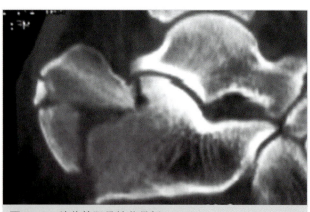

图 57.3 关节外跟骨结节骨折

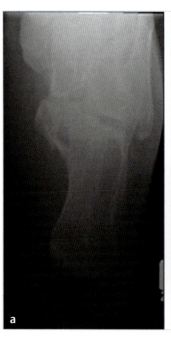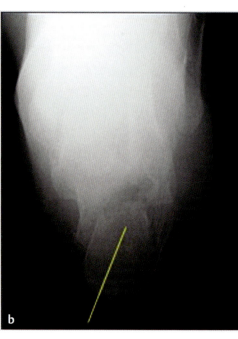

图 57.4 a. 跟骨 Harris 片。b. 跟骨骨折 Harris 片显示后足明显力线内翻

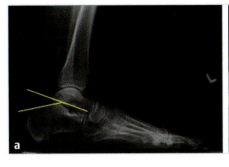
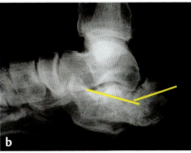

图57.5 a.正常Bohler角。b.异常Bohler角显示跟骨压缩性骨折

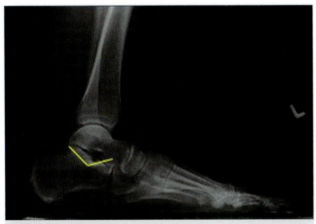

图57.6 Gissane角

* Bohler角（图57.5a）：
  - 足踝侧位片评估。
  - 跟骨结节的后上方顶点至后关节面上缘边线与前突的最高点至后关节面顶点连线的交角。
  - 正常为20°~40°：
    i. 如角度<20°显示后关节面有压缩下陷，会导致距骨倾斜减少（图57.5b）。
      a. 距骨倾斜减少随后导致前踝撞击和残疾。
* Gissane角（图57.6）：
  - 足踝侧位片评估。
  - 跟距关节前、后关节面之间的夹角。
  - 交角位于距骨外侧突处。
  - 正常范围为120°~140°。
  - 此角超过140°，提示后关节面塌陷。
○ Essex-Lopresti分型：
   基于初级和次级骨折线分为跟骨压缩性骨折和舌形骨折：
  * 初级骨折线为斜形骨折线把跟骨分成前内侧（稳定骨块）和后外侧骨块，骨折线常波及后关节面。
  * 关节压缩性骨折，次级骨折线从后关节面的后方穿出。
  * 舌形骨折，次级骨折线从后关节面带有跟骨结节后缘穿出。

57.1.3 非手术疗法

- 初始非负重夹板制动待肿胀消退，受伤后2周改为短腿非负重支具：
  ○ 非负重6~12周：
    * Sanders 1型骨折。
    * 无移位和移位轻微、跟腱受力完整的Sanders 2型骨折（<2cm）。
    * 关节外无移位的撕脱性骨折：
      - 短腿跖屈位支具减轻跟腱牵拉。
    * 跟骨前结节波及关节面<25%的无移位骨折。
- 一旦X线片（前后、斜位、侧位和跟骨轴位）和临床检查骨折愈合，采用CAM行走靴负重走并同时物理治疗，穿运动鞋6周：
  ○ 物理康复治疗无须穿戴行走靴。
  ○ 跟痛常见，可通过非处方或定制化矫形器。
  ○ 获得理想的功能结果物理治疗是必需的。
- CT扫描：
  ○ 评估跟骨骨折特点的金标准和决定是否手术或选择非手术治疗方案。
  ○ 获取30°半冠状面、轴位、矢状位和三维重建图像。
  ○ Sanders分型（图57.7）：
    基于30°半冠状位CT扫描后关节面最宽处：
    1型：无脱位骨折。
    2型：1条骨折线伴2个骨折块。
    3型：2条骨折线伴3个骨折块。
    4型：3外或更多骨折线伴4个或更多的骨折块。
- MRI扫描：
  ○ 很少需要此检查。
  ○ 仅适用于有创伤病史和X线片正常的跟骨应力性

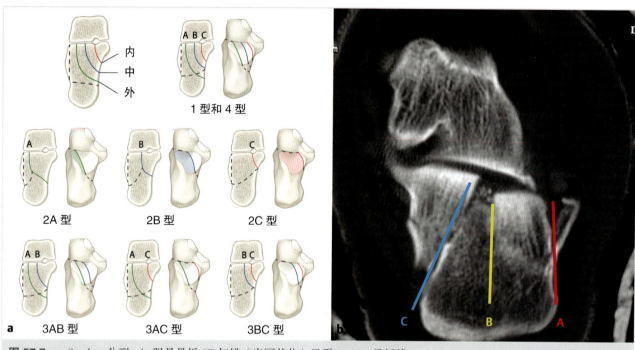

图 57.7　a. Sanders 分型。b. 跟骨骨折 CT 扫描（半冠状位）显露 Sanders 骨折线

骨折的诊断。

57.1.4　禁忌证

- 控制不好的精神疾病可能导致术后并发症。
- 血糖控制不稳定的糖尿病患者。
- 严重外周血管疾病。
- 主动吸烟。
- 局部软组织条件差。
- 依从性差的患者。
- 合并有可能导致切口并发症的疾病（如肝损害）。

57.2　手术目的

最终目标是达到跟骨关节面解剖复位，恢复跟骨高度、宽度、长度和力线，以及早期活动。

57.3　手术优势

开放复位内固定能降低因进行性进展的创伤性关节炎需距下关节融合的风险，通过早期活动能减少术后僵硬。扩大外侧入路能在充分直视下评估距下关节后关节面软骨损伤及复位情况。但如没有选择恰当的手术时机与软组织处理仍会有很高的切口并发率。更多有限切口和经皮手术方法报道有潜在切较低的切口并发症，但这些方法牺牲全直视下解剖复位。

57.4　主要原则

跟骨骨折切开复位内固定关键点是恢复跟骨后关节面，跟骨体部高度和宽度，跟骨力线。同时注意保护软组织。

57.5　术前准备和患者体位

57.5.1　手术时机

大多数跟骨骨折因跟部软组织遭受高能量严重创伤需要手术治疗，早期在软组织肿胀前手术易致切口愈合差和并发症发生。实施手术前，将肢体抬高和 Jones 加压敷料或良好衬垫的夹板制动至肿胀消退。通过评估踝背伸后足外翻跟骨外侧面的皮肤可见皱褶才行手术（皮肤皱褶征试验）。最合适手术时机常在 7~14 天软组织明显消退后行扩大外侧入路手术。

57.5.2　体位

体位基于医生喜好。平卧位同侧臀部阻挡垫使下肢内旋是最常用的体位，一些外科医生倾向侧卧位。双跟骨骨折采用仰卧位。

57.6 手术技术

外科手术入路包括扩大外侧切口和内外侧联合已有的描述（图57.8）。3块或以下骨折块可考虑跗骨窦直切口（图57.9）。此入路显露有限，对骨块复位有一定挑战；然而，切口小软组织愈合不是问题。

扩大外侧入路是最常用的切口选择，显露充分更易识别和复位骨折块。起始于跟腱外侧缘垂直向下至足背皮肤与足底皮肤交界处转角90°水平至跟骰关节处。腓肠神经在皮瓣内，贴骨面锐性剥离，腓骨肌腱包裹在全厚皮瓣内。避免损伤腓骨肌腱，肌腱可能被骨折块卷入或跟骨外侧壁增宽与腓骨远端间撞击。整个跟骨外侧壁和距下关节显露清楚。皮瓣应用克氏针，分别经切口钻入腓骨远端、距骨颈，采用"无接触"牵开技术将皮瓣向外围牵开（图57.10）。识别原始和继发骨折清除骨折端软组织。此点很重要，如不除去骨面软组织可能导致粘连与瘢痕。首先，将跟骨前结节水平线的骨折线复位并用克氏针临时固定。其次，前结节跖屈方向牵引，将椎板撑开器放在距骨头外侧面与跟骨前结节间。跖屈位置下用骨膜剥离器辅助后关节面复位，将克氏针从前结节外侧面进针固定到后关节面内侧。通常会有一定程度的跟骨内翻，此点对简单骨折复位也有一定挑战。最后，带螺钉斯氏针放置于结节部牵拉，牵拉内侧骨块并跖屈（图57.11）。这将有助于重新恢复跟骨体部高度和矫正内翻。C臂透视确认跟骨内侧壁复位良好，将克氏针从跟骨结节后部打入载距突或稳定骨块临时固定。后关节面最后复位后用克氏针从载距突由内向外固定（图57.12）。后关节面任何的台阶感都需要仔细复位以防止创伤性距下关节炎的发生。此外，无活性关节骨块和关节内骨块应移除。如跟骨外侧壁术中为显露掀开应复原。笔者喜欢使用2枚3.5mm皮质螺钉在距下关节面下固定于载距突（稳定骨块）维持关节面复位，随后选择合适的接骨板，最好选择低切迹跟骨解剖接骨板，使用锁定或非锁定螺钉取决于医生的偏好（图57.13）。拔除克氏针。如CT扫描显示跟骨后关节面超过4块骨块的粉碎性骨折，考虑初期距下关节融合（图57.14）。选用最少直径5mm的2枚倒打螺钉。笔者选择松质骨螺钉避免加压导致高度丢失，螺钉末端拧入距骨体内。长螺钉或全螺纹螺

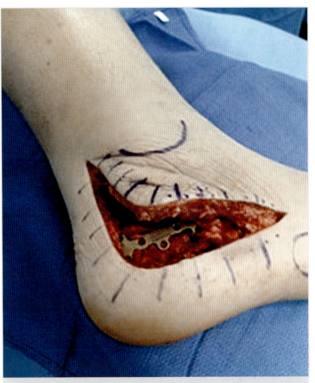

图57.8 扩大外侧切口入路

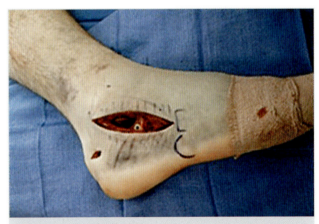

图57.9 经皮跗骨窦入路

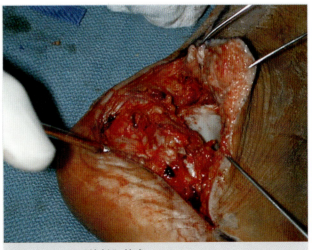

图57.10 "无接触"技术

钉螺纹避免穿过融合部位以避免加压导致跟骨高度丢失。

使用引流管发现术后血肿和相关软组织问题较少以及镇痛药需求量减少。切口深层可用吸收缝线缝合，皮肤层不可用吸收线缝合（图57.15）。切口无张力缝合，结线打在皮瓣对侧。采用水平褥式缝合或Allgöwer－Donati缝合法。

57.7 技巧和要点

- 合适的患者体位与切口便于直视下骨折线和关节复位及术中透视。
- 从初期切口到最后缝合始终重视软组织保护，避免组织缺血或随后的坏死。切口皮瓣"不接触"牵开技术维持切口的显露。术后考虑放置引流管。
- 清除骨折线周边软组织/血肿/骨折碎片，有助于骨折复位。
- 放置内固定前临床和透视评估复位质量和后足力线。

57.8 误区及危害

- 舌形骨折和跟骨结节骨折可导致皮肤隆起，后跟皮肤压力过大可引起破裂和皮肤坏死，很难处理且有较高发病率。这类型骨折为相对外科急诊，应将此类患者快速送手术室骨折复位，不要等待软组织肿胀消退。
- 手术显露中有损伤皮肤、腓肠神经、肌骨肌腱的风险，应注意保护。
- 如跗骨窦拧入螺钉术中获取理想的侧位和跟骨轴位像。螺钉位置异常可导致姆长屈肌腱医源性损伤。
- 骨折线显露不清致骨折和关节面复位困难。
- 结节骨折块复位术中侧位片可能产生误导。跟骨轴位片透视确保理想复位。
- 放置内固定物前确认复位满意（跟骨高度、宽度、力线、距下关节/跟骰关节匹配）。克氏针运用有助于骨折复位。有些情况下，骨质较差不能接受多次反复复位。

57.9 并发症及相应处理

- 腓骨肌腱裂伤或损伤应该修复。
- 腓肠神经损伤，笔者建议近端残端包埋在软组织或骨内以避免残端神经瘤。在扩大外侧入路切口远

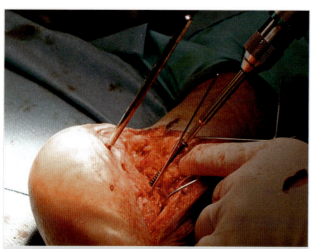

图57.11 斯氏针放置于跟骨体/结节

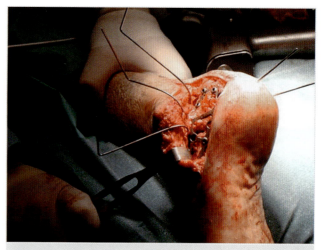

图57.12 克氏针临时固定维持复位

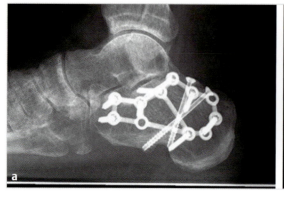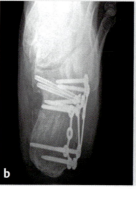

图57.13 a. 开放复位和内固定侧位片。b. 轴位观

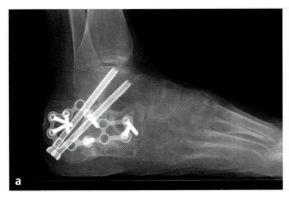 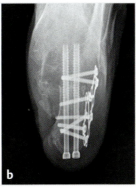

图 57.14 a. 早期跟骨骨折开放复位内固定并距下关节融合术（侧位片）。b. 轴位观

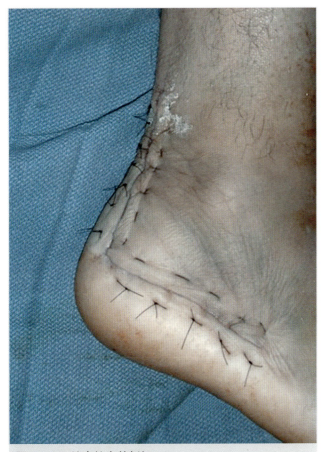

图 57.15 缝合扩大外侧切口

端或跗骨窦入路最易损伤腓肠神经。
- 对于严重粉碎性骨折或固定不牢靠考虑接骨板桥接技术或内外结合固定。这些在骨折获得愈合后分阶段移除。
- 螺钉位置不正确（如跗骨窦螺钉）：有临床症状一旦骨折愈合应该取出内植物或必要时急诊翻修。
- 骨不愈合：相对少见，术后 3 个月内考虑骨折刺激治疗。排除代谢性疾病（如 25- 羟基维生素 D 水平低下）。
- 骨折畸形愈合：如有症状可试用矫形鞋和（或）矫形鞋垫。
- 感染：浅表切口感染可局部切口护理和口服抗生素。深部感染应合理清创和静脉抗生素输注。
- 单纯创伤后距下关节 / 跟骰关节炎：如有症状出现，初期考虑保守治疗，保守治疗失败，考虑原位关节融合。
- 距下关节创伤后关节炎并前踝撞击症：如跟骨高度和后关节面复位不理想可能会发生此并发症。如保守治疗无效可考虑距下关节撑开植骨融合术。

57.10 术后治疗

患者术后用 U 形和 L 形石膏维持 2 周，同时患肢高于心脏平面，除了如厕。术后 2 周更换为非负重行走支具至 6 周。6 周后基于平片和患者依从性选择考虑全负重 CAM 靴。通常间断制动至术后 12 周结束，开始正规物理治疗。

57.11 结果

跟骨骨折开放复位内固定取得满意结果。但这取决于谨慎的外科技巧和解剖复位，更取决于病例的选择。当把所有患者都统计在内，1 年后手术治疗和非手术治疗无明显区别。涉及工伤赔偿、吸烟、外周血管疾病，糖尿病患者排除在外，手术治疗降低并发率和二期因疼痛及功能需要距下关节融合率。然而，近些年来经皮"跗骨窦"手术入路的推广使这些患者手术并发症的风险降低。

参考文献

[1] Agren PH,Wretenberg P,Sayed-Noor AS.Operative versus nonoperative treatment of displaced intra-articular calcaneal fractures:a prospective,randomized,controlled multicenter trial[J].J Bone Joint Surg Am, 2013, 95（15）:1351-

1357.

[2] Bèzes H,Massart P,Delvaux D,et al.The operative treatment of intraarticular calcaneal fractures.Indications,technique,and results in 257 cases[J].Clin Orthop Relat Res, 1993（290）:55-59.

[3] Buch BD,Myerson MS,Miller SD.Primary subtaler arthrodesis for the treatment of comminuted calacaneal fractures[J].Foot Ankle Int, 1996, 17（2）:61-70.

[4] Buckley R,Tough S,McCormack R,et al.Operative compared with nonoperative treatment of displaced intra-articular calacaneal fractures:a prospective,randomized,controlled multicenter trial[J].J Bone Joint Surg Am, 2002, 84-A（10）:1733-1744.

[5] Ding L,He Z,Xiao H,et al.Risk factors for postoperative wound complications of calcaneal fractures following plate fixation[J].Foot Ankle Int, 2013, 34（9）:1238-1244.

[6] Pennal GF,Yadav MP.Operative treatment of comminuted fractures of the Os calcis[J].Orthop Clin North Am, 1973, 4（1）:197-211.

[7] Sanders R,Fortin P,DiPasquale T,et al.Operative treatment in 120 displaced intraarticular calcaneal fractures. Results using a prognostic computed tomography scan classification[J].Clin Orthop Relat Res, 1993（290）:87-95.

[8] Sanders R,Gregory P.Operative treatment of intra-articular fractures of the calcaneus[J].Orthop Clin North Am, 1995, 26（2）:203-214.

[9] Tomesen T,Biert J,Frolke JP.Treatment of displaced intra-articular calcaneal fractures with closed reduction and percutaneous screw fixation[J].J Bone Joint Surg Am, 2011, 93（10）:920-928.